Farbatlas zur Blickdiagnostik in der Allgemeinmedizin

M. Zatouroff
M.V., M.R.C.P., D.C.H.
Physician Kuwait Government,
Honorary Clinical Assistant,
Royal Northern Hospital,
Lecturer in Medicine,
London Foot Hospital

Deutsche Bearbeitung von

Prof. Dr. Rainer F. Lick †
Ehemaliger leitender Medizinaldirektor
Chefarzt der I. Chirurgischen Klinik
Landkrankenhaus Coburg
Akademisches Lehrkrankenhaus
der Universität Würzburg

Zweite Auflage

Mit 812 Abbildungen, davon 760 mehrfarbig

Schattauer **Stuttgart - New York 1982**

Titel der Originalausgabe:
A COLOUR ATLAS OF PHYSICAL SIGNS IN GENERAL MEDICINE
Wolfe Publishing Ltd., London 1976

1. unveränderter Nachdruck 1990

CIP-Kurztitelaufnahme der Deutschen Bibliothek

Zatouroff, M.
Farbatlas zur Blickdiagnostik in der Allgemeinmedizin / dt.
Bearb. von Rainer F. Lick. - 2. Aufl. – Stuttgart : Schattauer, 1982.
Einheitssacht.: A colour atlas of physical signs in general medicine ‹dt.›
ISBN 3-7945-0854-8

NE: Lick, Rainer F. [Bearb.]

ISBN 3-7945-0854-8

Inhaltsverzeichnis

Mein Dank gilt allen Freunden, die geholfen haben, die Lücken in meinem Bildmaterial zu füllen; ich bin ihnen sehr verpflichtet für die Großzügigkeit, mit der sie ihre Aufnahmen zur Verfügung gestellt haben. Herr Dr. Geraint James, mein früherer Chef, erweckte in mir das Interesse an dem Thema; Dr. Anthony Dawson, Dr. Alan Walker und Dr. Kevin Zilkha diskutierten mit mir viele Stunden darüber, was in das Buch aufgenommen werden sollte, und verschafften mir viele hervorragende Diapositive. Dr. Bill Clarke las die Fahnen, wofür ich ihm sehr dankbar bin. Ich möchte auch meinen beiden Sekretärinnen, Mrs. Judy Stevens und Mrs. Susan Chrimes, danken, die das Manuskript mit der Maschine geschrieben und dann noch einmal abgeschrieben haben und ohne deren Hilfe das Buch niemals zustande gekommen wäre.

Im einzelnen bedanke ich mich für die Überlassung der folgenden Abbildungen: Sir Francis Avery Jones, **338;** Dr. R. Bayliss, **105–110, 369**; Mr. T. R. Bull, **162, 313, 317, 327, 373, 374, 383, 539–541, 545, 546**; Dr. C. D. Calnan, **700, 706, 767, 775–778**; Dr. L. S. Carstairs, **580–582**;Mr. A. Catterall, **288, 534**; Dr. R. D. Catterall, **347, 366**; Dr. W. E. Clarke, **342, 343, 629**; Dr. A. M. Dawson, **339, 340. 542, 642, 643, 662–664, 669, 670, 674, 675**; Dr. M. Dynski-Klein, **334**;Mr. F. G. Ellis, **459, 572, 573, 716**; Dr. P. Emerson, **707**; DR. R. T. D. Emond, **7541**; Dr. P. Evans, **63–65**; Dr. C. Harmer, **362, 563, 564**; Mr. R. Haskell, **204. 363–365**; Dr. D. G. James, **2051** Dr. W. M. Jamieson, **378**; Dr. H. Jolly, **66**; Mr. L. W. Kay, **204, 363–365**; Dr. G. M. Levene, **700, 706, 767, 775–778**; Dr. N. McIntyre, **298–300**; Mr. A. Mushin, **309, 310**; Dr. I. Sarkany, **191, 196, 212, 213, 223, 224**; Dr. M. Spittle, **559–562, 637, 638, 641**; Mr. R. Sweetnam, **286, 287, 693**; Dr. A. Wwalker, **68–70, 240, 241, 496, 523, 574, 618, 683, 718**; Wellcome Trustees, **732**; Dr. A. Wisdom, **348**; Dr. I. Zamiri, **387**; Dr. K. J. Zilkha, **137, 138, 214, 257–259, 533.**

Einführung

Die Allgemeinmedizin überschneidet sich mit verschiedenen Spezialgebieten. Ziel dieses Buches ist es, möglichst umfassend diagnostische Merkmale darzustellen, die für alle Spezialgebiete wesentlich und wichtig sind, wobei allerdings Gesichtspunkte, welche vorwiegend die Allgemeinchirurgie betreffen, nicht berücksichtigt wurden. Die Abbildungen zeigen die Erscheinungsform von Symptomen am Krankenbett, und zwar sowohl minimale Veränderungen als auch das Gesamtbild, so daß das ganze Spektrum erfaßt werden kann. In einigen Abschnitten werden verschiedene Abbildungen der gleichen Krankheit gebracht, wodurch das charakteristische »Gesicht« dieser Krankheit deutlich wird.
Der Medizinstudent wird in die Lage versetzt, in Kurzfassung eine große Auswahl von Krankheitsfällen einschließlich einer Anzahl sehr verbreiteter Erscheinungen zu studieren. Der angehende Arzt muß jedoch anders vorgehen: Einige der Fotografien verlangen eher einen »Zugang zum Sehen«, einen logischen Gedankengang und Korrelationsvermögen statt einer Anhiebsdiagnose. Sowohl dem Medizinstudenten wie dem angehenden Arzt gestatten die Abbildungen nützliche Vergleiche mit den Diapositiven, die mehr und mehr in den Examina verwendet werden.
Auch ein Abschnitt über Volksmedizin und Gebräuche bei verschiedenen Rassen ist beigefügt. Dieser Abschnitt soll die Aufmerksamkeit des Studierenden auf die diagnostische Bedeutung verschiedener Brandmale, Narben und Tätowierungen lenken.
Das Buch ist so angelegt, daß es der körperlichen Untersuchung vom Kopf bis zu den Füßen entspricht. Das bedeutet, daß einige Bilder, welche zu einer bestimmten Krankheit gehören, sich im ganzen Buch verteilt finden können. Die Bildlegenden beginnen mit der Diagnose und beschreiben anschließend das Bild, um die Aufmerksamkeit zu schärfen und auf die Details zu lenken. Der Student kann dann ebenso vorgehen, wenn er ein vom Normalen abweichendes Zeichen sieht, das er zunächst nicht einordnen kann. Wo es notwendig war, wurden auch Ursachen, Differentialdiagnosen und zusätzliche Gesichtspunkte erwähnt.
Die Fotografien wurden entweder am Krankenbett oder im Sprechzimmer aufgenommen. Es wurde ein Kodachrom-11-Film und gelegentlich ein High-Speed-Ektachrom-Film verwendet. Die Kameras waren eine Pentax und eine Leicaflex mit 60-mm- und 135-mm-Linsen mit Zubehör für Nahaufnahmen. Für die meisten Abbildungen wurde ein Elektronenblitzgerät verwendet; nur die Bilder aus Afrika wurden bei natürlichem Licht mit einer Blende von 1,8 aufgenommen und haben deshalb eine sehr geringe Tiefenschärfe. Die Patienten von Westafrika bis Arabien, vom Mittelmeer und aus dem angelsächsischen Raum repräsentieren ein vielrassiges Krankengut, wie es typisch für die Allgemeinmedizin ist.

Methoden der Bild- und Dia-Betrachtung

In vielen Examina werden heute Fotografien oder Farbdiapositive verwendet, um das Wissen des Studenten zu prüfen. Einige praktische Richtlinien für die Beurteilung solcher Abbildungen sind erforderlich, weil intuitives Raten oft zu falschen Ergebnissen führt.

Wenn man ein Bild zum erstenmal anschaut, sollte man sich zunächst mit dem befassen, was einem als erstes auffällt, und es logisch durchdenken. Wenn das Ergebnis falsch erscheint, sollte man den Gedanken nicht völlig fallenlassen; oft ist der erste Eindruck doch richtig! Kann man die Symptome – sei es im Bild oder am Krankenbett – nicht identifizieren, so sollte man dennoch sorgfältig beobachten und logisch beschreiben, was man sieht. Wenn man so vorgeht, enthüllt sich die ganze Geschichte, und wenn man damit fertig ist, entdeckt man vielleicht, daß man die Diagnose beschrieben hat.

Das Vorgehen ändert sich entsprechend der Erfahrung. Der Medizinstudent ist zunächst zufrieden mit der Diagnose des Krankheitssymptoms, z. B. »Trommelschlegelfinger«. Der angehende Arzt jedoch sollte weitergehen: Wenn eine Zyanose vorhanden ist, muß es heißen »Trommelschlegelfinger bei angeborenem Herzfehler mit Zyanose«, wenn die Finger stark nikotingefärbt sind: »Trommelschlegelfinger bei Bronchuskarzinom«. Er sieht also ein weiteres Symptom und kombiniert die beiden.

Der erste Schritt ist immer die genaue Beschreibung dessen, was man sieht, in einfachen Worten. Man sollte vor allem darauf achten, besonders ausgeprägte diagnostische Schlagwörter in der Beschreibung zu vermeiden. Es ist dann nämlich schwer, seine Meinung noch zu ändern. Wenn z. B. ein Hautausschlag als »schmetterlingsähnlich« beschrieben wird, ist es außerordentlich unwahrscheinlich, daß am Ende etwas anderes als die Diagnose eines Lupus erythematodes herauskommt. Der zweite Punkt ist der, daß bei der Beschreibung dessen, was man sieht, dem Beschreibenden oft die wahre Bedeutung aufgeht und die Diagnose sich aus der Tiefe des Gedächtnisses einstellt. Drittens – wenn die Diagnose feststeht – ist es wichtig, nun nicht noch etwas zu beschreiben, was man nicht sieht, wovon man aber weiß, daß es bei dieser Erkrankung vorkommt. Es ist falsch zu glauben, daß eine solche Darstellung des gesamten Wissens den Prüfer beeindruckt. Es ist nutzlos, bei einem Hornerschen Symptomenkomplex (**267**) auf einen Enophthalmus hinzuweisen, wenn dieser nicht vorhanden ist. Ebenso ist es schwierig, vermehrtes Schwitzen oder eine Veränderung der Körpertemperatur auf einem gewöhnlichen Farbbild zu erkennen.

Wenn man einen Hautausschlag betrachtet, sollte man ihn mit einfachen Begriffen beschreiben – fleckförmig, papulös, bläschenförmig oder eitrig. Auch die Verteilung dieses Hautausschlages sollte durch sorgfältige Untersuchung festgestellt werden. Der Ausschlag ist nicht lokalisiert, wenn die Flecken auch noch an ande-

ren Stellen des Körpers zu finden sind, sondern nur in einer bestimmten Region am stärksten ausgeprägt (**704**).
Schließlich sollte man, wenn zwei körperliche Symptome vorhanden sind, diese getrennt betrachten und die Ursache jedes Symptoms für sich erwägen. Sind die Ursachen die gleichen, so kommt man logischerweise auf die Diagnose. Dies zeigt dem Prüfer, daß der Kandidat klar denkt. So z. B.:
(1) **Abb. 266. Horner-Syndrom** und trophische Störung der Finger. Das Horner-Syndrom ist Folge einer Läsion des Halssympathikus irgendwo in seinem Verlauf. Weist ein anderes Zeichen auf die Lokalisation der Läsion hin, wodurch die Diagnose gestellt werden könnte, folgt als weitere Überlegung:

1. (evtl.) Verbrennungen – Syringomyelie
2. Raynaudsches Zeichen – Behandlung mittels Sympathektomie
3. Embolie – Halsrippe

Nur die ersten zwei entsprechen dem Hornerschen Symptomenkomplex (Synonyme: Hornersche Trias, Bernard-Horner-Syndrom) und stellen die wahrscheinliche Diagnose dar.
(2) **Abb. 277. Hyperextension der Hüfte**, die auf einer Muskelerschlaffung, einer Hypermobilität oder einem Hypertonus der Muskulatur beruhen kann. Die Ursache kann sein:

1. genetisch bedingt – Pseudoxanthoma elasticum und Ehler-Danlos-Syndrom;
2. beruflich bedingt – Ballettänzer oder Akrobaten;
3. milieubedingt – Araber, die gewöhnlich mit überkreuzten Beinen sitzen;
4. neurologisch bedingt – Folge eines mangelnden Muskeltonus;
5. anatomisch bedingt – Zerstörung des Gelenks.

Zusätzlich findet sich aber eine bilaterale Ptosis der Augenlider; hierfür kommen als Ursachen angeborene Erkrankungen, Myopathien (Myasthenia gravis) oder Tabes dorsalis in Frage.
Diagnose: wahrscheinlich Tabes dorsalis.

Das wichtigste ist, zu sehen, zu beschreiben und zu denken. Es hat keinen Zweck, hinzuschauen und zu erwarten, die Diagnose dem Patienten auf den Leib geschrieben zu finden. Die Diagnose ist da; alles, was man zu tun hat, ist:
zu beschreiben, was man sieht.

(Johann Friedrich Horner, 1831–1886, Beschreibung 1869; Claude Bernard, 1813–1878, Beschreibung 1862; Edvard Ehlers, 1863–1937, Beschreibung 1901; Henri Alexander Danlos, 1844–1912, Beschreibung 1908.)

Der Kopf

Das Gesicht

Beobachtung des Gesichtes, insbesondere des Gesichtsausdrucks, kann einen Hinweis geben auf die geistige Verfassung und die physische Gesundheit des Patienten: Stimmung oder Hämoglobingehalt des Blutes, Gesundheit oder Krankheit, Unterernährung oder hormoneller Zustand. Es gibt immer Hinweise darauf, welches System erkrankt ist.

Abb. 1. Gesundheit. Aufgeweckt, helle Augen, keine Blässe und normaler Hautturgor.

Abb. 2. Krankheit (Pankreaskarzinom). Apathisch und schläfrig: Abnahme des subkutanen Fettgewebes, eingefallene Augen und Wangen mit Verlust des Hautturgors als Folge der Dehydrierung. Das Bild einer Erkrankung kurz vor dem Tode.

Abb. 3. Blässe. Blässe ist nicht gleichbedeutend mit Anämie, da eine blasse Haut auch Folge einer Depigmentierung oder Vasokonstriktion unabhängig von einer Abnahme der Hämoglobinkonzentration sein kann. Die Blässe der Haut muß bestätigt werden, indem man auch die Schleimhäute betrachtet. *Beachte:* die Blässe der Haut; eine leichte Rötung der Wangen mit Erweiterung der oberflächlichen Venen; am linken Auge Arcus senilis; Fettleibigkeit – das runde Gesicht ist nicht Folge einer Steroidbehandlung, könnte es aber sein; die Tatsache, daß das Haar gefärbt ist (dies ist nicht von Bedeutung, man sollte aber lernen, alles zu beobachten). Tatsächlich betrug bei der Frau das Hämoglobin 14 g%, und dies unterstreicht die Tatsache, daß es falsch ist, Hautblässe als ein Zeichen einer Anämie zu betrachten (s. Abb. 4).

Abb. 4. Blässe der Bindehäute. Bemerkenswert ist der Farbunterschied zwischen dem Nagelbett des Untersuchers und der Schleimhaut der Konjunktiven – man kann falsche Schlüsse ziehen, da das Hämoglobin der Patientin 14 g% betrug. Eine Bestätigung der Diagnose kann nur gewonnen werden, wenn man andere Schleimhäute untersucht und ihren Blässegrad ermittelt.

1

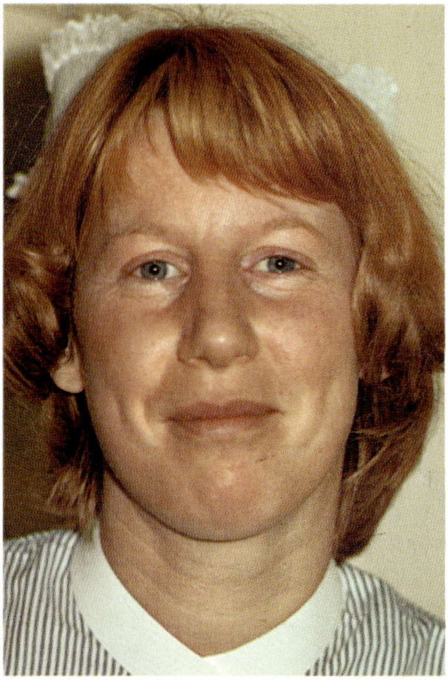

2

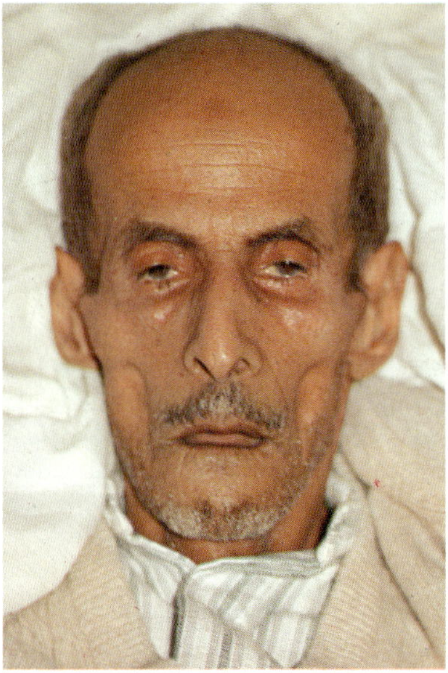

3

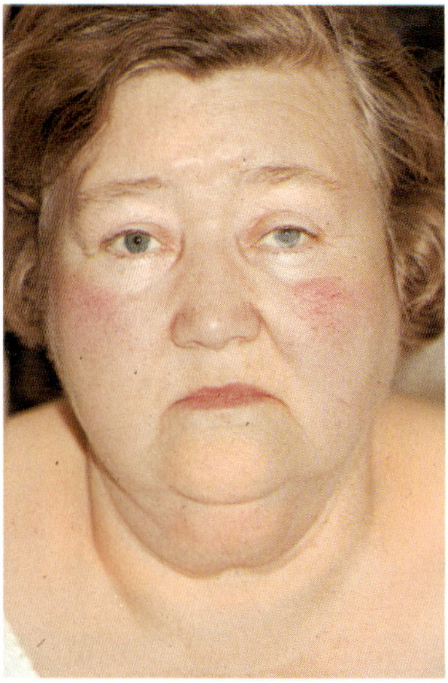

4

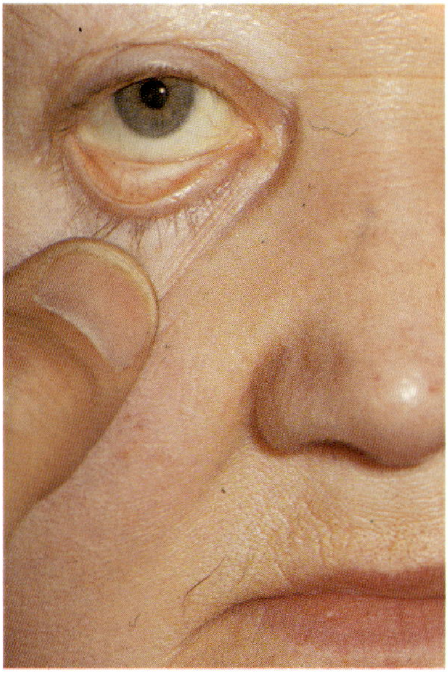

Abb. 5. Blässe (Perniziöse Anämie). Eine Frau mittleren Alters. Die Lippen und das Gesicht sind blaß, das Haar weiß, die Augen blau. Bemerkenswert ist die Blässe des unteren Lidrandes und die Tätowierung auf der linken Schulter. Die Frau bietet das klassische klinische Bild des Gesichtes bei einer Perniziösen Anämie.

Abb. 6. Blässe (Perniziöse Anämie). Gesichtsblässe, blaue Augen, graues Haar. Bilateraler Arcus senilis der Hornhaut.

Abb. 7. Anämie. Bei dieser mageren, blassen Frau mit dem narbigen Abdomen bestand der Zustand nach Gastrektomie, welche zu einer Eisenmangel-Anämie geführt hatte. Bemerkenswert ist der Kräfteverfall, die Bauchnarbe und die dilatierten Venen, welche im vorliegenden Fall jedoch keine Krankheitsbedeutung haben. Dilatation der Venen sollte immer aufmerksam beobachtet werden, weil sie auf ein venöses Abflußhindernis hinweisen.

Abb. 8. Megaloblasten-Anämie. Eine Megaloblasten-Anämie beim alten Menschen, eine Andeutung von Gelbsucht im Auge, Atrophie der Zunge und eine abgeheilte Stomatitis im Bereich der Mundwinkel.

5

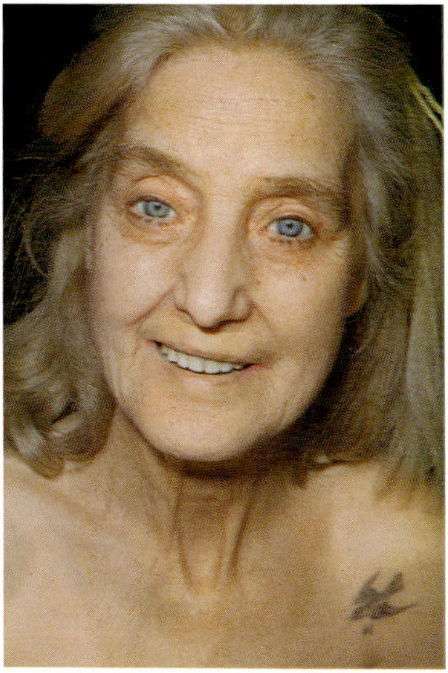

6

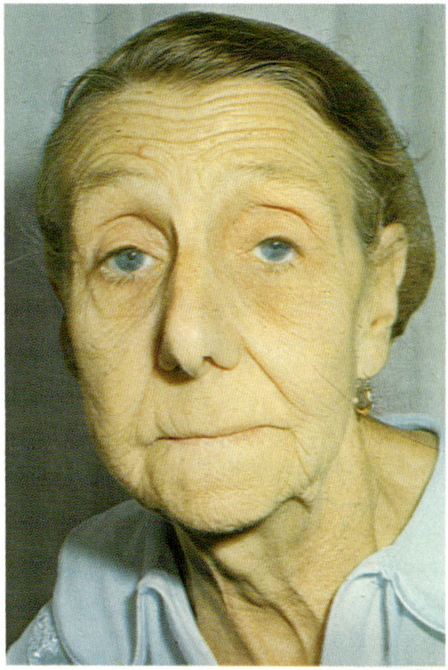

7

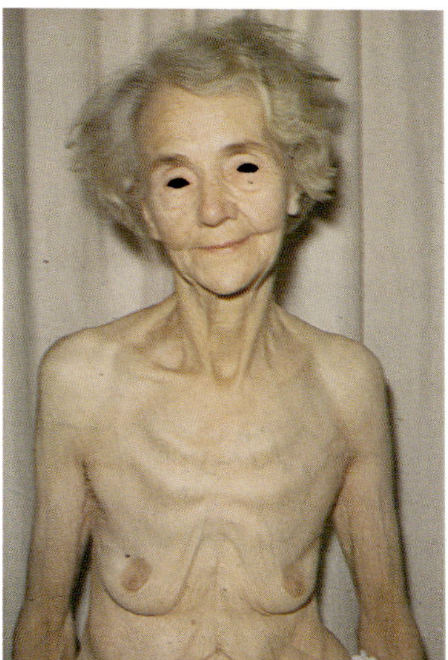

8

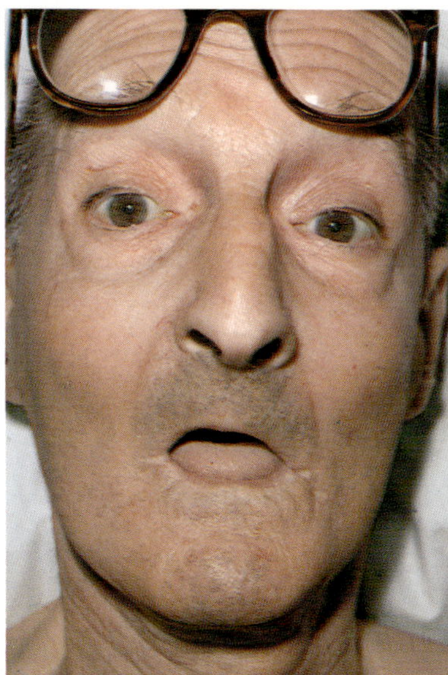

Abb. 9. Blässe (Blutung aus dem Rektum). Lippen und Gesicht blaß. Der Mann sieht krank und apathisch aus; Hämoglobin 6 g%. *Diagnose:* Rektum-Karzinom; lange bestehende Diarrhoe als Folge einer Colitis ulcerosa. Vergleiche sein Gesicht und seinen Wachzustand mit der vorhergehenden Abbildung, wo das Hämoglobin 5 g% betrug, und mit dem Aussehen der Schleimhaut der Unterlippeninnenseite vor und nach der Bluttransfusion **(11,12).**

Abb. 10. Blässe der Bindehäute bei schwerer Anämie. Die Farbe der Schleimhaut und der Bindehaut ist ein Maßstab für den Schweregrad der Anämie; sie kann aber auch bei einer schweren Anämie beruhigend rot sein und sollte mit der Innenseite der Unterlippe verglichen werden.

Abb. 11. Blässe der Schleimhaut der Unterlippe. Es handelt sich um denselben Patienten wie in Abb. 10, der durch das Aussehen der Bindehäute gegebene Hinweis auf eine schwere Anämie wird bestätigt. Beachte die geringe Zahnfleischeiterung, die Atrophie des Zahnfleisches und die Verfärbung der Zähne durch Nikotin. Bei der Unterlippe handelt es sich um eine besonders zuverlässige Stelle für die Bestimmung des Blässegrades, um durch Vergleich mit dem Nagelbett des Untersuchers den Hämoglobingehalt zu schätzen.

Abb. 12. Normale Schleimhaut der Unterlippe. Derselbe Patient nach 5 Transfusionen von Erythrozytenkonzentrat.

9

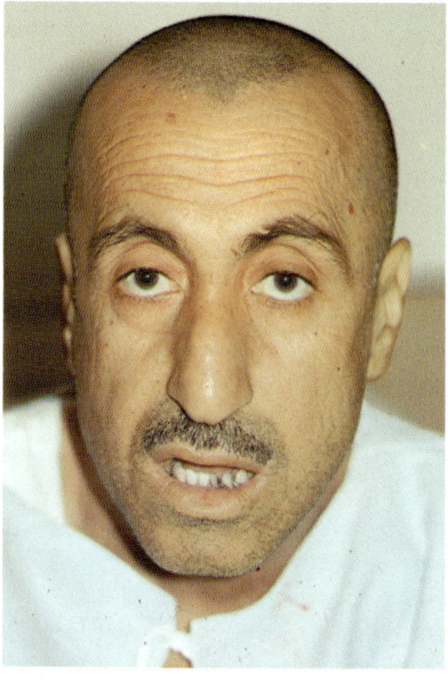

10

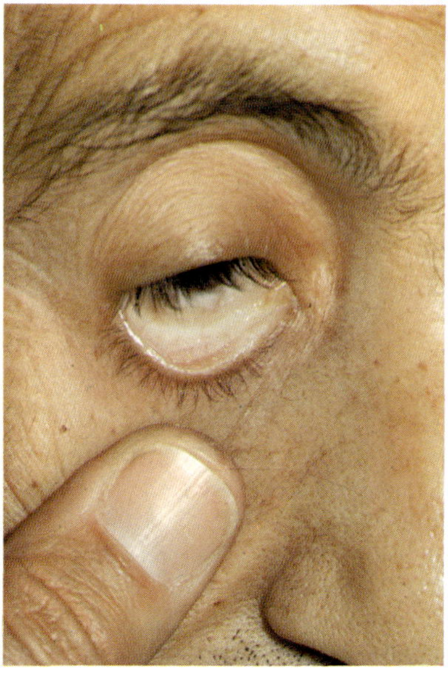

11

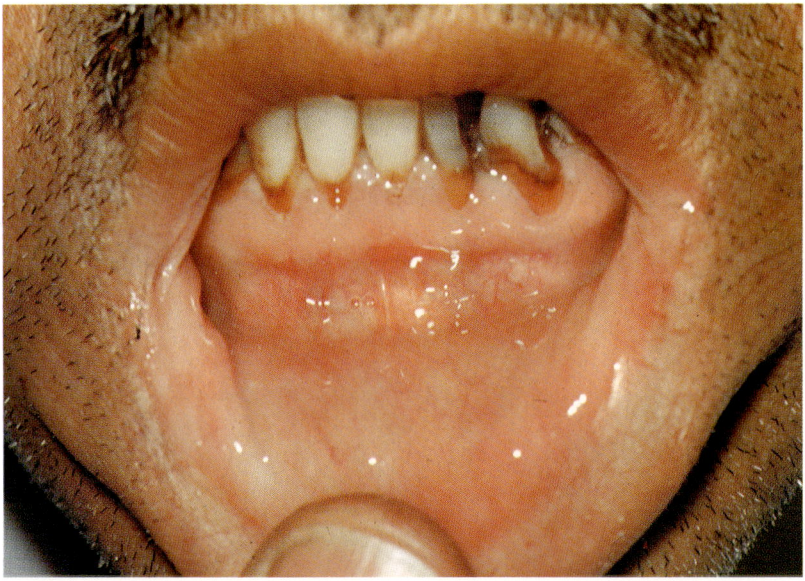

12

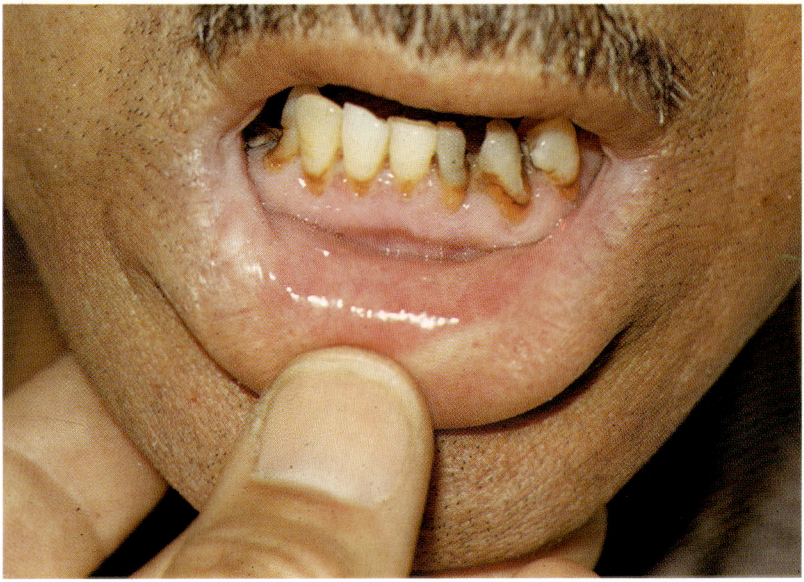

13

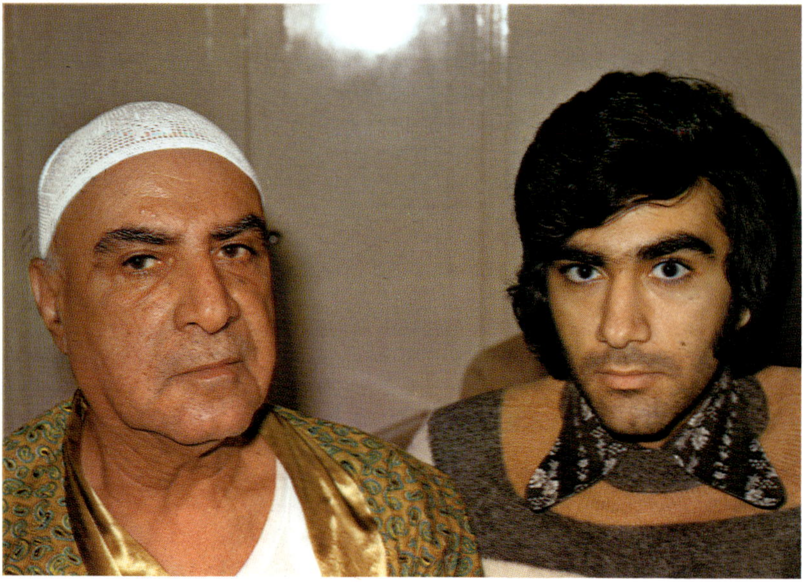

14

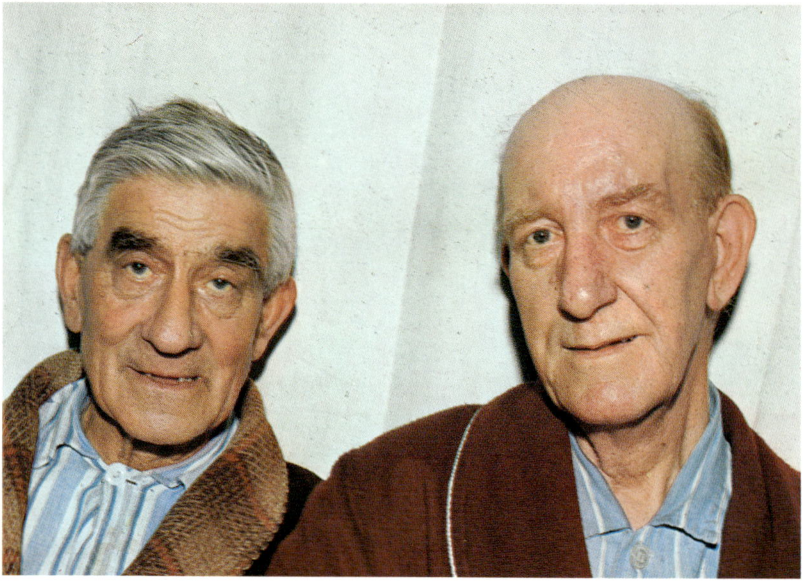

Abb. 13 u. 14. Plethora des Gesichtes (Polycythaemia rubra vera). Der Mann links hat eine Gesichtsrötung im Vergleich zur normalen Gesichtsfarbe des Mannes auf dem rechten Bild. Diese Blutfülle des Gesichtes kann noch normal oder Folge einer erhöhten Anzahl roter Blutkörperchen sein.
Abb. 15. Plethora des Gesichtes. Gesunder Mann, der viel im Freien arbeitet. Sekundäre Plethora des Gesichtes, normales Hämoglobin.
Abb. 16. Anämischer Neger. Bei einem Neger zeigt sich die Anämie als Grauverfärbung der schwarzen Haut, Blässe ist schwer zu sehen. Werte um 5 g % Hämoglobin können übersehen werden bei normal arbeitenden Bauern mit Hakenwurm-Krankheit, bei denen die Anämie sich langsam gebildet hat und deren Symptome gering sind. Man muß mit den Nuancen der Farbänderungen vertraut sein. Beachte die Hautfalten, welche auf eine kürzlich eingetretene Abmagerung hinweisen.

15

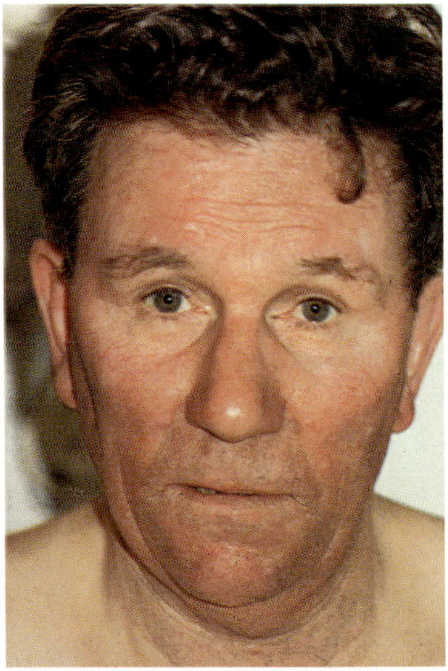

16

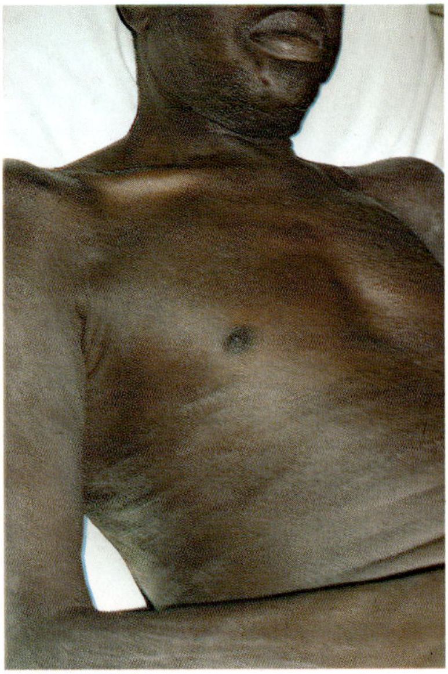

Abb. 17. Blasser normaler Neger. Ein Neger, dessen Pigmentierung nicht sehr kräftig ist, sieht im Vergleich zur vorhergehenden Abbildung blaß aus. Seine Bindehäute jedoch sind rosig.

Abb. 18 u. 19. Schwarzhäutiger anämischer Neger. Ein Neger mit einer dunklen Pigmentierung, der bei einem Hämoglobingehalt von 5 g% deutliche Blässe der Bindehäute zeigt. Vergleiche diesen Befund mit der deutlichen Gelbfärbung der Innenseite der Unterlippe. Es handelt sich also um eine ausgeprägte Anämie.

Abb. 20. Blässe der Nagelbetten im Vergleich zum Normalzustand. Hämoglobin: 6 g%. Bei der Untersuchung der Hände sollte ein Vergleich mit der eigenen Hand vorgenommen werden.

17

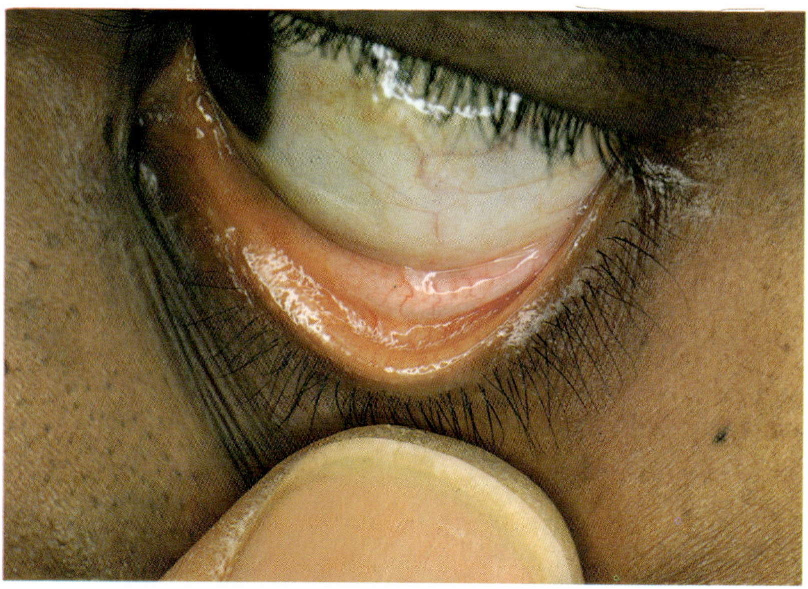

18

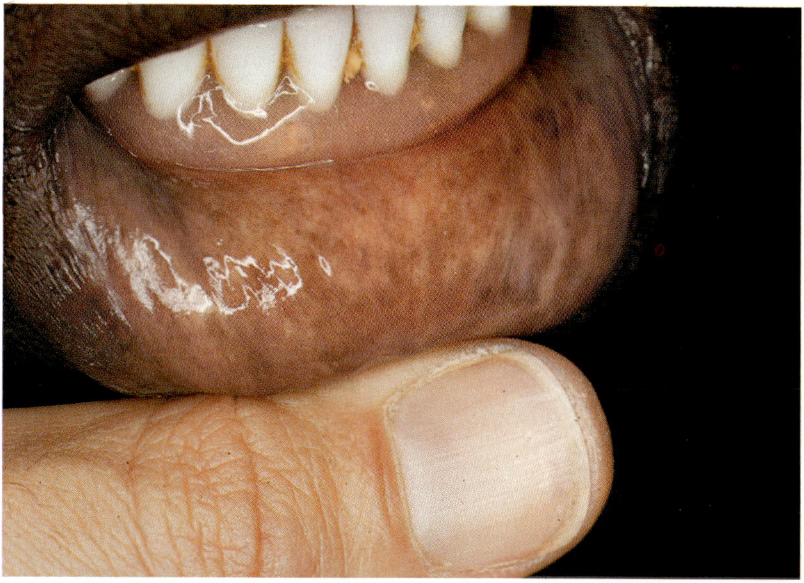

19

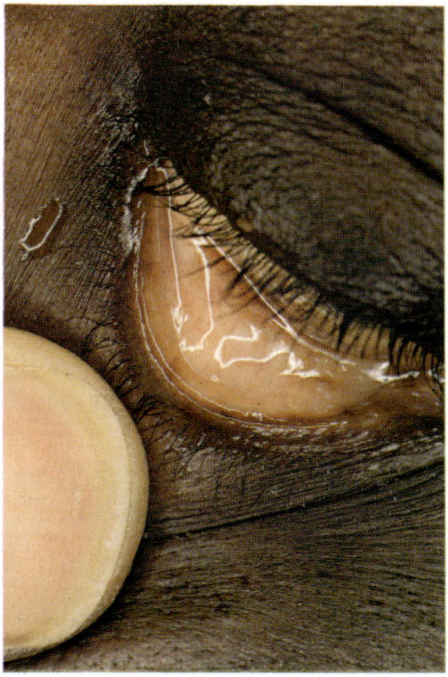

20

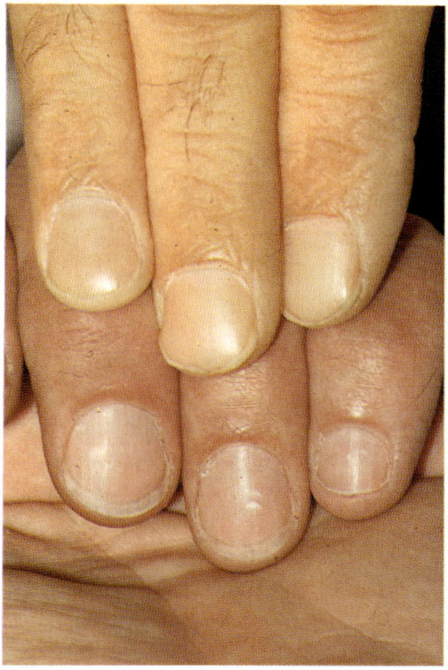

Abb. 21 u. 22. Koilonychie (Löffelnagel). Findet man Hautblässe, sollte man die Hände und Nägel anschauen. Koilonychie findet sich bei der Eisenmangelanämie und bei Lebererkrankung. Nach der klassischen Beschreibung der Koilonychie kann die Vertiefung des Nagelbettes einen Wassertropfen aufnehmen.
Abb. 23. Unterernährung (Kind). Vollständiges Bild einer frühzeitigen Eiweiß/Kalorien-Unterernährung. Trauriges Aussehen, Kräfteverfall, Ödem, Hautblässe, Verdünnung und Depigmentierung des Haares, aufgetriebenes Gesicht, vorstehender Bauch.

21

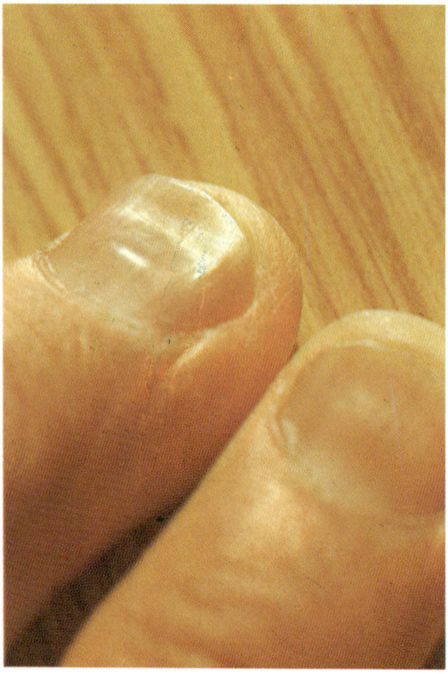

22

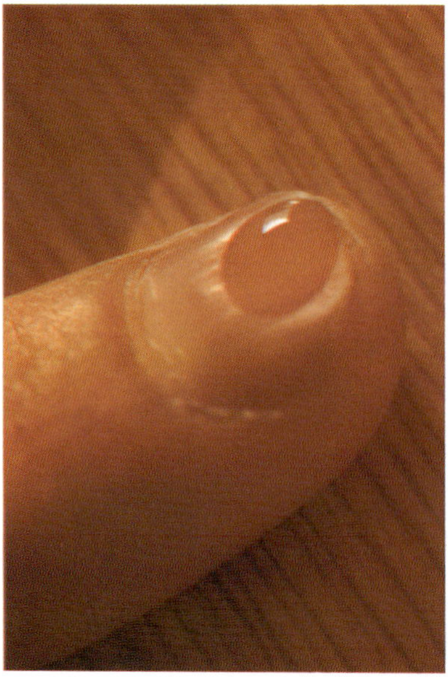

23

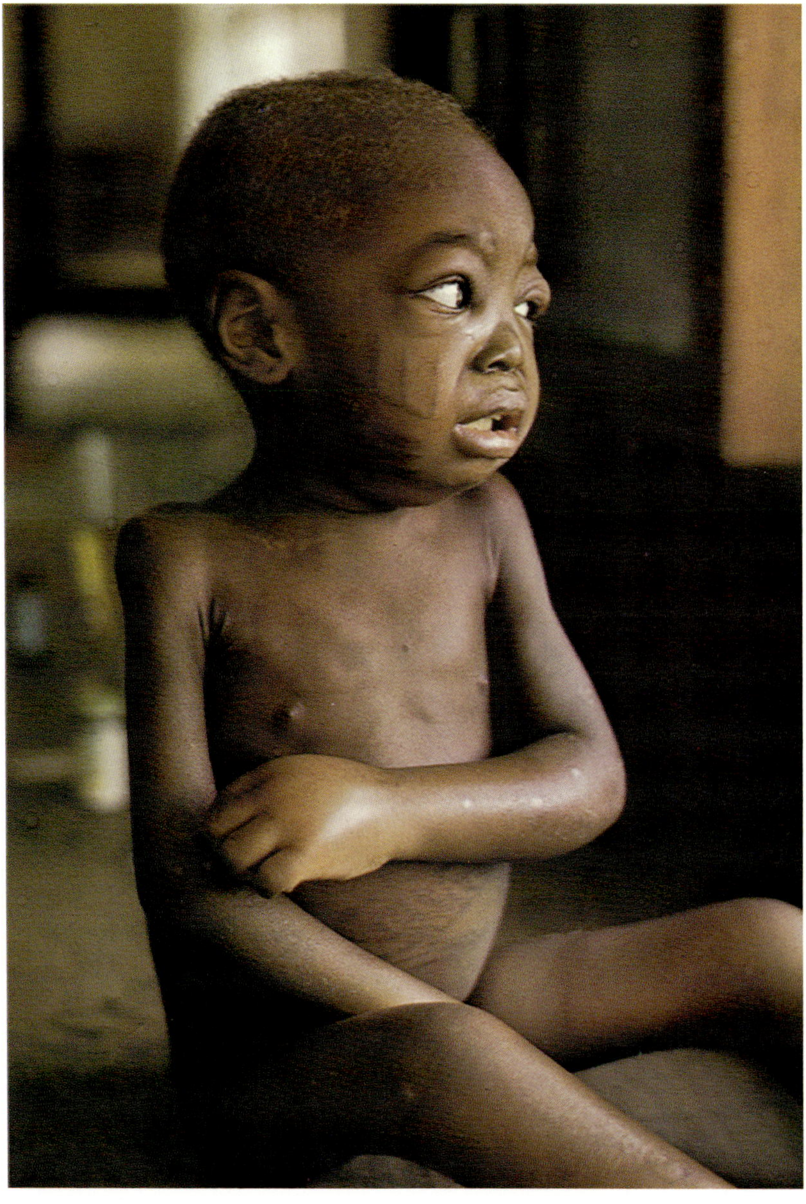

Abb. 24. Unterernährung (Erwachsener), Hungersnot. Depigmentierung des Haares, blasse Haut. Die kosmetischen Narben sind Hinweise auf die Stammeszugehörigkeit. Yoruba, westliches Nigeria.
Abb. 25. Kwashiorkor (Eiweiß/Kalorien-Unterernährung). Beachte das Ödem, die Abschilferung der Haut und die Depigmentation (s. auch **26**).
Abb. 26. Kwashiorkor. Wenn die Haut sich abschält, sickert Gewebsflüssigkeit aus und führt zu weiterem Proteinverlust.
Abb. 27. Unterernährung. Die Zunge ist glatt und glänzend, die normalen Papillen sind verschwunden, die Mundwinkel aufgerissen. Weiterhin findet sich das charakteristische Abschälen der Haut und die Depigmentierung über der Nase.
Abb. 28. Unterernährung. Ein Nigerianer mit einem Malabsorptionssyndrom nach Gastrektomie, Blässe, Gewichtsabnahme und Hautveränderungen als Folge des Eiweißmangels: aufspringende Haut und Pigmentierung.

24

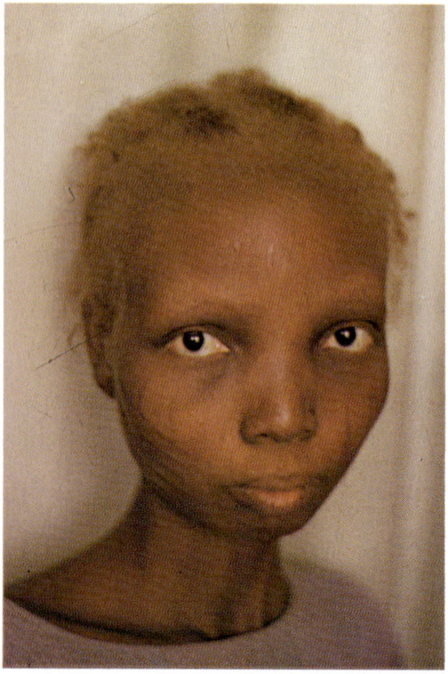

25

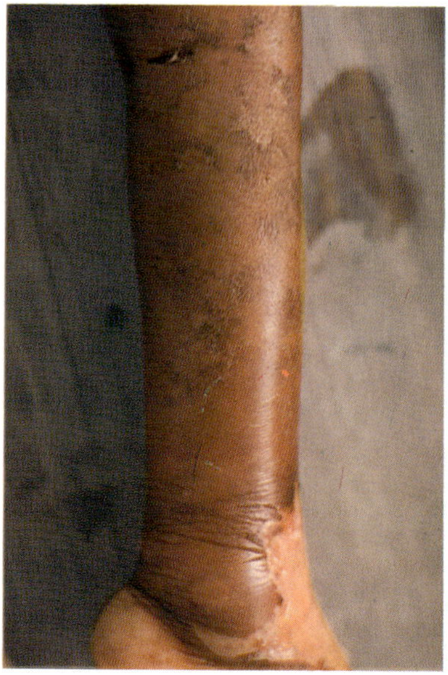

26

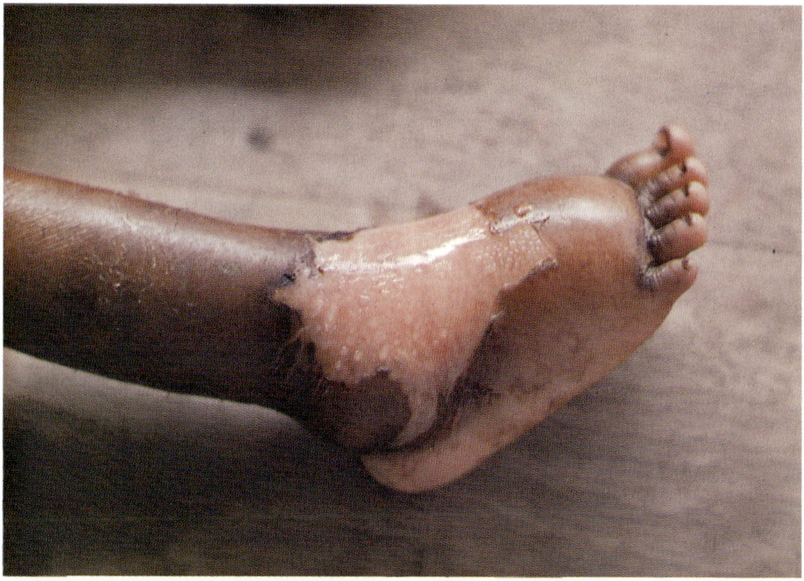

27

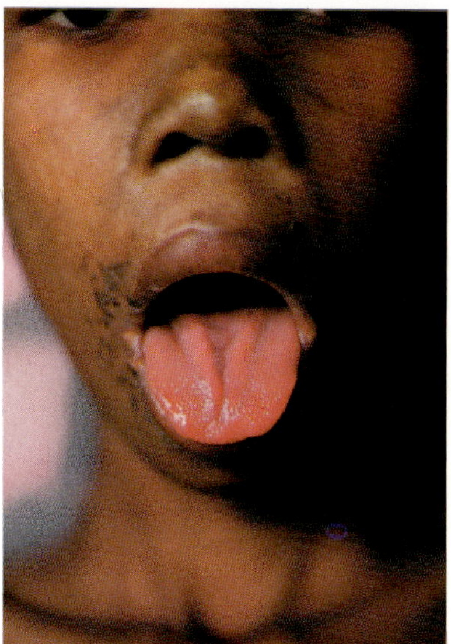

28

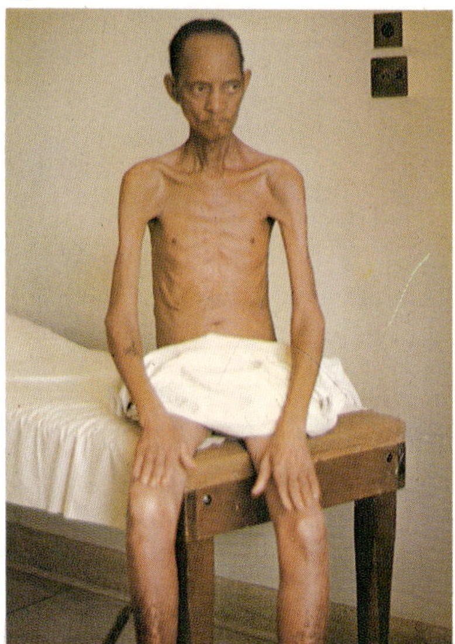

Abb. 29. Anämie, Teleangiektasie der Zunge. Dieser Patient hatte eine Anämie. Neben einer leichten Blässe finden sich keine charakteristischen physischen Anzeichen, außer abgeheilten Narben in den Mundwinkeln und zwei kleinen Teleangiektasien auf der linken Wange. Bei der Untersuchung der Zunge konnte man die Teleangiektasien deutlich sehen.
Abb. 30 u. 31. Angeborene Teleangiektasie. Die Teleangiektasien sind deutlich im Gesicht, im Bereich des Kieferwinkels und beim Ohr zu sehen.
Abb. 32. Teleangiektasie. Dieser Mann mit Teleangiektasien im Bereich der Lippengrenzen hatte zunächst häufig Bluterbrechen. Im Verlauf der Jahre wurde eine Gastrektomie durchgeführt; im Anschluß daran traten ein Malabsorptionssyndrom und eine Tuberkulose auf. Erst nachdem er seinen dichten Schnurrbart rasiert hatte, konnte man die Teleangiektasien sehen.

29

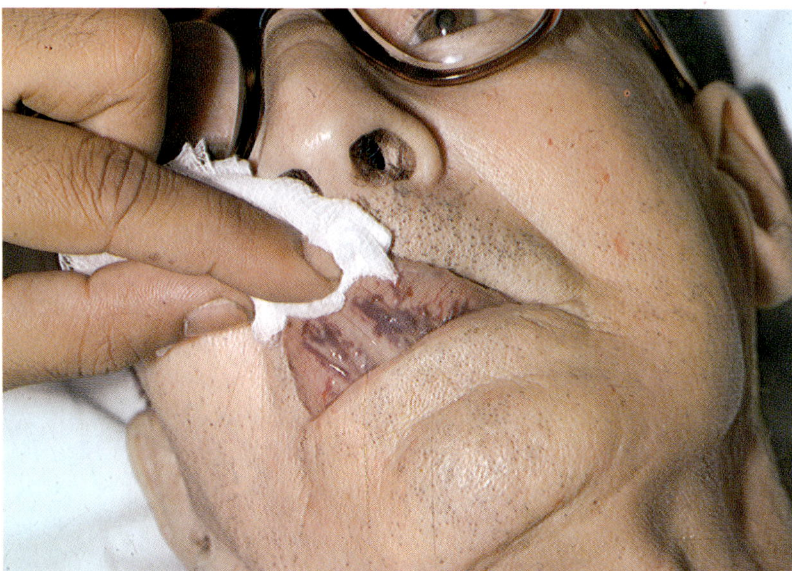

30

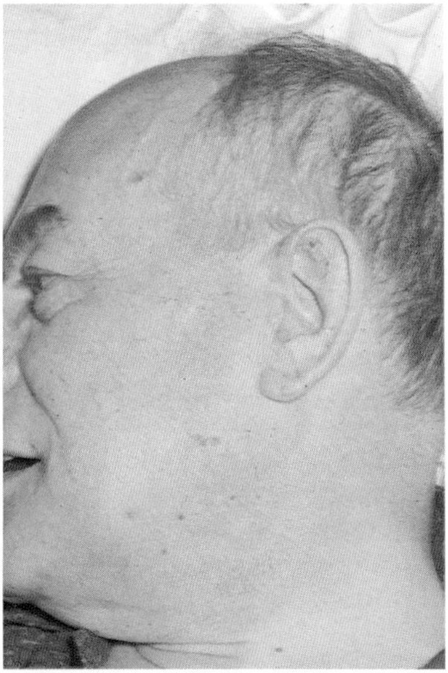

31

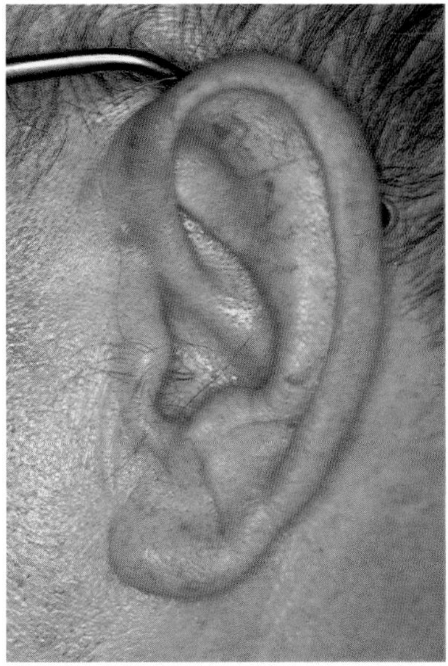

32

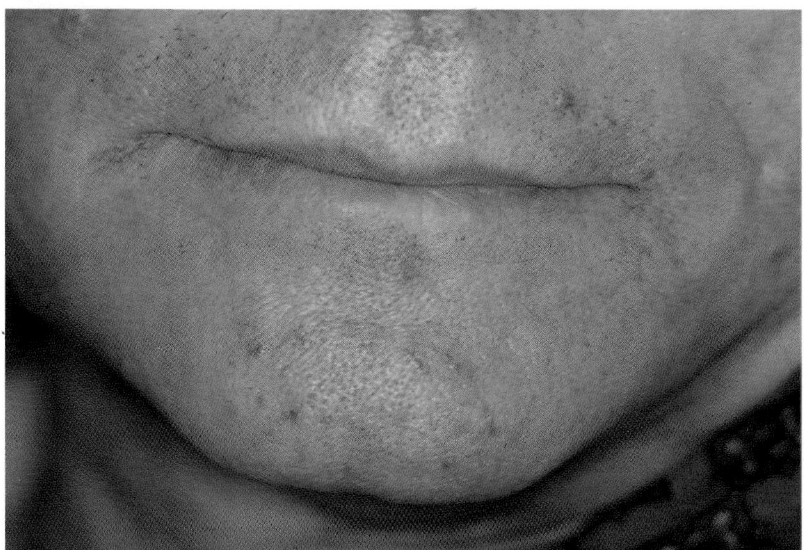

Abb. 33. Teleangiektasie. Teleangiektasien sind oft deutlicher im Bereich der Innenseite der Unterlippe zu sehen. Die erweiterten Kapillaren und die Kapillarschlinge in der Mitte fallen sofort auf.
Abb. 34. Sichelzellenanämie. Beachte die Blässe und die vorgewölbte Stirne als Folge des Wachstums der Schädelknochen. Eine Spur Gelbsucht ist im Bereich der Bindehäute zu sehen. Dieses klinische Bild sieht man bei der Mittelmeeranämie und anderen Hämoglobinopathien in Verbindung mit einer Hypertrophie des Knochenmarks. Die Narben auf den Wangen stellen Markierungen des Yoruba-Stammes in Afrika dar.
Abb. 35. Sichelzellenanämie. Fingerentzündung (Daktylitis) bei einem kleinen Kind mit Knocheninfarzierung, welche zu einer akuten, sehr schmerzhaften Schwellung der Finger führte. Differentialdiagnose zwischen Sepsis – akut oder chronisch (Tuberkulose) –, Syphilis, Sichelzellenanämie und Sarkoidose (Morbus Boeck).
Abb. 36. Wangenrötung. Die Rötung der Wangen kann man auch bei gesunden Menschen sehen. Es besteht eine klinische Korrelation zwischen diesem Symptom und der Mitralstenose; dieses Symptom ist aber auch bei der Polyzythämie, bei Steroidtherapie und bei Arbeitern, die viel an der frischen Luft arbeiten, zu sehen.
Abb. 37. Eindeutiger Ikterus der Augen. Dehydratation, Kachexie, Pankreaskarzinom. Bilirubin: 8 mg%.

33

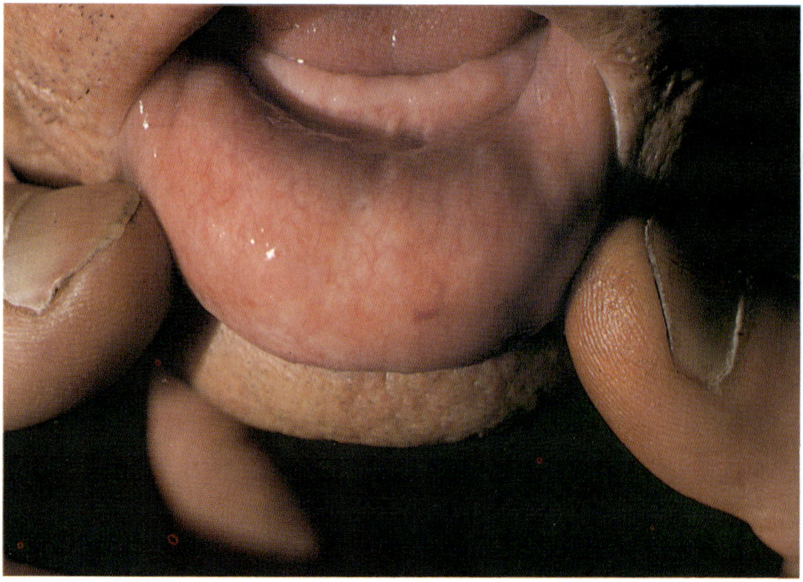

34

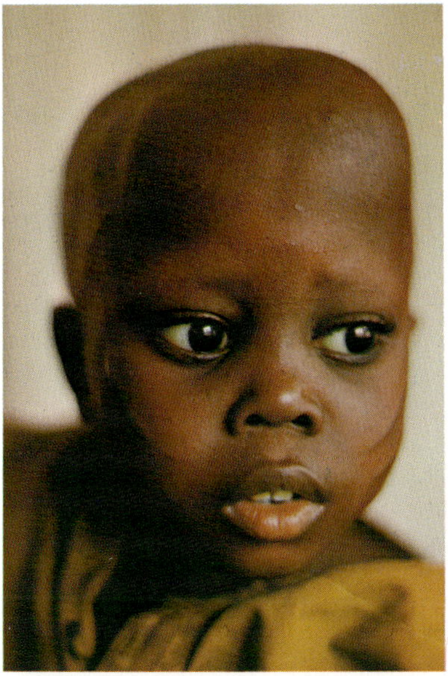

35

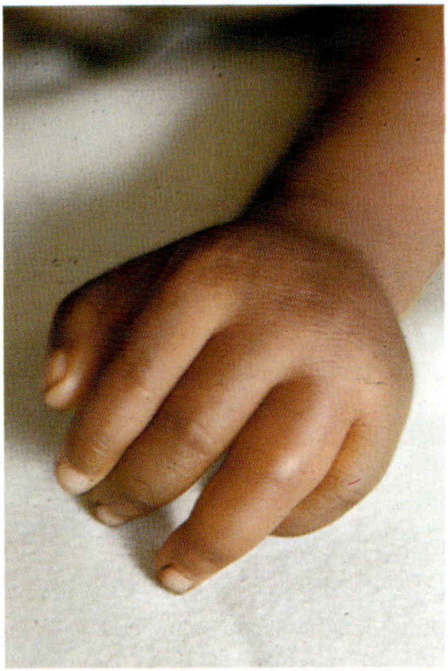

36

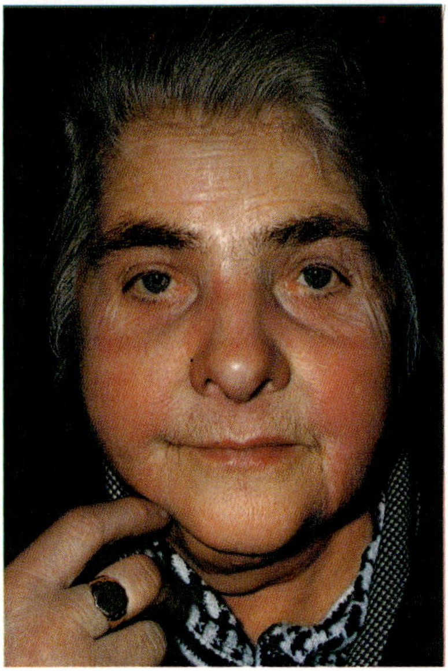

37

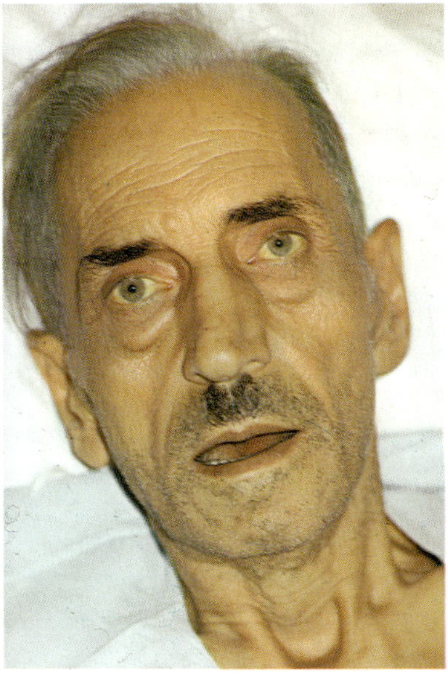

Abb. 38. Eine Andeutung von Ikterus. Bilirubin 2 mg%. Geringe Verfärbung, verglichen mit einer gesunden Person rechts. Den Ikterus sieht man am besten im Bereich der Bindehäute.

Abb. 39. Ikterus. Durch den »Poliereffekt« beim Kratzen des juckenden Rückens mit den Fingern wurden die Fingernägel glänzend. Der Patient war ein 42jähriger Mann mit einem Stein im Ductus choledochus.

Beachtenswert ist, daß durch das Kratzen nur die Spitze des Fingernagels abgeschliffen wurde. Bei kosmetischer Politur des Nagels wird der gesamte Nagel glänzend. Der Juckreiz kann zurückzuführen sein auf (1) parasitäre Erkrankungen: Krätze, Läuse; (2) Ekzem; (3) Lebererkrankungen (auch schon vor Auftreten der Gelbsucht); (4) Reaktionen auf Medikamente; (5) bösartige Erkrankungen (Lymphomatosen, Leukosen, Karzinom); (6) Stoffwechselerkrankungen (Diabetes, Urämie); (7) hohes Alter.

Abb. 40. Hautläsionen (Exkoriationen) auf dem Rücken durch Kratzen (primäre biliäre Zirrhose). Diese Exkoriationen entstehen nur an den Teilen des Rückens, die mit der Hand zu erreichen sind. Man sieht diese äußeren Merkmale oft vor der Entwicklung anderer Symptome der Lebererkrankung, insbesondere des Ikterus.

38

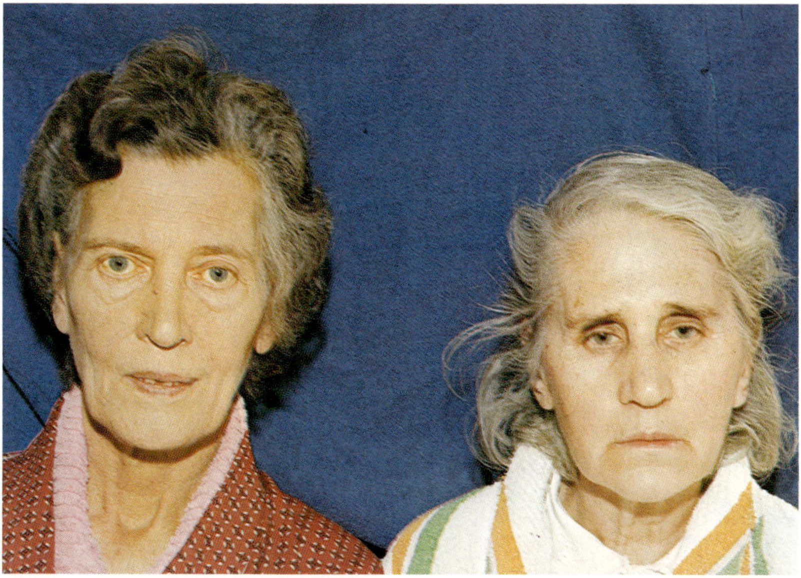

39

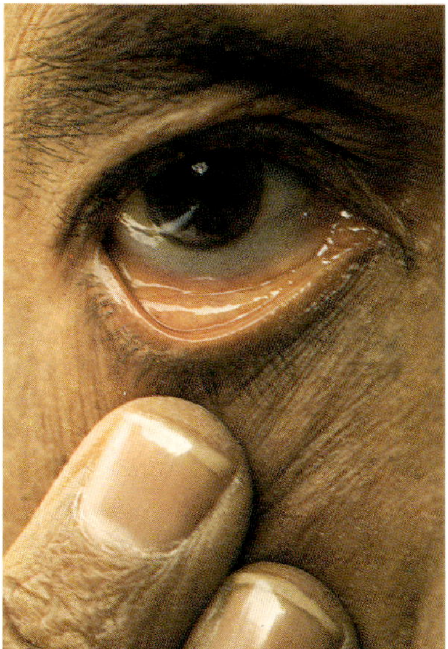

40

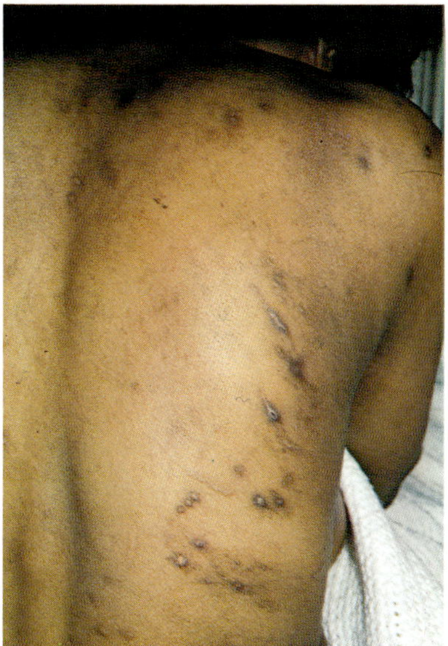

Abb. 41. Sternnävus (Spider naevus) der Nase. Beachte das zentrale Gefäß und das periphere Erythem. Druck auf das zentrale Gefäß führt zum Abblassen. Beim Loslassen zeigt sich, daß die kapillären Verzweigungen von der zentralen Arteriole ernährt werden. Diese Veränderung sieht man gewöhnlich oberhalb der Brustwarzen, sie kann physiologisch oder pathologisch sein: (1) während der Schwangerschaft; (2) bei gesunden Frauen, mit Zunahme während der Menstruation; (3) bei hoher Herzleistung; (4) bei Lebererkrankung. Dieses junge Mädchen entwickelte den Sternnävus während des ersten Monats ihrer Schwangerschaft. Der Befund nahm bis zum Geburtstermin zu; er verschwand innerhalb weniger Stunden nach der Entbindung.

Abb. 42. Sternnävus. Man sieht das zentrale ernährende Gefäß, umgeben von einer kleinen erythematösen Zone. Diese verblaßt durch Druck und rötet sich wieder vom Zentrum aus, wenn der Druck wegfällt.

Abb. 43. Campbell-de-Morgan-Flecken (Campbell de Morgan spots). Diese findet man sehr häufig, zunehmend im mittleren Alter und beim hochbetagten Menschen. Es handelt sich um flache, wenig erhabene Flecken, die bei Druck nicht verschwinden und keine zentrale zuführende Arteriole haben. Man darf sie nicht mit Spider naevi verwechseln; klinische Bedeutung kommt ihnen nicht zu.

Abb. 44. Palmarerythem. Es handelt sich um eine vermehrte Rötung der Handfläche, besonders lokalisiert im Bereich der Erhebungen des Thenar und Hypothenar. Man findet das Palmarerythem beim gesunden Erwachsenen, häufig in der Schwangerschaft, in Verbindung mit einer Lebererkrankung, einer rheumatischen Arthritis oder einer Thyreotoxikose. Auf diesem Bild sieht man auch die frühe Entwicklung einer Dupuytrenschen Kontraktur in der Hohlhand. Die Handflächen sind warm, manchmal klagen die Patienten über ein brennendes Gefühl. Umschriebene Erytheme sieht man auch im Bereich der Fingerbasis; diese Erytheme verschwinden auf Druck. Dieser Patient litt an einer Leberzirrhose, er trank $1\,^1/_2$ Flaschen Whisky täglich. *(Guillaume Dupuytren, 1777–1835, Beschreibung 1831.)*

41

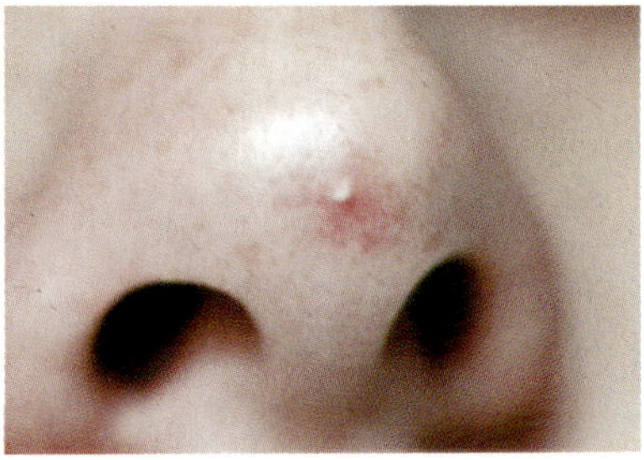

42

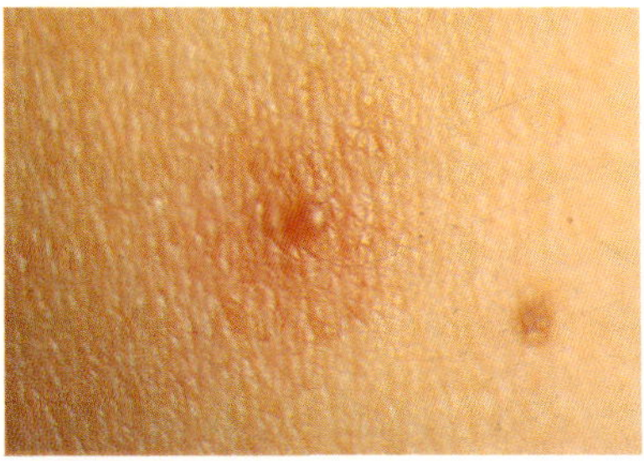

43

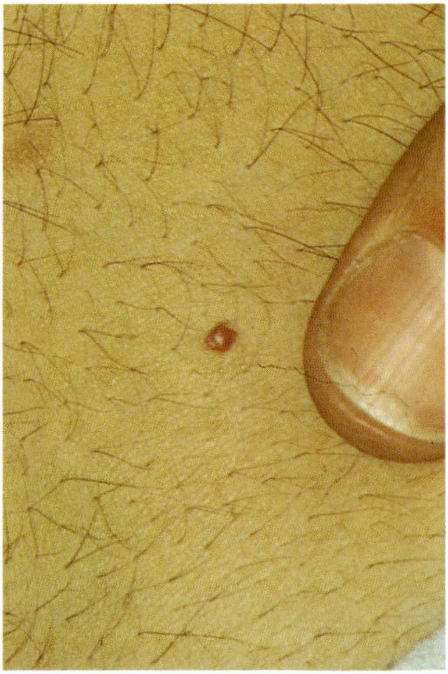

44

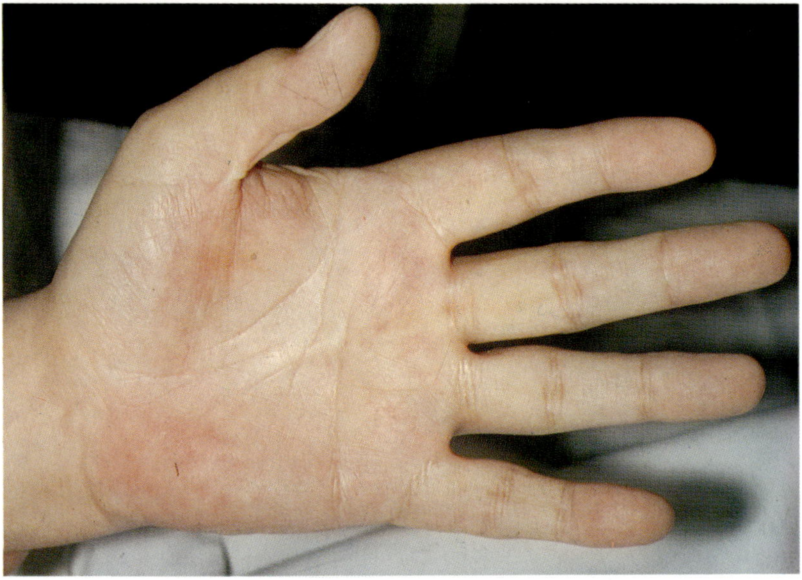

Abb. 45. Weiße Fingernägel. Obwohl sie zuerst bei der Zirrhose beschrieben wurden, sind sie nicht dafür charakteristisch, sondern finden sich bei einer Vielzahl von Erkrankungen. Man sieht den Befund am besten im Bereich des Mittelfingers (normaler Finger unten). Die weiße Farbe der Nägel als Folge der Trübung des Nagelbettes verschwindet gegen die Fingerspitze zu; einen rosa Rand sieht man am Finger rechts (Ringfinger). Beachte, daß die Lunula im Vergleich zum normalen Finger nicht zu sehen ist.

45

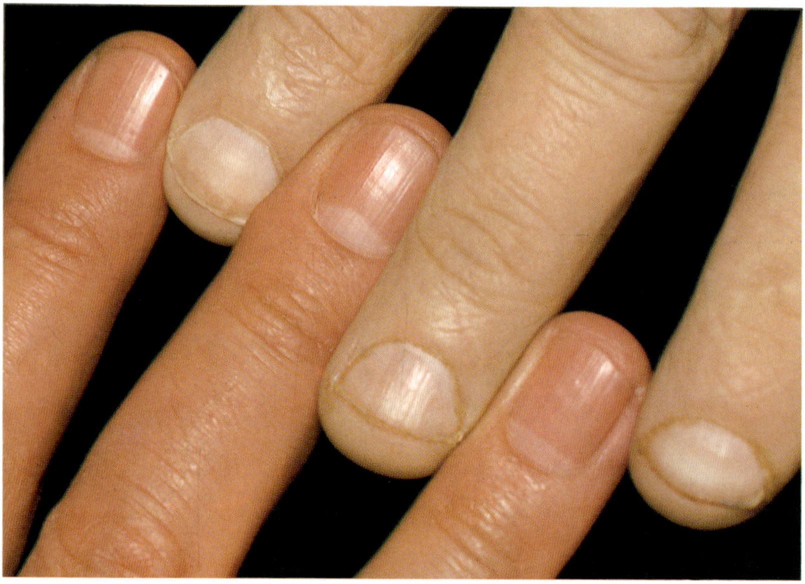

Farbveränderungen der Haut

Sekundär als Folge von Veränderungen des Hämoglobingehaltes

Blässe

Veränderungen der Hämoglobinkonzentration oder

Veränderungen in der Hämoglobinversorgung der Haut (Vasokonstriktion)

Plethora

Zyanose

peripher: Vaskonstriktion, Stagnation

zentral: arteriovenöse Shunts, Hypoxie, Schwefel, Methämoglobinämie, CO_2-Vergiftung.

Pigmentmangel

Albino

Vitiligo

Bestrahlung

Hyperpigmentierung

Sonnenlicht

rassisch bedingt

v. Recklinghausensche Krankheit

Melanose

Hämochromatose

Thyreotoxikose

ACTH-Applikation

Nebenniereninsuffizienz (Addisonsche Krankheit)

Andere Pigmente, die in der Haut abgelagert werden

Bilirubin

Karotin

Medikamente (Mepacrin)

Metalle: Blei, Quecksilber, Gold

Arsen

Verschiedenes

Unterernährung

Hyperpigmentierung (Chloasma) während der Schwangerschaft

Applikation auf die Hautoberfläche

Kosmetika und Parfüme

Silbernitrat – Silberablagerungen

Kaliumpermanganat – geht eine Reaktion mit Keratin ein, schwer zu entfernen.

Abb. 46–49. Hämochromatose. Ein Mann mittleren Alters, der einen leichten Diabetes, Verlust des Haares auf der Brust und in der Axilla sowie eine Vergrößerung von Leber und Milz hatte. Im Bereich des Unterarmes findet sich kein Haar, die Haut ist dünn und ohne Falten. Fast das Stadium der Pigmentierung bei einer Hypophyseninsuffizienz! Die schiefergraue Verfärbung der Haut ist Folge der Verdünnung der Epidermis und der Ablagerung von Melanin und Hämosiderin. Das Pigment kann auch einen Stich ins Braune aufweisen, Flecken sieht man gelegentlich auch in der Mundschleimhaut.
Abb. **48** zeigt die schiefergraue Haut bei Hämochromatose im Vergleich zur normalen Haut. Die Nahaufnahme der Brusthaut (Abb. **49**) zeigt das feine, flaumige Haar.
Abb. 50. Hämochromatose. Knorpelverkalkung bei Hämochromatose, hier des Knorpels im Bereich der Metakarpophalangealgelenke der Finger. Kein Hinweis auf Hyperparathyreoidismus, Gicht oder Pseudogicht, Osteoarthritis, Wilsonsche Krankheit, bei denen allen die Knorpelverkalkung vorkommen kann.

46

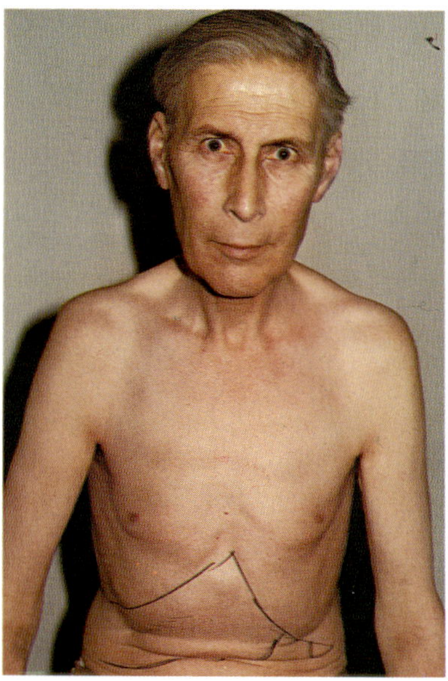

47

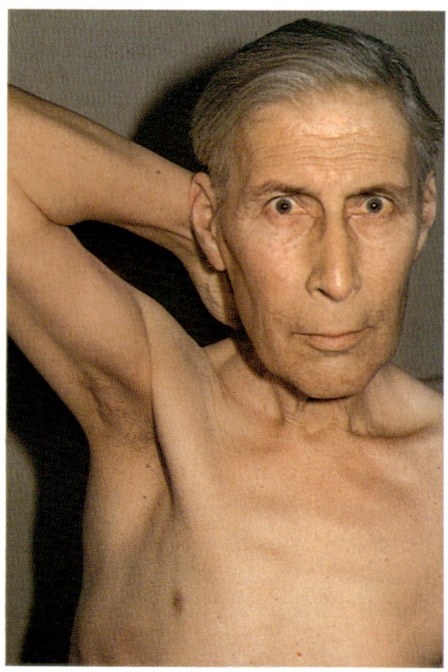

48

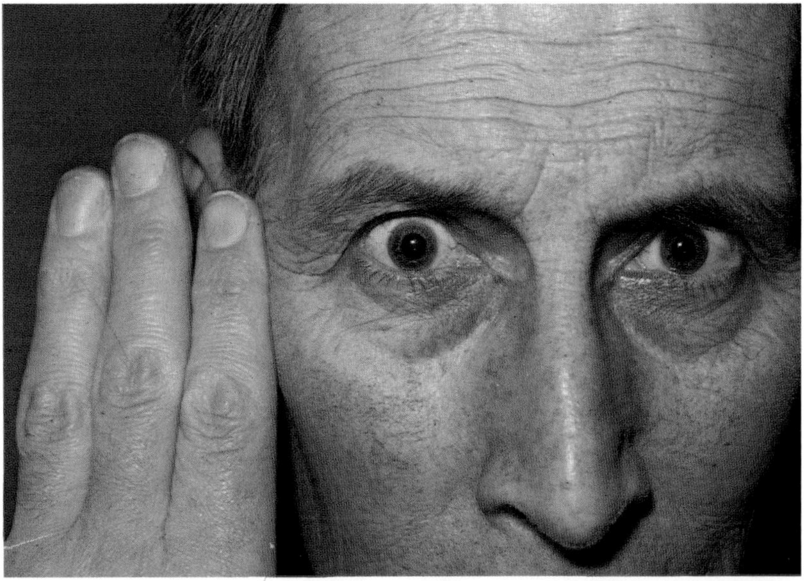

49

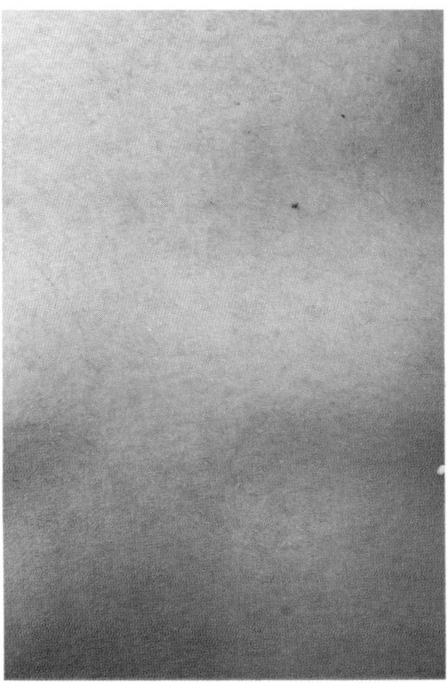

50

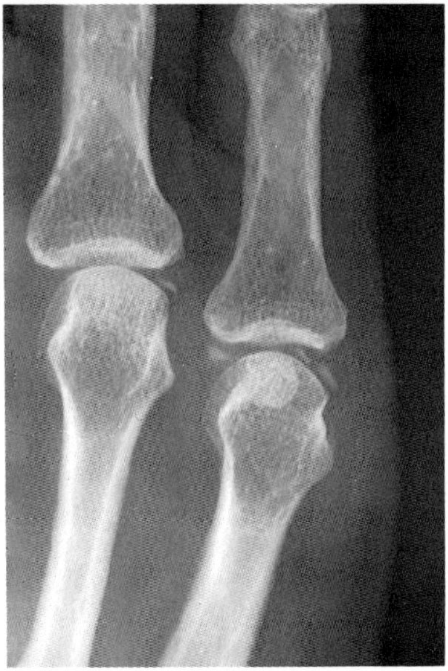

Abb. 51. Melanose (dunkle Verfärbung der Haut) **bei Melanomatose** (multiple maligne Melanome). Melanometastase der Orbita. Typische schiefergraue Verfärbung der Haut, besonders im Bereich der Metastase.
Abb. 52. Melanose (Patient und Vergleichsperson). Ausgedehntes metastasierendes Melanom mit Verfärbung der Haut durch freigesetztes Pigment.
Abb. 53. Malignes Melanom im Bereich einer Bauchnarbe. Man beachte das graue Pigment, das im oberen und unteren Drittel der Narbe durch die Haut durchscheint. Der Patient kam zur Aufnahme mit einer Drüsengeschwulst unter dem linken Arm; er gab an, daß vor einigen Jahren ein Daumennagel entfernt wurde, bei dem es sich wahrscheinlich um den Primärtumor gehandelt hatte. Die Drüsengeschwulst wurde entfernt, die Axilla en bloc ausgeräumt. Ein Jahr später kam der Patient wieder mit einem Obstruktionsileus. Bei der Operation zeigten sich Metastasen im gesamten Bereich des Dünndarmes. Einige führten zur Verlegung, andere waren kurz vor der Perforation.
Abb. 54. Karotinämie. Gelbverfärbung durch Karotin. Diese tritt auf: 1. bei übermäßiger Aufnahme von Karotin – Verzehren von übermäßigen Mengen an Mangofrüchten, Karotten (4 kg täglich!), Pawpawfrüchten, Orangen; 2. bei Myxödem – hohe Blutspiegel von Karotin als Folge eines Defektes in der enzymatischen Umwandlung zu Vitamin A; 3. in Verbindung mit einer Hyperbetalipoproteinämie.

51

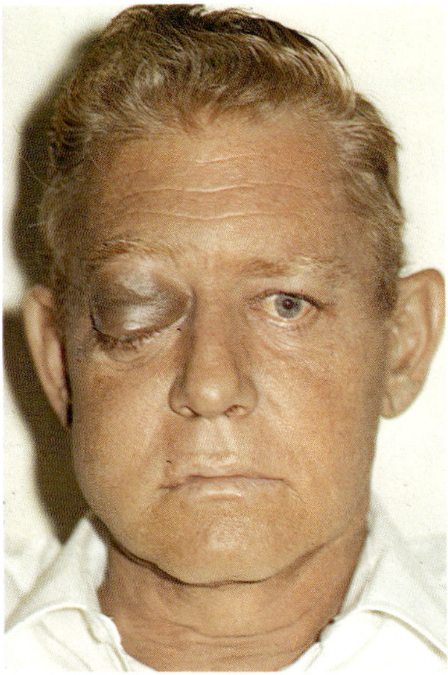

52

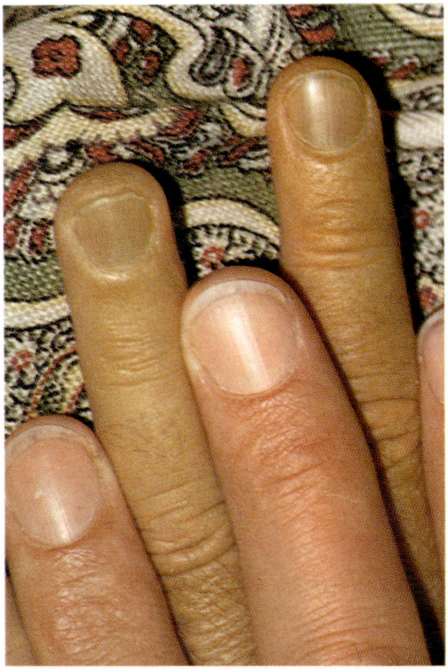

53

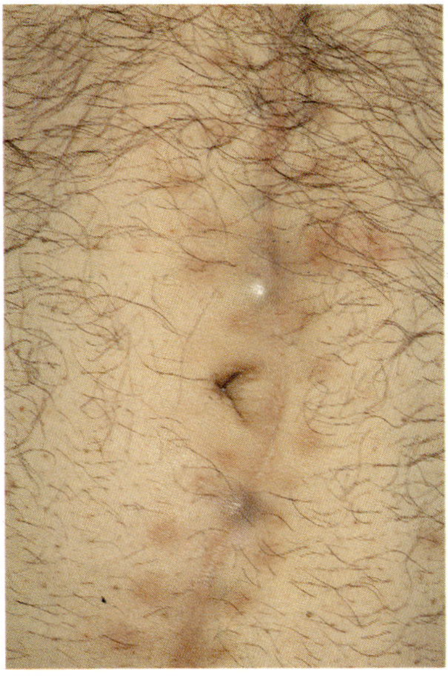

54

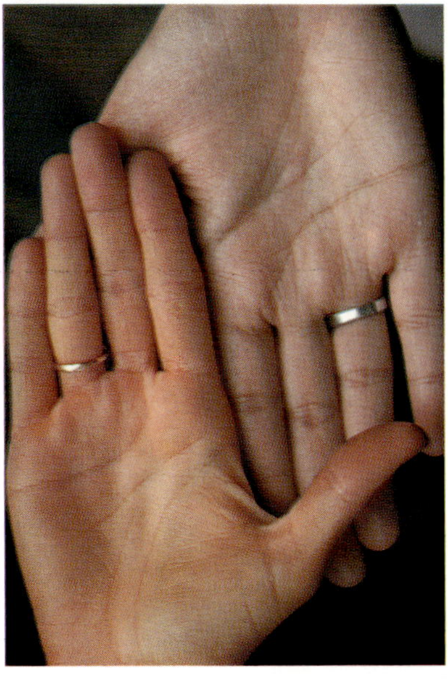

Abb. 55–58. Vitiligo (Leucopathia acquisita). Vitiligo des Gesichtes mit Depigmentierung rund um die Augen und den Mund bei einer gesunden Frau (**55**) ohne Hinweis auf Begleiterkrankungen, wie Perniziöse Anämie, Achlorhydrie, Diabetes oder andere Autoimmunerkrankungen.
Eine typische Lokalisation für eine Vitiligo sind die Knie (**57**) und der Fußrücken. Abb. **56** zeigt eine Vitiligo im Bereich des Unterarmes und Abb. **58** im Bereich des Thorax, wo sie verwechselt werden kann mit einer Hyperpigmentierung als Folge einer Sonnenbestrahlung oder mit der Pityriasis versicolor (**767**).

55

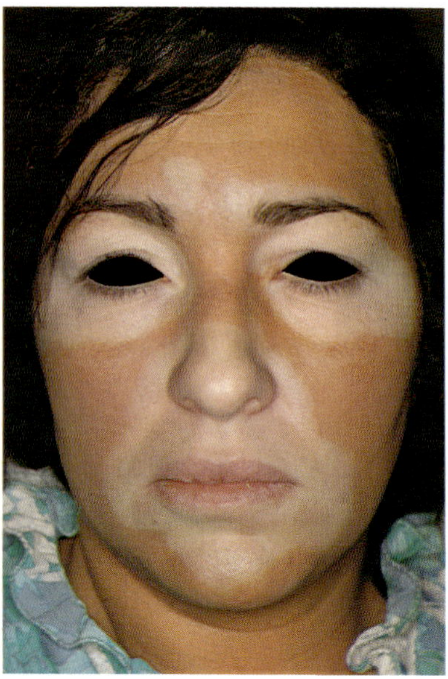

56

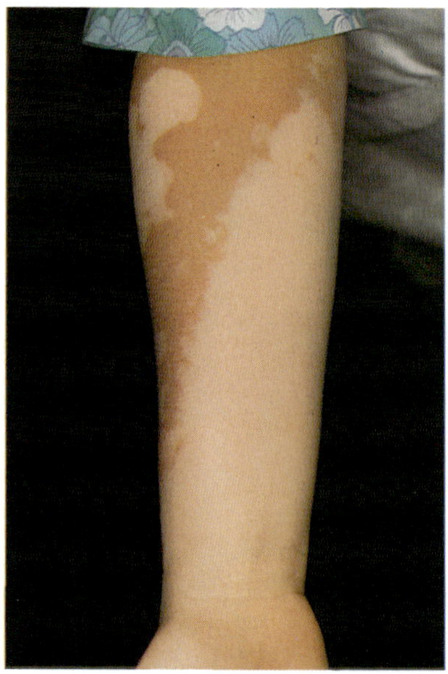

57

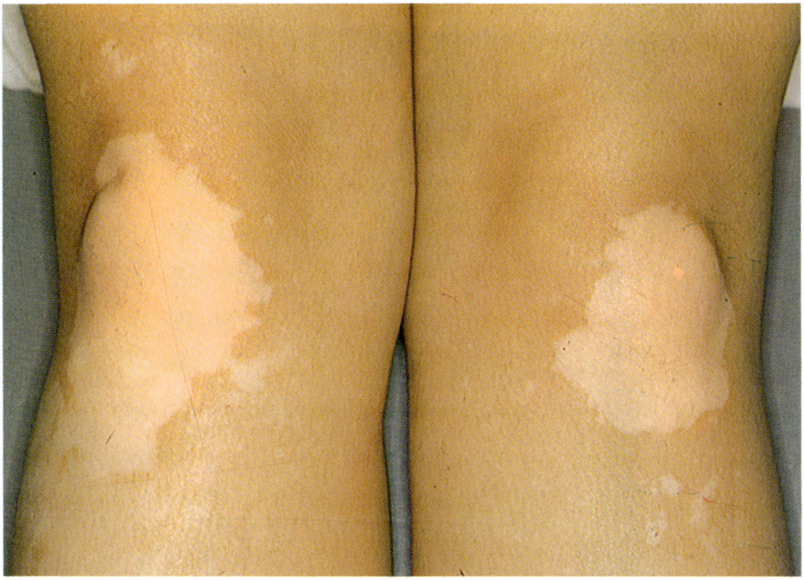

58

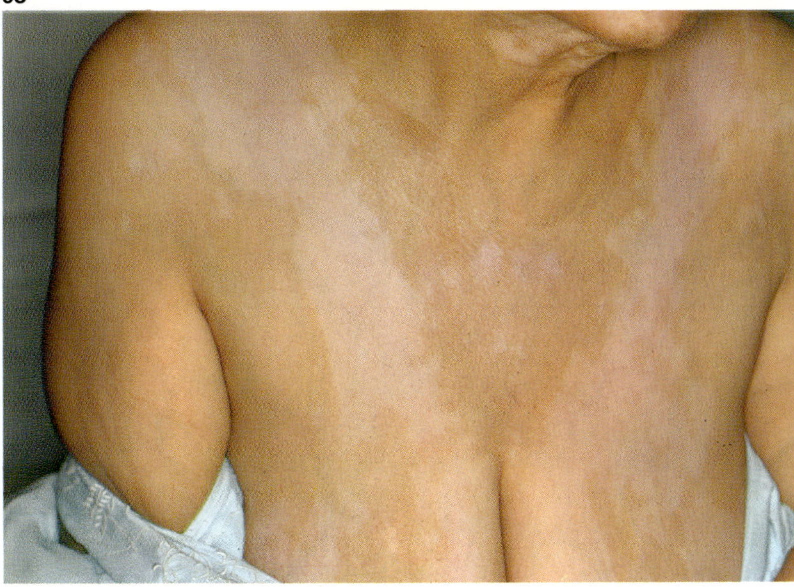

Abb. 59. Vitiligo. Als Befund ein Flecken am Hals, der sich langsam vergrößert. Die Pigmentierung des Haares wird nicht beeinträchtigt. Die Depigmentierung ist Folge einer Schädigung der Melanozyten, verursacht durch eine Entzündung, die als Autoimmunkrankheit ablaufen kann oder gemeinsam mit anderen Autoimmunkrankheiten, d. h. Diabetes, Addisonsche Krankheit (Nebennierenrindeninsuffizienz), Erkrankung der Schilddrüse und des Magens, vorkommen kann.

Abb. 60. Pityriasis versicolor. Das Abschilfern der Haut und die offensichtliche Depigmentierung nach Sonneneinstrahlung können eine Vitiligo vortäuschen; die charakteristische Verteilung der Hautläsionen um die Haarfollikel gestatten jedoch eine einwandfreie Unterscheidung. Wenn die Pityriasis versicolor sich weiter ausdehnt, verliert sie die charakteristische perifollikuläre Verteilung und kann den Unerfahrenen verwirren. Vergl. Abb. **58**.

Abb. 61. Albinismus. Ein Kind zeigt einen kompletten Mangel an Melanin als Folge des Fehlens eines einzigen Enzyms innerhalb des Tyrosin-Stoffwechsels. Die klinischen Symptome sind: 1. Unverträglichkeit von Sonnenlicht, 2. weißes Haar und helle Haut, 3. rosa gefärbte Iris, 4. Beeinträchtigung der Sehfähigkeit, 5. Nystagmus.

Abb. 62. Heterochromie der Iris. Eine häufige Störung der Pigmentierung des Auges ohne klinische Bedeutung, nur manchmal verwirrend für den Untersucher; gelegentlich auch vorgetäuscht durch das Tragen von Kontaktlinsen.

59

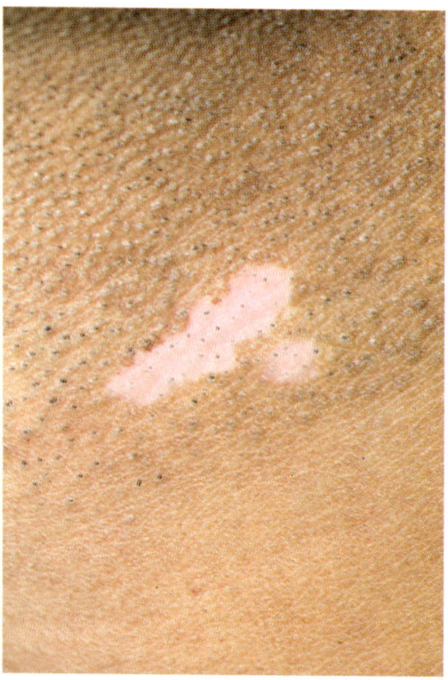

60

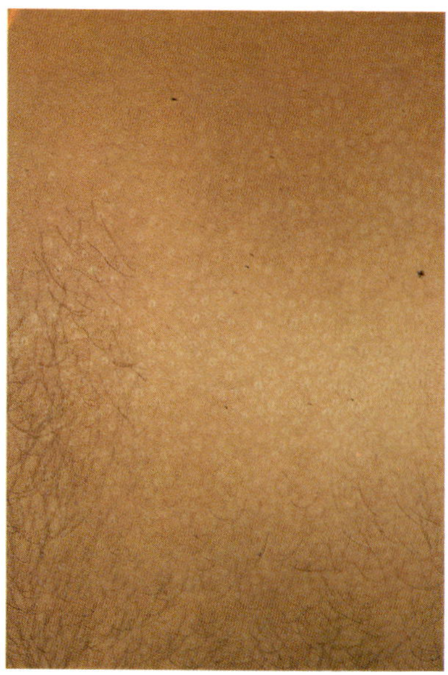

61

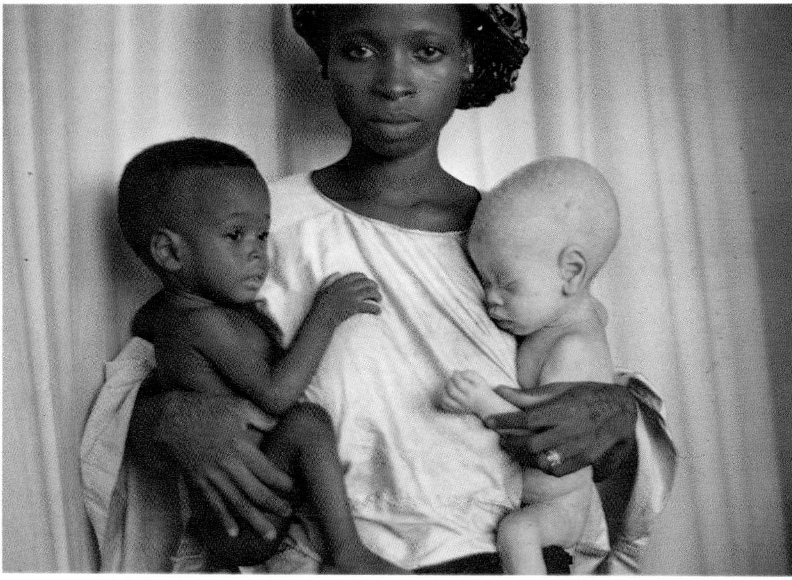

62

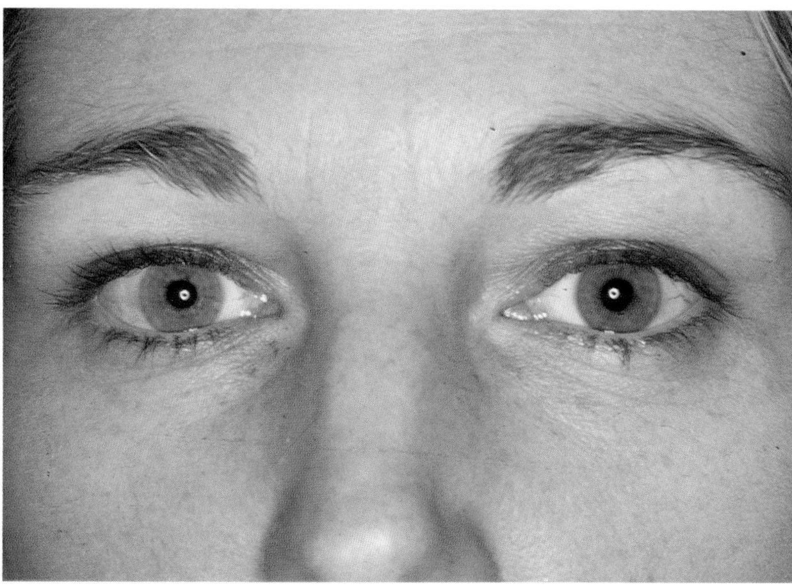

Das klassische Gesicht verschiedener Erkrankungen

Das klassische Gesicht einer Erkrankung kann das eigene Gesicht des Individuums überdecken und verändern. Vielfach kann man dieses »Krankheitsgesicht« auch in der Frühform bei geübtem Auge erkennen, wenn man den Patienten zum erstenmal sieht.

Abb. 63–65. Down-Syndrom (Mongolismus). Die Ähnlichkeit zwischen dem Baby, dem Kleinkind und dem Kind von 12 Jahren ist offensichtlich: 1. Die Augen fallen schräg zur Mittellinie ab, die Epikanthusfalten treten hervor. 2. Der Nasenrücken ist niedrig. 3. Die Zunge ist groß und kann Querfurchen aufweisen (**398**). 4. Das Haar ist weich. 5. Die Hände sind gedrungen, eine einzelne Querfalte kann vorhanden und der kleine Finger einwärts gebogen sein (**489**). (*John Langdon Haydon Down, London Hospital, 1828–1896, Beschreibung 1866.*)
Abb. 66. Hypothyreoidismus (bei infantilem Kretinismus). Das Kind ist inaktiv und träge, hat ein pastöses Gesicht und leidet an Obstipation. Das Gesicht ist grob, das Haar dünn, die Haut kalt, die Zunge groß, der Leib aufgetrieben, während der Mongoloide aktiv und rosig ist und eine normale Darmtätigkeit hat.

63

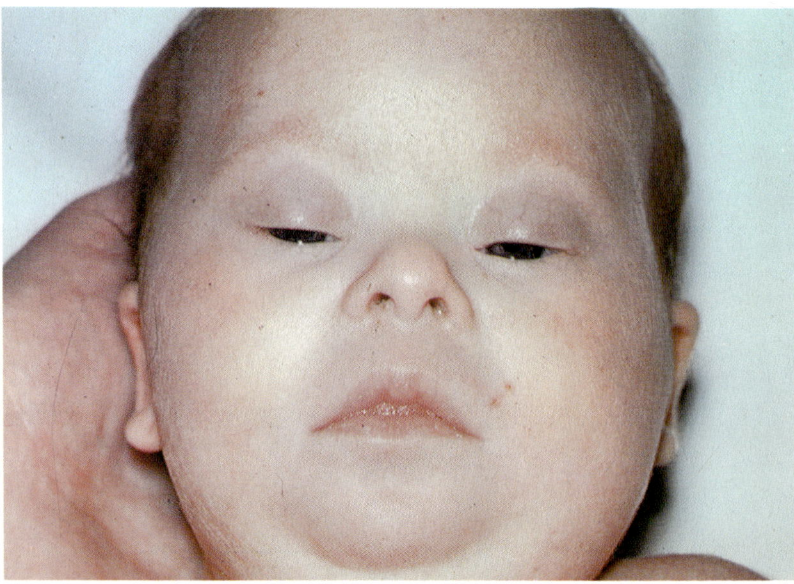

64

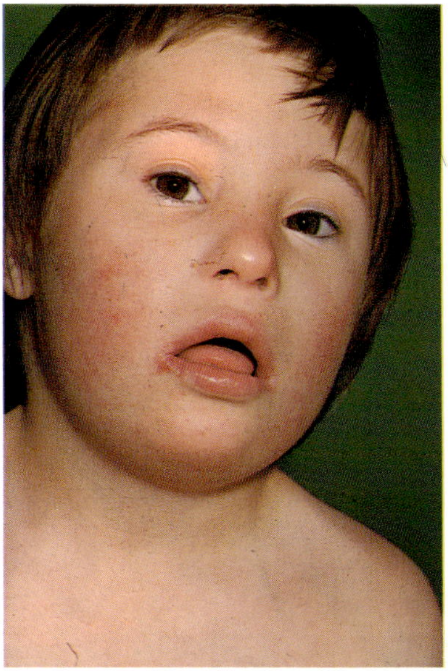

65

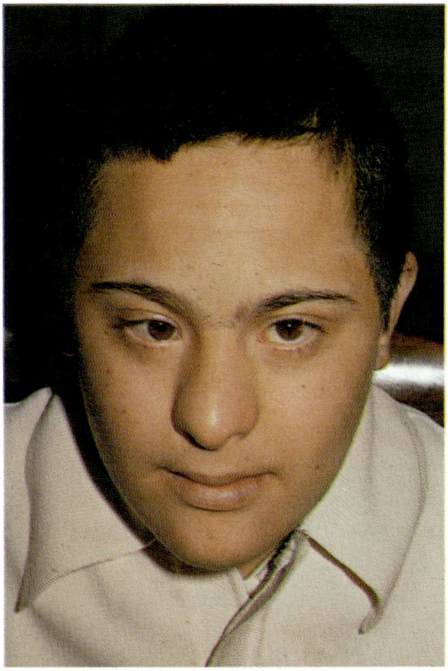

66

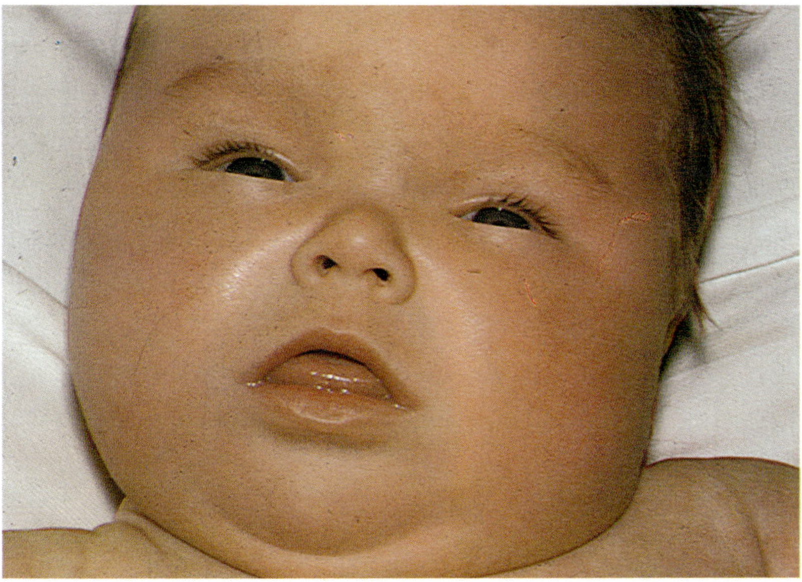

Abb. 67. Hypothyreoidismus (beim Erwachsenen). Myxödem: Das Charakteristische des Gesichtes beim Hypothyreoidismus kommt durch viele Veränderungen zustande, d ie oft beim ersten Anblick des Patienten zu erkennen sind, wenn er das Zimmer betritt. Kommt diese Assoziation nicht sofort zustande, so kann die Diagnose verfehlt werden, besonders wenn die Veränderungen nur geringfügig sind. Der apathische Blick, die Blässe, die Hautverdickung, der stumpfe Ausdruck der Augen, die Verbreiterung und Auftreibung des Gesichtes, das dünne Haar und der Verlust der Augenbrauen, in Verbindung mit einer heiseren Stimme, einer schleppenden Sprache und langsamen Bewegungen, sollten auf die Diagnose hinweisen. Man beachte auch den zum Krankheitsbild gehörenden Arcus senilis, den Haarverlust an der Stirne, die Trockenheit der Haut und die Verbreiterung der Wangen mit dem charakteristischen »myxödematösen Gesichtsausdruck«.

Abb. 68. Myxödem. Das aufgetriebene Gesicht, ein charakteristisches Zeichen für Myxödem, ist hier deutlich zu sehen. Abgesehen davon stellt die Dünne der Augenbrauen das einzige weitere krankhafte Zeichen dar. Die Diagnose wird gestellt, weil man klinisch daran denkt, nicht durch eine weitere spezifische Symptomatologie. Beachte auch den beiderseitigen Arcus senilis.

Abb. 69 u. 70. Myxödem. Seitenansicht eines Mannes vor und nach der Behandlung mit Schilddrüsenhormonen.

67

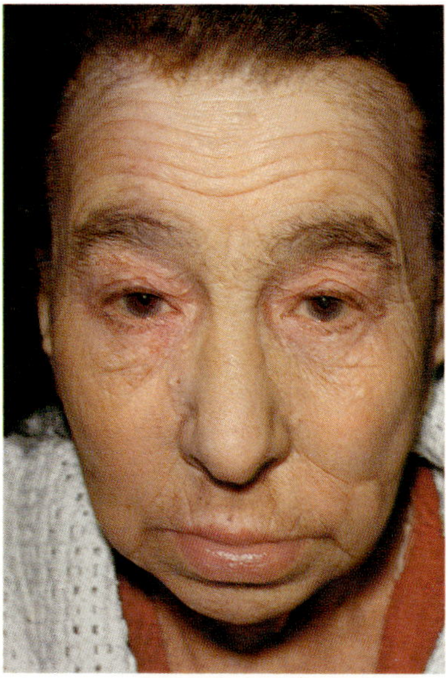

68

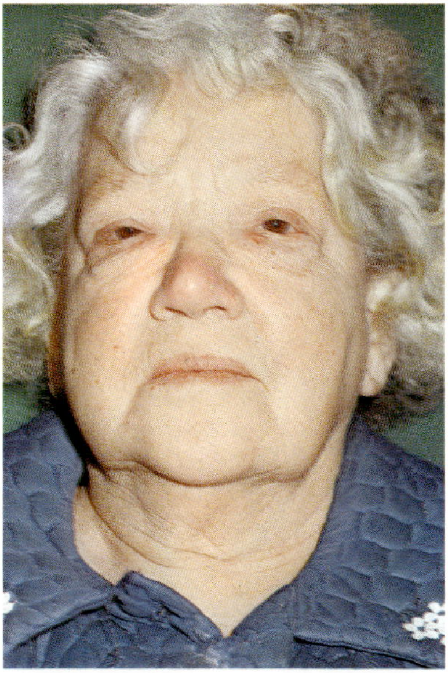

69

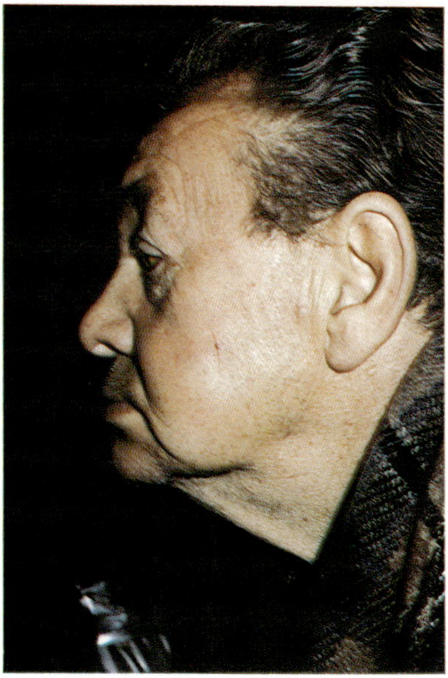

70

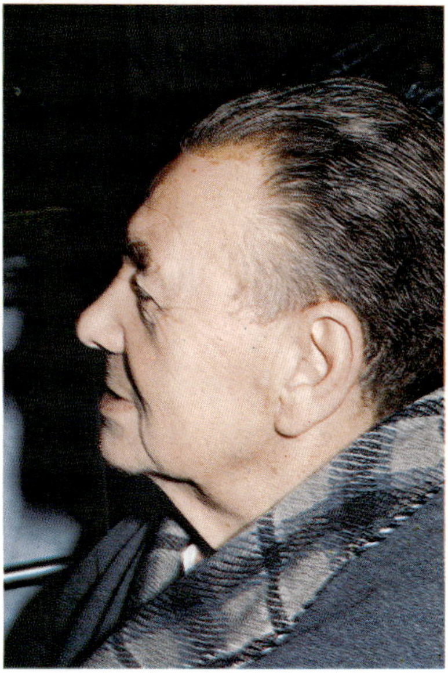

Abb. 71–74. Myxödem. Diese Frau (**71**) stellte sich in einer chirurgischen Klinik wegen Varizen vor; der Chirurg erkannte das Krankheitsbild sofort, als sie durch die Türe kam. Sie wurde auf die Medizinische Abteilung weitergeleitet. Das aufgetriebene Gesicht mit stumpfem Ausdruck, das trockene, leblose Haar und die charakteristische Verbreiterung der unteren Gesichtshälfte sind deutlich zu sehen. Nach zwei Wochen Behandlung mit Trijodthyronin finden sich außer der Aufhellung der Augen nur wenige Veränderungen. Abb. **73** zeigt die Veränderung nach zwei Monaten Behandlung mit Thyroxin. Die auffälligsten Veränderungen sind die Gesichtsform und die Körperhaltung. Fünf Jahre später (Abb. **74**) stellte sich eine Thyreotoxikose als Folge einer Überdosierung ein.

71

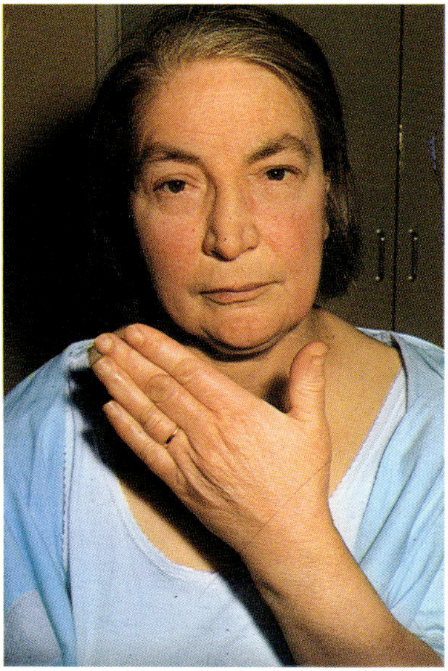

72

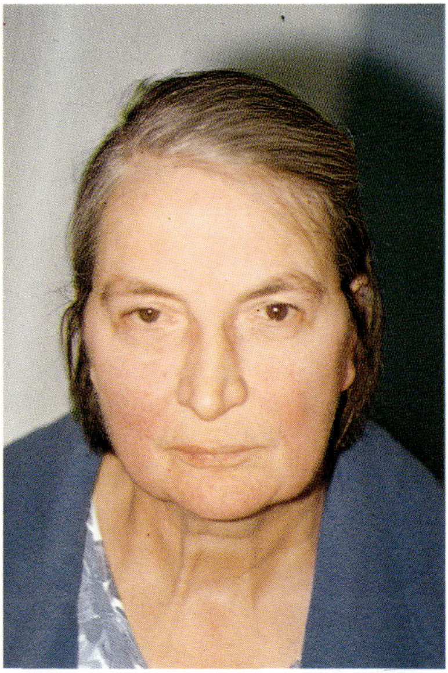

73

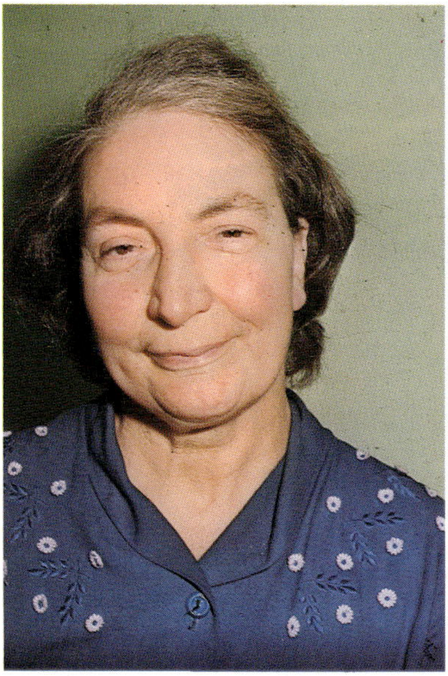

74

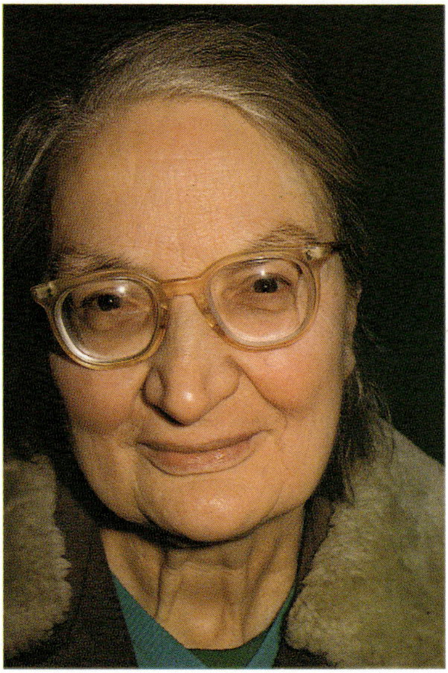

Abb. 75. Ausgeprägter Hypothyreoidismus. Seitenansicht einer Frau mit dem charakteristischen Gesichtsausdruck eines Hypothyreoidismus, Verlust der Augenbrauen, aufgetriebenem Gesicht und Apathie; nur wenn sie sprach, war sie aufgeweckt und fröhlich. Das Ergebnis der Funktionsprüfung der Schilddrüse war normal.

Abb. 76 u. 77. Grenzfall eines Hypothyreoidismus. Bei diesem Mann bestand eine milde Form der Schilddrüsenunterfunktion in Verbindung mit einer depressiven Erkrankung. Er hat spärliche Augenbrauen, eine runde Gesichtsform und den Ausdruck des Depressiven.

Abb. 78 u. 79. Thyreotoxikose. Vor der Behandlung (**78**) ist der Gewichtsverlust die Spannung im Gesichtsausdruck, die Lidretraktion, besonders ausgeprägt au der linken Seite, und die feuchte, schwitzende Haut zu erkennen. Nach zwei Wochen Behandlung mit Carbimazol (**79**) findet sich eine Verringerung der Lidretraktion, besonders links; die Spannung scheint aus dem Gesicht gewichen zu sein.

75

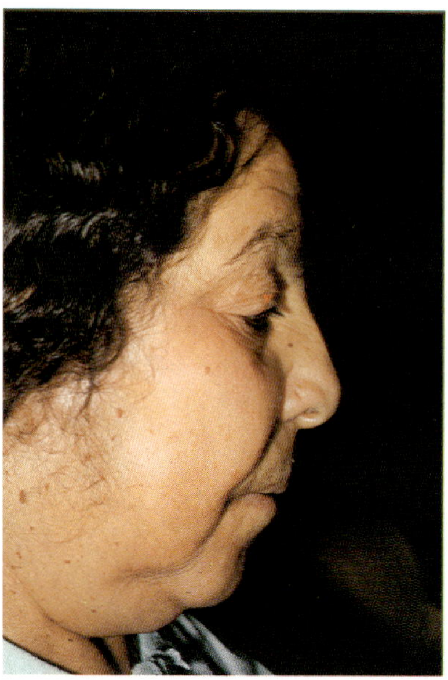

76

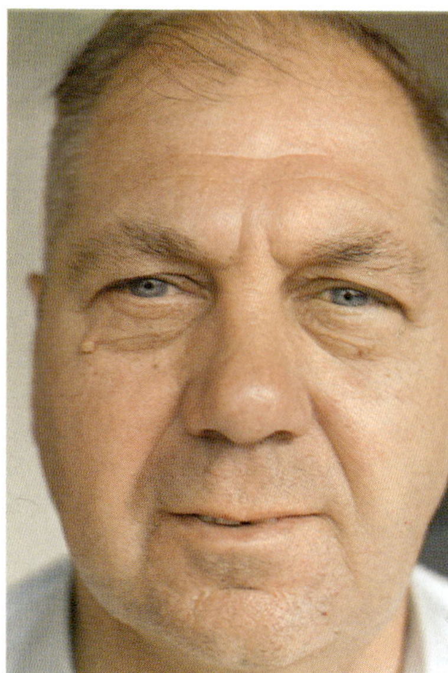

77

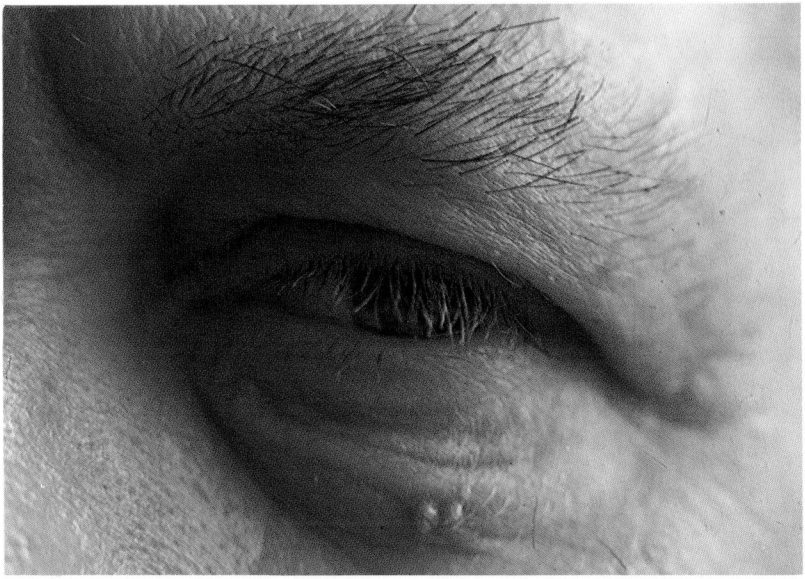

78

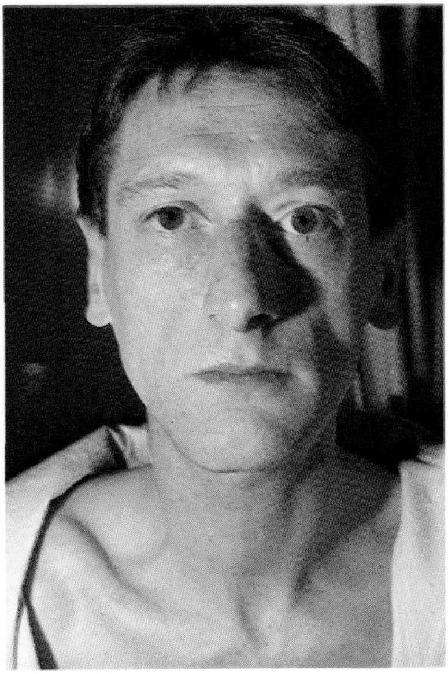

79

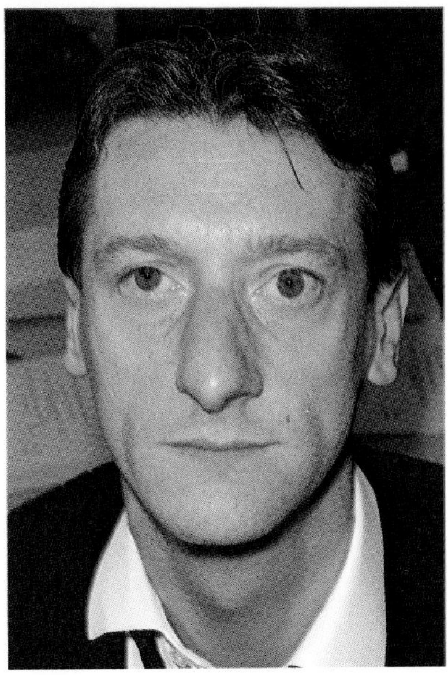

Abb. 80–82. Hyperthyreose (Thyreotoxikose). Beachtenswert ist der »angespannte« Gesichtsausdruck, die Feuchte der Haut, der Exophthalmus und die Lidretraktion an beiden Augen, rechts besonders ausgeprägt (**80**). Das Weiße des Auges ist freigelegt. Abb. **81** zeigt die Retraktion des Oberlides und das leichte Vorquellen (Exophthalmus) des rechten Auges.
Abb. 83. Thyreotoxikose (einen Monat später). Nach Behandlung mit Carbimazol kehrt der Normalzustand der Augen fast vollständig zurück, nur am rechten Auge besteht noch ein geringer Exophthalmus. Die Haut ist weit weniger feucht.

80

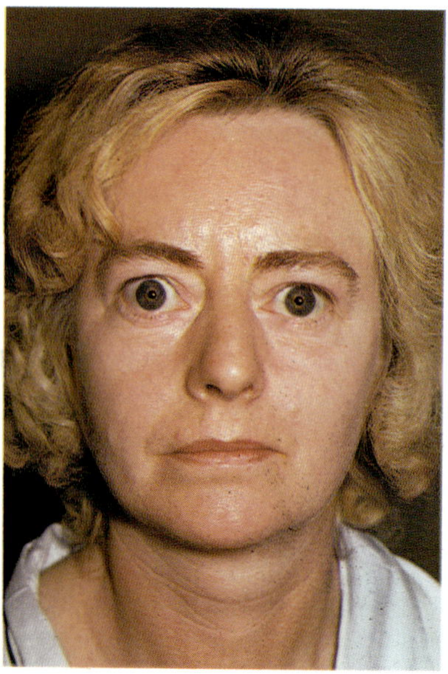

81

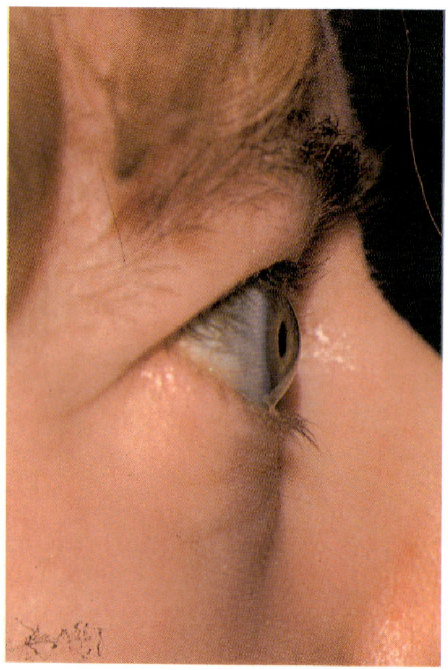

82

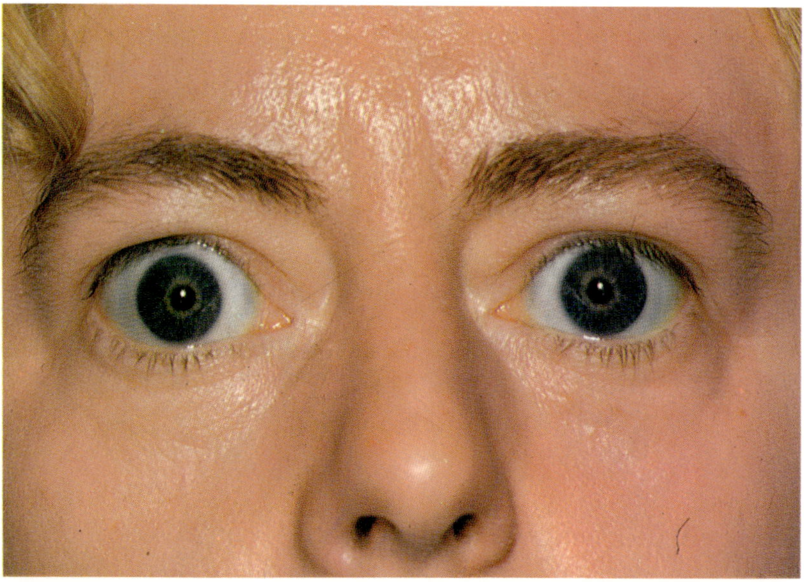

83

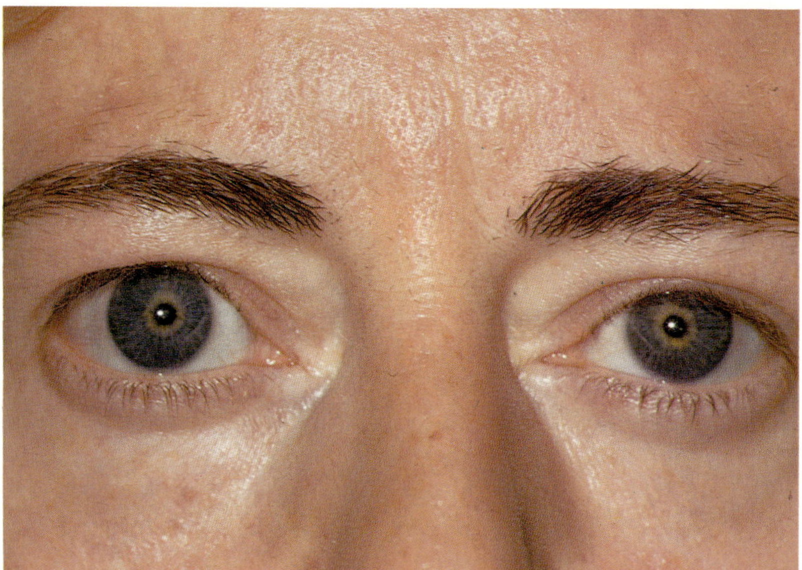

Abb. 84. Thyreotoxikose. Beiderseitige Lidretraktion.
Abb. 85 u. 86. Maligner Exophthalmus (Basedowsche Krankheit). Dieser Mann war euthyroid, im Blut konnten jedoch Schilddrüsen-Autoantikörper nachgewiesen werden; die TSH-Spiegel im Blut waren erhöht. In der Folge wurde er hypothyreoid, verursacht durch eine fortschreitende Thyreoiditis Hashimoto. Später entwickelte er eine progressive Exophthalmoplegie: Die Aufnahme **86** wurde ein Jahr später gemacht. (*Robert James Graves, 1795–1853, Beschreibung 1836.*)
Abb. 87 u. 88. Thyreotoxikose (im mittleren Lebensalter). Diese Frau, 56 Jahre alt, gab anamnestisch wiederholt anfallsweises Auftreten von profusen Durchfällen und Gewichtsverlust an. Sie war warm und verschwitzt, bei ausgestreckten Händen bestand ein deutlicher Tremor, und sie zeigte eine merkwürdige braune Pigmentierung der Haut. **88:** Dieselbe Frau nach der Behandlung mit Carbimazol und Jod-131; sie zeigte Gewichtszunahme, das Gesicht war runder geworden und der spannungsvolle Gesichtsausdruck verschwunden.

84

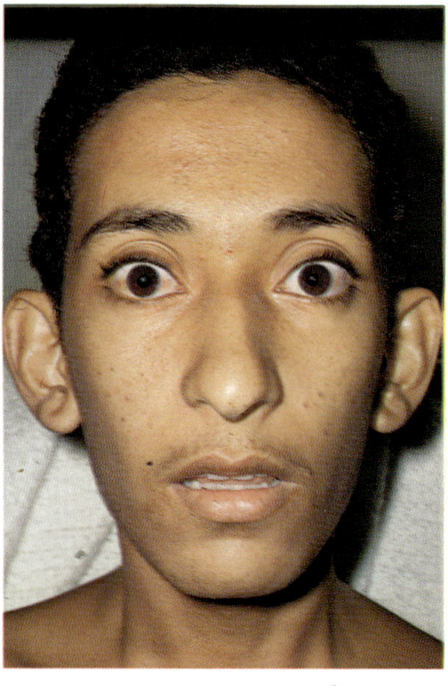

85

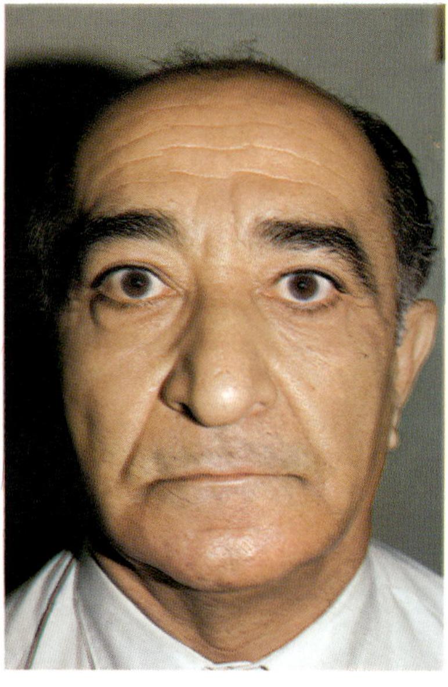

86

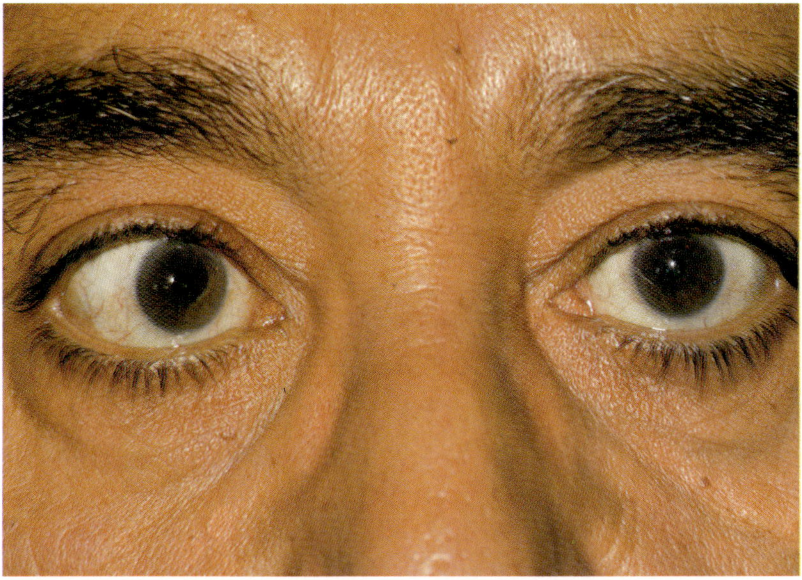

87

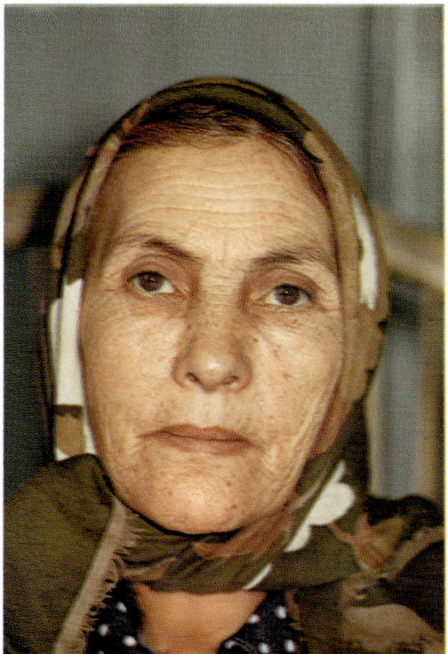

88

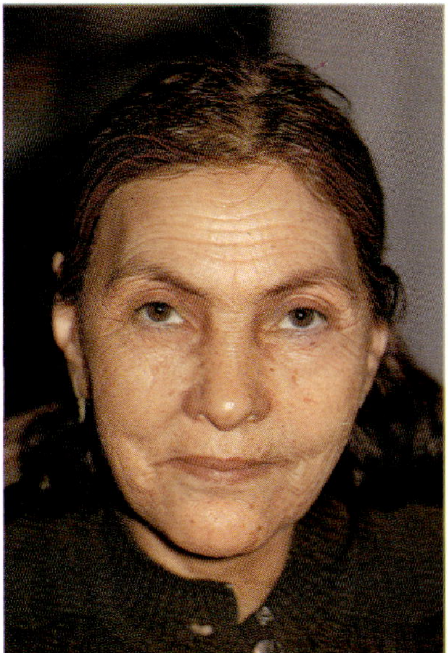

Abb. 89–92. Exophthalmus, Thyreotoxikose. Das Gesicht hat einen angespannten Ausdruck; Lidretraktion und Exophthalmus sind vorhanden, die Lider gelangen nicht aneinander, wenn das Auge geschlossen wird: Anfangsstadium des malignen Exophthalmus.

Abb. 93 u. 94. Maligner Exophthalmus. Dieser Mann hatte eine dreimonatige Anamnese von Gewichtsverlust, leichter Erregbarkeit und Hervortreten der Augen. Letzteres wurde so rasch schlechter, daß das rechte Auge eine Ulzeration der Hornhaut entwickelte (Auge bedeckt), das linke Auge zeigt die starke Lidretraktion und den Exophthalmus. Die Hornhaut beginnt bereits auszutrocknen, weil die Lider das Auge nicht richtig befeuchten. Man sieht die Trockenheit der Hornhaut an der Stelle, wo das Blitzlicht reflektiert wurde. Beachte in der Seitenansicht die Protrusion des Augapfels und die feuchte Haut.

89

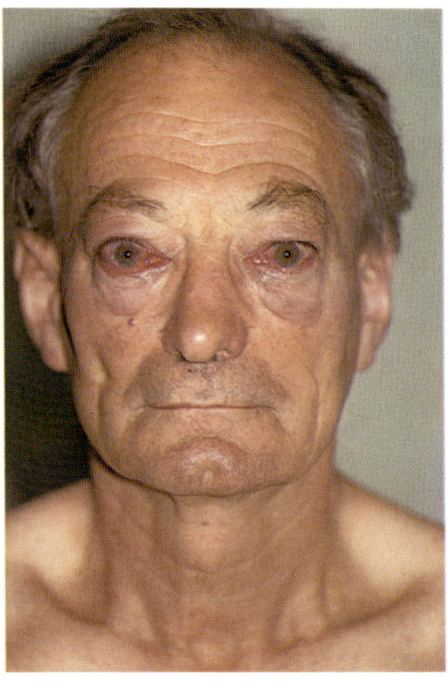

90

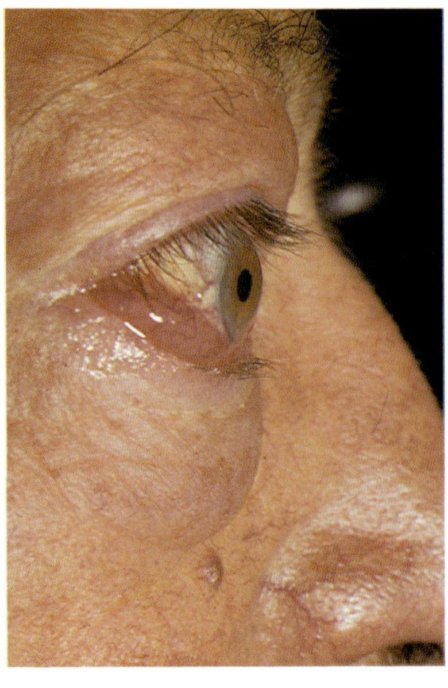

91

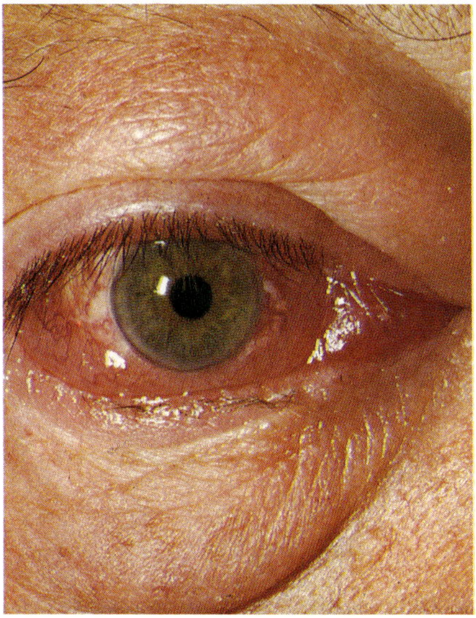

92

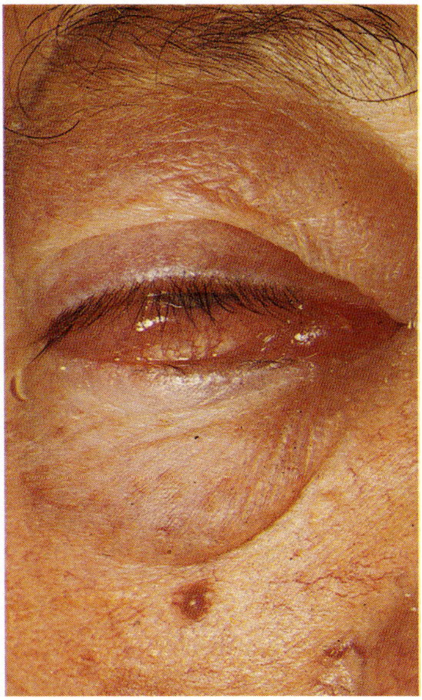

93

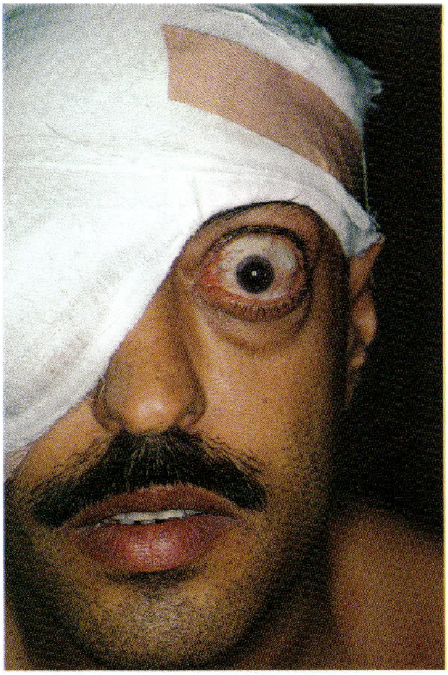

94

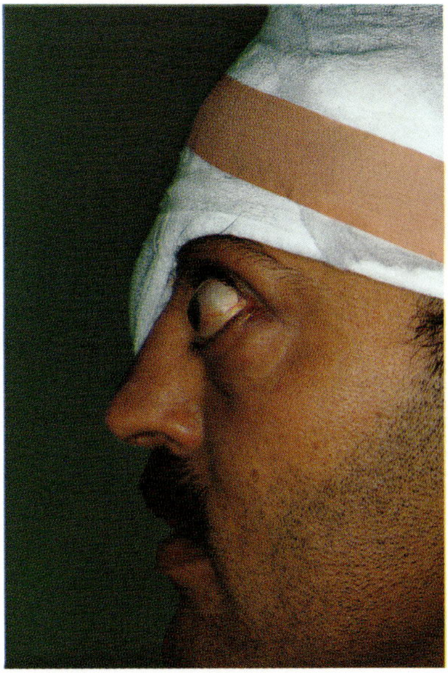

Abb. 95 u. 96. Maligner Exophthalmus. Die Thyreotoxikose wurde mit Carbimazol unter Kontrolle gehalten, an beiden Augen sind Lidrandnähte (Tarsorrhaphien) durchgeführt worden.

Abb. 97. Fettsucht. Das runde, dicke Gesicht bei Fettsucht muß von dem Aussehen des Patienten beim Hyperkortikoidismus (Cushing-Syndrom) unterschieden werden (**98**).

Abb. 98 u. 99. Cushing-Syndrom. Dieses junge Mädchen zeigt alle Gesichtsveränderungen des Hyperkortikoidismus = Cushing-Syndrom. Sie hat ein Mondgesicht mit Erythem und Akne. Man vergleiche das Bild mit der Aufnahme (**99**), welche sechs Monate vor Beginn der Erkrankung gemacht wurde. Die Erkrankung wurde durch ein Karzinom der Nebenniere verursacht. (*Harvey Williams Cushing, 1869–1939, Beschreibung 1932.*)

Abb. 100. Cushing-Syndrom. Striae. In Verbindung mit dem Mondgesicht kann man oft charakteristische bläulich-rosa Striae im Bereich des Abdomens sehen. Diese können verwechselt werden mit den Striae gravidarum, welche in der Schwangerschaft auftreten und weiß sind.

95

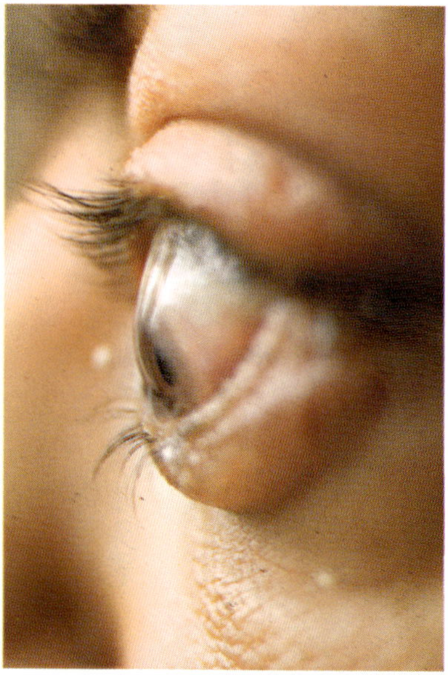

96

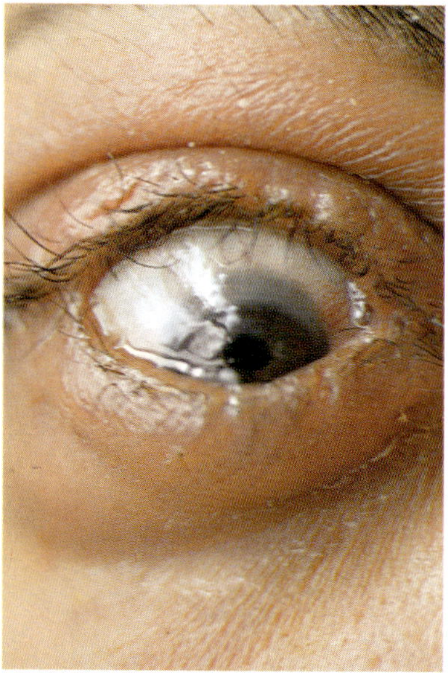

97

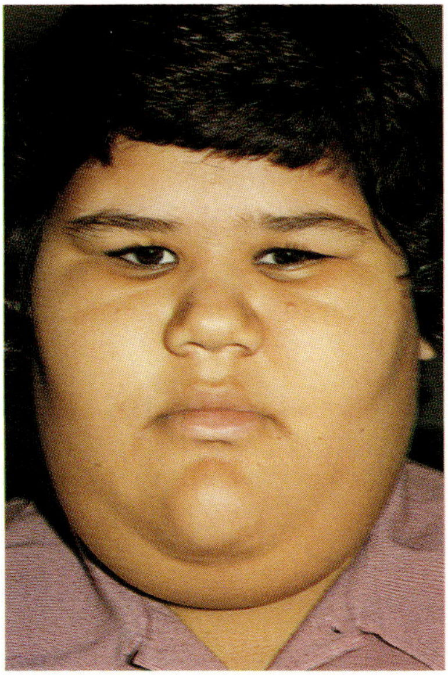

98

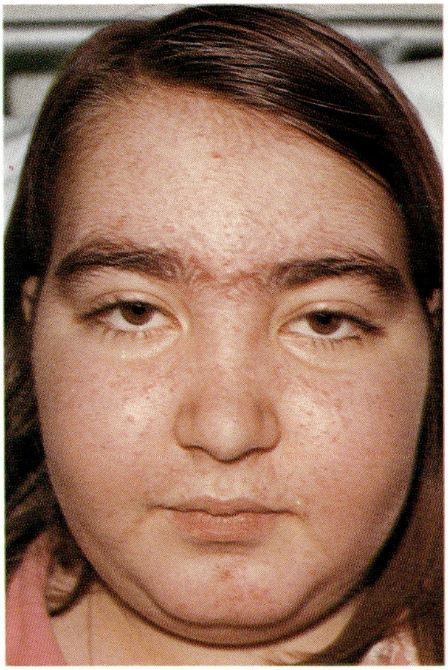

99

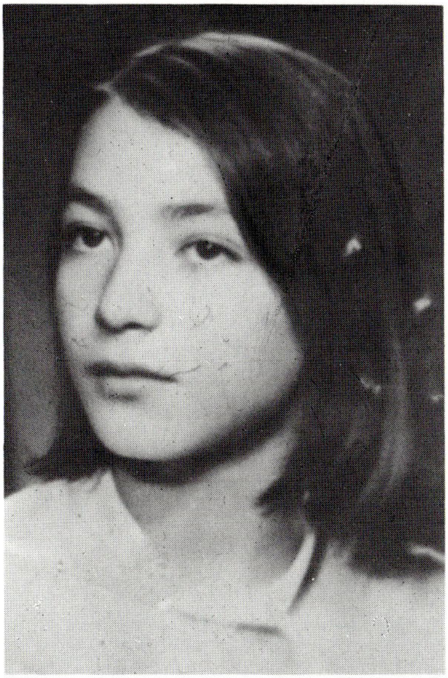

100

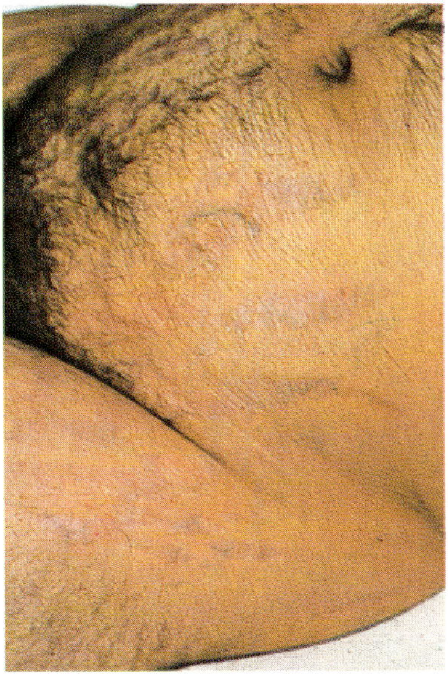

Abb. 101. Gering ausgeprägtes Mondgesicht. Die Ausbildung eines Mondgesichtes beim Cushing-Syndrom oder einer Steroidtherapie kann wenig ausgeprägt sein, wie bei diesem Jungen mit einem Behçet-Syndrom (orale und genitale Ulzeration), das mit Steroiden behandelt wurde. Aber auch ein nur geringfügig ausgebildetes Mondgesicht sollte nicht übersehen werden. Die Differentialdiagnose dieses klinischen Zeichens ist eine geringe Fettleibigkeit; bei beiden Erkrankungen können Striae vorhanden sein, aber bei der letzteren sind die Striae blass und weniger livid gefärbt. (*Halushi Behçet, 1889–1948, Beschreibung 1937.*)

Abb. 102. Cushing-ähnliches Gesicht. Dasselbe Kind nach achtmonatiger, hochdosierter Steroidbehandlung wegen eines Behçet-Syndroms mit Befall von Lunge, Herz, Mundschleimhaut und Skrotum. Alle Symptome des Cushing-Syndroms sind vorhanden.

Abb. 103 u. 104. Cushing-Syndrom (Vorder- und Seitenansicht). Das Cushing-Syndrom (als Folge einer Steroidbehandlung) zeigt die Ablagerung von Körperfett mit der charakteristischen Form einer »Orange auf einem Streichholz«. Beachte das Mondgesicht, die Rötung der Wangen, die Striae über dem Abdomen und Rücken und die vergleichsweise Schlankheit der Beine und des Gesäßes mit der Ablagerung von Fett über den Schultern und dem oberen Rücken.

101

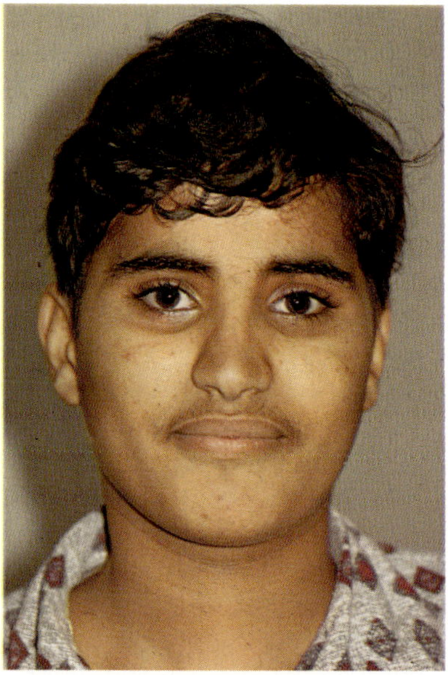

102

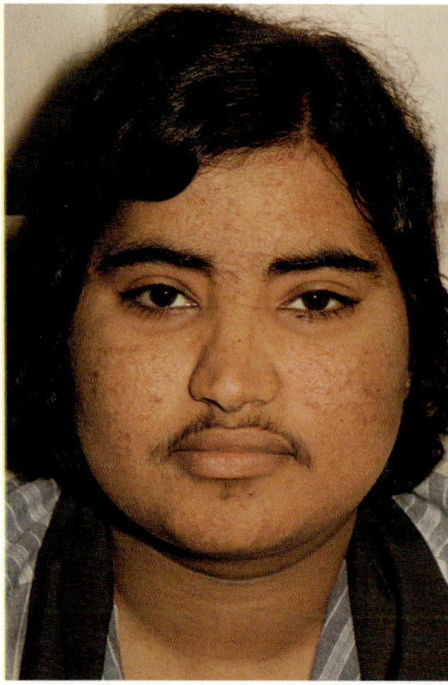

103

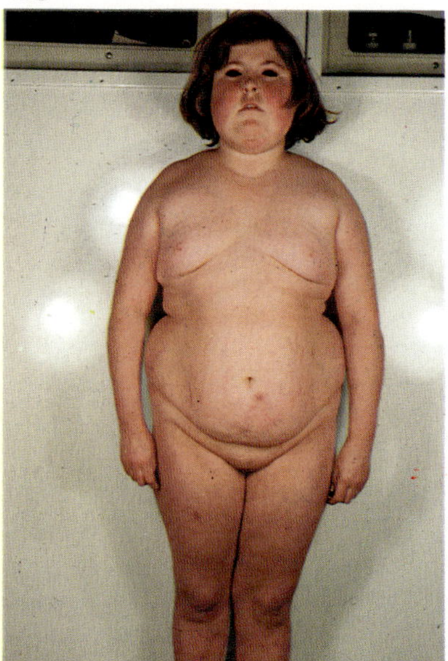

104

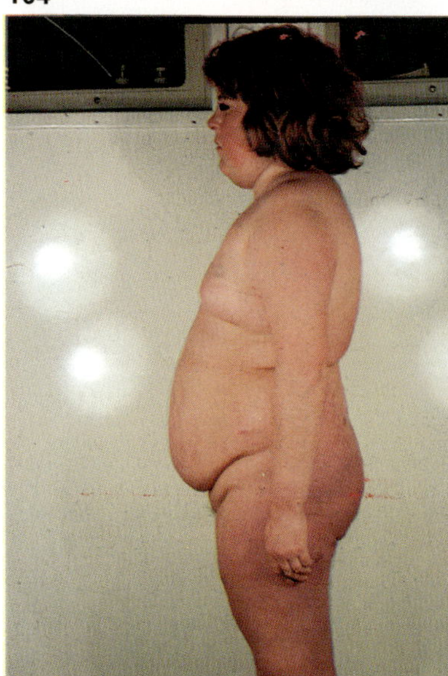

105

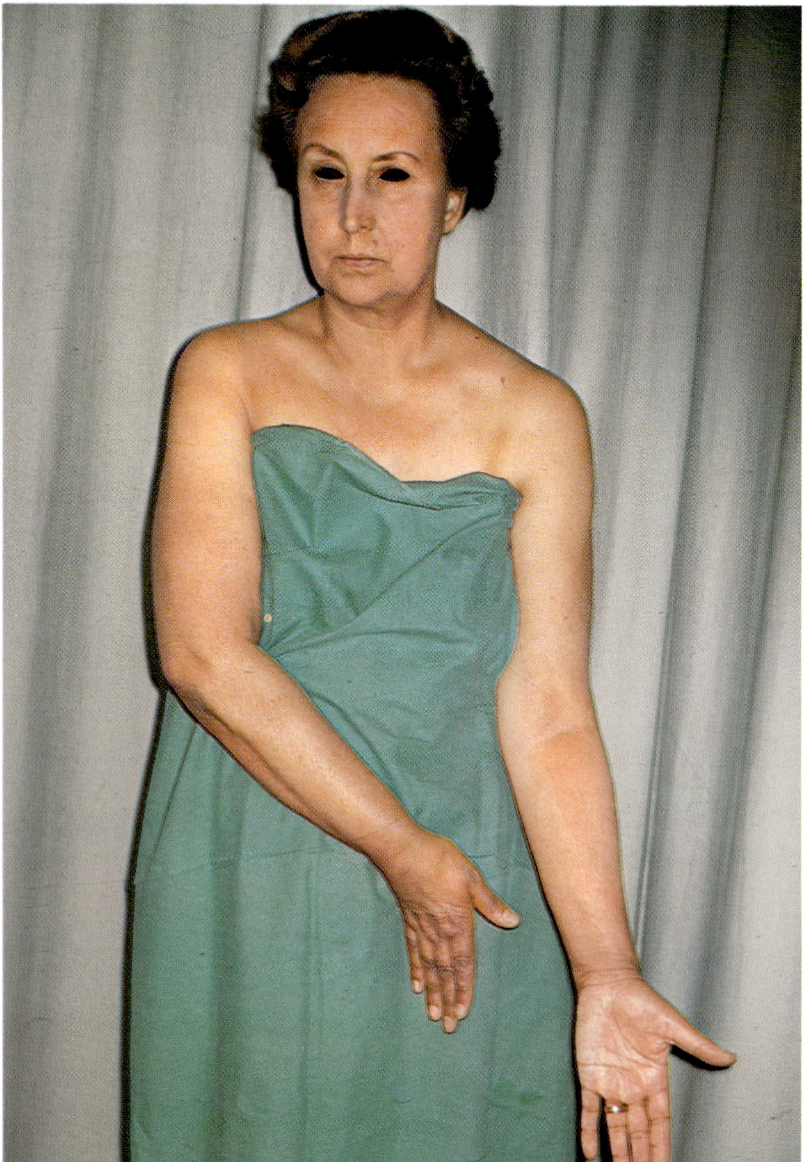

Abb. 105. Nebennierenrindeninsuffizienz (Addisonsche Krankheit). Sie kann Primärfolge einer Zerstörung der Nebennieren oder Sekundärfolge einer Erkrankung des hypophysär-hypothalamischen Systems sein. Die meisten Fälle von Addisonscher Krankheit sind entweder Autoimmunerkrankungen oder Folge einer Tuberkulose.
Die akute Insuffizienz entsteht in Streßsituationen auf dem Boden einer chronischen Form. Die klassischen klinischen Symptome sind charakteristisch: 1. Pigmentierung an bestimmten Stellen, 2. Vitiligo – 15% bei der idiopathischen Addisonschen Krankheit.
Beachte die verstärkte Pigmentierung der Hände, die Falten in der Handfläche, die Arme, das Gesicht, die Schulter und das Gebiet der Träger des Büstenhalters. (*Sir Thomas Addison, 1793–1860, Beschreibung 1849.*)
Abb. 106 u. 107. Addisonsche Krankheit. Bei Europäern tritt eine charakteristische Pigmentierung in den Falten der Hand und im Bereich von Druckstellen des Körpers auf. Man muß dies von den gleichen Merkmalen bei braunhäutigen Völkern unterscheiden, wo es sich um rassische Kennzeichen handelt: **107** – die Handfläche eines Arabers, der über Lethargie klagte und an Depressionen litt. Ein ähnliches Bild kann auch durch Färbung der Handflächen mit Henna hervorgerufen werden.

106

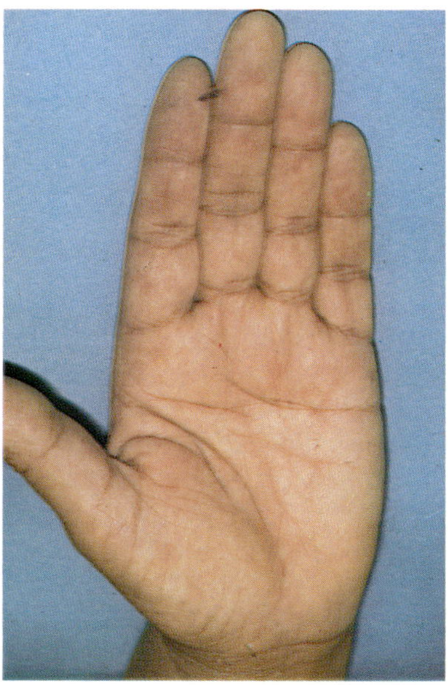

107

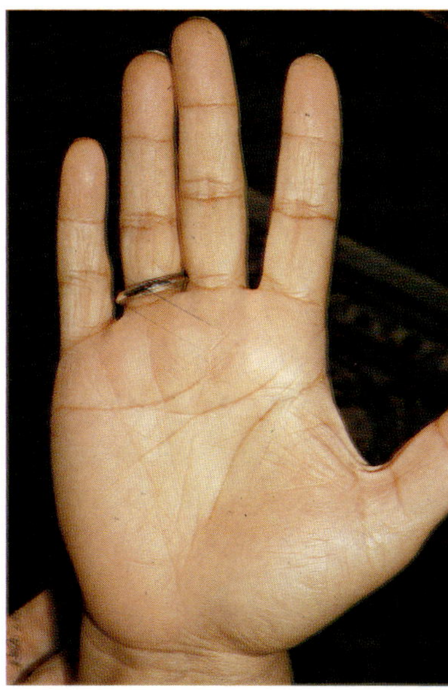

Abb. 108. Pigmentierung bei Addisonscher Krankheit. Die Pigmentierung kann im Bereich von Narben auftreten – hier im Bereich der Narbe einer alten Varizenoperation. Alle Narben sollten untersucht werden; betroffen sind solche Narben, die erst nach Beginn der Erkrankung entstanden sind.
Abb. 109. Addisonsche Krankheit. Beachte die Pigmentierung des Zahnfleisches.
Abb. 110 u. 111. Addisonsche Krankheit. Intraorale Pigmentierung der Schleimhaut bei Addisonscher Krankheit bei einem Europäer und ähnliche Pigmentierung bei einem Araber nach einer hochdosierten Behandlung mit einem synthetischen ACTH-Präparat.

108

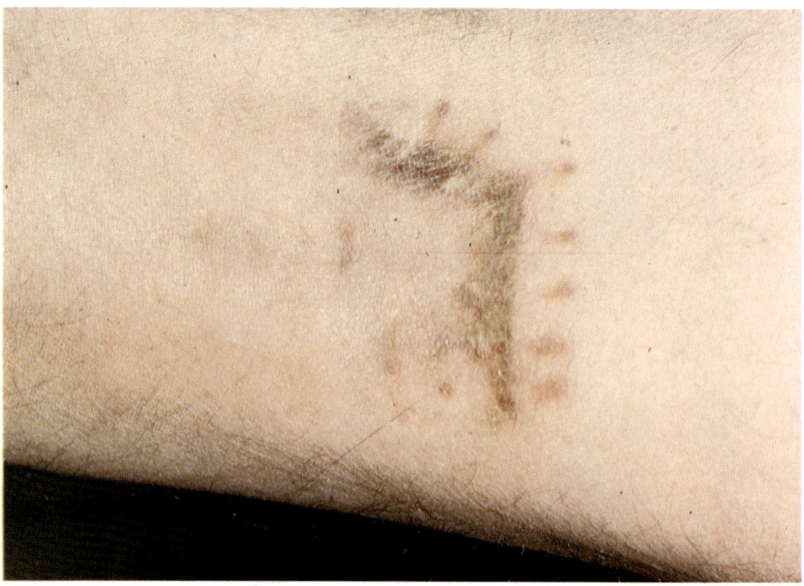

109

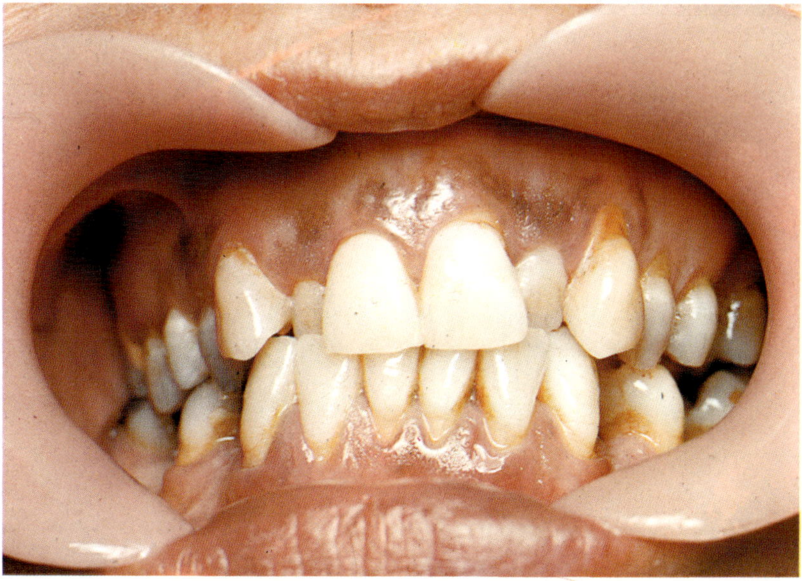

110

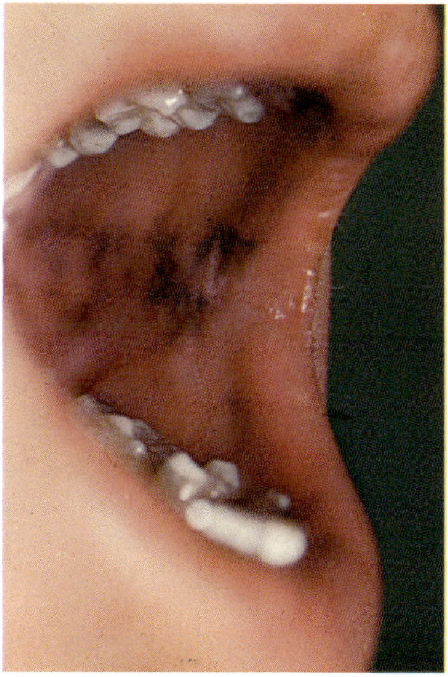

111

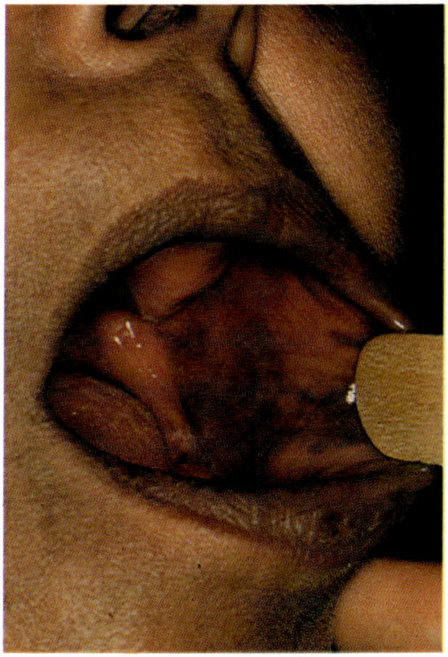

Abb. 112–115. Akromegalie. Die groben Gesichtszüge, die große Nase, die spatelförmigen Finger wurden hervorgerufen durch einen Tumor der Hypophyse, welcher im Übermaß Wachstumshormone produzierte. Diese Frau stammt aus dem mittleren Osten. Anamnese: Muskelschmerzen, Parästhesie im Versorgungsgebiet des Nervus medianus der Hände, Schmerzen in den Knien beim Laufen. Das Gesicht zeigt eine weiche Gewebsverdickung und generell einen groben Ausdruck der Gesichtszüge. Beachte den verstärkten Haarwuchs. Eine Verdikkung tastete man im rechten Lappen der Schilddrüse – eine nicht-toxische Vergrößerung der Schilddrüse ist charakteristisch bei der Akromegalie. In der Seitenansicht sieht man die Zunahme der Weichteile, besonders der Nase, den groben Gesichtsausdruck und die vorstehende Unterlippe, hervorgerufen durch das vermehrte Wachstum des Unterkiefers. Wenn die Patientin schluckt (**115**), sieht man die Asymmetrie des Halses und den Kropf.

112

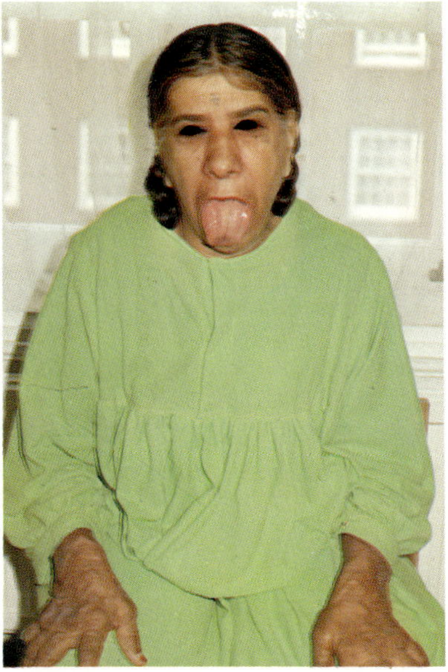

113

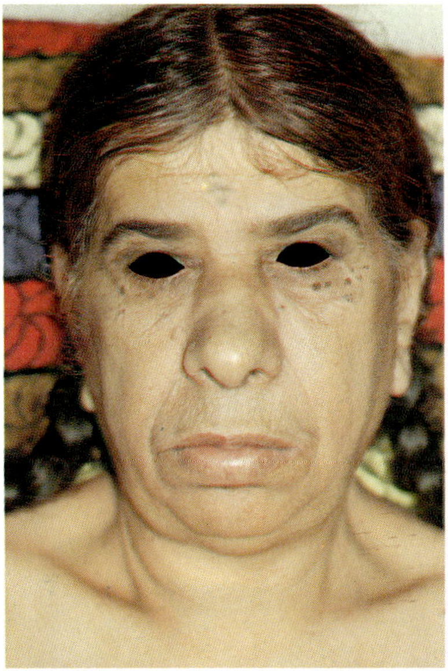

114

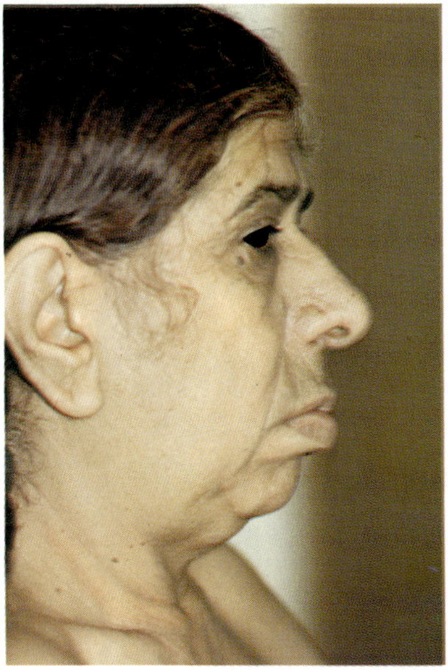

115

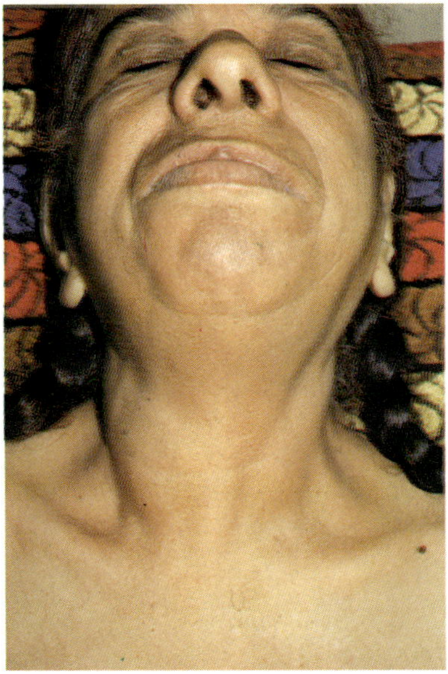

Abb. 116–119. Akromegalie. Vergleiche die nächsten vier Bilder eines männlichen Akromegalie-Patienten und erkenne die typischen Merkmale dieser Erkrankung. Die Bilder zeigen sein Paßbild im Führerschein, zwei Jahre vor der Erkrankung, und das Hochzeitsbild, ein Jahr vor der Erkrankung. Mit Absicht ließ der Fotograf ihn den Kopf drehen und etwas senken, um die Kinnpartie zu verkleinern. Auf den Farbbildern beachte man den großen Unterkiefer, die Prominenz der Orbitalränder und der Nase sowie den ausgeprägten Überbiß als Folge der erworbenen Prognathie.

116

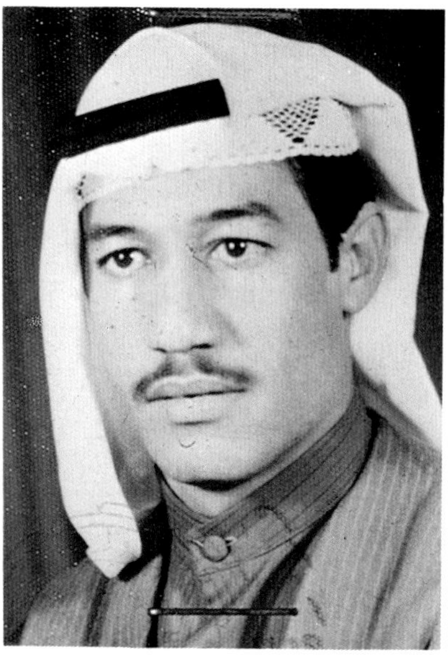

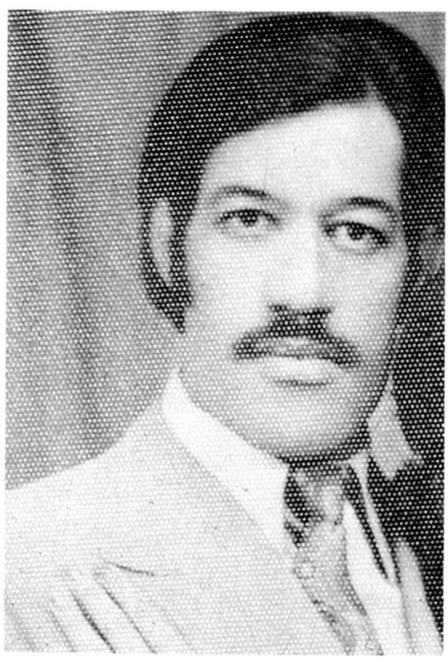

117

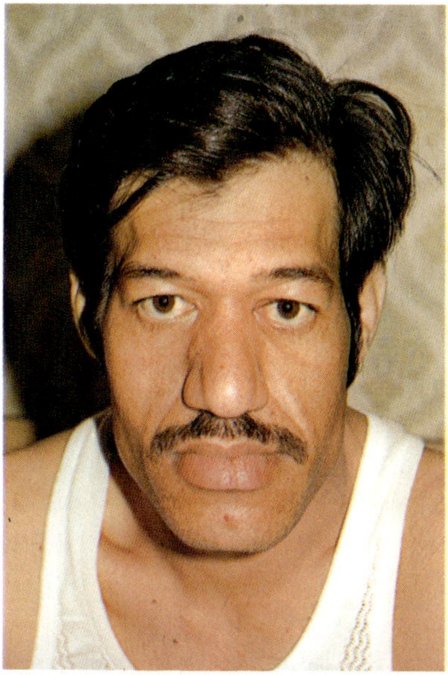

118

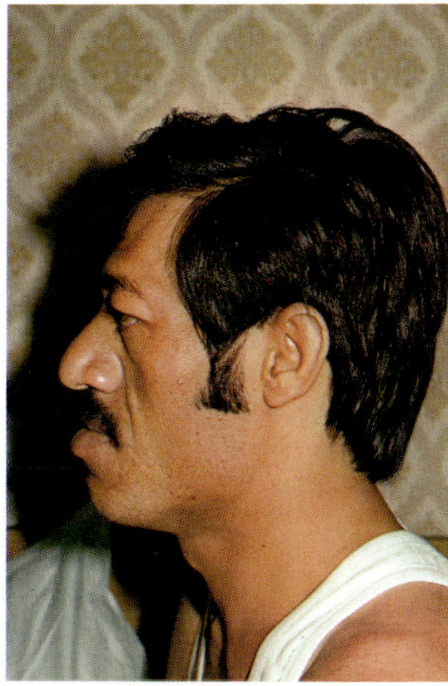

119

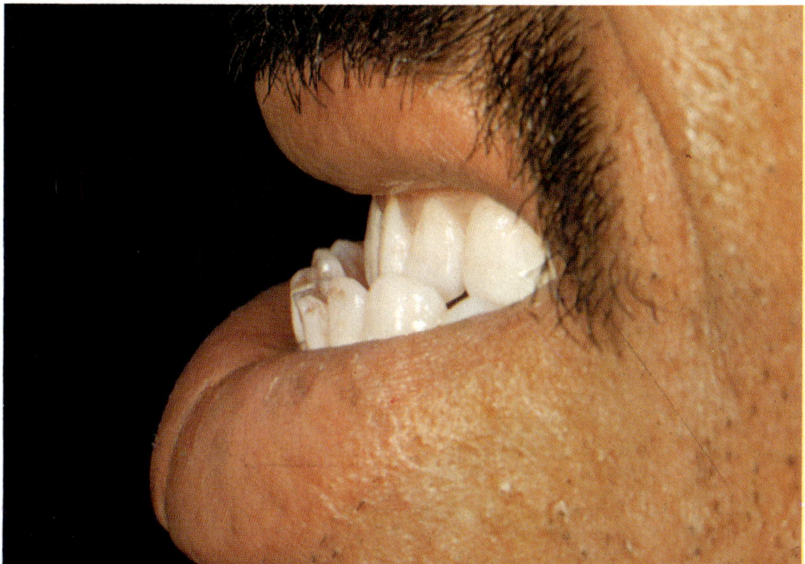

Abb. 120. Akromegalie. Die schlaffe Haut als Folge des überschießenden Wachstums der Weichteile im Bereich der Stirn. Hauptproblem bei dieser Frau war die vermehrte Schweißabsonderung als Folge der vermehrten Hormonsekretion.
Abb. 121. Akromegalie. Das vermehrte Wachstum des Unterkiefers bringt die Zähne nach vorn, beim Biß schließen sie nicht korrekt. Das Bild zeigt auch die rote Linie der Gingivitis und der Eitersekretion zusammen mit Ablagerungen von Zahnstein, welcher die Zähne verfärbte. Auch die vermehrte Behaarung im Oberlippenbereich ist zu sehen.
Abb. 122. Akromegalie. Mit vermehrtem Wachstum des Unterkiefers wird die Zahnreihe gespreizt, die Zähne wandern auseinander.
Abb. 123. Akromegalie. Auch die Zunge kann hypertrophieren und bietet das Bild einer Makroglossie. Diese Form der Makroglossie muß unterschieden werden von der großen Zunge, welche bei der Amyloiderkrankung auftreten kann.
Abb. 124. Akromegalie. Die normal große, spatelförmige männliche Hand (oben) nimmt sich zart und schwächlich gegenüber den Fingern der akromegalen Frau aus. Man achte auf die Vermehrung des Weichteilgewebes und die Verbreiterung der Finger.

120

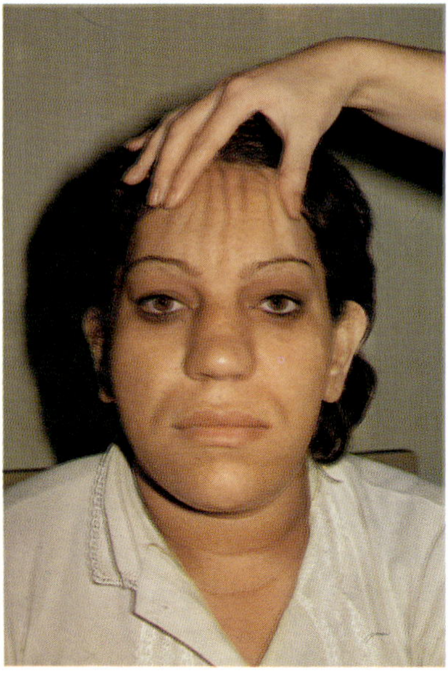

121

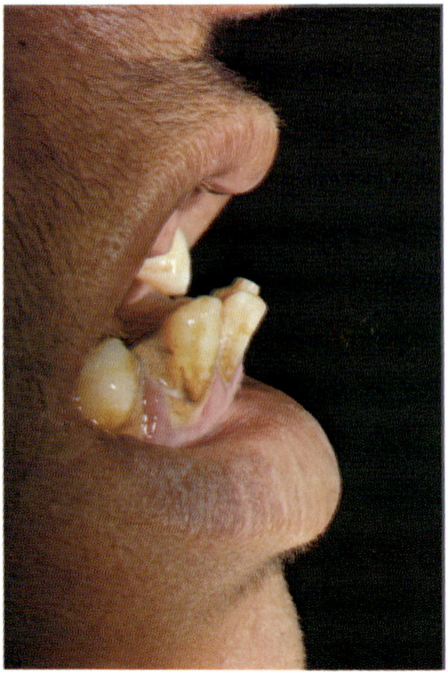

122

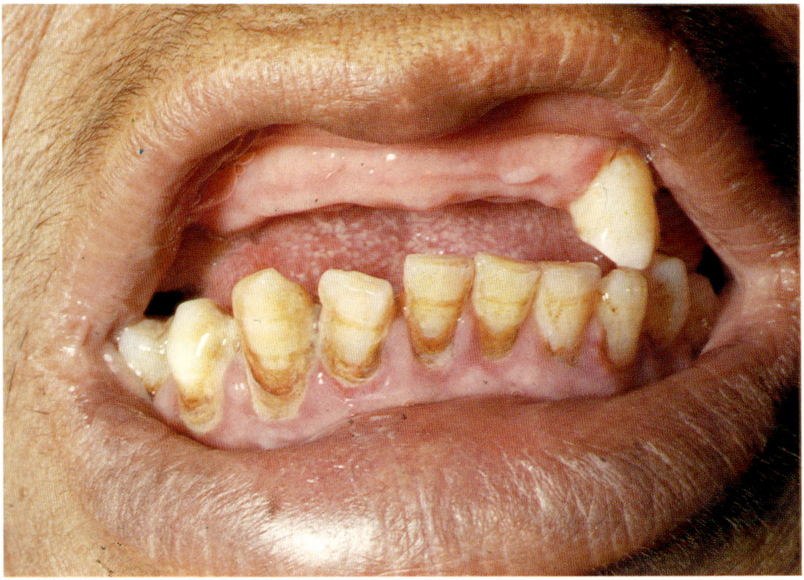

123

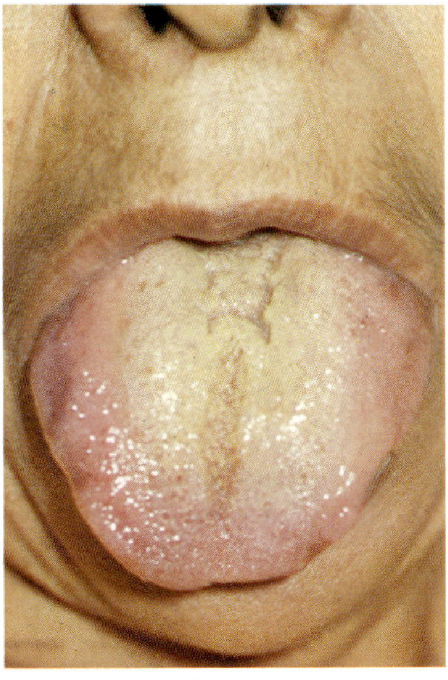

124

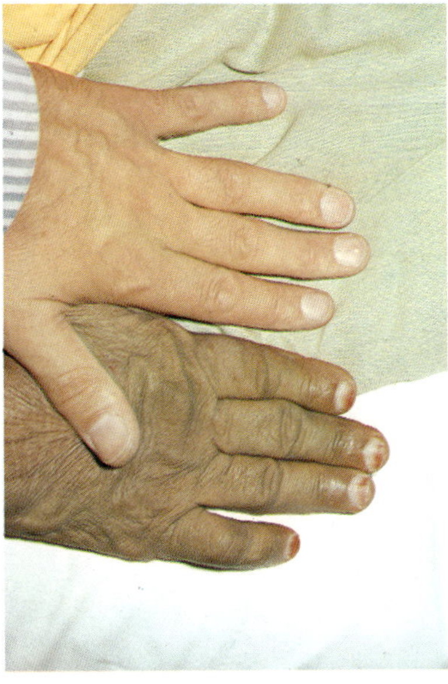

Abb. 125. Akromegalie (Frau). Die Hand zeigt eine spatenähnliche Innenfläche. Das Verschwinden der Erhebung des Thenars ist besonders deutlich bei der rechten Hand zu sehen; es handelt sich um die Folge eines Karpaltunnel-Syndroms mit Kompression des Nervus medianus.
Abb. 126. Akromegalie (Mann). Die Weichteilvermehrung ist ausgeprägt. Links die Hand des ein Jahr jüngeren Bruders des Patienten.
Abb. 127. Füße bei der Akromegalie. Beachtenswert ist die Zunahme des Weichteilgewebes und das überschüssige Knochenwachstum, welches dazu führt, daß die Füße an Größe zunehmen und breit und spatenähnlich werden. Röntgenologisch findet sich eine Vermehrung der Dicke der Kortikalis mit Auftreibung der Endphalanx. Alle diese Symptome sind Folge der exzessiven Sekretion von Wachstumshormonen. Bei sehr hohen Prolactin-Blutspiegeln dauerte die Laktation über fünf Jahre; die noch absondernde Brustwarze zeigt Abb. **612**.

125

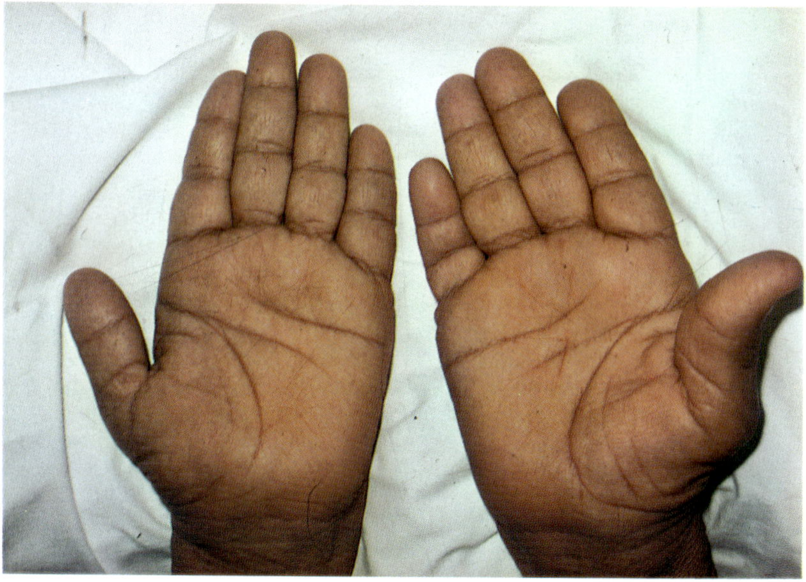

126

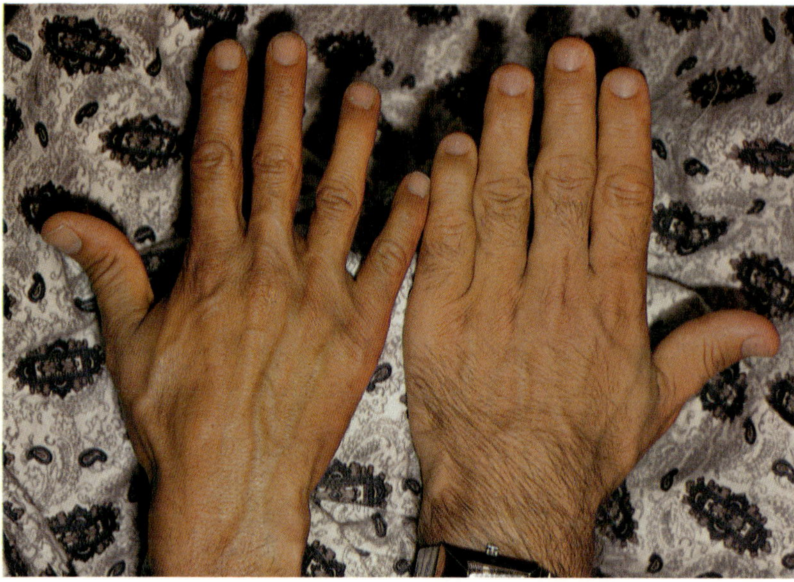

127

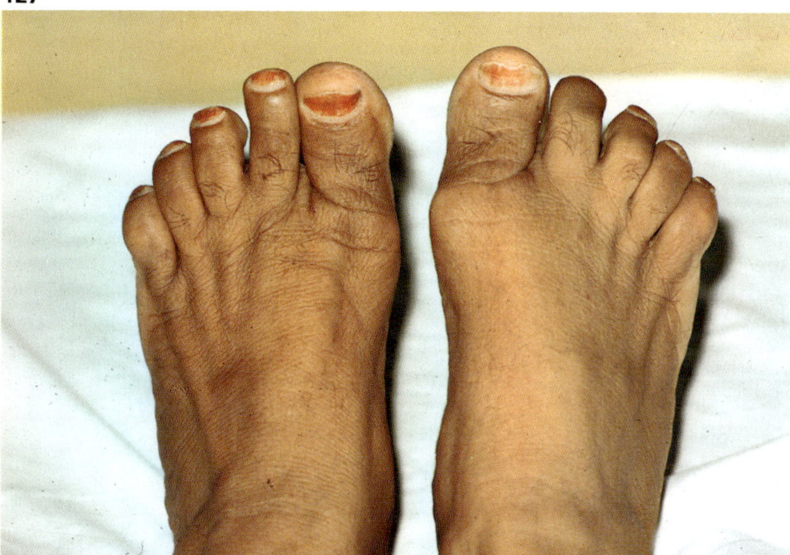

Abb. 128–131. Akromegalie (Röntgenbilder der Hand). Es findet sich keine größere Zunahme des Gelenkknorpels, der frühe Verlust der Konkavität im Bereich der Phalangen ist jedoch deutlich sichtbar, besonders am Ringfinger: Geringfügige Auftreibung der Endphalanx ist zu sehen (**129**) und die ballonartige Ausweitung der Sella turcica (**130**), verglichen mit einer normalen Sella (**131**).

128

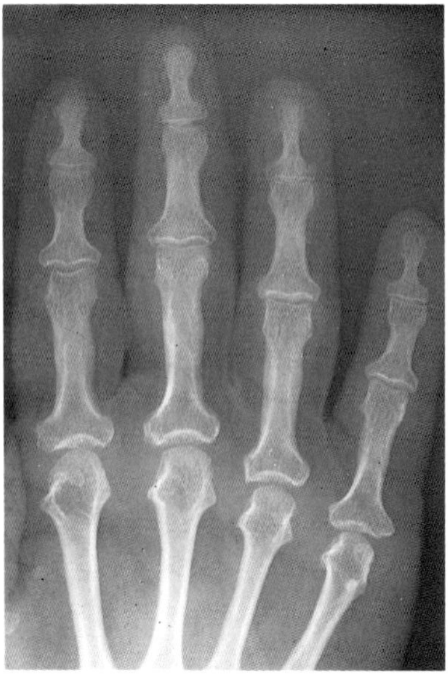

129

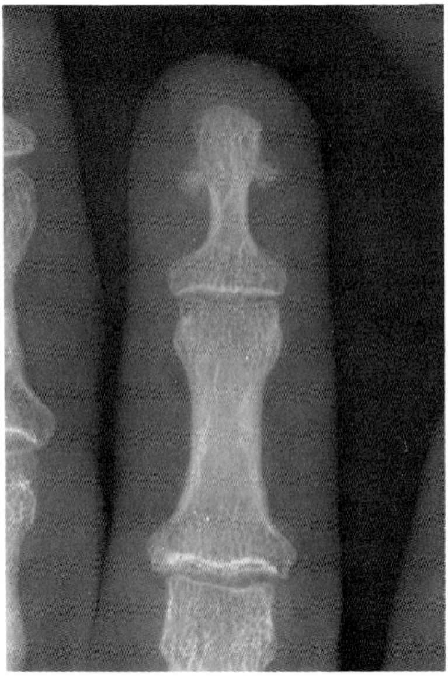

130

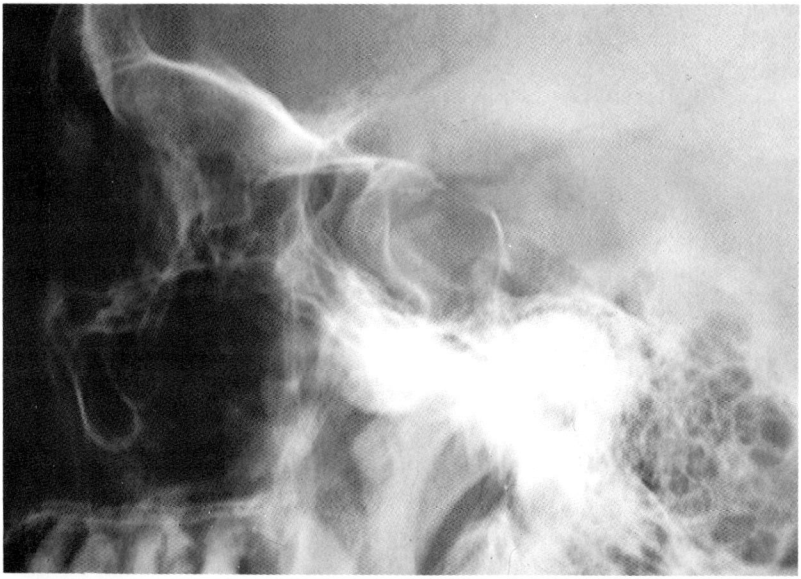

131

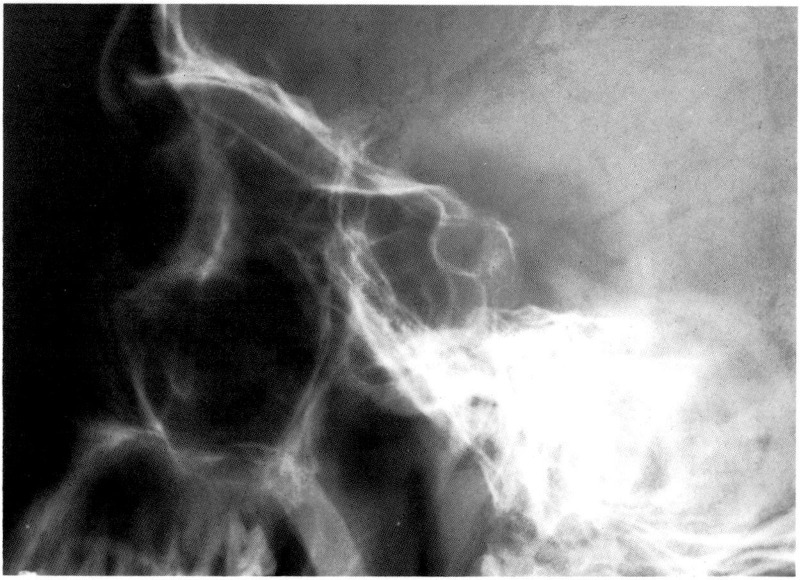

Abb. 132 u. 133. Pagetsche Krankheit. Die Zunahme des Schädelwachstums führt zur Prominenz der Stirne.

Abb. 134. Pagetsche Krankheit (Röntgenbild). Das Bild zeigt die Zunahme der Dicke der Schädelkalotte. (*Sir James Paget, Chirurg in London, 1814–1899, Beschreibung 1877.*)

Abb. 135. Pagetsche Krankheit, Knochenverbiegung. Ein einzelner Knochen kann betroffen sein. Der verdickte, aber weiche Knochen verbiegt sich: Er kann wärmer sein als der andere infolge verstärkter Durchblutung. Die Verbiegung eines Knochens kann auftreten bei (1) Pagetscher Krankheit, (2) Rachitis – bei (1) und (2) verbiegt sich der weiche Knochen; (3) Frambösie (**691**), (4) angeborener Lues – bei (3) und (4) sieht die Verbiegung des Knochens stärker aus, als sie tatsächlich ist, da die Längsachse unverändert bleibt.

Abb. 136. Sichelzellenanämie. Die Zunahme des Schädelumfangs infolge der Verdickung der Schädelkalotte bei der Pagetschen Krankheit sollte nicht verwechselt werden mit einer ähnlichen Verdickung als Folge einer Vergrößerung des Markraumes, wie sie bei Hämoglobinopathien auftritt. Die Ähnlichkeit ist sehr ausgeprägt, das Lebensalter der Patienten jedoch verschieden.

132

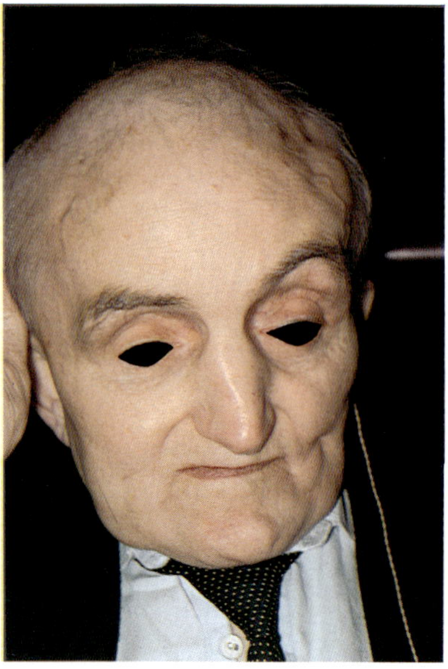

133

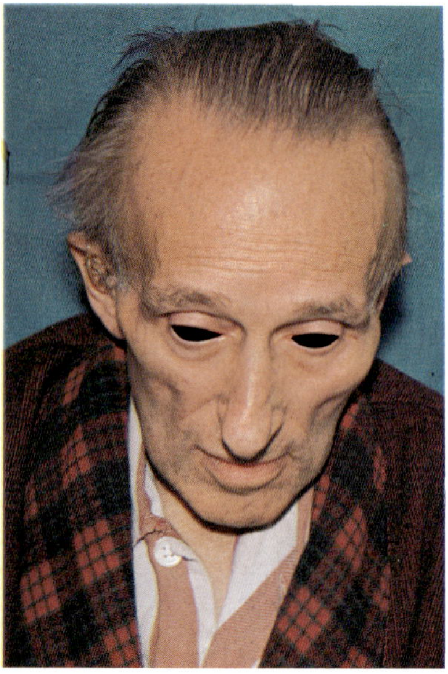

134

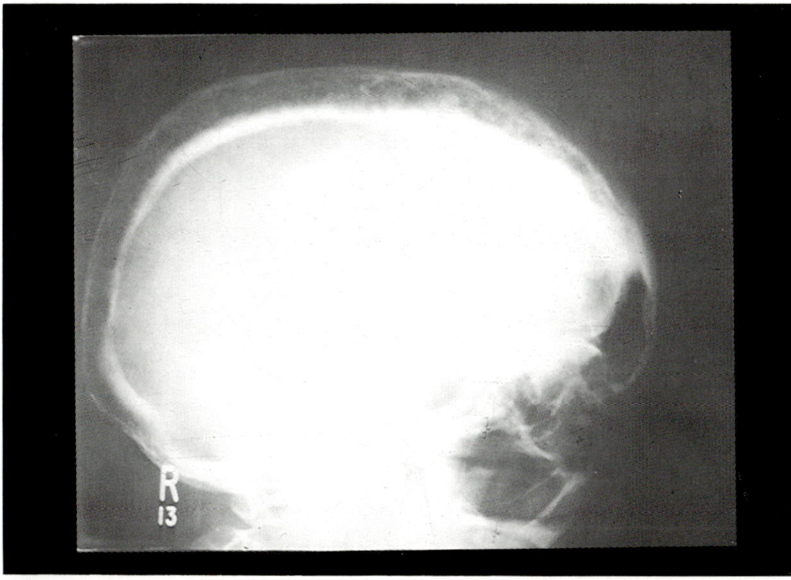

135

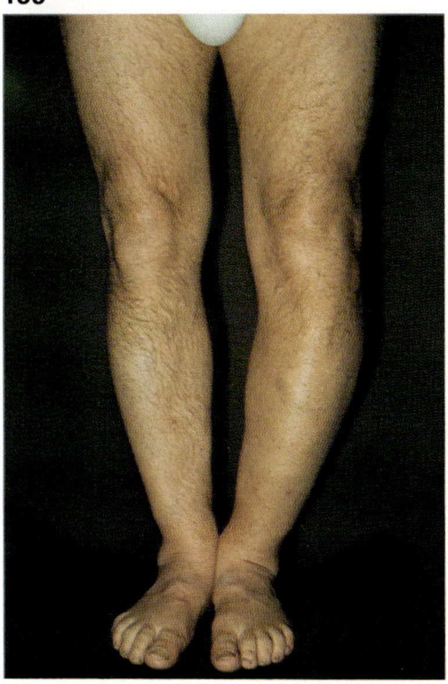

136

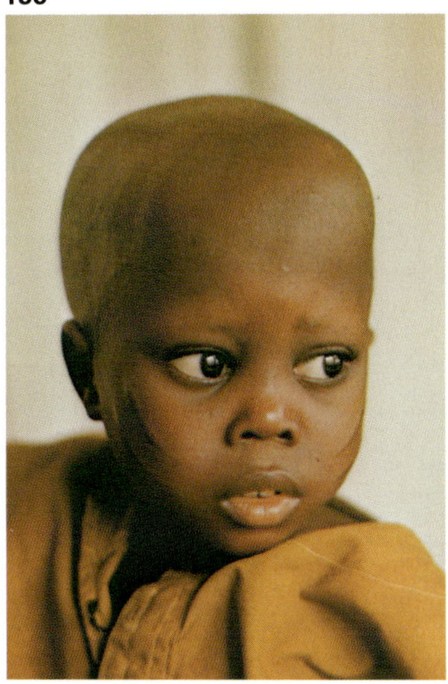

Abb. 137 u. 138. Paralysis agitans (Schüttellähmung, Parkinsonsche Krankheit). Die Hauptsymptome sind Tremor, Rigidität und Akinesie. Ein fixierter, einförmiger Gesichtsausdruck, bar jeder Gefühlsregung trotz Veränderungen in der Umgebung, als Folge der Bewegungsarmut der Gesichtsmuskulatur. Beachtenswert ist das schwitzende, gerötete Aussehen als Folge der konstanten Muskelaktivität. Der Patient **138** hatte konstant tröpfelnden Speichelfluß und fand das Schlucken anstrengend. Da er dazu neigte, den Kopf gesenkt zu halten, mußte er, um in die Kamera zu schauen, die Augen nach oben richten – dies ist also nicht das Bild einer Bewegungsbehinderung der Augen. Eine Bewegungsunfähigkeit der Augen (oculogyric crisis), d. h. eine fixierte Deviation der Augen nach oben, kann auch bei der Parkinsonschen Krankheit auftreten – ebenso wie postenzephalitisch, bei Überdosierung von Phenothiazinen, bei hysterischen Anfällen und beim Hypoparathyreoidismus.

Abb. 139. Parkinsonsche Krankheit. Gebeugte Haltung. Der Schwerpunkt liegt fast außerhalb des stabilen Standpunktes der Füße und führt zu einem trippelnden Gang – kleinen, vorwärts eilenden Schritten im ständigen Bestreben, den Schwerpunkt über den Füßen zu halten. Beachte auch die abduzierte rechte Schulter und die gebeugten Ellenbogen. (*James Parkinson, 1755–1824, Beschreibung 1817.*)

137

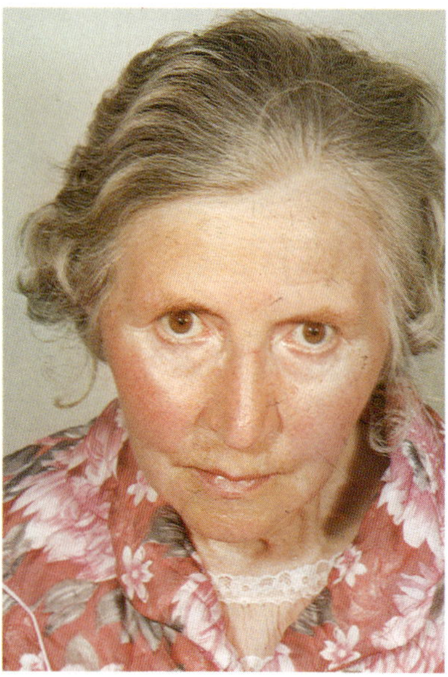

138

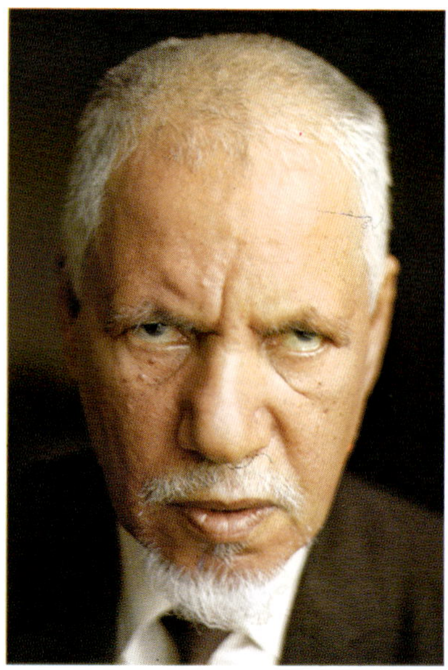

139

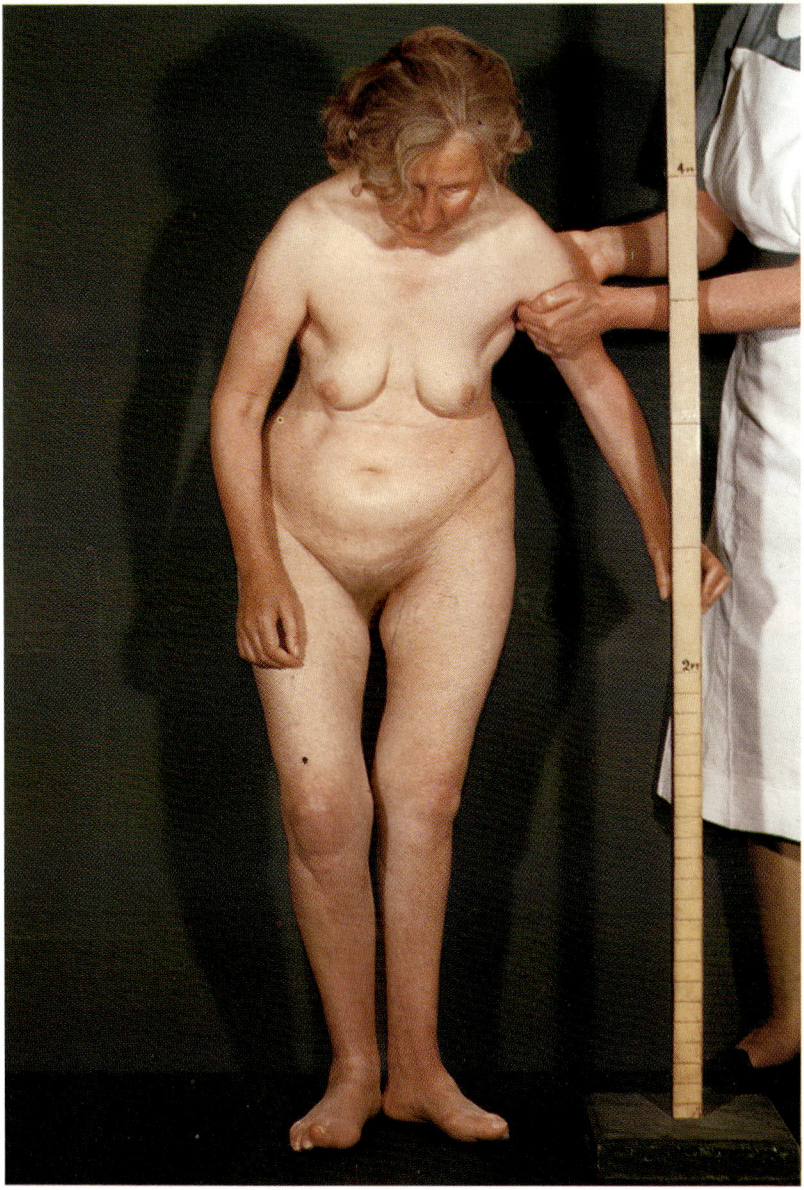

Abb. 140–141. Myotonie (verstärkter Muskeltonus). Der Muskeltonus kann erhöht sein:

1. bei extrapyramidalen Erkrankungen; er hat dabei plastischen Charakter mit oder ohne ein »Zahnrad-Phänomen«, in Verbindung mit Tremor. Gesichtsstarre bei Parkinsonscher Krankheit ist Folge des vermehrten Muskeltonus, welcher die Gesichtsmuskulatur fixiert;
2. bei Defekten der oberen motorischen Neuronen: Spastizität, klappmesserartiger Typ;
3. bei Myotonie: Der Muskel verharrt auf Stimulation hin für mehr oder weniger lange Zeit in Kontraktion.

Diese Symptome treten auf bei a) Dystrophia myotonica, b) Myotonia congenita (keine Dystrophie), c) Paramyotonia congenita (verstärkt bei Kälte) (**141**). Der verstärkte Muskeltonus kann spontan bei willentlicher Anstrengung ausgelöst (**142**) oder durch Perkussion demonstriert werden (**140**). Dies erklärt die Verzögerung beim Loslassen eines ergriffenen Gegenstandes, besonders erkennbar beim Händeschütteln mit dem Patienten.

In Abb. **140** wird der M. triceps mit einem Reflexhammer beklopft – eine Kontraktion des Muskels tritt ein, die man am deutlichsten als eine von der Schulter abwärts laufende Eindellung erkennen kann. Diese Kontraktion hielt für 3 Sekunden an, lang genug, um den Reflexhammer wegzulegen, die Kamera zu ergreifen und das Bild aufzunehmen! Dieses klinische Symptom erscheint bei kalter Umgebung, da die Erhöhung des Muskeltonus durch niedrige Temperaturen verstärkt wird. Im vorliegenden Fall war der Patient in den warmen Sommern seiner Heimat völlig gesund, er bemerkte die Versteifung der Muskulatur nur im Winter. Seine Kinder konnten im Winter nicht im Meer schwimmen, da sie ebenfalls als Folge der Verstärkung des Muskeltonus »steif« wurden.

140

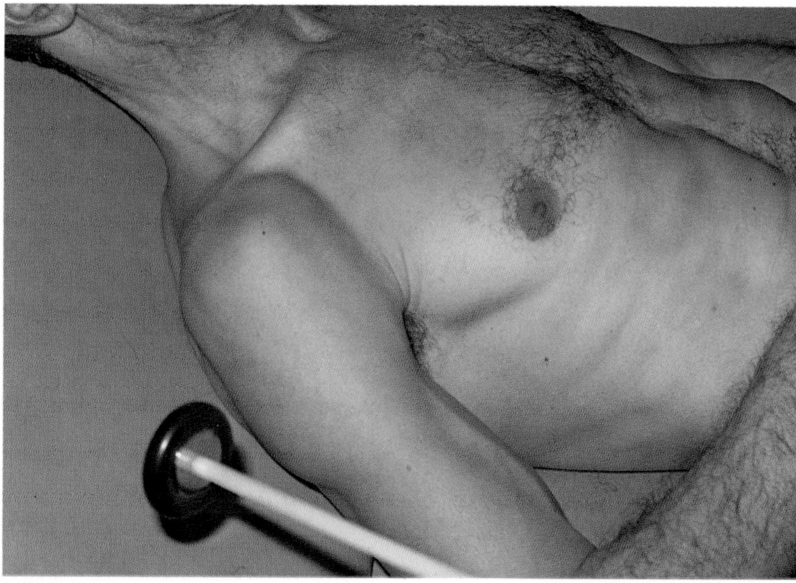

141

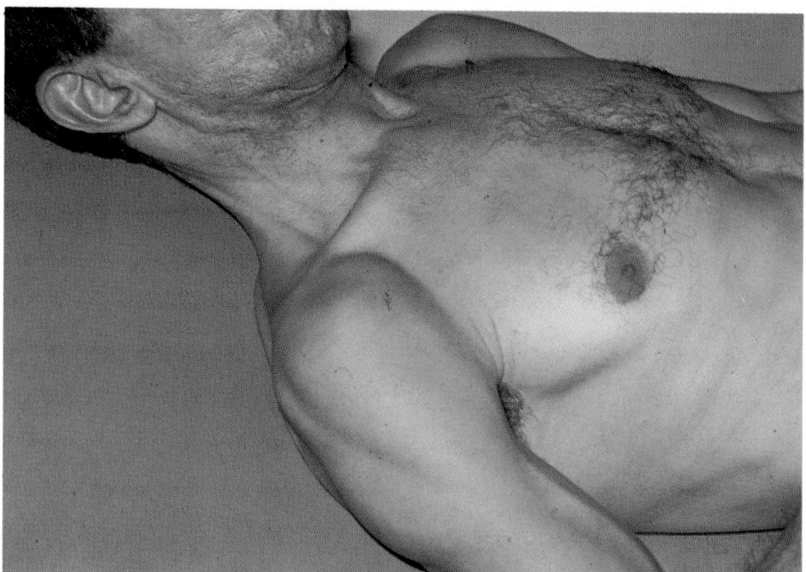

Abb. 142–144. Mytonie. Diese Bilder zeigen eine Zeitfolge über 4 Sekunden. Der Patient wurde aufgefordert, eine kräftige Faust zu machen und dann die Hand »*sehr schnell!*« zu öffnen. Die Hand öffnete sich nur steif und langsam – die Anstrengung beim Öffnen der Hand ist förmlich zu sehen.

142

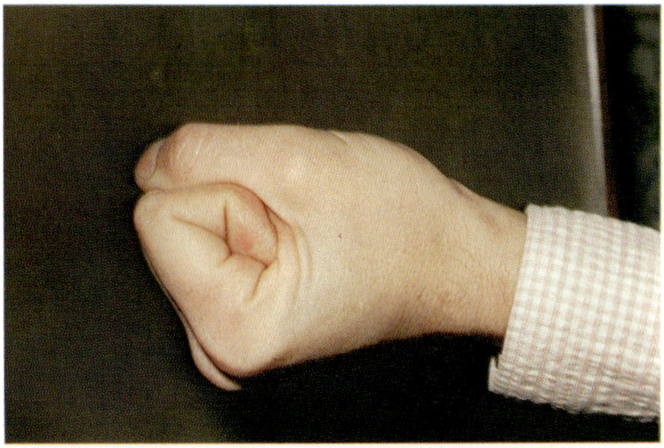

0 sec (schnell öffnen!)

143

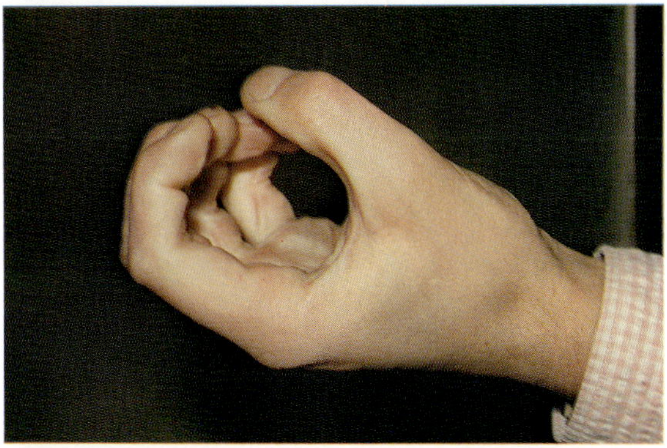

2 sec

144

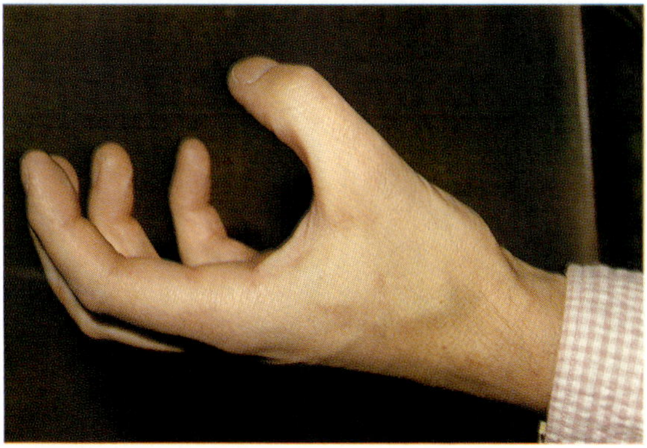

4 sec

Abb. 145–148. Myotonie, Zurückbleiben des Oberlides bei Blicksenkung. Diese Bilder zeigen das Zurückbleiben des Oberlides als Folge eines vermehrten Muskeltonus der Augenlider. »*Schauen Sie mich an!*« (**145**). »*Schauen Sie nach oben!*« (**146**). »*Schauen Sie schnell nach unten!*« (**147**) – die Oberlider bleiben zurück. $^1/_2$ Sekunde später (**148**): das Oberlid holt auf, alles normalisiert sich.
Dasselbe klinische Zeichen findet sich auch bei der Thyreotoxikose; hier kann der Befund jedoch mit einer einfachen Kamera dokumentiert werden, da der Vorgang sich langsam abspielt.

145 — 148

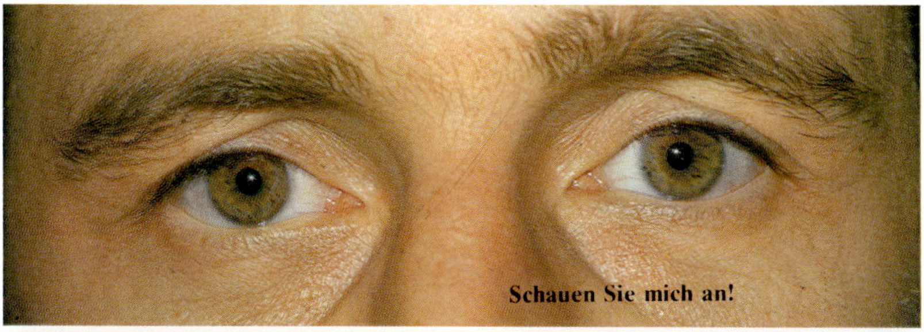
Schauen Sie mich an!

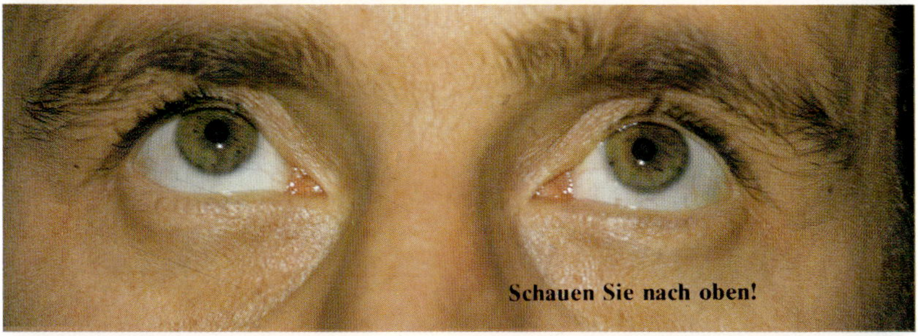
Schauen Sie nach oben!

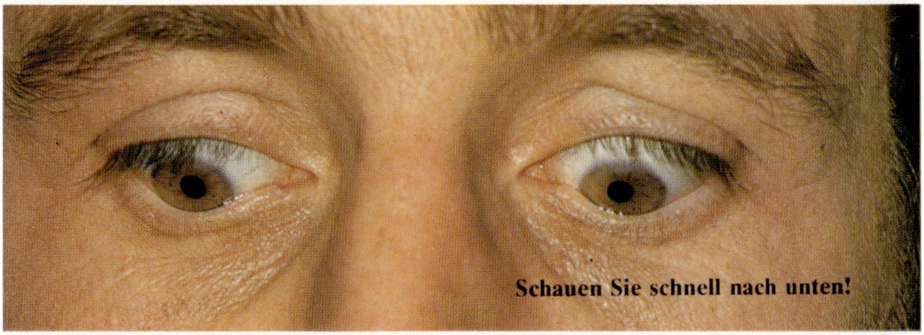
Schauen Sie schnell nach unten!

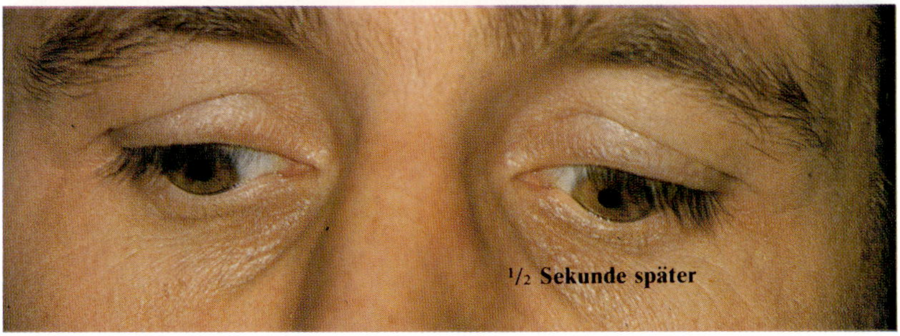
1/2 Sekunde später

Abb. 149–154. Fazialisparese (Bellsche Parese). In Ruhe scheint alles normal zu sein (**149, 150**). Bei näherem Hinsehen jedoch zeigt das Gesicht auf der Seite der Lähmung weniger Runzeln, es erscheint jünger und hat weniger Ausdruck, besonders wenn die Parese schon lange besteht (**151**, Stirne rechts).
Man muß zunächst feststellen, ob die Parese einseitig oder doppelseitig ist, ob sie ihren Ursprung in einer Läsion der oberen oder der unteren motorischen Neuronen hat. Handelt es sich um eine Schädigung der unteren motorischen Neuronen, so muß auch die Lokalisation festgestellt werden. Die größte Schwierigkeit bietet die bilaterale Fazialisparese (**153**). Man fordert den Patienten auf, zu lächeln (**154**). Die häufigsten Ursachen sind eine akute infektiöse Polyneuritis, Sarkoidose, bilaterale Bellsche Parese (idiopathische Fazialisparese).
Man beobachtet das Gesicht auf seine Symmetrie, man läßt den Patienten zwinkern und die Zähne blecken, die Augen schließen und die Lider fest zusammenpressen. Die dabei angewendete Kraft testet man, in dem man die Lider mit dem Finger zu öffnen versucht.
Dieser junge Mann hat eine leichte Form einer rechtsseitigen Fazialisparese aufgrund einer Läsion der unteren Neuronen (**149**). Bei der Aufforderung, die Augen fest zu schließen und die Zähne zu zeigen (**152**), sieht man die gewaltige Anstrengung bei der Bewegung des Gesichtes, wodurch dieses sich zur normalen Seite hin verzieht. Dies führt oft zu einer momentanen Verwirrung bei dem unerfahrenen Untersucher, in der Annahme, daß die linke Seite des Gesichtes er-

149

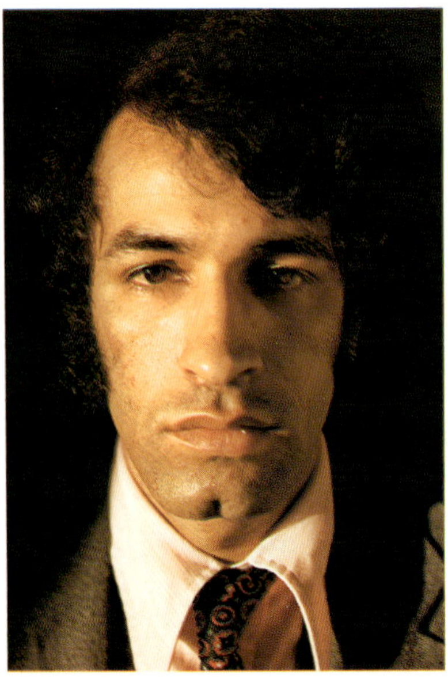

150

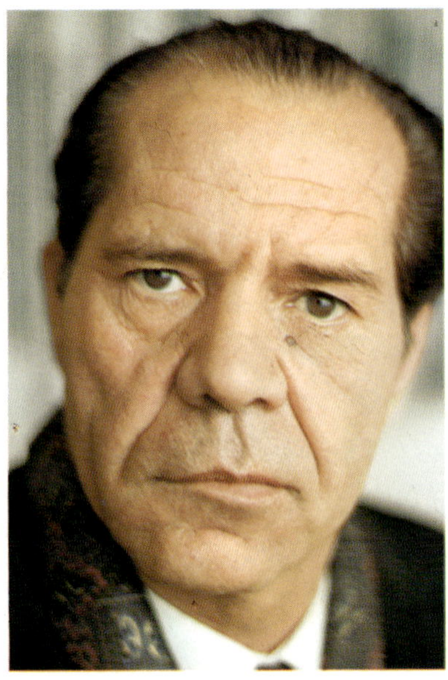

151

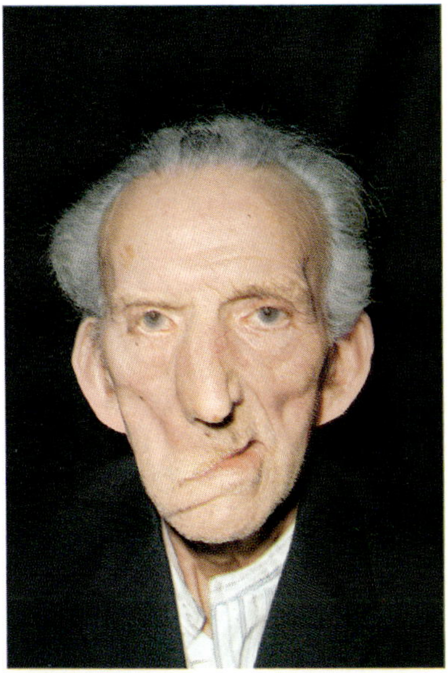

152

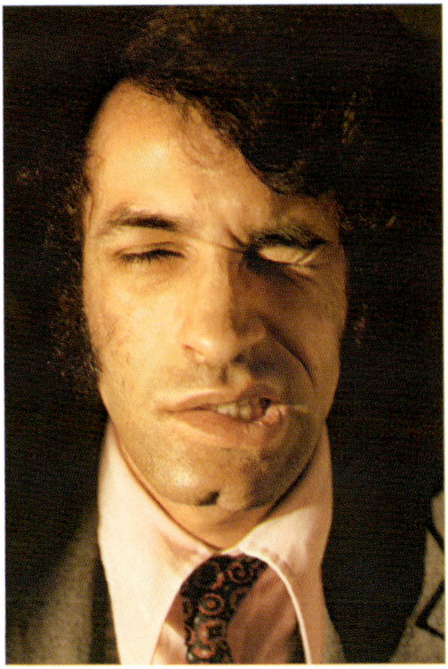

153

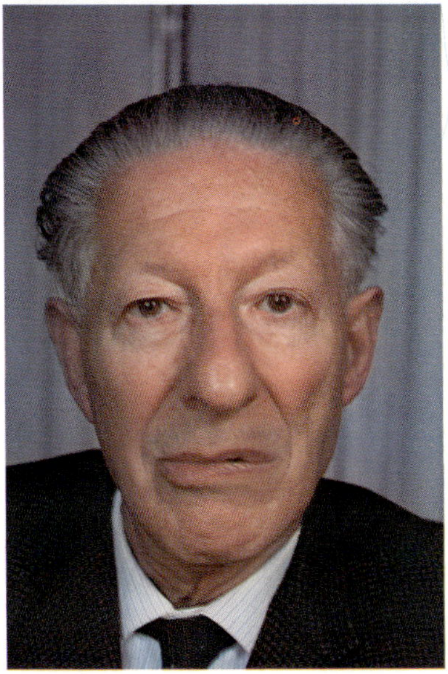

154

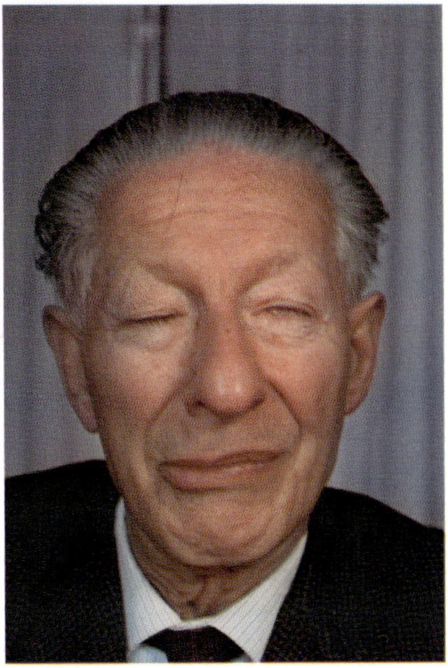

Abb. 155–158. Fazialisschwäche, hervorgerufen durch eine Störung im Bereich der oberen motorischen Neuronen. Diese Störung findet sich vorwiegend in der unteren Gesichtshälfte, da die Stirne bilateral denerviert ist. Es handelt sich um eine Läsion oberhalb des Nucleus facialis.
Dieser Mann hatte eine leichte Form einer rechtsseitigen Hemiplegie als Folge eines Schlaganfalles (**155**, in Ruhe). Alles, was man sieht, ist ein leichtes Hängen des rechten Mundwinkels. Beobachte auch den frühzeitig aufgetretenen senilen Hornhaut-Arcus. Bei der Aufforderung, die Zähne zu zeigen (**156**), bewegen sich beide Seiten des Mundes, die linke Seite bewegt sich aber weit besser als die rechte. Wenn man ihn auffordert, die Zähne mit größerer Anstrengung zu zeigen und die Augen zu gleicher Zeit zu schließen (**157**), sieht man, daß keine Schwäche im oberen Bereich des Gesichtes besteht, nur eine geringe Schwäche im Bereich der rechten unteren Gesichtshälfte und eine Schwäche des Platysmas auf der rechten Seite – das Platysma ist links kontrahiert, rechts jedoch nicht. Im Gegensatz dazu führt der gefühlsmäßige Akt des Lächelns (**158**) zu einer weitaus normaleren Bewegung des Gesichtes.

155

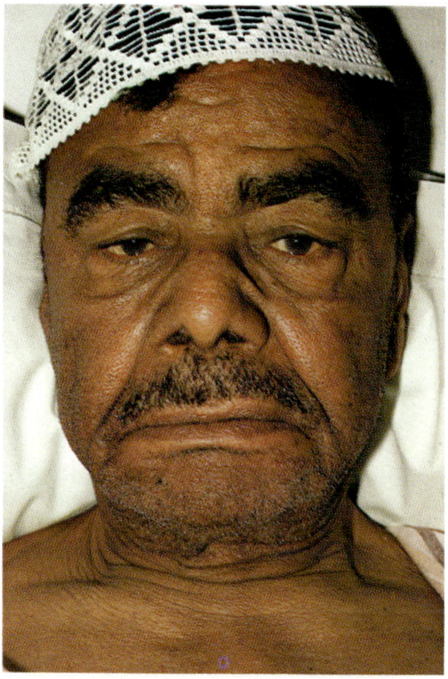

156

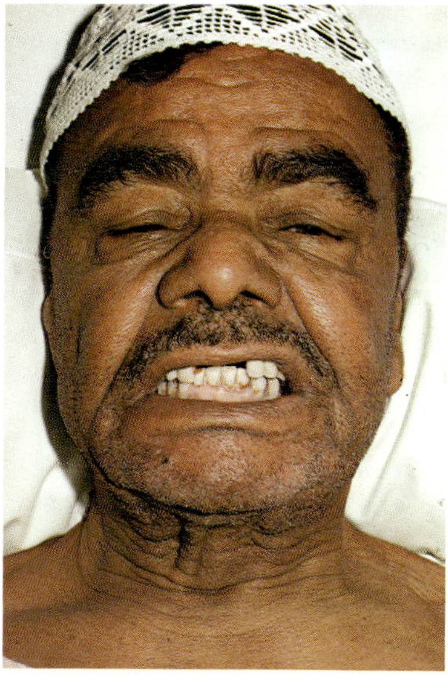

157

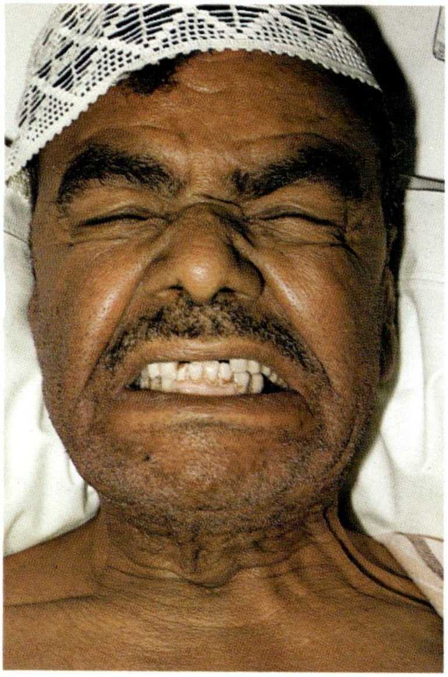

158

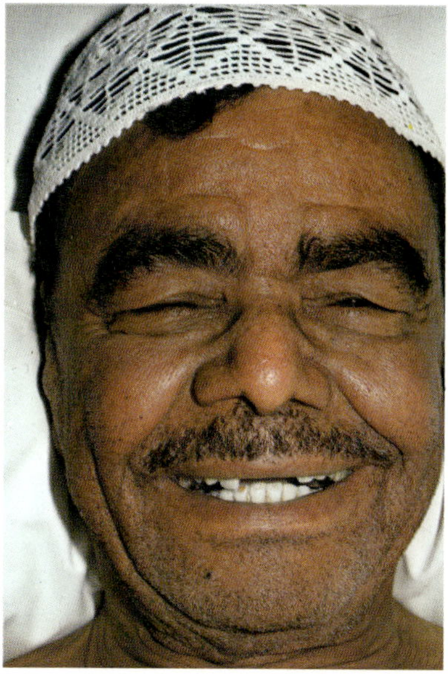

Abb. 159 u. 160. Schwäche der Zunge bei Fazialisparese, bedingt durch eine Läsion der oberen motorischen Neuronen. Bei der Aufforderung, die Zunge herauszustrecken, erkennt man eine leichte Asymmetrie mit einer leichten Rechtsabweichung als Folge einer rechtsseitigen Schwäche der Zunge. Diesen Befund erkennt man am besten bei der Nahaufnahme (**160**).

Abb. 161. Einseitige untere Fazialisparese. Wenn die Schädigung im Bereich der unteren motorischen Neuronen liegt, besteht eine totale Muskelschwäche des Gesichtes (**161**: *»Heben Sie die Augenbrauen!«*). Die Schädigung findet sich im Kernbereich des Neurons oder noch häufiger im Nerven. Eine Lokalisation wird möglich durch:

1. Herpes-Bläschen im Ohr (**162**); Ramsay-Hunt-Syndrom als Folge einer Infektion des Ganglion geniculatum (Gasseri) durch das Herpes-Virus.
2. Eine gleichzeitig vorhandene Taubheit, hervorgerufen durch eine Erkrankung des Nerven, weist auf eine Schädigung im Bereich des Angulus cerebello-pontinus oder im Bereich des Hirnstammes hin. Eine Störung der Schalleitfähigkeit kann auf eine Erkrankung der Schädelbasis hindeuten, z.B. auf ein Karzinom des Nasen-Rachen-Raumes.
3. Verlust der Sensibilität des 5. Gesichtsnerven weist auf eine Schädigung des Hirnstammes oder des Angulus cerebello-pontinus hin.
4. Verlust der Geschmacksempfindung in den vorderen zwei Dritteln der Zunge deutet auf eine Erkrankung zwischen dem Hirnstamm und der Chorda tympani hin.

Andere Ursachen sind idiopathisch, Diabetes mellitus, Infektion, Tetanus und Poliomyelitis. Doppelseitige Fazialisparese (**153, 154**) entsteht bei der Sarkoidose und bei der akuten infektiösen Polyneuritis. Sie muß differentialdiagnostisch von der Myasthenie, welche auf Edrophonium anspricht, und von einer muskelbedingten Fazialisschwäche (**257**) unterschieden werden. (*James Ramsay Hunt, 1872–1937, Beschreibung 1907.*)

Abb. 162. Herpes-Bläschen im Ohr.

159

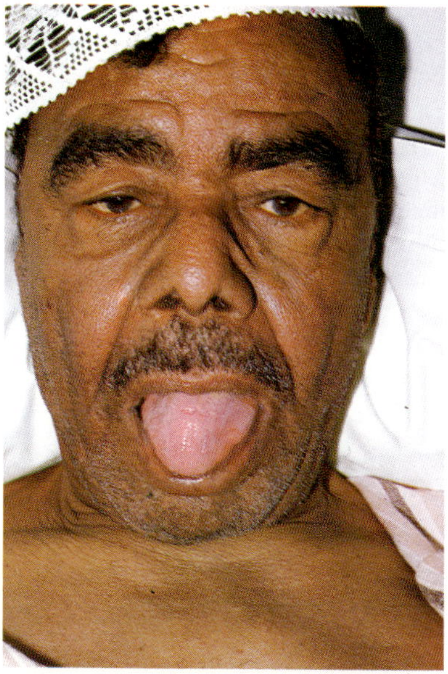

160

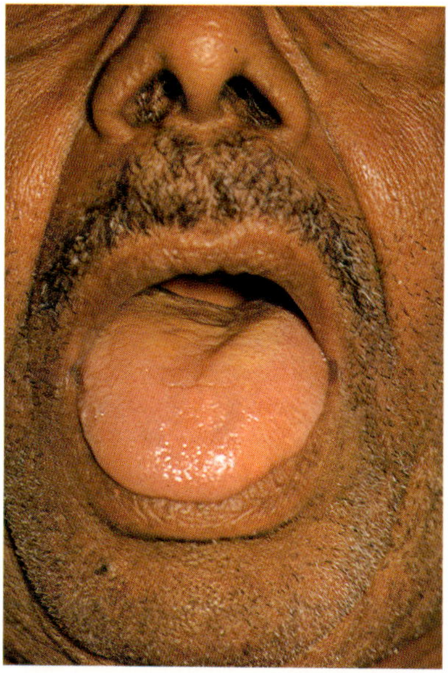

161

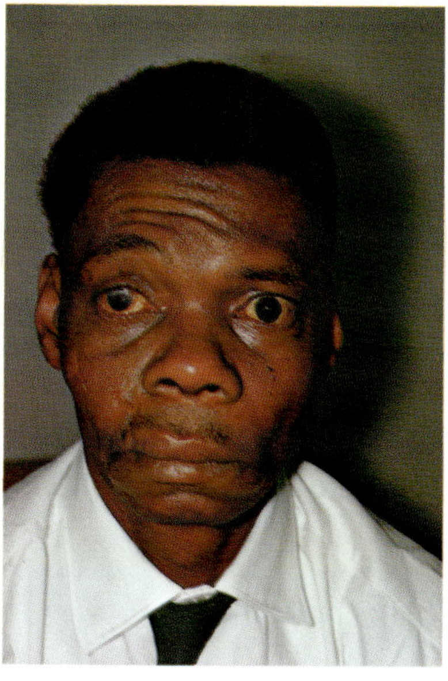

162

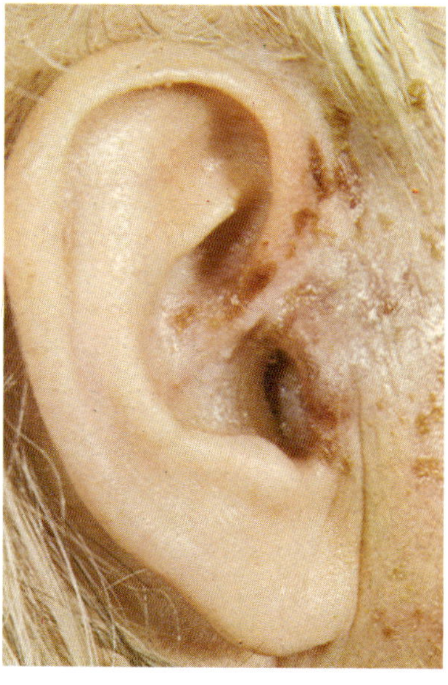

Abb. 163. Akustikus-Neurinom. Beachte: 1. rechtsseitige Tarsorrhaphie (Lidrandnaht), keine Hornhautempfindung; 2. rechtsseitige Fazialisparese durch Störung im Bereich der unteren motorischen Neuronen; 3. Taubheit seit vielen Jahren auf dem rechten Ohr.
Abb. 164–167. Trigeminus-Neurinom. Komplette Lähmung des 5. Hirnnerven. Das Neurofibrom wurde ein Jahr zuvor entfernt. Beachte: Schwund der Masseter-Muskulatur; Fehlen der Temporalis-Muskulatur links; Fehlen des linksseitigen Hornhautreflexes; leichte Gefäßinjektion im Bereich der Bindehäute links; Lähmung der Mm. pterygoidei (»*Öffnen Sie den Mund!*«). Diese Symptome können bei einem Tumor im Bereich des Angulus cerebello-pontinus vorhanden sein.
Abb. 168. Tabes dorsalis. Das Gesicht bei der Tabes. Beachte den Verlust jeglicher Ausdrucksfähigkeit und die bilaterale Ptosis der Augen. Bilaterale Pterygia (Flügelfellbildungen) sind vorhanden.

163

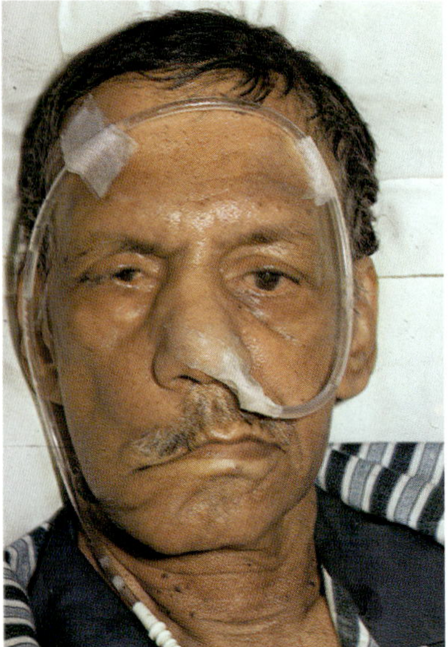

164

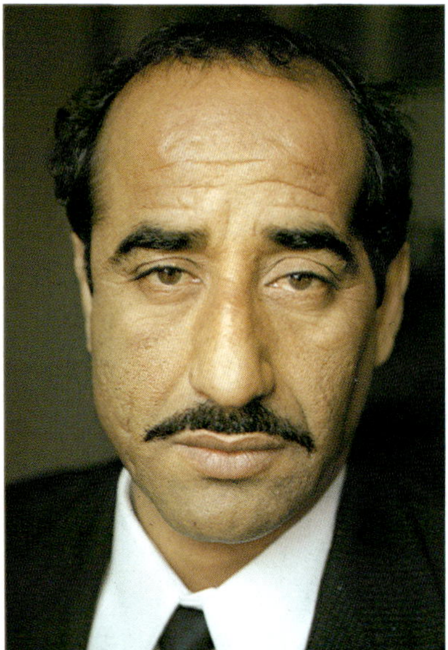

165

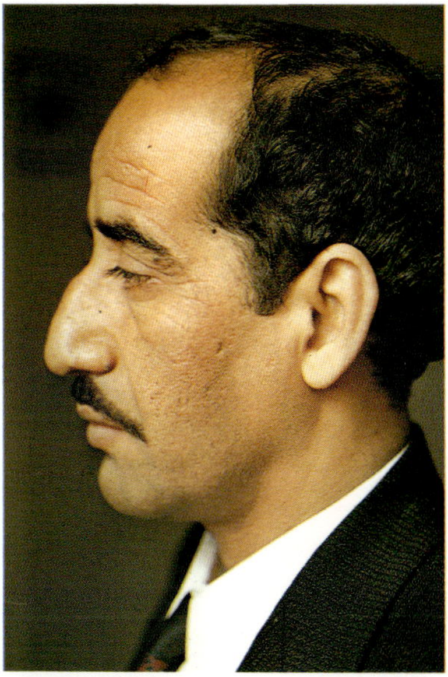

166

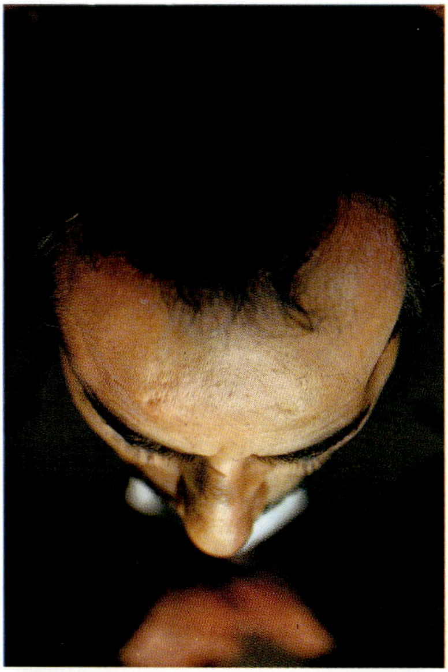

167

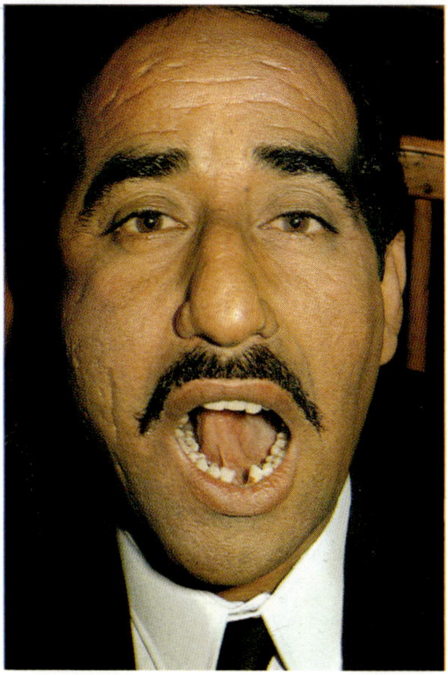

168

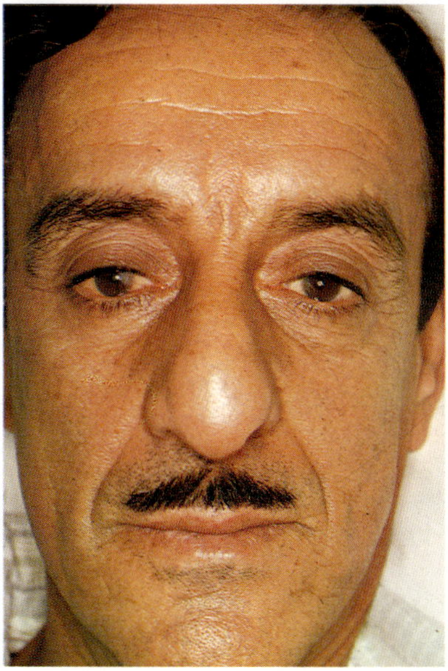

Abb. 169. Tetanus. Diese Frau schnitt sich in den Fuß und entwickelte eine Tetanus-Erkrankung. Die Spannung des M. sternocleidomastoideus ist deutlich sichtbar. Unmittelbar nachdem dieses Bild aufgenommen war, wurde eine Tür zugeschlagen; die Frau bekam einen tetanischen Krampfanfall mit dem klassischen Risus sardonicus (**171**).
Abb. 170. Tetanus. Bei der Frau bestand eine allgemeine Zunahme des Muskeltonus. Beachte die angespannten Sternocleidomastoid-Muskeln, während sie auf die Konsultation wartete.
Abb. 171. Risus sardonicus.

169

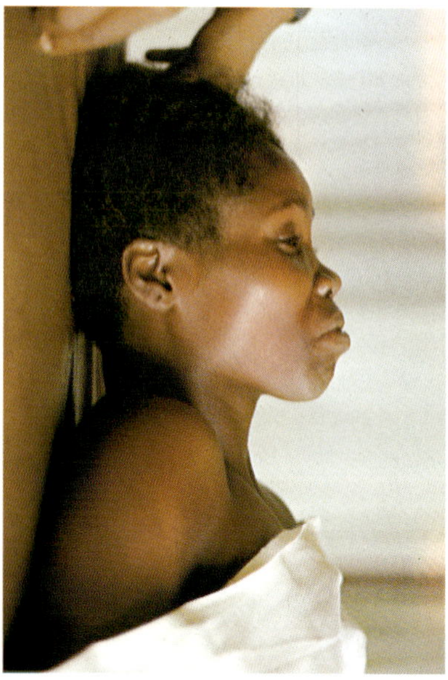

170

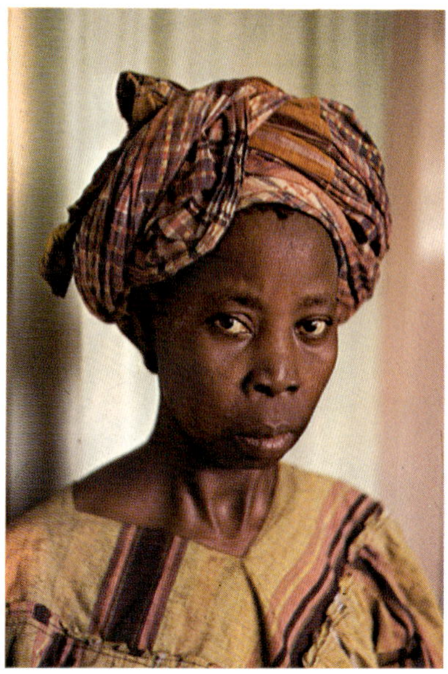

171

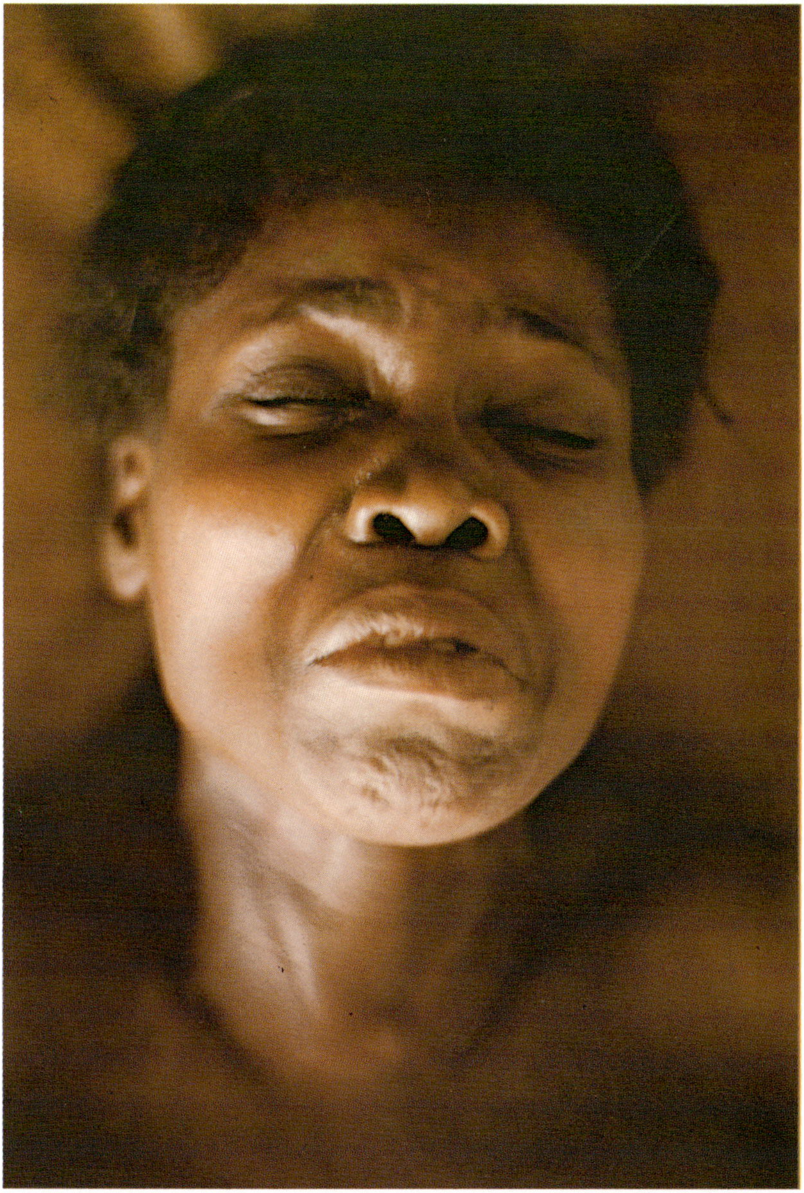

Abb. 172. Neugeborenen-Tetanus mit Risus sardonicus. Diese Form ist meistens auf eine Nabelschnursepsis und die Unsitte zurückzuführen, die durchtrennte Nabelschnur mit Erde und Kuhmist zu behandeln (s. Abb. **636**).

Abb. 173. Lepromatöse Lepra. Das klassische Zeichen ist die Verdickung der Haut am Ohr und der Nase. Das löwenähnliche Aussehen (Facies leontina) wird hervorgerufen durch die Verdickung der Augenbrauenmuskulatur; beachte den Verlust der Augenbrauen. Die Ohrläppchen zeigen lepromatöse Infiltrate, die Läsionen sind weich und sukkulent. Sie können reichlich Leprabazillen enthalten und unterscheiden sich deutlich von der scharfen Begrenzung der Infiltrate bei der tuberkuloiden Form der Lepra. Zwischen der lepromatösen und der tuberkuloiden Form der Lepra finden sich zahlreiche fließende Übergänge.

Abb. 174. Lepromatöse Lepra. Die depigmentierten Flecken im Gesicht dieses Mannes sind gelegentlich Begleiterscheinungen einer lepromatösen Lepra, sie treten dann früh und multipel auf, im Gegensatz zur tuberkuloiden Lepra, wo sie nur sehr vereinzelt vorhanden sind.

Abb. 175 u. 176. Lepromatöse Lepra. Die Abbildungen zeigen Beispiele der Hautveränderungen bei der lepromatösen Form der Lepra: Fleckenbildung in der Haut, lepromatöse erythematöse Papeln, begleitet von erhabenen fleckförmigen, depigmentierten Hautabschnitten.

172

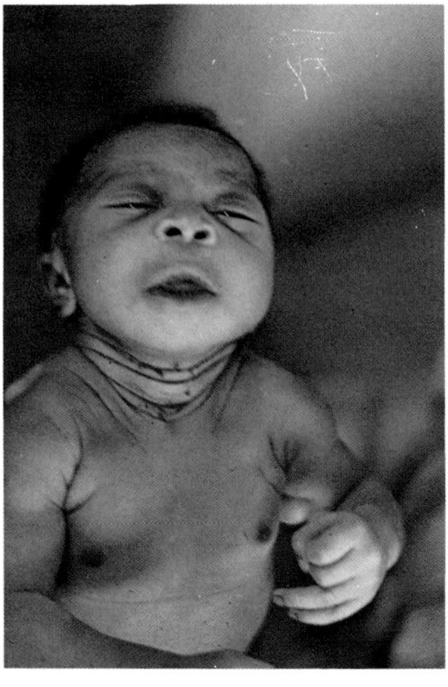

173

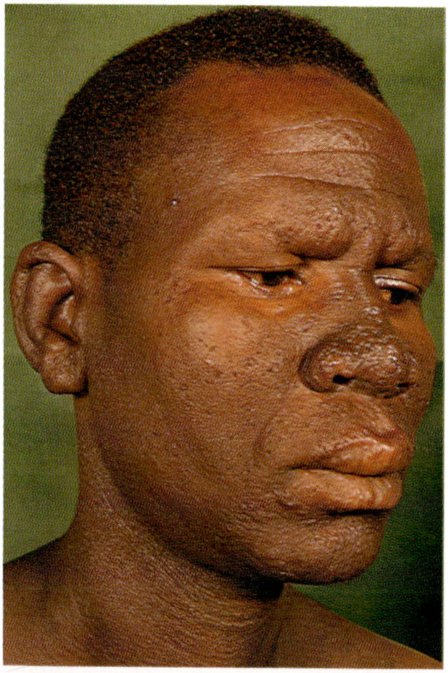

174

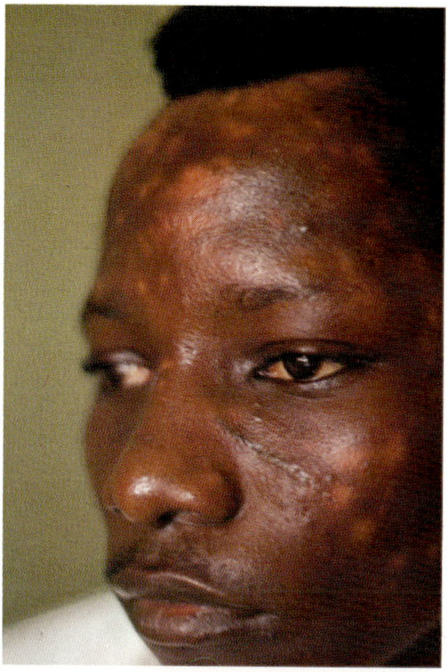

175

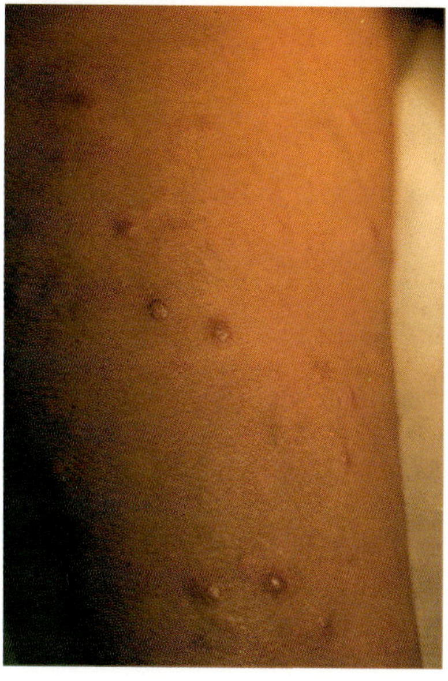

176

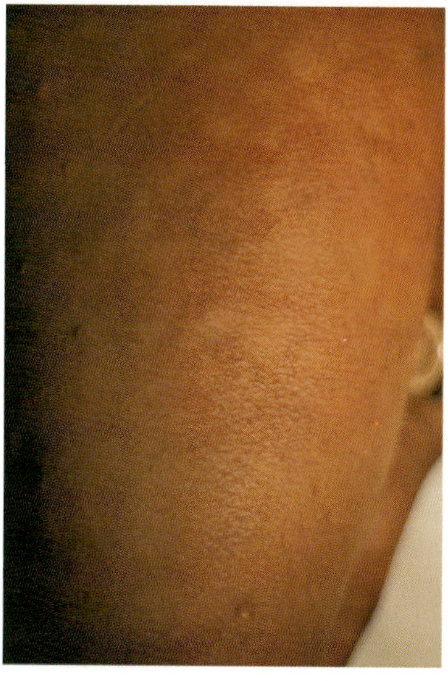

Abb. 177. Tuberkuloide Lepra. Als einzige Hautveränderung finden sich häufig flache, depigmentierte, gelegentlich gefühllose Flecken. Man kennt diese als makulär-tuberkuloide Veränderungen im Vergleich mit der Hautläsion am Arm (**179**), welche als minor-tuberkuloid bezeichnet wird, und derjenigen am Bein, die eine major-tuberkuloide Veränderung bei Lepra maculoanaesthetica darstellt.

Abb. 178. Tuberkuloide Lepra. Die kleinen peripheren Hautnerven können verdickt und tastbar sein. Der Glanz der Haut wurde durch Auftragen von flüssigem Paraffin hervorgerufen, um durch den Lichtreflex die Prominenz des Nerven deutlich zu machen, der diagonal über die Extensor-Sehne des Ringfingers verläuft.

Abb. 179. Tuberkuloide Lepra. Gutartig, relativ stabil, mit Hautveränderungen unter Nervenbeteiligung, oft mit Ausbreitung über die Hautnerven. Die Flecken mit den roten, etwas erhabenen Rändern an der Innenseite des Knies und am Unterarm waren unempfindlich gegenüber Nadelstichen. Die Flecken breiteten sich langsam aus und waren begleitet von Verdickungen der peripheren Nerven. Der Lepromin-Test war positiv. Die Diagnose bei der Patientin lautete zunächst: Sarkoidose der Haut. Die erythematöse frühere Hautveränderung am Oberarm und den Übergang zu einem breitflächigen Flecken (Plaque) sieht man an der unteren Hautveränderung des Armes. Am Bein handelt es sich um eine voll entwickelte Plaque.

177

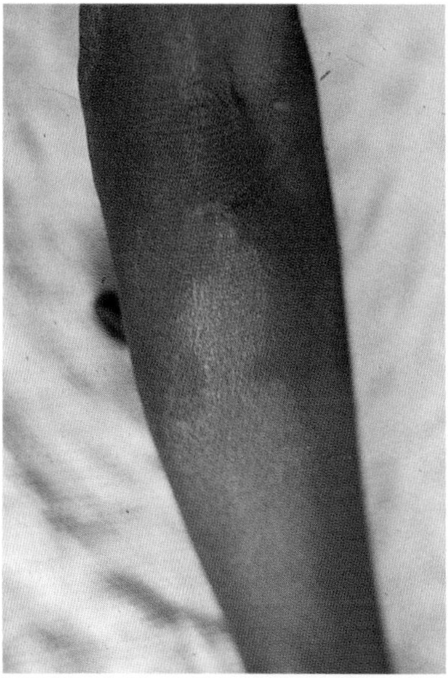

178

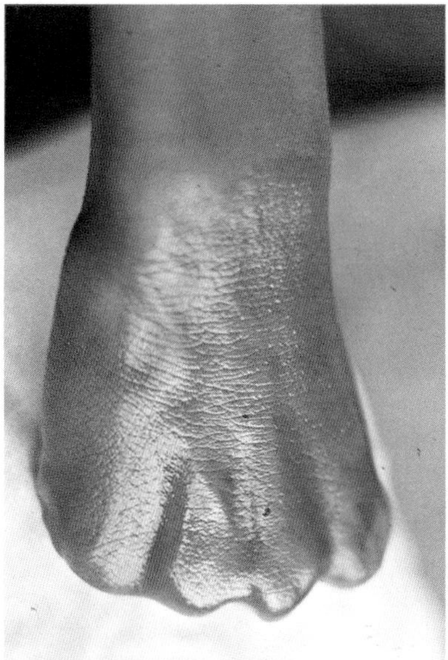

179

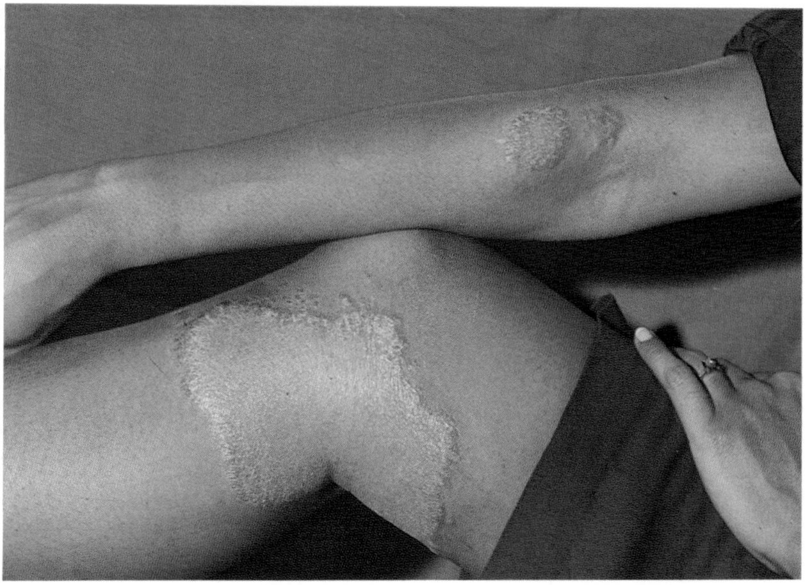

Abb. 180. Tuberkuloide Lepra. Verdickung des Nervus auricularis major. Dieser Befund und der Befund der Abb. **713**, ein perforiertes Ulkus, stammen vom selben Patienten. Die Nerven sollten alle nach einer Verdickung abgetastet werden: besonders in den Bereichen des N. auricularis major, wo er den M. sternocleidomastoideus überquert, des N. ulnaris am Ellenbogen und des N. fibularis longus am Fibulaköpfchen. Hauptzeichen: Anästhesie. Gefühl für Berührung kann erhalten bleiben, aber die Sensibilität für Temperatur und Schmerz ist verschwunden.
Abb. 181. Tuberkuloide Lepra. Der verdickte Nervus auricularis major am Hals tritt am Hinterrand des M. sternocleidomastoideus heraus und verläuft zur Region hinter dem Ohr. Man darf ihn nicht mit einem gestauten Venensystem im Bereich der V. jugularis externa verwechseln. Andere Ursachen für Nervenverdickung sind: angeboren – Hypertrophe interstitielle Neuritis, Neurofibromatose; traumatisch – wiederholte Traumatisierung des Nerven, wo er oberflächlich verläuft, z. B. am Ellenbogen; entzündliche Infiltrationen – Lepra, Sarkoidose, Amyloidose; neoplastisch – Retikulosen. *Beachte:* Bei einem dünnen und kachektischen Patienten können normale Nerven auch getastet werden und verdickt erscheinen. (1) N. occipitalis major, (2) N. occipitalis minor, (3) N. occipitalis tertius, (4) N. auricularis major, (5) Nerven, die den M. levator scapuli versorgen, (6) N. accessorius, (7) die mittleren supraklavikulären Nerven, (8) Nerven zum M. levator scapulae, (9) vordere Hautnerven am Hals, (10) Halsast des N. facialis.

180

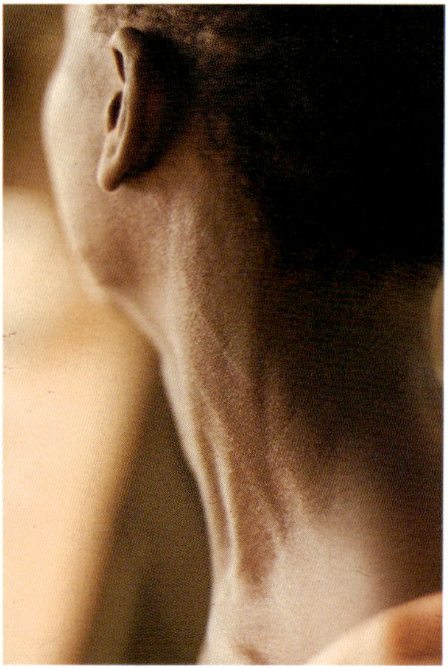

181

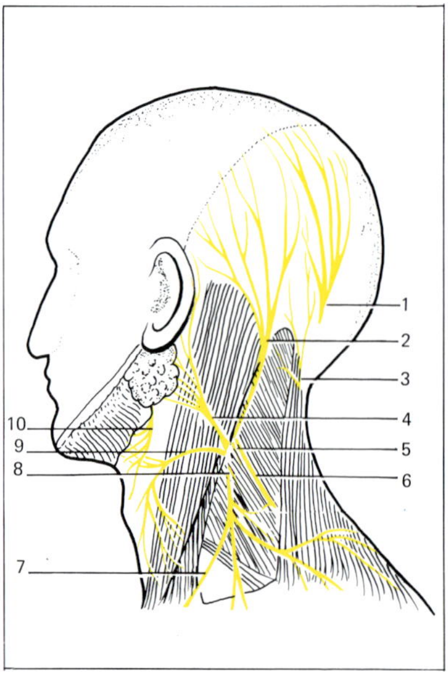

Krankhafte Hautveränderungen im Gesicht

Die Verteilung der Hautveränderungen im Gesicht gestatten gelegentlich eine Anhiebsdiagnose. Es finden sich drei Arten eines Lupus – ohne Beziehungen zueinander: a) Lupus erythematodes, eine Autoimmunerkrankung; b) Lupus vulgaris mit tuberkulöser Genese; c) Lupus pernio oder Boecksches Sarkoid.

Lupus erythematodes (LE)

Ein variierendes Bild, dessen gemeinsamer Faktor die Zunahme eines Ausschlags auf den der Sonne exponierten Hautabschnitten ist – der Stirne, den Backenknochen und dem Nasenrücken.

1. Der klassische schmetterlingsähnliche Hautausschlag mit oder ohne Verstopfung der Hautporen; Verteilung entsprechend der Sonnen- bzw. Lichtexposition. Er hat manchmal Ähnlichkeiten in der Verteilung mit der Rosacea, aber ohne Pustelbildung.
2. Ein generalisiertes Erythem, häufig vermehrt über dem Gesicht mit Hautödem, entsprechend einem schweren Sonnenbrand. Man findet diesen Befund bei einem akuten generalisierten LE.
3. Ein makulär/papulärer Ausschlag, größer in den lichtexponierten Abschnitten; auch ihn findet man beim akuten generalisierten LE.
4. Rote aktive Flecken, die sich vom Rand aus weiter ausbreiten, mit zentraler Vernarbung und Teleangiektasie; bevorzugt werden Gesicht, Nasenrücken, Ohr und behaarte Kopfhaut befallen. Bei reichbehaarter Haut kann die Vernarbung zu einer Alopezie führen. Man findet dies beim chronischen scheibenartigen LE.

Abb. 182. Lupus erythematodes. ». . . *erythematöse Flecken . . . angeordnet in einer gewissen Symmetrie . . . die Fledermaus- oder Schmetterlingsform sehr gut erkennbar* . . .« Eine der frühesten Illustrationen eines LE aus dem Archive of Surgery 1890 von Jonathan Hutchinson: Die Röte über Wangen und Stirne läßt die verschatteten Augenhöhlen frei (vgl. Abb. **183**).

Abb. 183. Generalisierter Lupus erythematodes. Der Patient kam mit Gliederschmerzen und Ödemen, das schmetterlingsförmige Erythem ist »ziemlich gut erkennbar«, es findet sich ein Ausschlag im Bereich der Stirne, über den Wangen sind die Hautporen verschlossen. Angedeutete Mondform des Gesichtes (noch keine Steroidbehandlung).

Abb. 184. Lupus erythematodes. Das klassische Schmetterlingszeichen: Man beachte die periphere Abschilferung der Haut und vergleiche das Bild mit Rosacea.

Abb. 185. Rosacea. Die Hautveränderungen verteilen sich über Wangen und Nase. Es handelt sich um ein Erythem, Teleangiektasien und Pustelbildung, wie man sie nicht beim Lupus erythematodes sieht; häufig verbunden mit Gesichtsröte, die durch Alkoholaufnahme noch verstärkt wird.

Abb. 186. Lupus erythematodes. Ausgeprägtes Erythem im V-Ausschnitt des Kleides. Makulär/papuläre Form im Gesicht.

182

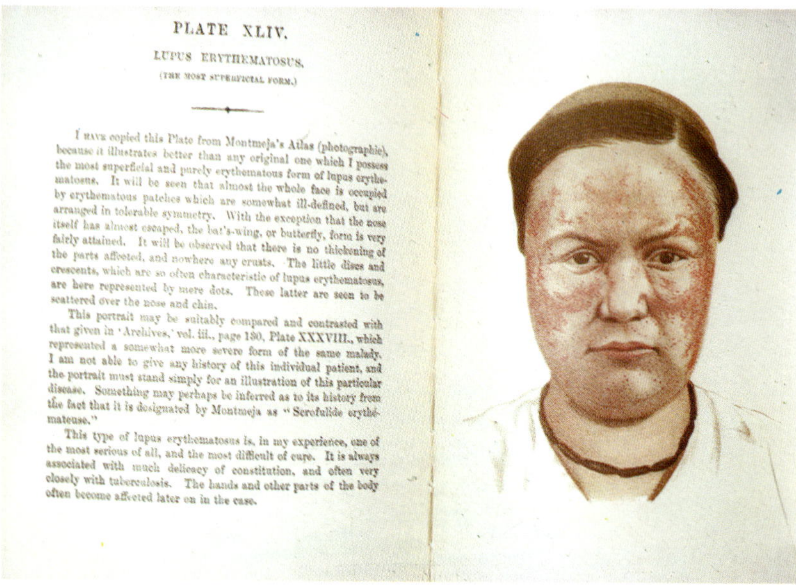

PLATE XLIV.

LUPUS ERYTHEMATOSUS.

(THE MOST SUPERFICIAL FORM.)

I HAVE copied this Plate from Montmeja's Atlas (photographie), because it illustrates better than any original one which I possess the most superficial and purely erythematous form of lupus erythematosus. It will be seen that almost the whole face is occupied by erythematous patches which are somewhat ill-defined, but are arranged in tolerable symmetry. With the exception that the nose itself has almost escaped, the bat's-wing, or butterfly, form is very fairly attained. It will be observed that there is no thickening of the parts affected, and nowhere any crusts. The little discs and crescents, which are so often characteristic of lupus erythematosus, are here represented by mere dots. These latter are seen to be scattered over the nose and chin.

This portrait may be suitably compared and contrasted with that given in 'Archives,' vol. iii., page 180, Plate XXXVIII., which represented a somewhat more severe form of the same malady. I am not able to give any history of this individual patient, and the portrait must stand simply for an illustration of this particular disease. Something may perhaps be inferred as to its history from the fact that it is designated by Montmeja as "Scrofulide erythémateuse."

This type of lupus erythematosus is, in my experience, one of the most serious of all, and the most difficult of cure. It is always associated with much delicacy of constitution, and often very closely with tuberculosis. The hands and other parts of the body often become affected later on in the case.

183

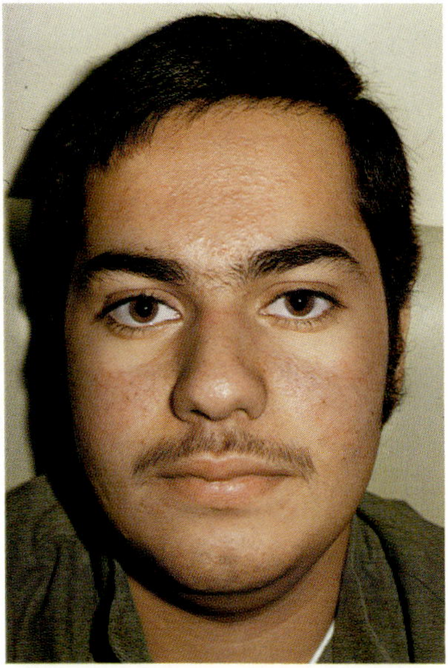

184

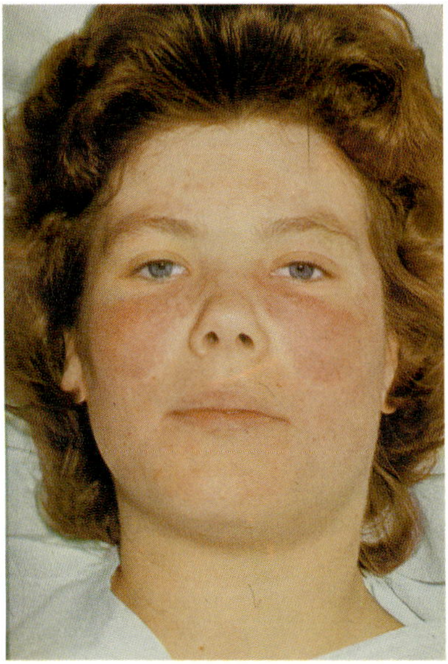

185

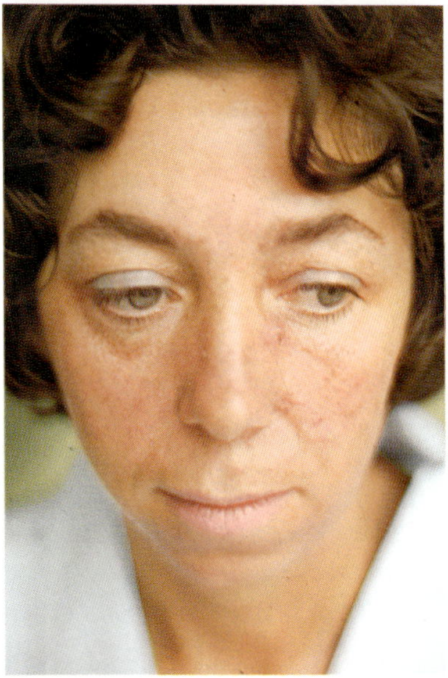

186

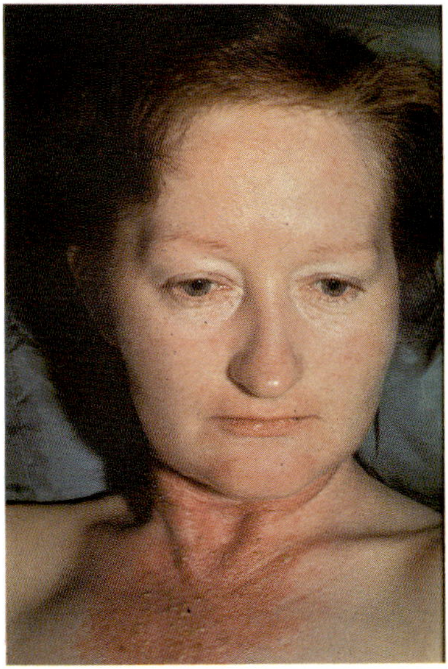

Abb. 187. Lupus erythematodes. Akute generalisierte Erkrankung, makulär/papulärer Ausschlag über den gesamten Körper, vermehrt im Bereich der Arme, der Brust und des Gesichtes – mit Aussparung der Abschnitte, die von kurzen Ärmeln bedeckt sind.

Abb. 188. Lupus erythematodes. Akute Entzündungen der kleinen Gelenke mit Schmerzen und Schwellungen der proximalen Interphalangealgelenke; Teil des klinischen Bildes der Patientin von Abb. **187**.

Abb. 189 u. 190. Lupus erythematodes. Es findet sich ein leichtes Gesichtsödem und Erythem mit Aufhellungen, wenn die Augen geschlossen werden.

Abb. 191. Generalisierter Lupus erythematodes. Dieses junge Mädchen zeigt das Erythem mit der schmetterlingsförmigen Konfiguration im Gesicht. Ein nephritisches Gesicht mit Ödem – Schlitzaugen – sowie ein erythematöser Ausschlag über den ganzen Körper sind so typisch für den Lupus erythematodes, daß die Diagnose unschwer gestellt werden kann. Das Gesichtsödem ist typisch für das sog. »nephritische Gesicht«.

Abb. 192. Chronischer scheibenförmiger Lupus erythematodes und Tuberkulose der Lymphdrüsen. Es findet sich ein vernarbtes Gebiet über dem Nasenrücken mit Depigmentierung. Der Ausschlag breitet sich nicht über die Wangenpartien aus; die Erkrankung beschränkt sich in diesem Fall auf den Nasenrücken. Rote, aktive Plaques fanden sich im Bereich der behaarten Kopfhaut.

187

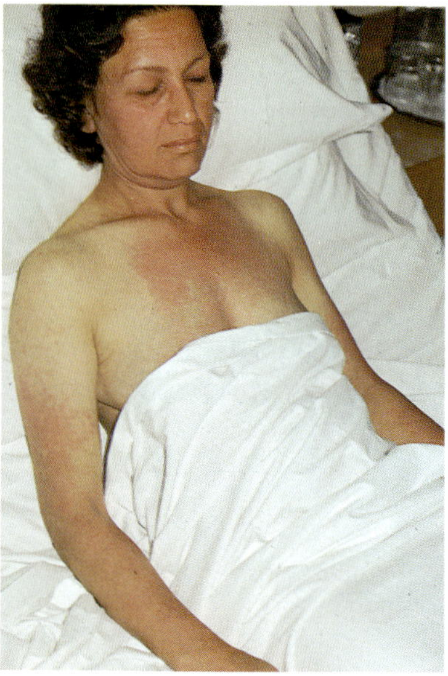

188

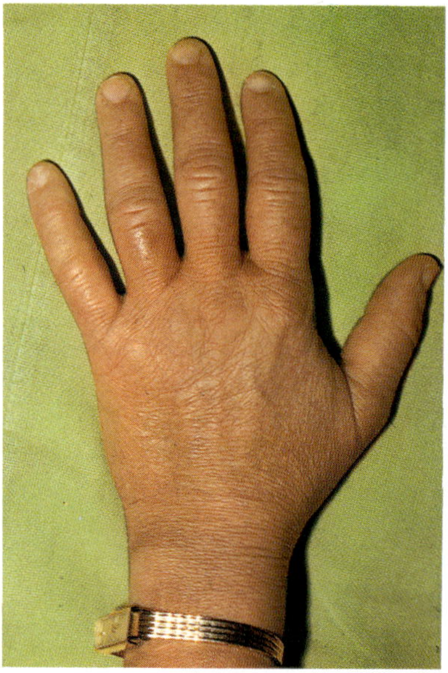

189

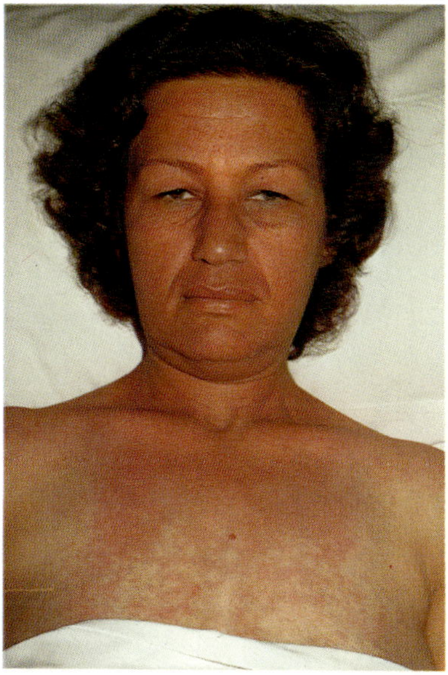

190

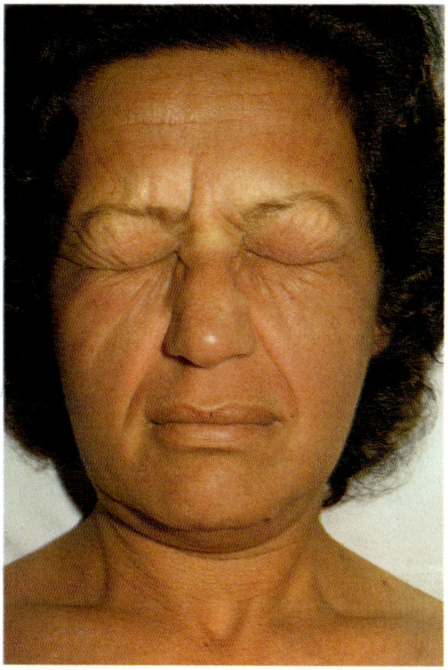

191

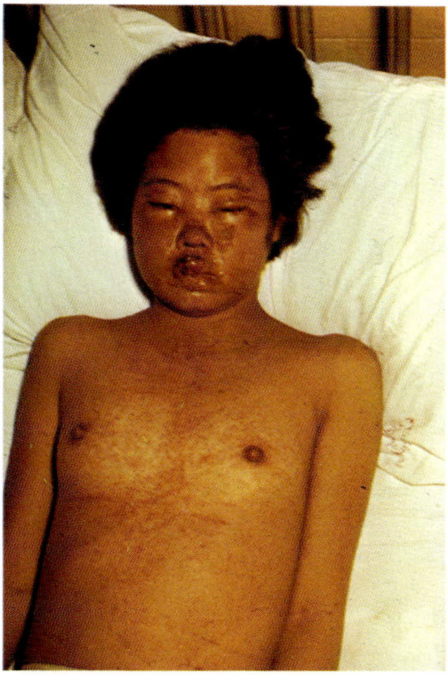

192

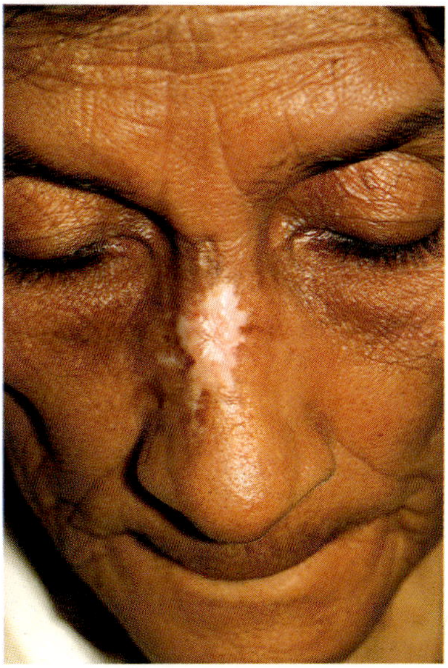

Abb. 193. Chronischer scheibenförmiger Lupus erythematodes. Im Bereich der behaarten Kopfhaut findet man aktive rote Plaques. Die zentrale Vernarbung bei der Heilung führt zur Alopezie.

Abb. 194 u. 195. Chronischer narbenförmiger Lupus und Tbc-Drüse im Halsbereich. Diese Frau bietet zwei Formen des Lupus. Das Narbengebiet um das Ohr ist die ausgeheilte Form des scheibenförmigen LE, während die Hautrötung mit Fistelbildung, aus der sich Eiter entleert, im supraklavikulären Bereich typisch für eine tuberkulöse Lymphadenitis ist.

Abb. 196. Aktiver Lupus vulgaris (Hauttuberkulose). Überschießende hypertrophische Ulzeration, die sich über die Nase und die Wangenpartien ausbreitet.

193

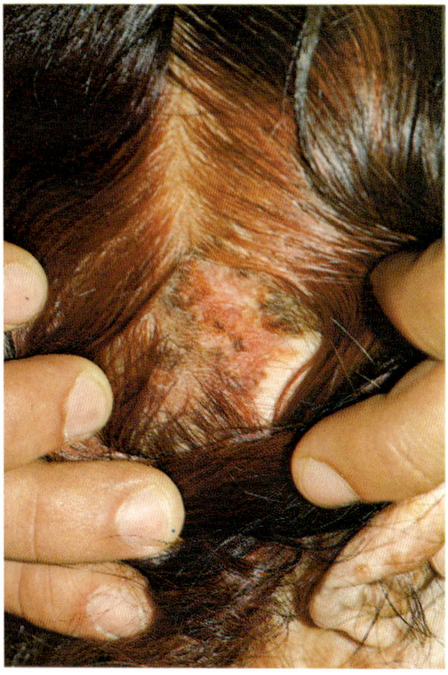

194

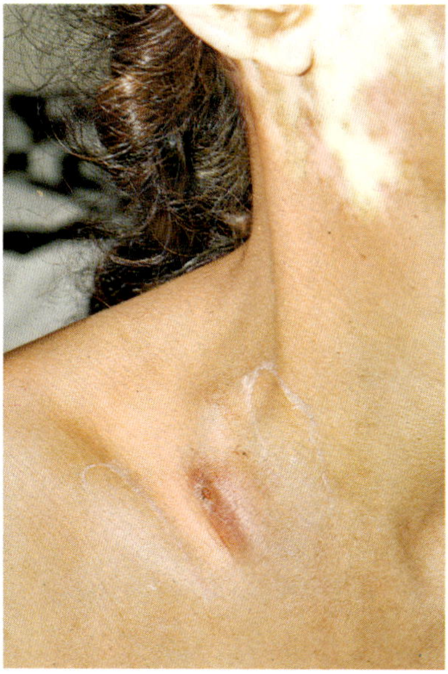

195

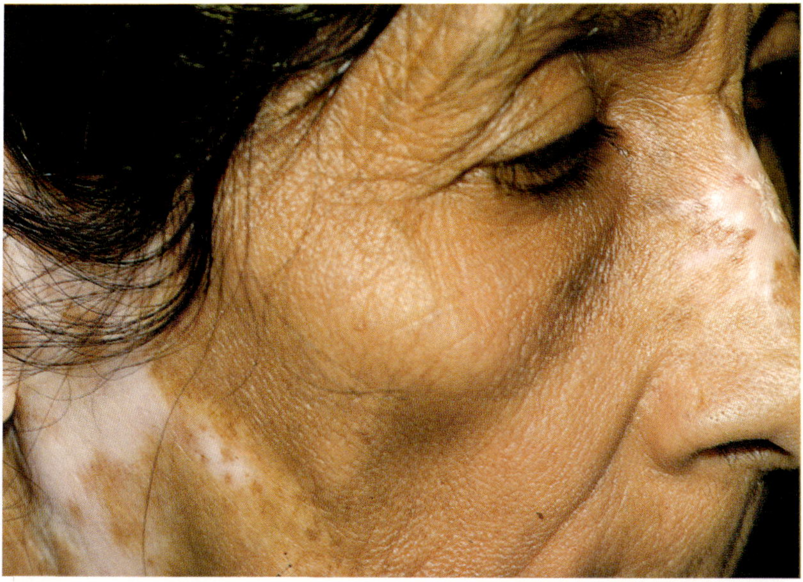

196

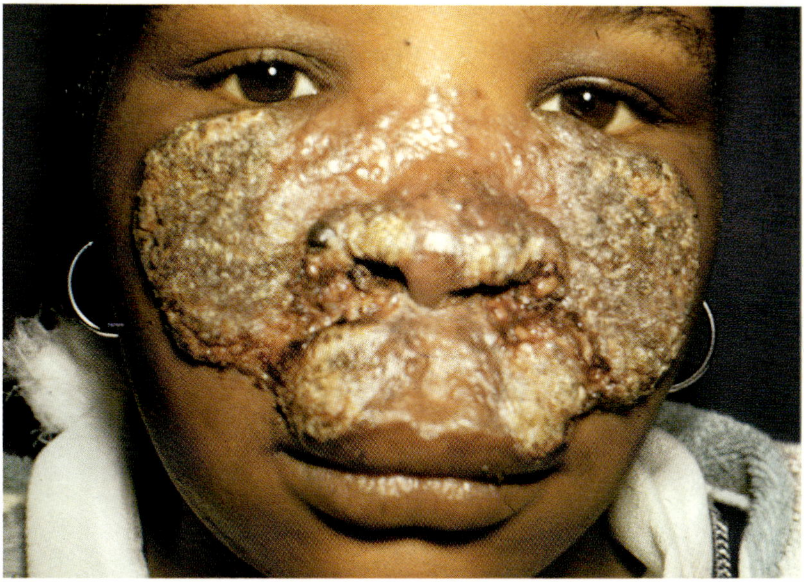

Abb. 197 u. 198. Aktiver Lupus vulgaris. Eine weniger überschießende Form, die, wenn sie mit Glas bedeckt wird, das typische Aussehen von Apfelgelee annimmt. Sie kann fortschreiten bis zu der Situation, wie sie die Abb. **199** zeigt, mit Vernarbung und Zerstörung von Knorpel.

Abb. 199 u. 200. Inaktiver Lupus vulgaris. Im ausgeheilten Stadium treten Vernarbung und Knorpelzerstörung auf, typischerweise an der Nase und am Ohr. Diese Patientin hatte die »neue« Behandlung mit der Finsen-Lampe (ultraviolettes Licht) in den frühen zwanziger Jahren erhalten, als die erste Lampe in das London Hospital und nach England kam.

197

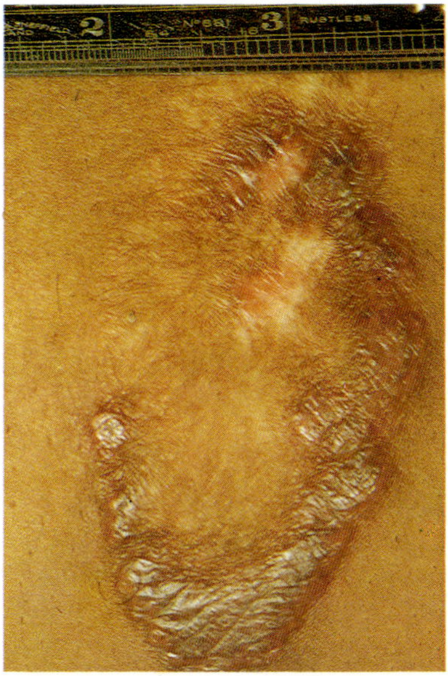

198

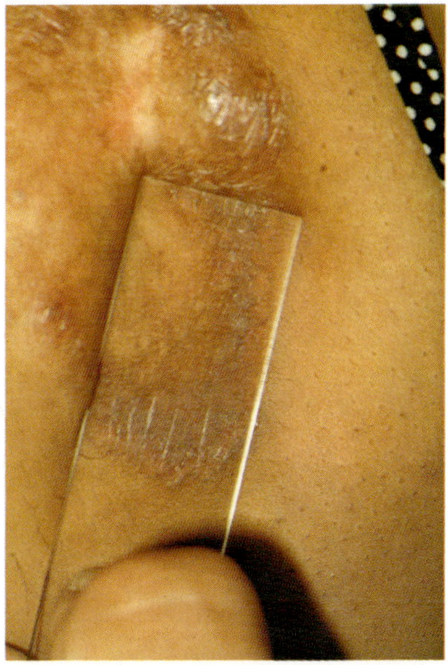

199

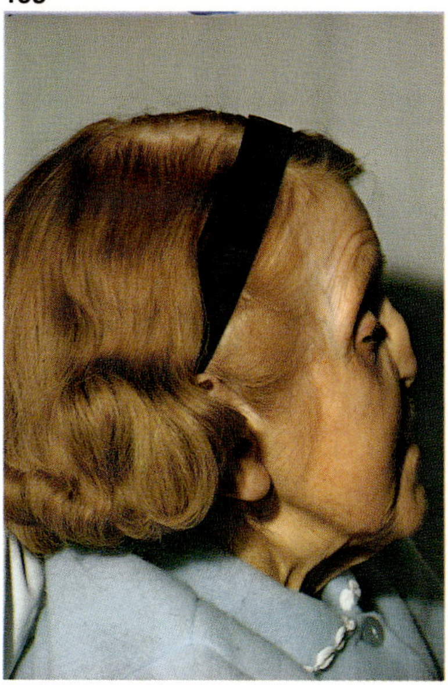

200

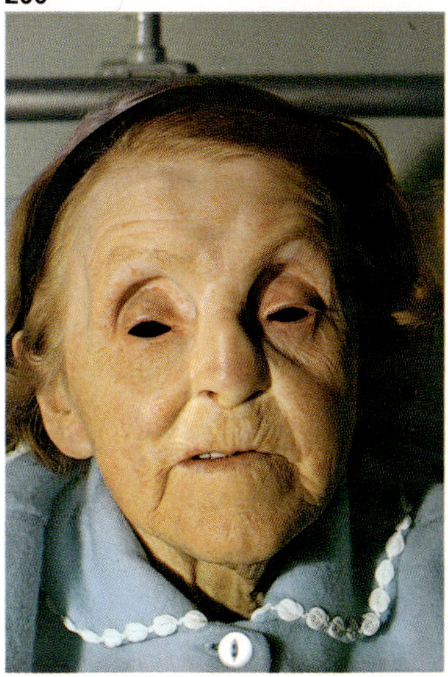

Abb. 201 – 203. Wegenersche Granulomatose. Es handelt sich um invasive granulomatöse Veränderungen, welche die Nase und die Nasennebenhöhlen befallen, oft aber auch verbunden sind mit Veränderungen der Lungen und einer Nephritis. Diese Krankheit befindet sich im Spektrum ähnlicher Erkrankungen zwischen der Periarteriitis nodosa und der tödlichen Midline-Granulomatose. Dieses Röntgenbild stammt von einer Frau, deren Nase, wie in Abbildung **201** dargestellt ist, zerstört war. Beachte die massiven Veränderungen auf der Thoraxaufnahme, Gebiete von granulomatöser Zerstörung und Nekrose. Andere Ursachen für die Zerstörung des Nasenknorpels sind: 1. Lupus vulgaris (**200**), 2. Lepra und 3. die tertiäre granulomatöse Syphilis. (*F. Wegener, Deutschland, Beschreibung 1939.*)

Abb. 204. Angeborene Syphilis (Sattelnase). Man sieht deutlich die Eindellung des Nasenrückens als Folge eines verzögerten Wachstums des Nasenseptums und der Nasenknochen, verursacht durch eine persistierende luetische Rhinitis in der Kindheit. Vergleiche die Deformierung mit der bei der Wegenerschen Granulomatose, bei der die Nasenknochen und die Nasenknorpel mitbefallen sind.

Abb. 205. Lupus pernio, Sarkoidose. Dieser Mann zeigt rote, erhabene Flecken auf der rechten Wange und unmittelbar unter der Nase. Er hat eine Fazialisparese, hervorgerufen durch eine Sarkoidose. Beachte den Verlust der kleinen Hautfalten um das Auge, das leichte Hängen des rechten Mundwinkels und die normalen Hautfalten auf der anderen Seite.

201

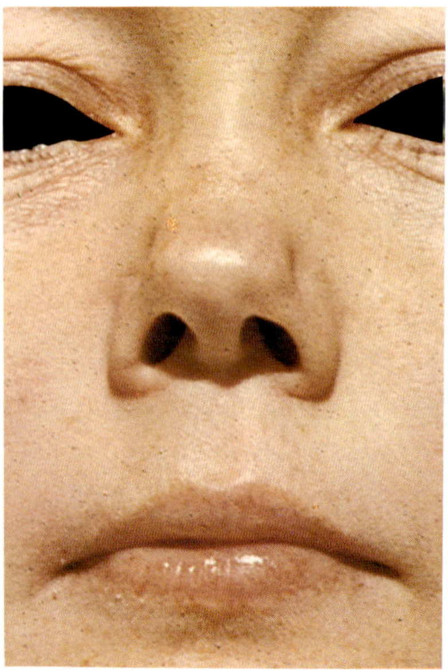

202

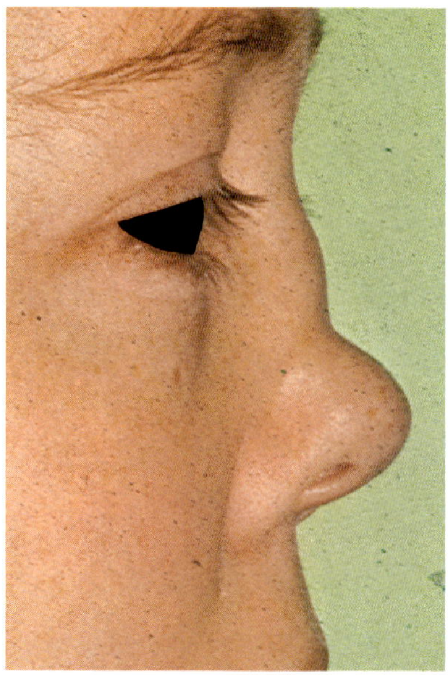

203

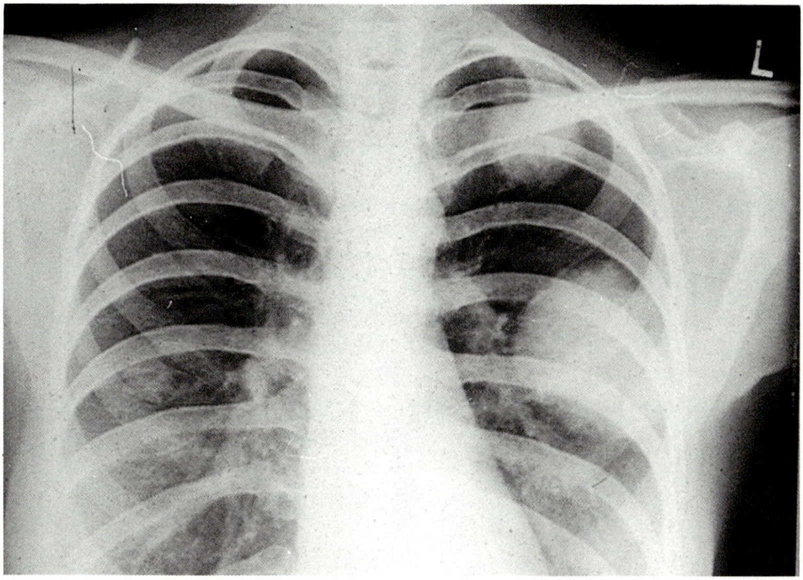

204

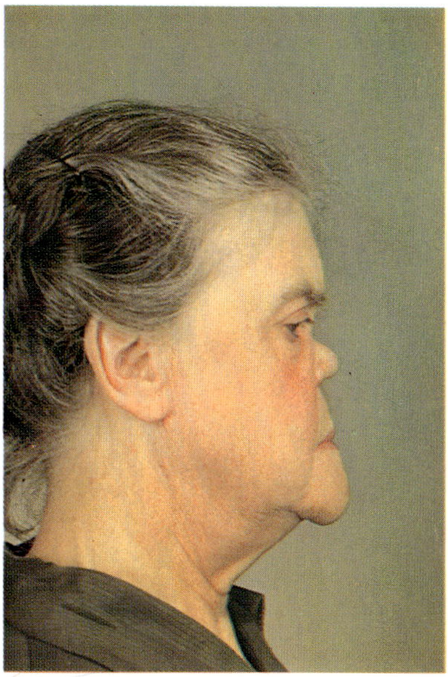

205

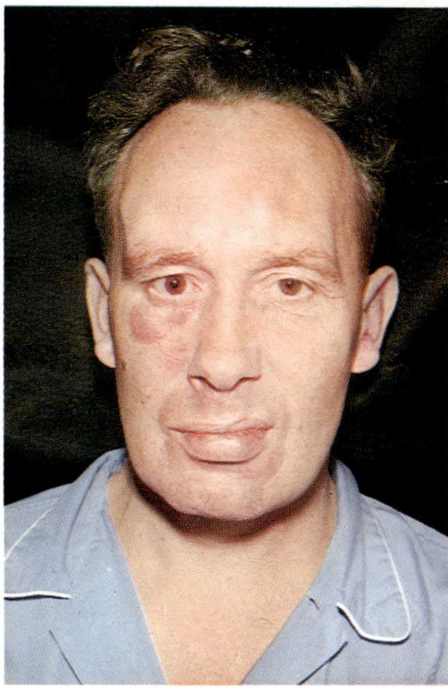

Abb. 206–208. Lupus pernio, Sarkoidose der Haut. Rote, erhabene, etwas bläuliche Hautflecken im Bereich der Nase bzw. des Gesichtes, auch isoliert am Körper. Hautsarkoidose ist oft kombiniert mit Knochenzysten in den Phalangen (**208**).
Abb. 209. Gesichtsödem. Ein solches Gesicht sieht im wesentlichen gleich aus, ob die Ursache Natrium- und Wasserretention bei der akuten Glomerulonephritis, Hypalbuminämie bei Eiweißmangel-Ernährung, örtliche Exsudation beim Angioneurotischen Ödem oder Allergie auf Insektenstiche, Medikamente usw. ist. Diese Patientin klagte über Schwierigkeiten beim Treppensteigen und »messerscharfe« Schmerzen; Wassermann-Reaktion und Babinski-Reflex waren positiv. Sie wurde 14 Tage lang mit Penicillinen und Steroiden behandelt. Nach Absetzen der Medikamente entwickelte sich eine ausgeprägte Urtikaria als Folge einer Penicillinallergie, die zuvor durch die Steroidbehandlung unterdrückt worden war; sie verschwand aber wieder. Die lanzinierenden Schmerzen blieben; während der nächsten 6 Monate wurden die Beine schwächer, die Paraplegie ausgeprägter. Ein Myelogramm, mit dem man zunächst zurückhaltend gewesen war, zeigte ein dorsales Meningiom. Doppelte Diagnose: Neurosyphilis und spinales Meningiom, verbunden mit nichtsyphilitischer Arachnoiditis.
Abb. 210. Hautquaddeln. Die Hautquaddeln, welche nach Berührung von Brennnesseln entstehen, und die übertriebene dreifache Reaktion des Dermographismus (**211**) führen alle zu einem vorübergehenden Hautödem.

206

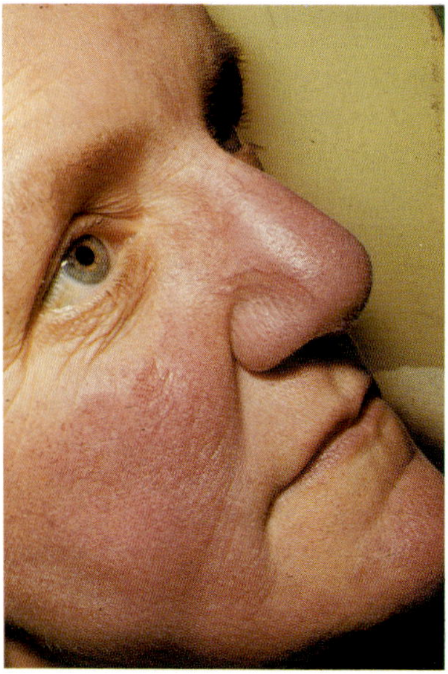

207

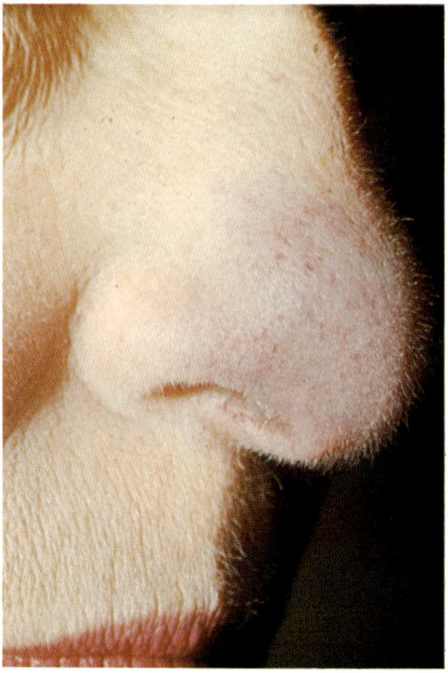

208

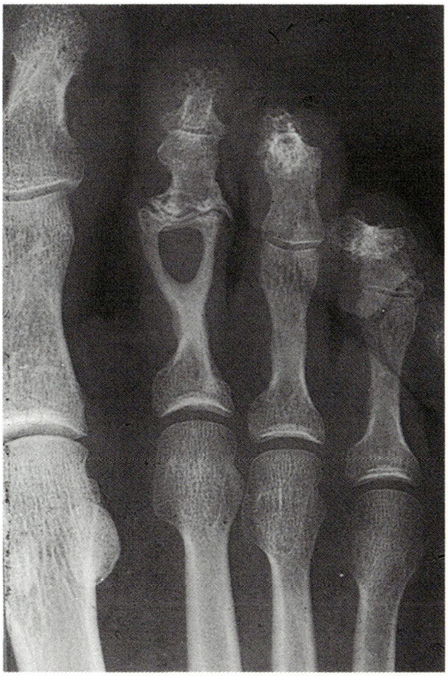

209

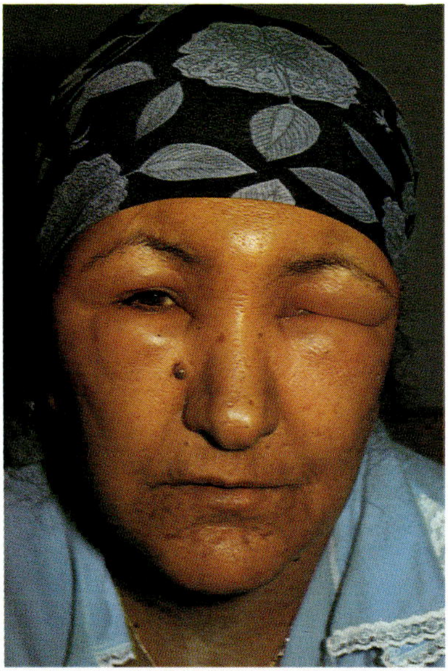

210

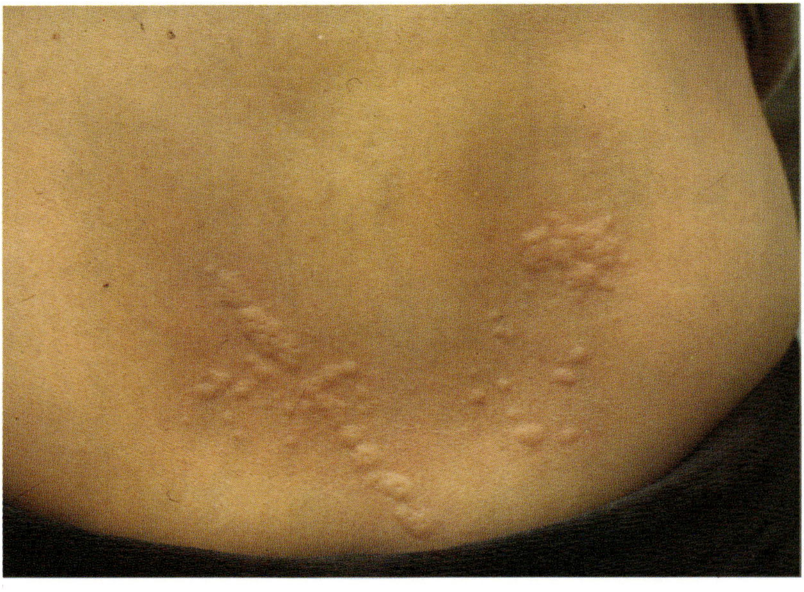

Abb. 211. Dermographismus. Dieses Mädchen litt an wiederholten Anfällen von Urtikaria mit Gesichtsschwellungen – die anfängliche Weißverfärbung, die Rötung und Quaddelbildung sind alle auf diesem Bild dargestellt.
Abb. 212. Akne vulgaris. Überschießende Sekretion von Talg und Entzündung der Haarfollikel – ein Problem der Pubertät. Die Seborrhoe begünstigt fettige Haut und die Entwicklung von Mitessern (Komedonen).
Abb. 213. Zystische Akne vulgaris. Die Zysten enthalten Eiter. Beachte die Mitesser und die Entzündung der Haarfollikel.
Abb. 214. Sturge-Weber-Syndrom. Epilepsie in Kombination mit einem kapillären Nävus an der Verzweigungsstelle des Nervus trigeminus im Augenbereich: Es findet sich ein gleichseitiges kapilläres Hämangiom der Hirnhäute, oft mit einer Atrophie der Hirnrinde und einer darunterliegenden Verkalkung (die man dann auf dem Röntgenbild sehen kann).
Eine Komplikation des Sturge-Weber-Syndroms ist die Epilepsie. Im vorliegenden Fall wurde der Patient mit Phenytoin behandelt, das die Akne verstärkte. (*William Allen Sturge, 1850–1919, Beschreibung 1879; Frederick Parkes Weber, 1863–1962, Beschreibung 1922.*)

211

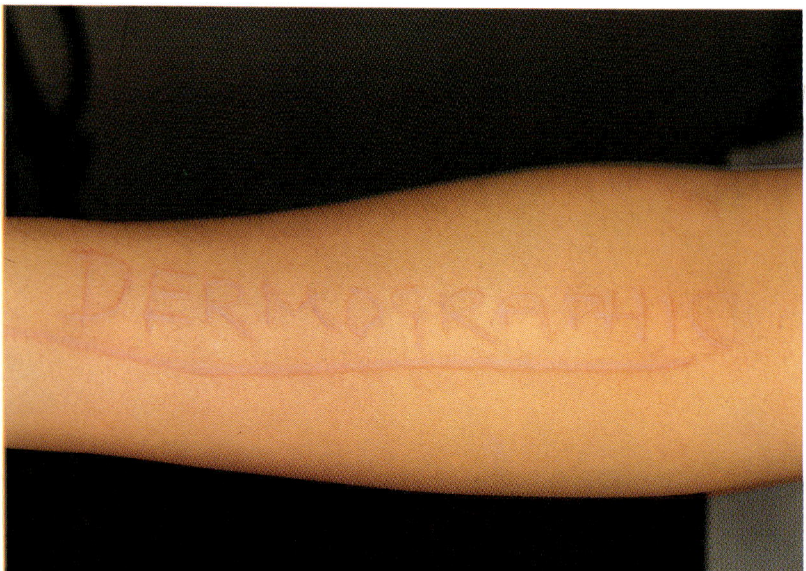

212

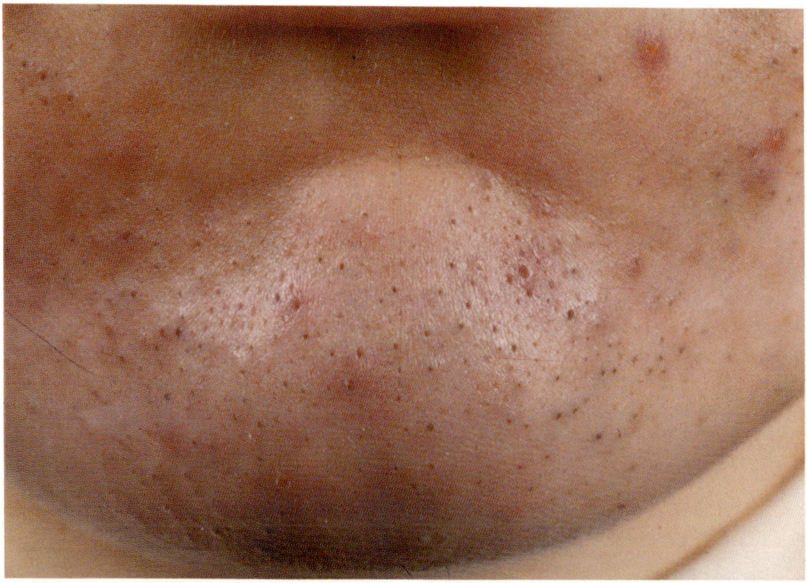

213

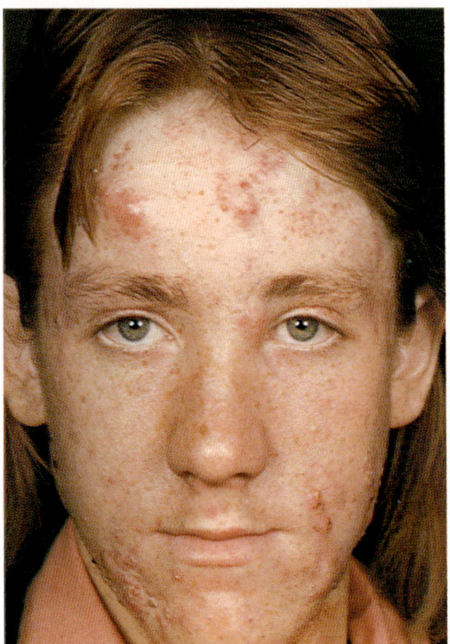

214

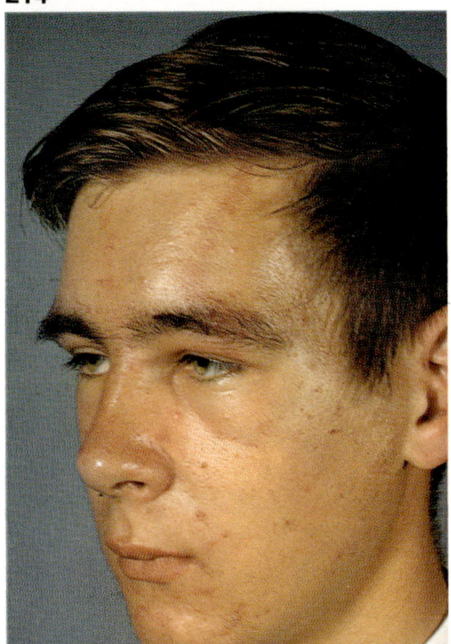

Das Haar

Abb. 215 u. 216. Der weibliche Haaransatz. Beachte, daß er quer über die Stirne verläuft ohne Rückgang im Schläfenbereich. Diese Frau hatte zusätzlich eine beiderseitige Vergrößerung der Ohrspeicheldrüsen als Folge einer Sarkoidose.

Abb. 217 u. 218. Haarrückgang, männlich und weiblich. Beim Mann die typische Rückbildung des Haares im Schläfenbereich (»Geheimratsecken«) (**218**). Dieser Mann hat zusätzlich im Stirnbereich eine Verbrennungs-(Kauterisations-)narbe, die er als Kind im Mittleren Osten erhielt. Der Rückgang der Haare im Stirnbereich, wie man ihn typisch beim Mann sieht, unterscheidet sich in seiner Form von dem bei der Frau (**217**), wo ein »Witwenscheitel« stehenbleibt. Bei dieser Frau besteht außerdem ein ausgeprägtes Chloasma.

Abb. 219. »Witwenscheitel« beim Mann. Ein ähnliches Aussehen kann man auch beim Mann beobachten: eine weibliche Haarlinienführung beim Klinefelter-Syndrom; die Chromosomen waren XXY.

215

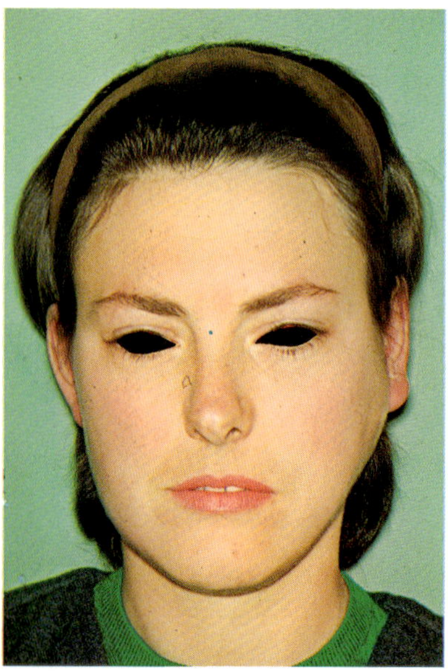

216

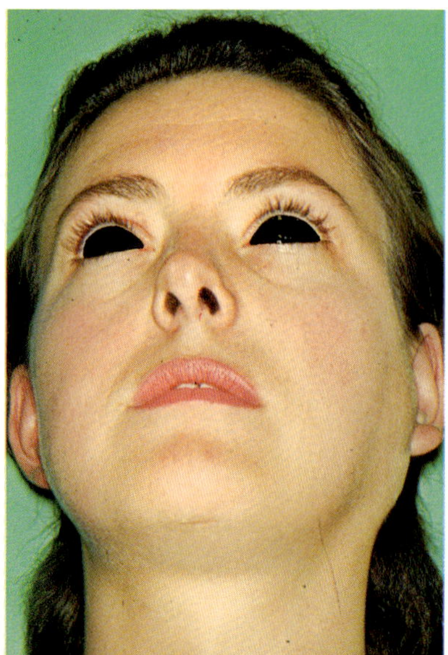

217

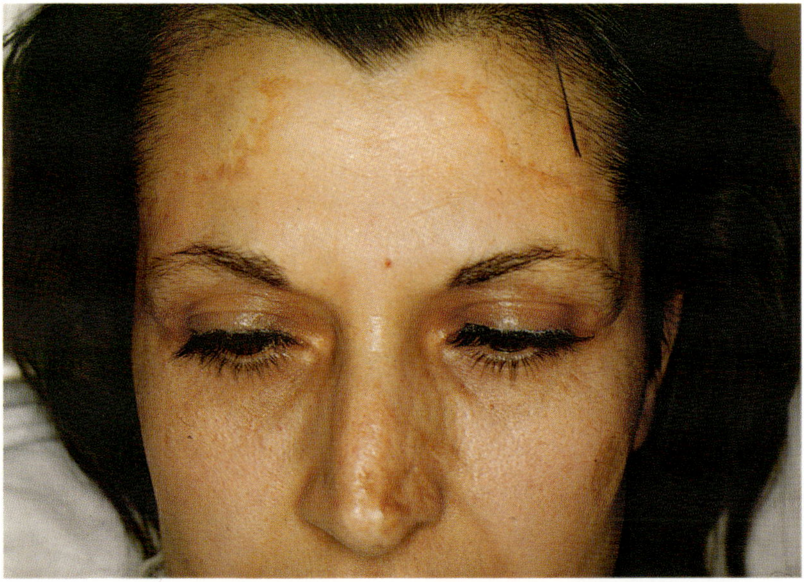

218

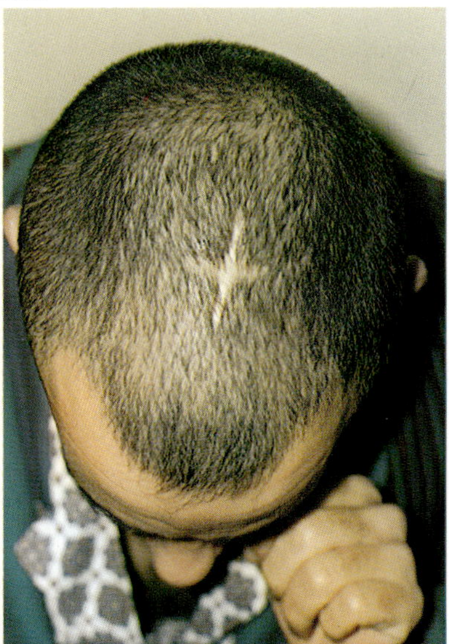

219

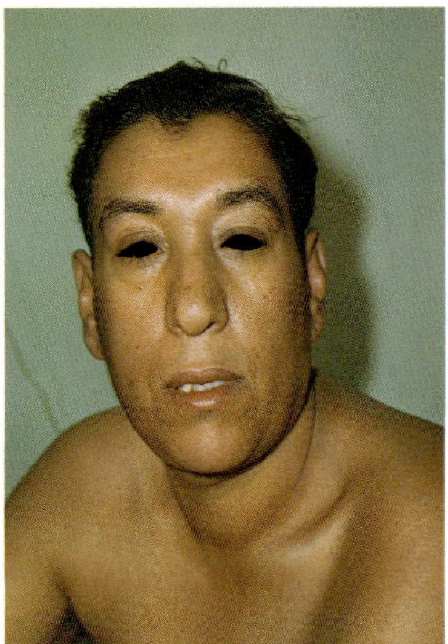

Abb. 220. Haarrückgang und Psoriasis. Die normale Haarrückbildung im Schläfenbereich bei einem Mann mit einer Psoriasis der behaarten Kopfhaut.
Abb. 221. Fortschreitender Haarrückgang. Der Haarrückgang im Schläfenbereich schreitet fort mit allmählichem Verlust des Haares über dem ganzen vorderen Kopfbereich dieses Mannes. Zusätzlich ist eine Zunahme der Schädelgröße zu erkennen, hervorgerufen durch Pagetsche Krankheit (Osteitis deformans). (*Sir James Paget, 1814–1822, Beschreibung 1877.*)
Abb. 222. Komplette Haarrückbildung im Schädeldachbereich. Die typische Stirnglatze des Mannes kann weiter fortschreiten, bis das Haar über dem Schädel völlig verlorengegangen ist, während es an beiden Seiten und im Hinterhauptsbereich normal weiterwächst.

220

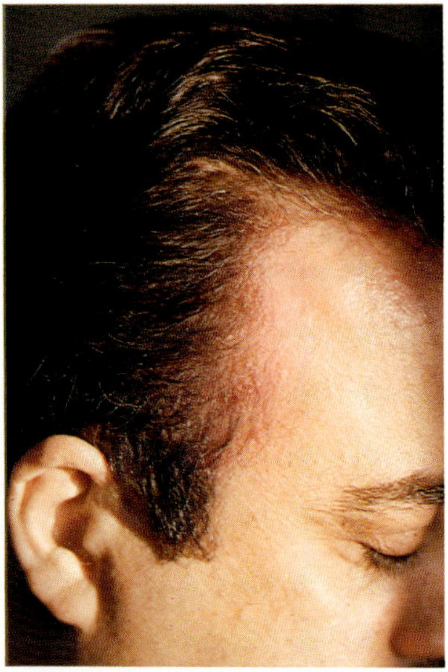

221

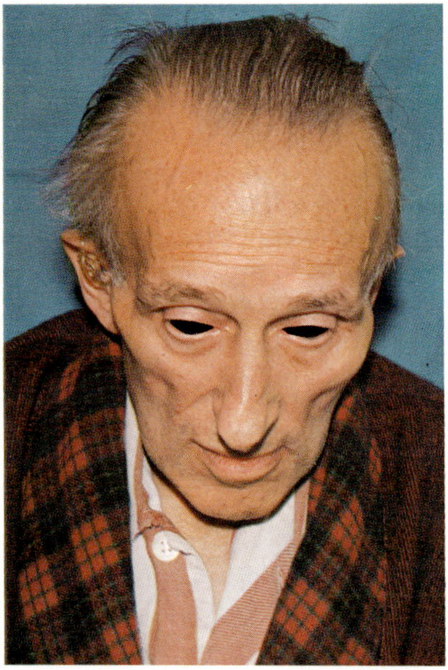

222

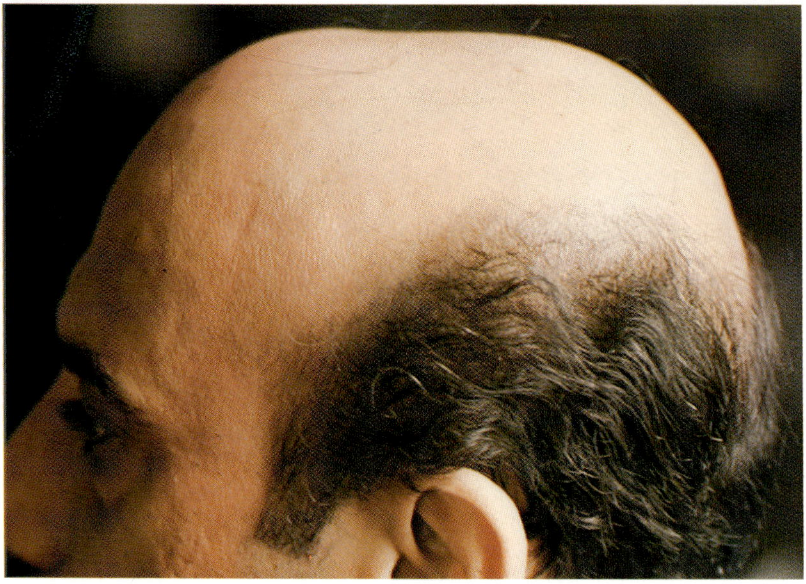

Abb. 223–225. Alopecia areata. Ein fleckförmiger Haarverlust kann hervorgerufen werden durch eine Alopecia areata, welche die behaarte Kopfhaut (**223**) oder die Augenbrauen und Augenwimpern (**224**) betrifft. Die Ursache ist unbekannt. Man findet oft wie Ausrufezeichen gekrümmte Haare. Das Haar kann auch wieder wachsen mit Depigmentierung, es kann aber auch ein totaler Verlust eintreten mit Fortschreiten bis zur Alopecia totalis (Glatze). Zeitweiser Haarverlust kann auch zurückzuführen sein auf ständiges Ziehen am Haar, in der westlichen Gesellschaft durch das Flechten eines Zopfes, in Afrika zur Herstellung verschiedener Haartrachten, wie in **225** abgebildet. Dieses Mädchen hat auch noch eine ausgeprägte Keloidbildung am Ohr nach Durchstechung des Ohrläppchens.

223

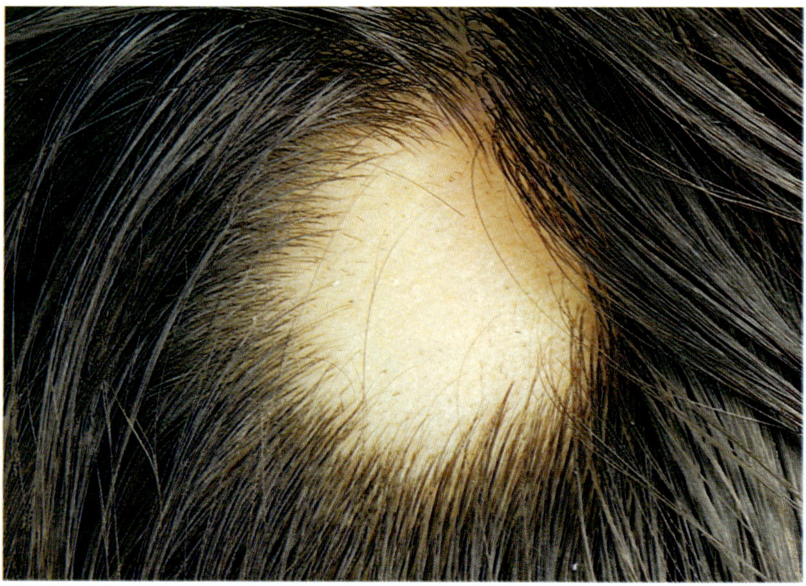

224

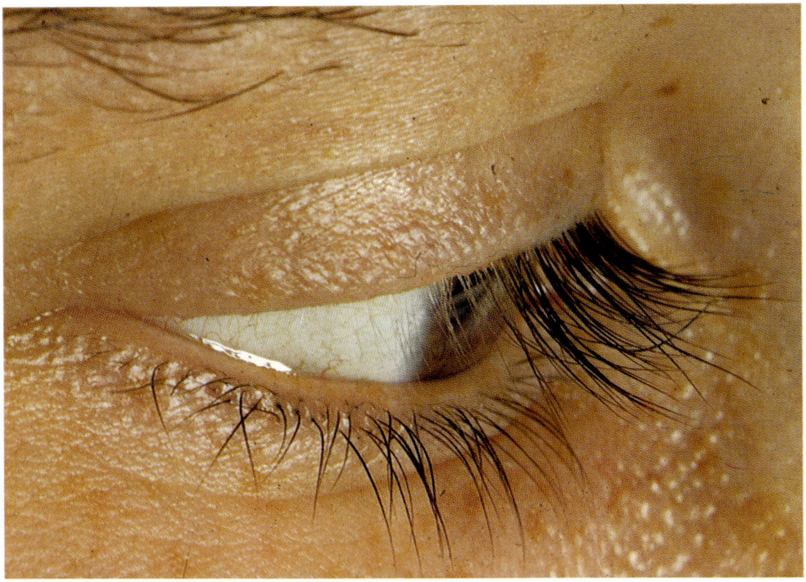

225

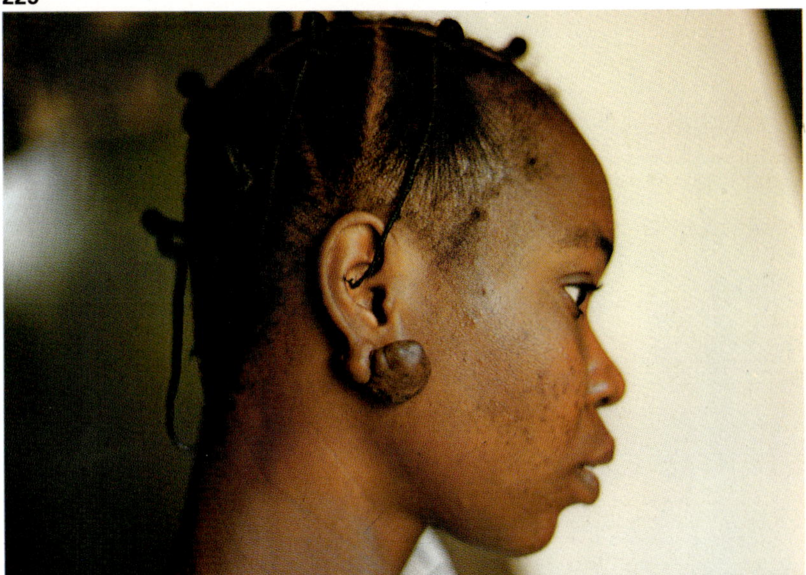

Abb. 226. Haarausfall bei Unterernährung. Schwere Unterernährung kann zu Depigmentierung des Haares und zum Haarausfall führen, wie bei dieser Frau mit Abmagerung im Verlauf einer Tuberkulose.
Abb. 227. Haarausfall als Folge einer Röntgenbestrahlung (Epilation). Das Wiederwachstum beginnt hier nach einer Ringwurmbehandlung.
Abb. 228. Narbenbedingte Alopezie (LE). Die Flecken des chronischen scheibenförmigen Lupus erythematodes vernarben und führen zum Haarausfall.

Verschiedene andere Erkrankungen

Abb. 229. Sklerodermie. Die glänzende, feste Haut der Hände und die atrophischen Nägel mit Fehlwachstum sind typisch für die generalisierte Sklerodermie. Es findet sich eine fleckförmige Teleangiektasie des Gesichtes.

226

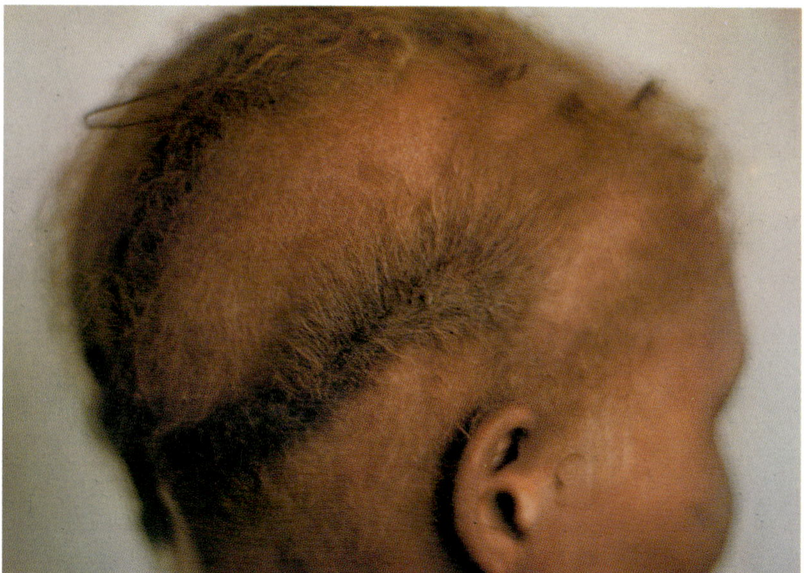

227

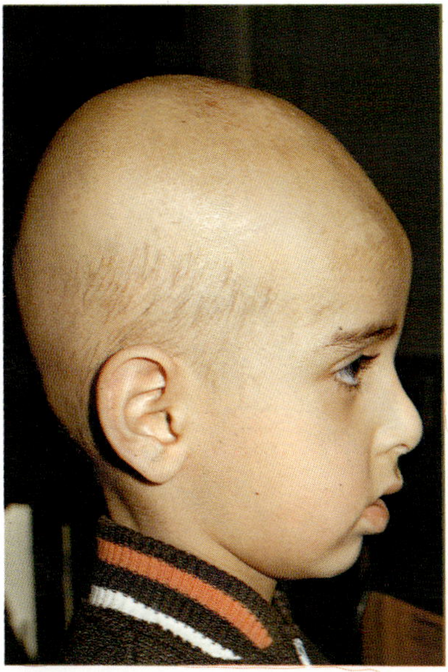

228

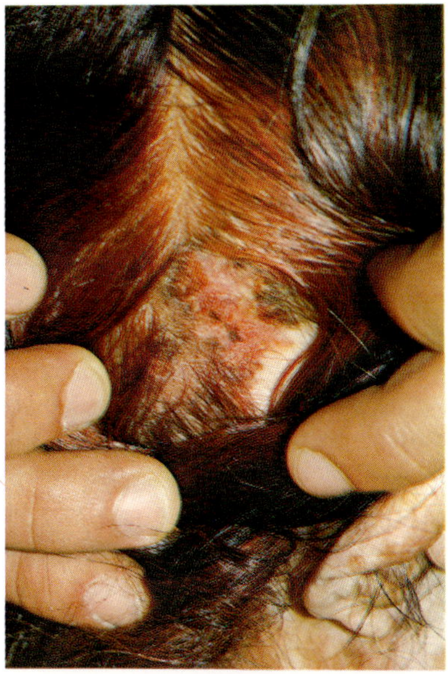

229

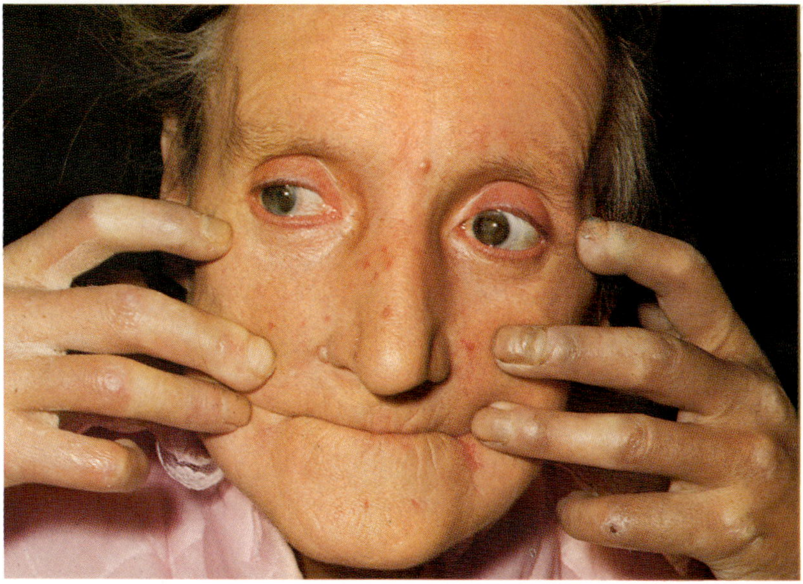

Abb. 230 u. 231. Sklerodermie. Diese Hände zeigen die typische glänzende Haut und sollten mit denen auf dem vorhergehenden Bild verglichen werden. Hier sind die Veränderungen weniger stark ausgeprägt mit nur leichter Festigkeitszunahme und Glanzhautbildung. Die Veränderungen erkennt man am besten durch Berührung.

Abb. 232. Sklerodermie. Bei dieser Früherkrankung beachte man die glänzende, unelastische Konsistenz der Haut unter dem Kinn und die zahlreichen Teleangiektasien.

Abb. 233. Sklerodermie. Mit fortschreitender Erkrankung wird die Haut fester, das Gesicht verliert seine normalen Falten und seine Ausdrucksfähigkeit. Viele Teleangiektasien.

Abb. 234 u. 235. Umschriebene Sklerodermie (»en bande«). Atrophie des Subkutangewebes unter der fixierten und verdickten Haut (**234**). Beachte die fleckförmige Pigmentierung über dem Oberarm. Bei dieser Art der Sklerodermie kommen keine generalisierten Manifestationen vor.

230

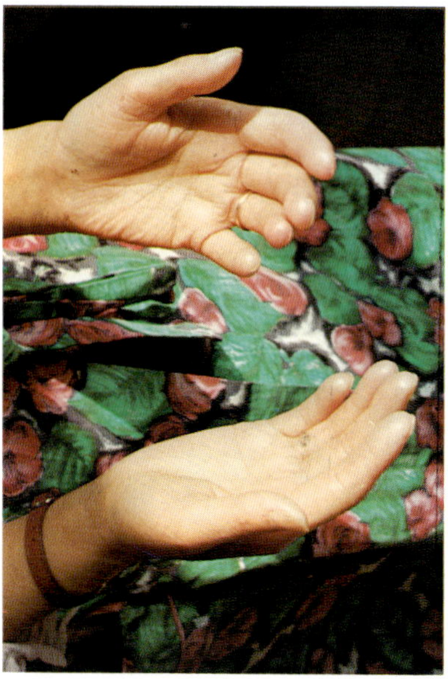

231

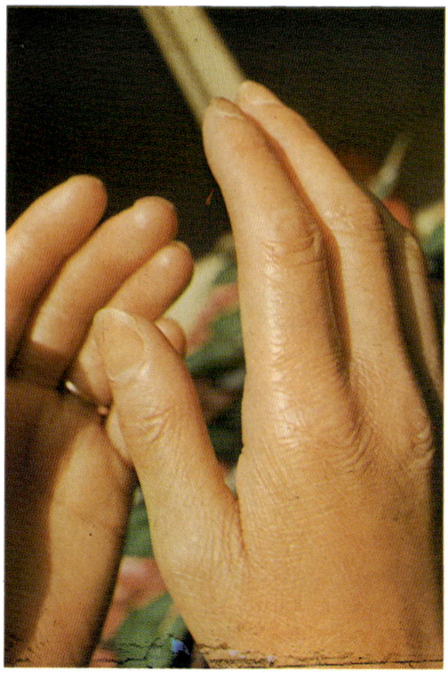

232

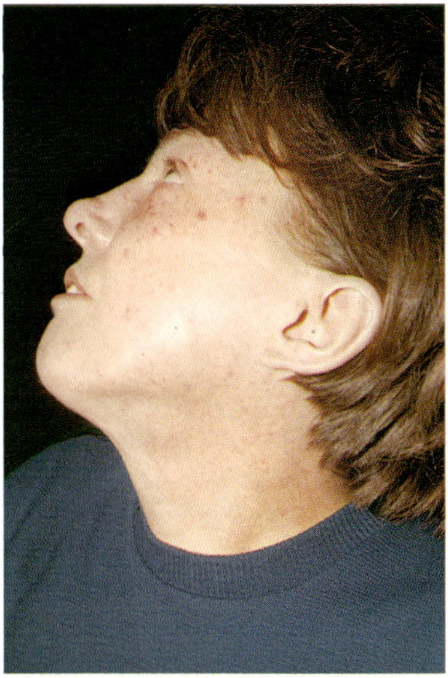

233

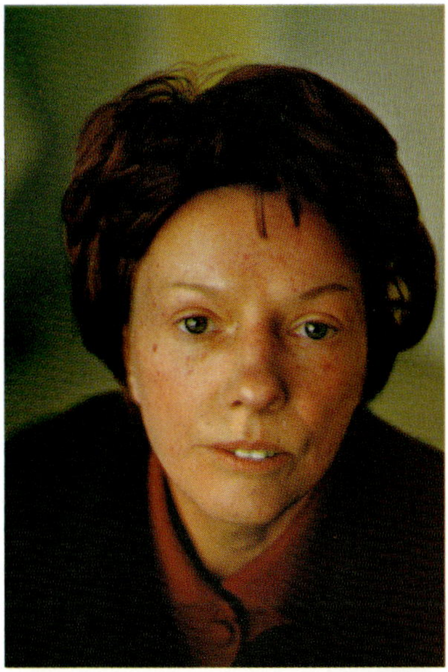

234

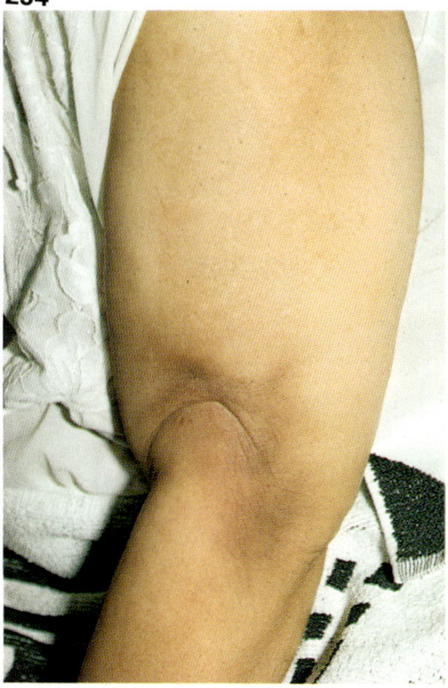

235

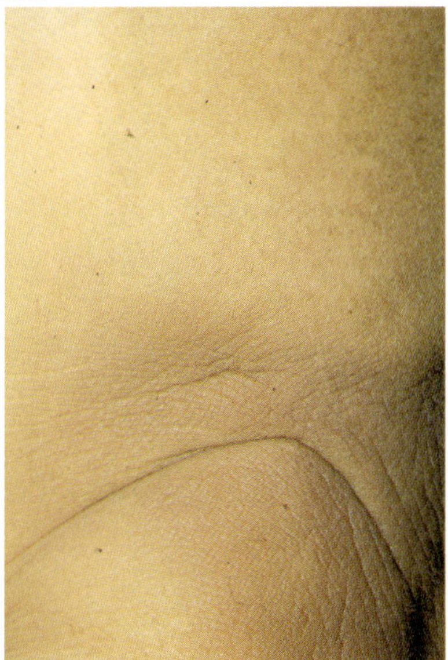

Abb. 236. Wangenröte. Das Erythem über den Wangen wird traditionsgemäß mit einer hochgradigen Mitralstenose in Verbindung gebracht. Man kann diesen Befund jedoch auch bei gesunden Leuten aus allen Berufen und Lebensbereichen sehen, ob sie nun in der freien Luft arbeiten oder nicht. Es handelt sich dabei wahrscheinlich um eine der zahlreichen traditionellen Gedankenverbindungen in der Medizin, die einer wirklichen Grundlage entbehren.

Abb. 237. Der fieberhafte Patient. Dieser Mann ist krank. Er ist heiß, er schwitzt, die Augen sind leicht eingesunken und das Gesicht ist apathisch. Er leidet an einer lobären Pneumonie; Temperatur 40 °C.

Abb. 238. Fieber und Herpes simplex. Herpes febrilis: Diese Frau war an einer Pneumonie erkrankt, und kurz nach der Einlieferung entwickelte sich die Ansammlung von Herpes-Bläschen auf der Oberlippe – eine klassische und charakteristische Begleiterscheinung bei Fieber.

Abb. 239. Herpes genitalis (simplex). Herpes genitalis mit intakten Bläschen und keiner Krustenbildung. Es handelt sich um eine rezidivierende, sehr häufige Erkrankung, die oft Anlaß zù ungerechtfertigter Besorgnis gibt.

236

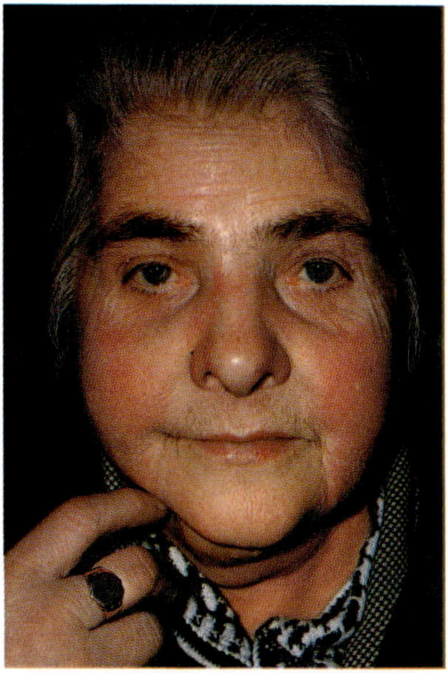

237

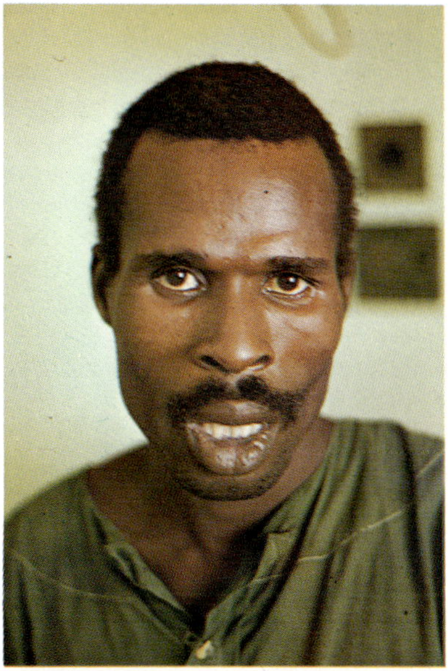

238

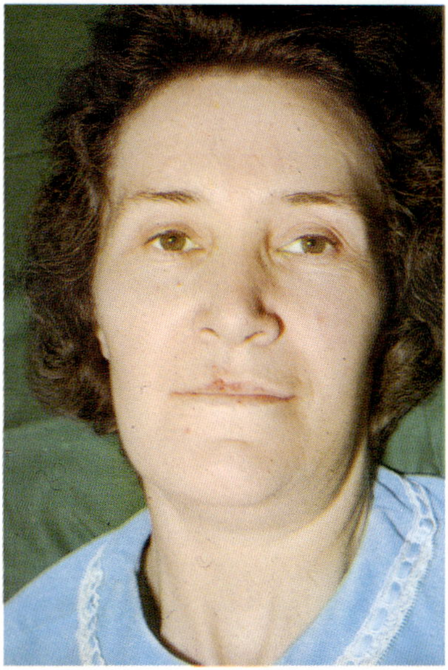

239

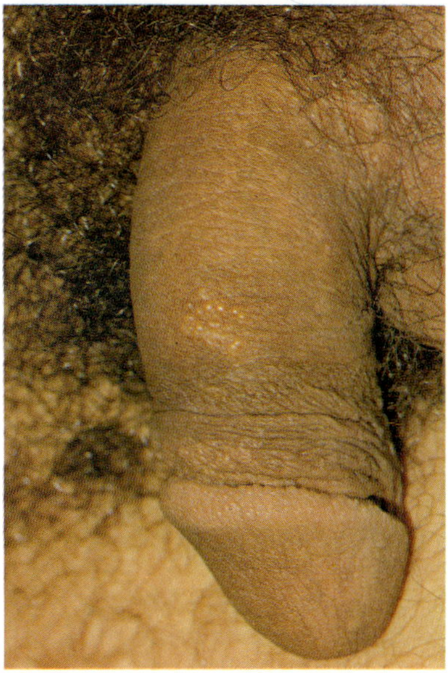

Abb. 240 u. 241. Herpes zoster (Gürtelrose), Frühstadium. Der Herpes-zoster-Ausschlag beginnt als ein umschriebener Fleck, der sich zu einem Bläschen auf einem roten Untergrund entwickelt. Die Bläschen breiten sich dann auf das ganze Dermatom aus. Die Nahaufnahme (**241**) zeigt die Hautläsion, welche mit dem Ausschlag bei einem Neger verglichen werden sollte, wo das Erythem nicht zu erkennen ist. Der Ausschlag kann auch sehr spärlich sein, und die Hauptbeschwerden können in Schmerz oder Parästhesie im Verteilungsgebiet des Nerven bestehen.

Abb. 242 u. 243. Herpes zoster (Gürtelrose), florides Stadium. Die Erkrankung verteilt sich über ein Dermatom, hört an der Mittellinie auf und befällt nur die Hälfte der Nabelhernie. Die floride Bläschenbildung sieht man besonders in der Seitenansicht (**242**) im Verlaufsgebiet des Hautsegmentes.

240

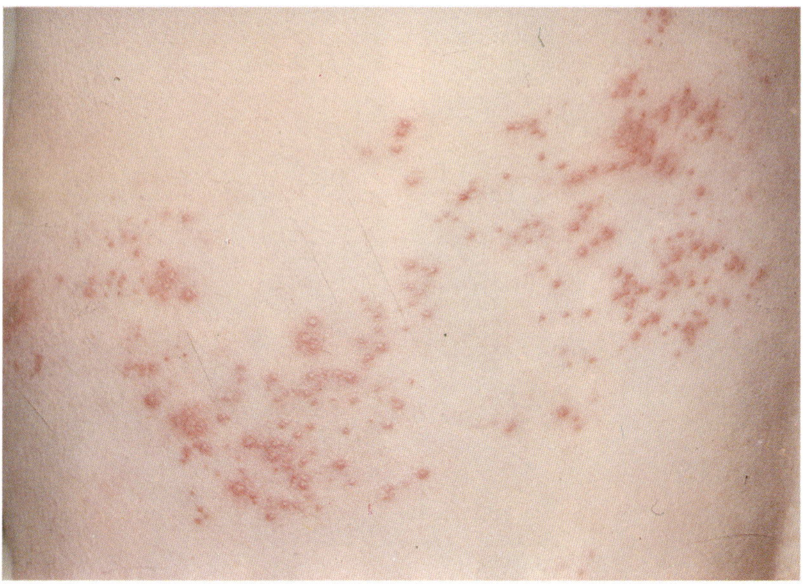

241

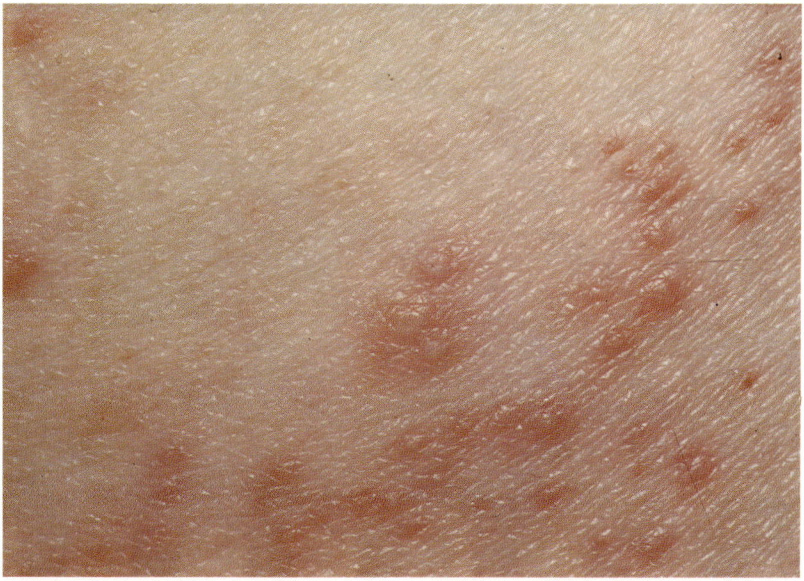

242

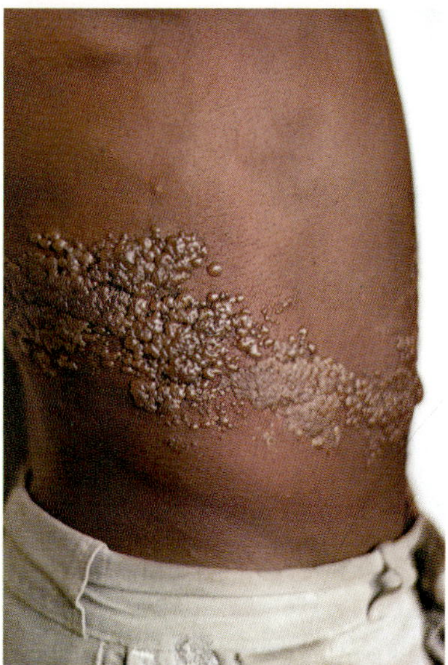

243

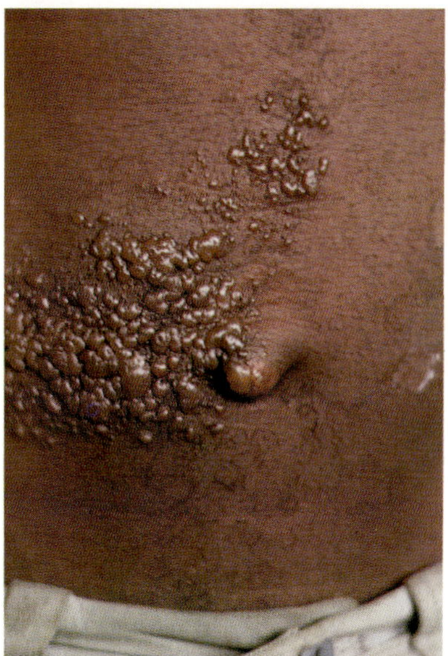

Abb. 244. Herpes zoster. Die Hautveränderungen sind progredient. Es kommt zur Ruptur der Bläschen, zur Verkrustung und Vernarbung, wie dies hier als Endergebnis am Rumpf gezeigt wird.
Abb. 245. Verteilung der Hautnerven am Kopf und Hals.
Abb. 246. Herpes zoster (Narbenstadium). Die Krankheit betraf den N. ophthalmicus, den 1. Ast des N. trigeminus. Hier sieht man die Restvernarbung, welche sich bis in das Haargebiet erstreckt, aber zu keinen Hornhautnarben geführt hat. Die Mittellinie wird durch die Narben nicht überschritten.
Abb. 247 u. 248. Herpes zoster (N. maxillaris). Das Aussehen rührt von der Anwendung von Calamin im Bereich der Hautveränderungen durch den Patienten her. Die Krankheit hat das Versorgungsgebiet des N. maxillaris betroffen. Beachte, wie die Bläschen sich zwischen den Augenbrauen bis in die Stirne erstrecken. Der Ramus zygomaticotemporalis des N. zygomaticus (eines Astes des N. maxillaris) verzweigt sich auf unterschiedliche Weise im Schläfenbereich.

244

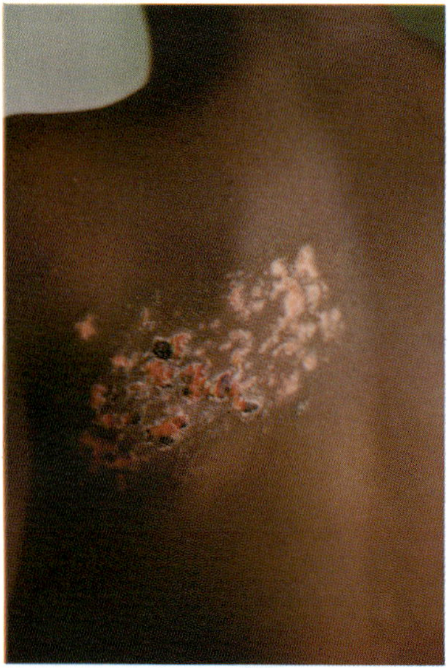

245

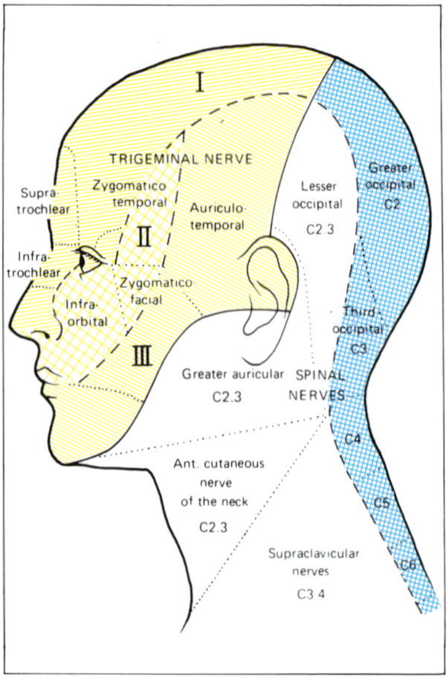

246

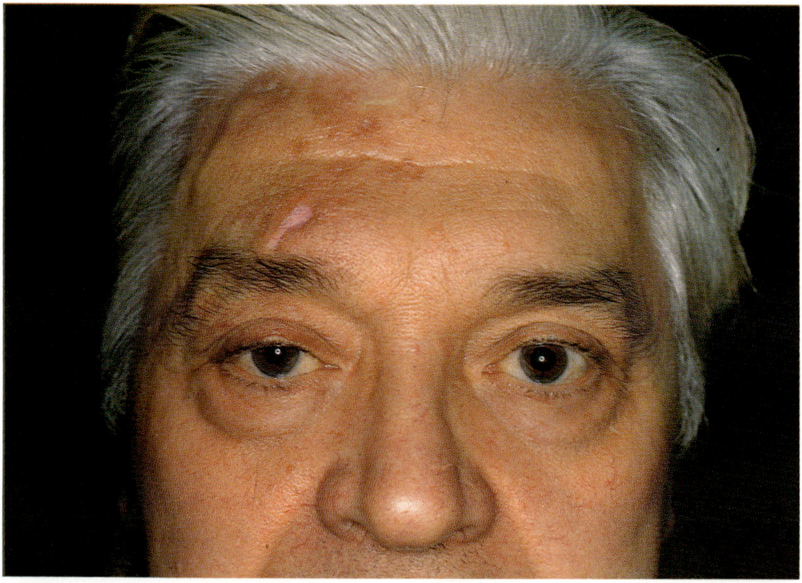

247

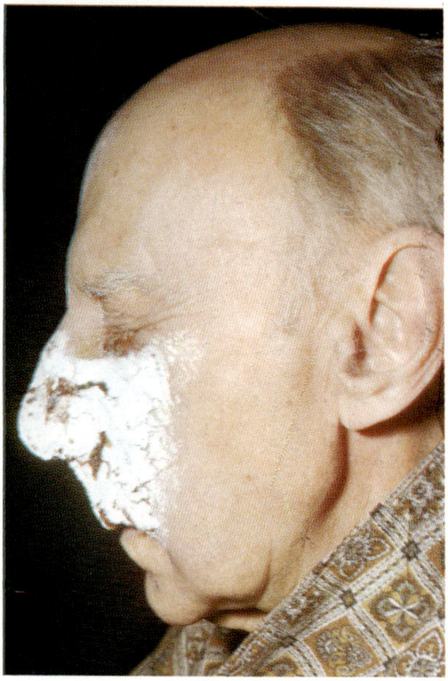

248

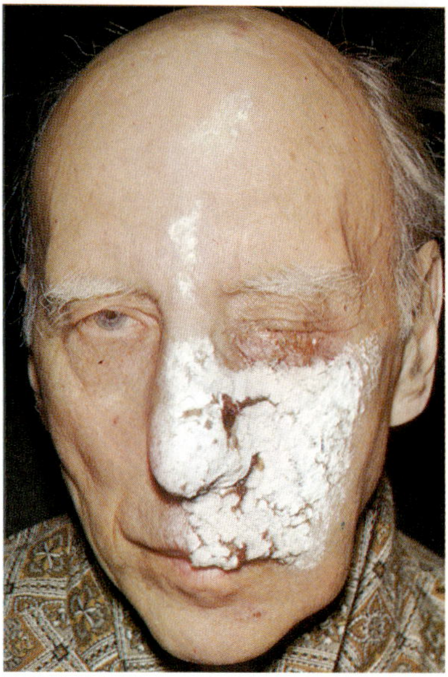

Abb. 249 u. 250. Chloasma (Schwangerschaftspigmentierung, Mutterflecken). Diese fleckförmige Pigmentierung sieht man im Gesicht, entweder als Maske rund um die Augen oder quer über die Stirn. Sie kann in der Schwangerschaft auftreten oder auch bei Frauen, welche Kontrazeptiva nehmen, besonders, wenn sie sich dem Sonnenlicht ausgesetzt haben. Ähnliche Flecken können entstehen durch die Anwendung von Parfümen und Kosmetika oder durch Einwirkung des Sonnenlichts.

249

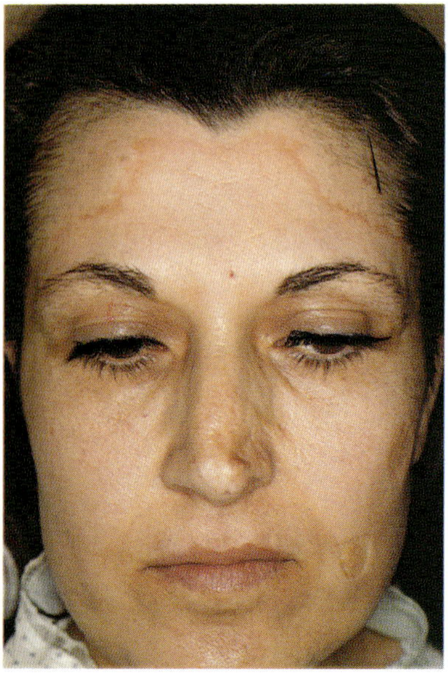

250

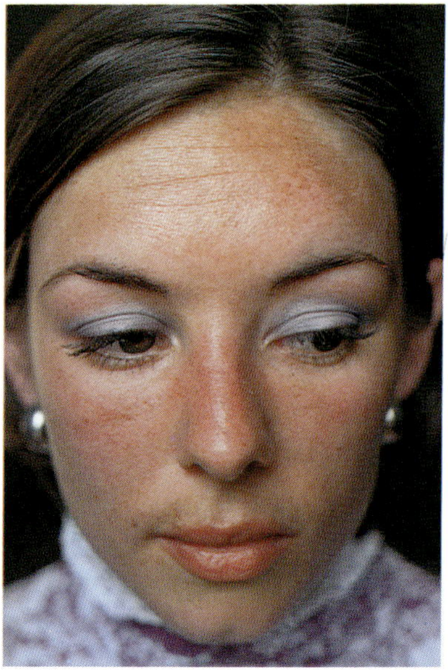

Die Augen

Ptosis oder Hängen der Augenlider

Die Ptosis reicht von einem minimalen Hängen der Augenlider bis zu einem totalen Verschluß. Findet man eine unilaterale Ptosis, besonders eine nicht sehr starke, so muß man diese von einer Lidretraktion des anderen Auges unterscheiden. Ist die Ptosis tatsächlich bilateral, aber asymmetrisch? Findet sie sich in Verbindung mit 1. einem übererregbaren M. frontalis (Tabes), oder ist die Überreaktion der Gegenseite ausgelöst von der Ptosis (funktionell), oder findet sie sich in Verbindung mit 2. Ungleichheit der Pupillen (Horner-Syndrom oder Lähmung des III. Hirnnerven) oder mit einer Augenmuskellähmung?

Ursachen der Ptosis

Tabes dorsalis. Bilaterale Ptosis, bilaterale Überregbarkeit der Stirnmuskulatur.
Kongenital. Bilateral, gelegentlich auch eine unilaterale Ptosis. Eine bilaterale Übererregbarkeit der Stirnmuskulatur kann vorhanden sein.
Myopathisch. Dystrophia myotonica. Bilateral, mit Atrophie der Gesichtsmuskulatur.
Myasthenisch. Zunehmend beim Blick nach oben. Bilateral oder asymmetrisch, teilweise oder komplett.
Läsion im Bereich des Sympathikus. Unilateral, partiell, kleinere Pupille.
Läsion im Bereich des Okulomotorius. Schädigung des III. Hirnnerven, unilateral, partiell oder komplett. Pupille größer mit Auswärtsschielen (Gegenspieler des M. rectus lateralis fehlt).
Funktionell. Unilateral oder bilateral, partiell oder komplett, Übererregbarkeit des M. frontalis auf der Gegenseite, oft assoziiert mit einem Blepharospasmus.
Verschiedenes. Medikamente: Bethanidin-Augentropfen. Trauma/Operation der Augen mit langzeitigem Okklusionsverband.

Abb. 251. Bilaterale Ptosis (Tabes dorsalis). Diese findet sich im allgemeinen bilateral, das Gesicht ist ausdruckslos und traurig. Bilaterale Überfunktion der Stirnmuskulatur kann vorhanden sein und gibt dem Patienten einen Ausdruck des »Überraschtseins«. Manchmal findet man keine Veränderung der Pupillenreaktion, obwohl hier eine sehr träge Reaktion auf Licht im Vergleich zu der prompten Konvergenzreaktion nachweisbar war. Es findet sich ein Pterygium im rechten Auge.

Abb. 252. Bilaterale Ptosis (Tabes dorsalis). Dieser Mann hatte auch ein Argyll-Robertson-Phänomen der Pupillen, was man in der Abb. **253** sehen kann. (*Douglas Moray Cooper Lamb Argyll Robertson, 1837–1909, Beschreibung 1868, Edinburgh.*)

251

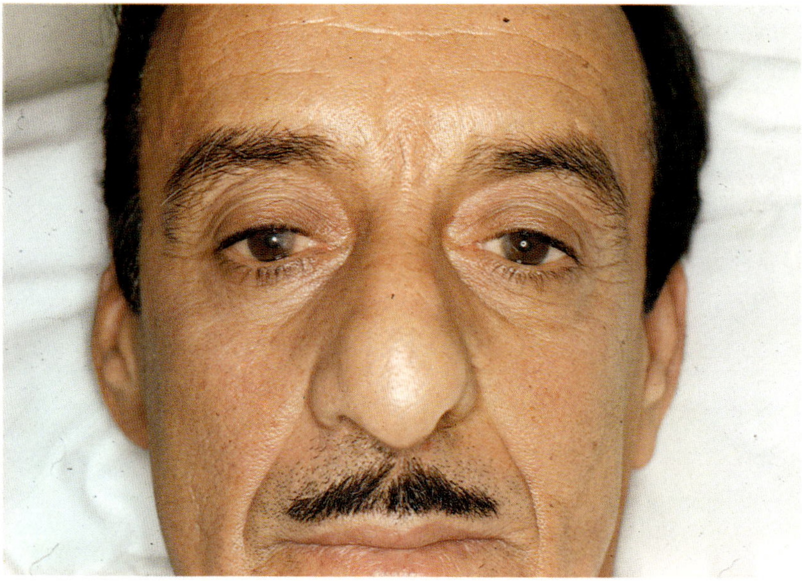

252

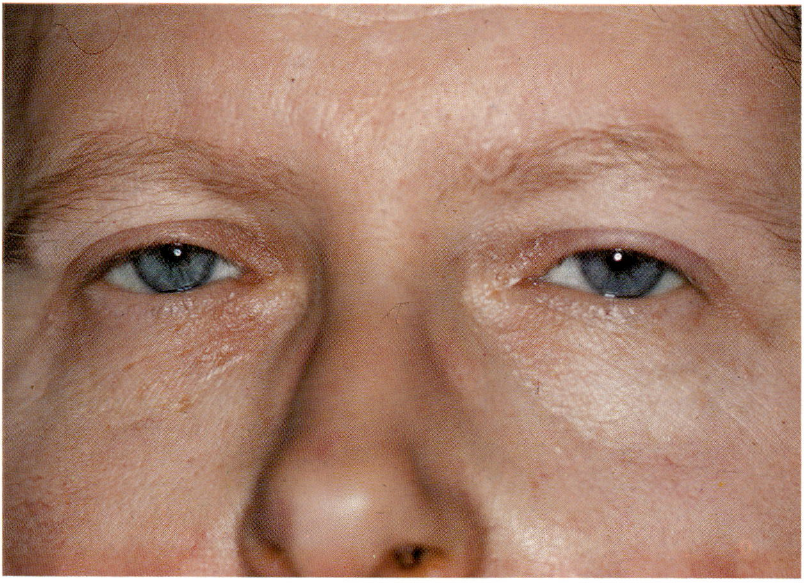

Abb. 253. Argyll-Robertson-Phänomen der Pupille. Die Nahaufnahme des Auges aus der vorausgegangenen Abbildung zeigt die Unregelmäßigkeit der Pupille mit Atrophie des Pigments in unmittelbarer Nachbarschaft der Pupille. Die Pupillen sind klein, unregelmäßig und ungleich, sie reagieren schwach auf Licht und auf Mydriatika, dagegen rasch auf Konvergenz; die Iris zeigt deutliche Zeichen der Atrophie.
Abb. 254 u. 255. Kongenitale Ptosis. Im allgemeinen ist sie bilateral, sie kann aber auch unilateral vorkommen. Andere begleitende Anomalien sind kongenitale Fazialisparese, äußere Ophthalmoplegie, Zungenlähmung oder Klumpfuß.

253

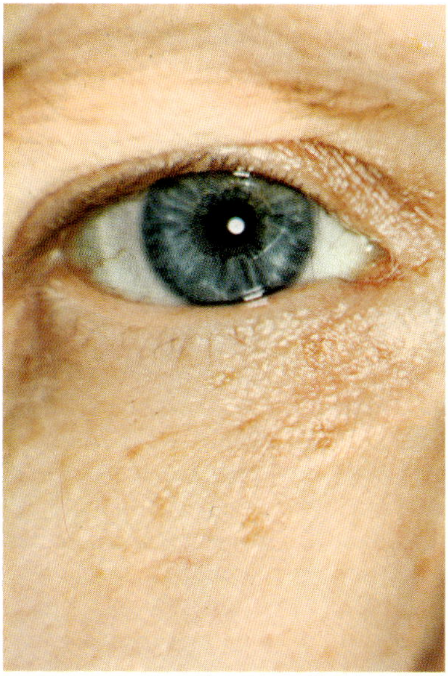

254

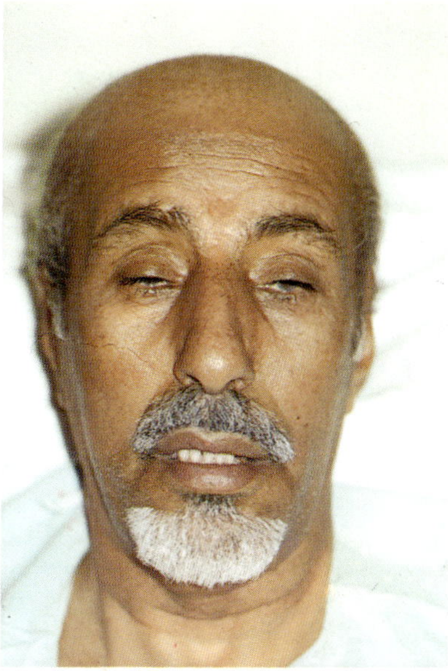

255

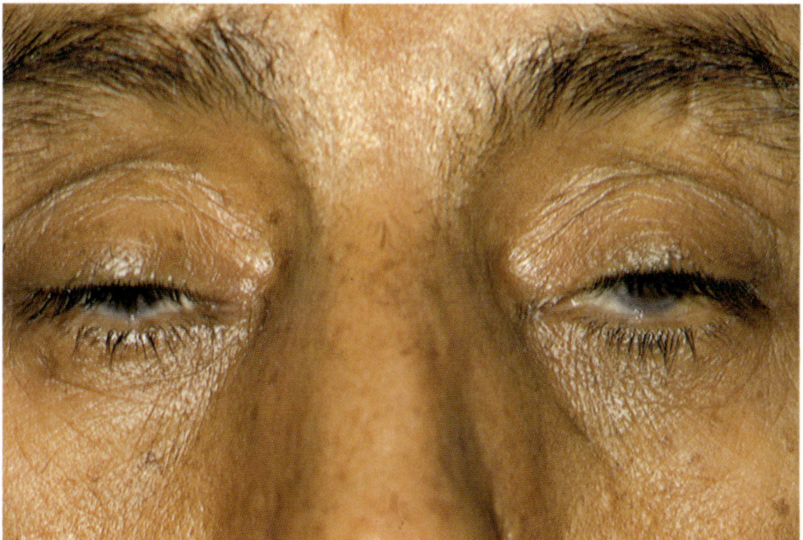

Abb. 256. Kongenitale Ptosis. Es findet sich eine linksseitige unilaterale Ptosis ohne Überaktion der Stirnmuskulatur. Die Ptosis ist nahezu komplett, ohne deutliches Schielen, was darauf hinweist, daß keine Lähmung des III. Hirnnerven vorliegt. Die Pupille kann man nicht sehen. Eine Ptosis dieses Ausmaßes kann, wenn sie nicht Folge einer Lähmung des III. Hirnnerven oder einer Schädigung im Bereich des Sympathikus ist, nur angeboren sein, da eine kongenitale Ptosis unilateral auftritt. Durch Myasthenie hervorgerufene unilaterale Ptosis stellt eine ernste Differentialdiagnose dar.

Abb. 257. Dystrophia myotonica. Es liegt eine bilaterale Ptosis vor mit entsprechender Extension des Halses und leichter Überaktion der Stirnmuskulatur, um besser sehen zu können. Frühzeitige Stirnglatze und Atrophie der Gesichtsmuskulatur ist ebenfalls deutlich erkennbar. Weiterhin findet sich eine Schwäche im Bereich der Muskulatur des M. sternocleidomastoideus.

Abb. 258 u. 259. Ptosis und Myasthenia gravis. Es liegt eine bilaterale Ptosis vor mit leichter Überaktion der Stirnmuskulatur. Ferner findet sich eine deutlich demonstrierbare Ermüdbarkeit beim Blick nach oben und ständige Zunahme der Ptosis. Als Begleiterscheinung kann eine Lähmung der Augenmuskulatur und daraus resultierendes Doppelsehen auftreten. *Beachte:* Durch Myasthenie hervorgerufene Ptosis kann auch unilateral auftreten. Die intravenöse Injektion von Edrophoniumchlorid führt zu einer dramatischen Besserung, hält aber nur eine Minute an (**259**).

256

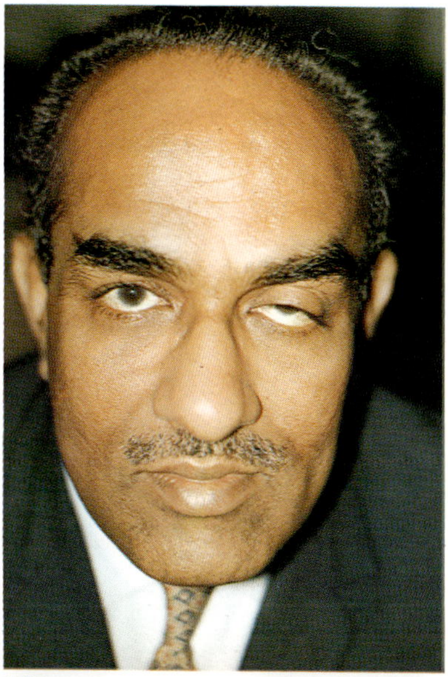

257

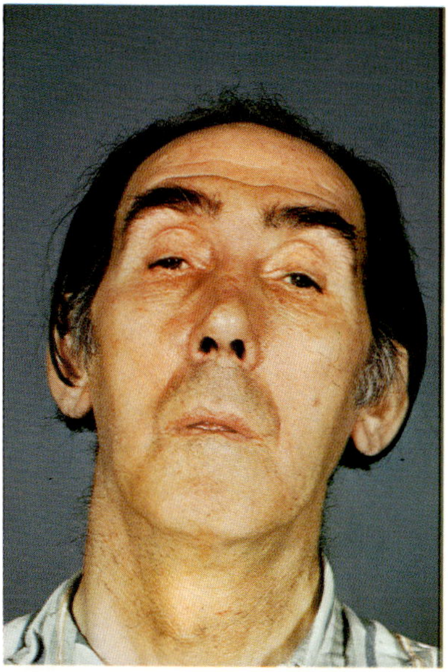

258

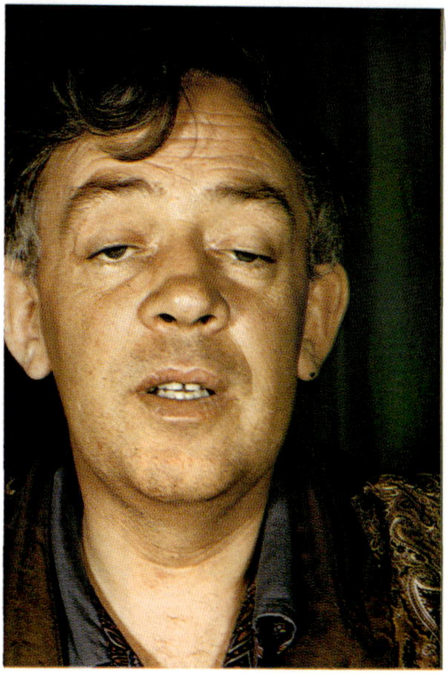

259

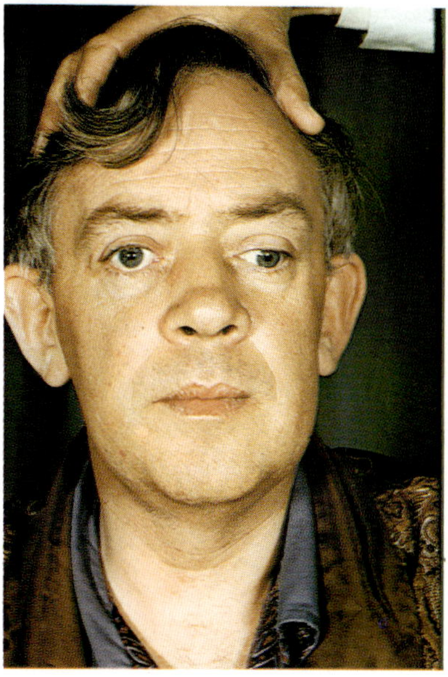

Abb. 260–265. Ptosis und Myasthenia gravis. Unilateral, komplett – oberflächlich wie eine Lähmung des III. Hirnnerven. 30 Sekunden nach intravenöser Injektion von Edrophoniumchlorid verschwindet die Ptosis, und die schwache extraokuläre Muskulatur wird sichtbar; 20 Sekunden später klingt die Wirkung der Injektion ab, und die komplette Ptosis kehrt zurück. Die Tränen werden durch das unangenehme Gefühl hervorgerufen, sie laufen zum linken Nasenloch ab und fl ießen auch über die Wangen herunter. 20 Sekunden nach **265** sah der Junge wie auf dem ersten Bild dieser Serie aus.

260 0 sec

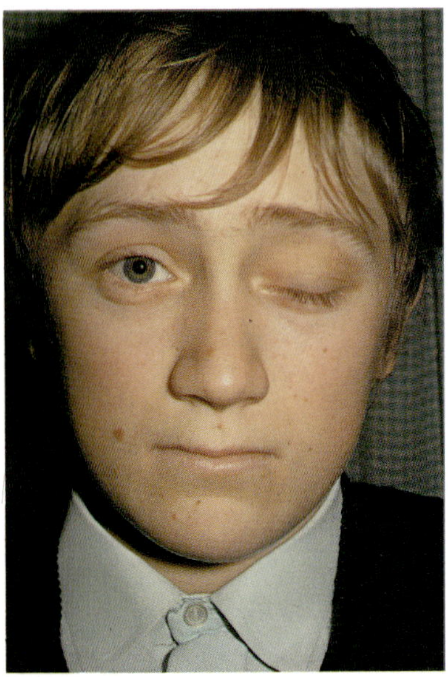

261 30 sec

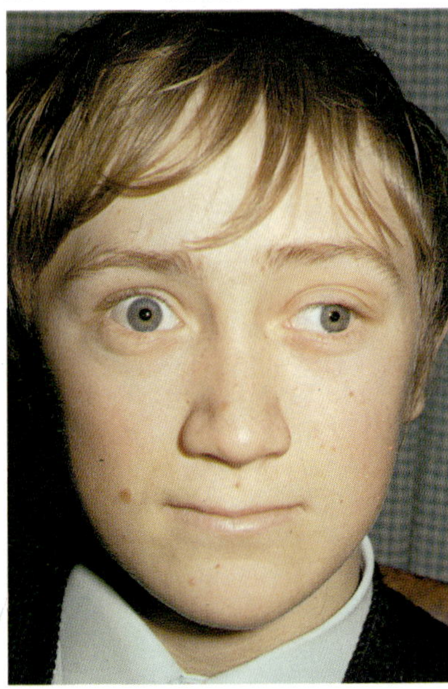

262

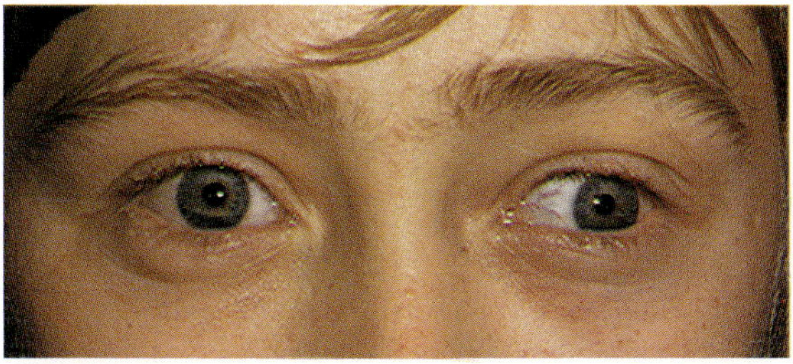

50 sec

263

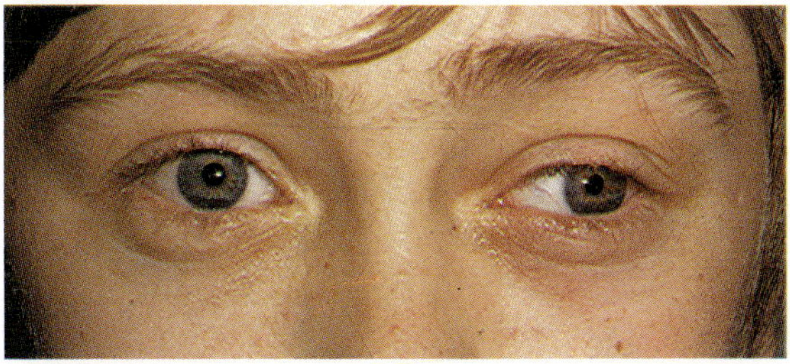

70 sec

264

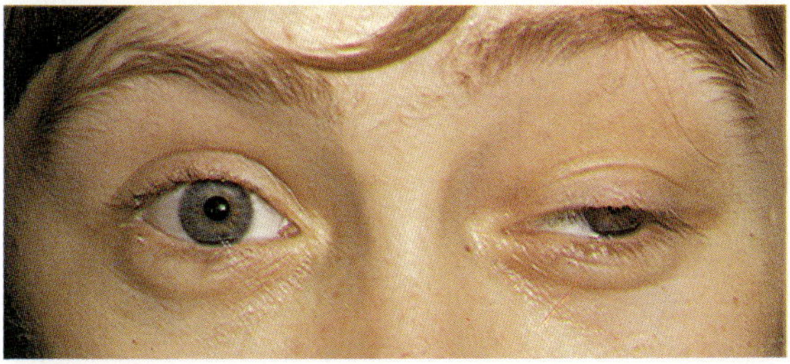

90 sec

265

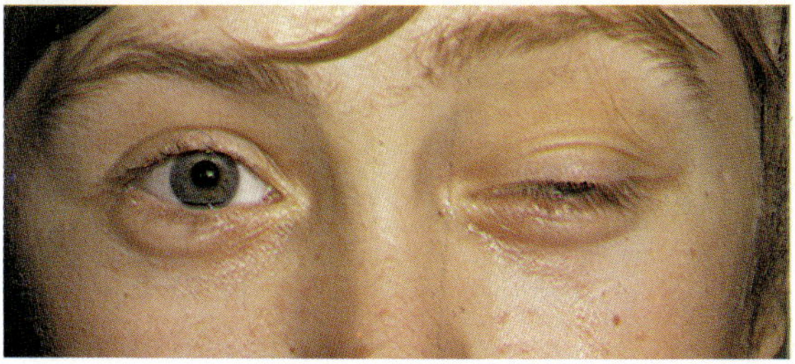

110 sec

Abb. 266. Ptosis, Läsion im Bereich des zervikalen Sympathikus. Ein junges Mädchen mit einer rechtsseitigen Ptosis und trophischen Veränderungen an den Fingern. »Deduktive Betrachtung« würde die Veränderung der Finger auf Verbrennung, Gangrän, Raynaudsche Krankheit, Embolie, Ergotismus oder eine Halsrippe zurückführen. Die kleine Pupille und die Ptosis auf der rechten Seite gehören ursächlich zusammen. Die Ptosis wird bestätigt durch 1. eine Muskelüberfunktion rechts, 2. eine kleine Pupille rechts, 3. die Tatsache, daß die Lider tangential den Rand der kleineren wie der größeren Pupille schneiden – das rechte Lid muß also weiter herabhängen. Zusammengefaßter Befund: Läsion im Bereich des N. sympathicus mit Veränderungen am Auge und an den Fingern. Diagnose: Zervikale Sympathektomie wegen einer schweren Raynaudschen Krankheit. Als Alternative muß man auch an Verbrennungen bei Syringomyelie denken.
Abb. 267–269. Ptosis, Horner-Syndrom. Partielle Ptosis auf der rechten Seite sowie kleinere rechte Pupille. Die übrigen Symptome des Syndroms (Exophthalmus, übermäßiges Schwitzen) sind nicht vorhanden. Ein Exophthalmus ist nur selten leicht zu entdecken; hier ist die Diagnose aufgrund der Atrophie der kleinen Handmuskeln einfach: Thenar und Hypothenar sind atrophisch (erstes Thorakalsegment. Ursache: Unterbrechung des sympathischen Grenzstranges durch ein Lungenspitzenkarzinom (**268**), einen Pancoast-Tumor. (*Johann Friedrich Horner, 1831–1886, Beschreibung 1869.)*

266

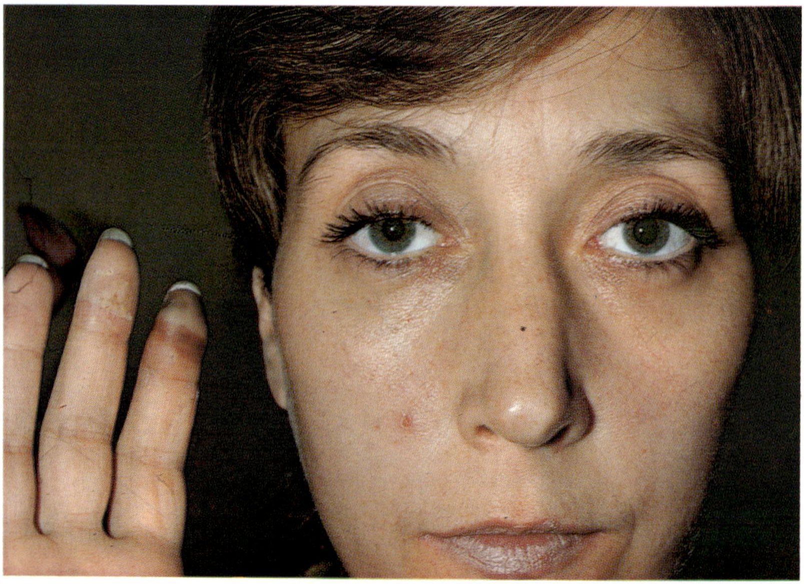

267

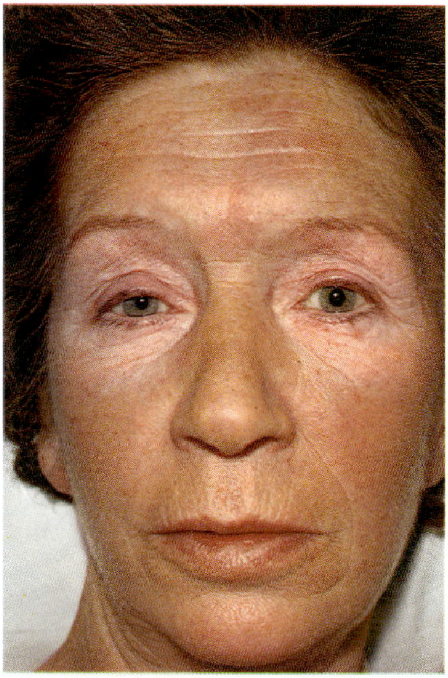

268

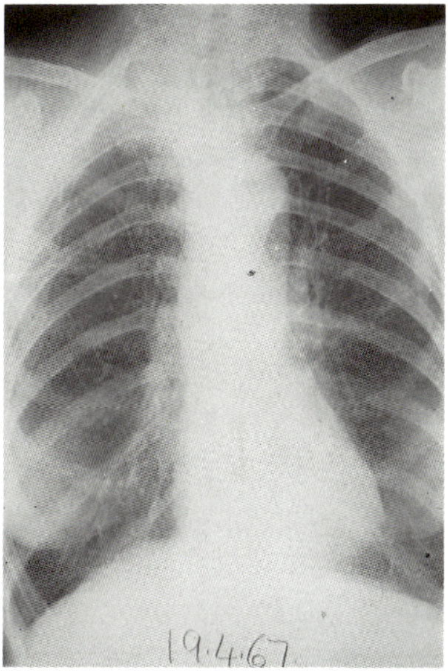

269

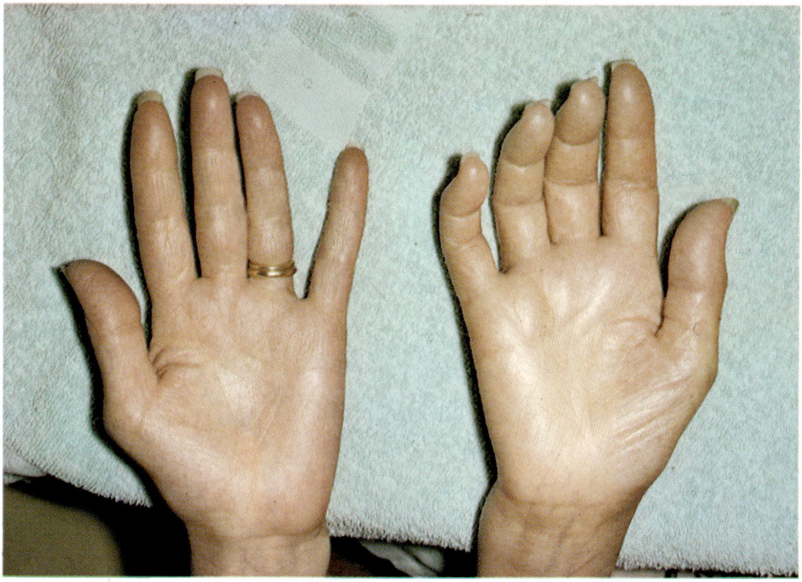

270

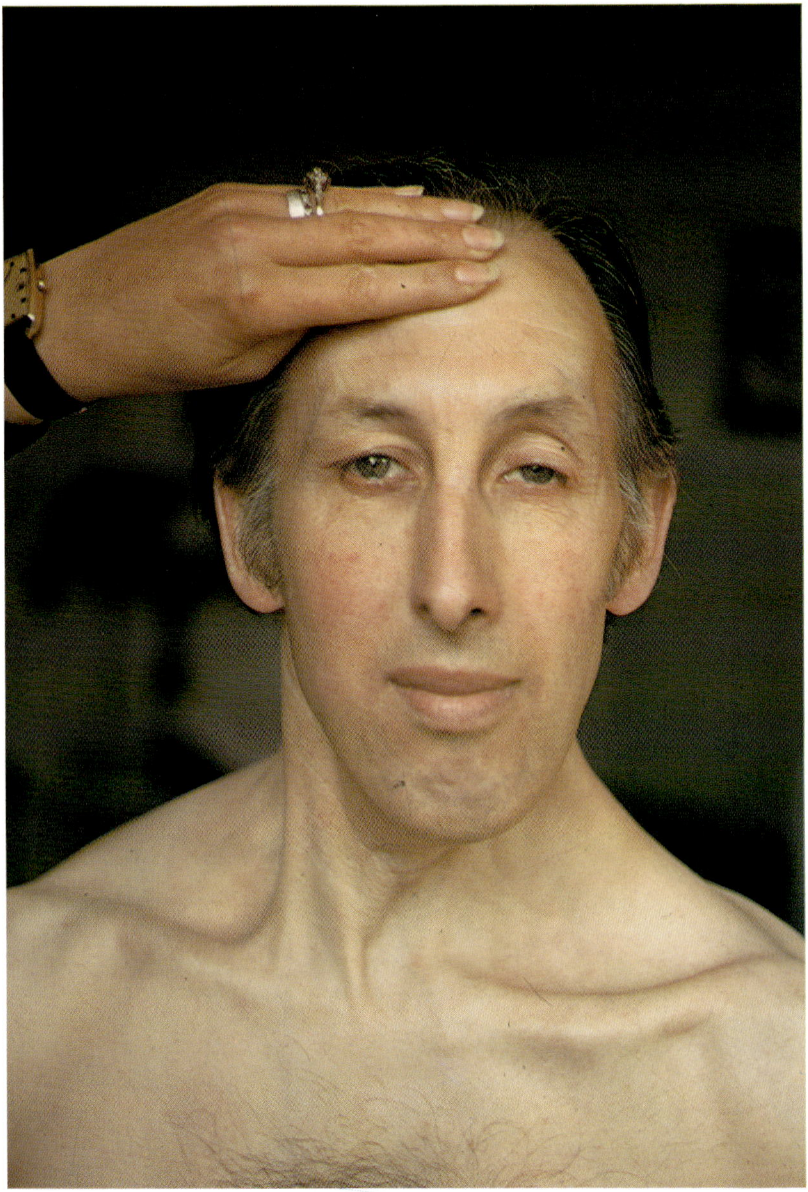

Abb. 270 u. 271. Horner-Syndrom mit Lähmungen von Hirnnerven. Linksseitige Ptosis, aber kein Unterschied in der Pupillengröße (partielle Läsion im Bereich des zervikalen Sympathikus). Deutlich sichtbar sind die Atrophie des linken M. sternocleidomastoideus, besonders in seinem klavikulären Anteil, die Atrophie im Bereich des oberen Teils des linken Trapezius (Versorgung: XI. Hirnnerv, N. accessorius) und eine Lähmung der unteren motorischen Neuronen des N. hypoglossus (XII. Hirnnerv). Die Läsion muß sich im Bereich der Schädelbasis befinden. Bei dem Patienten waren Heiserkeit (Vagusparese) und zunehmende Beeinträchtigung des XI. und XII. Hirnnerven festzustellen. Bei der Operation fand sich ein Neurofibrom des XII. Hirnnerven, welches entfernt wurde.
Abb. 272. Partielle unilaterale Ptosis. Es finden sich eine leichte rechtsseitige Ptosis ohne Überfunktion der Stirnmuskulatur und kleine Pupillen. Die Patientin hatte Schluckbeschwerden. Die Läsion fand sich im Hirnstammbereich.

271

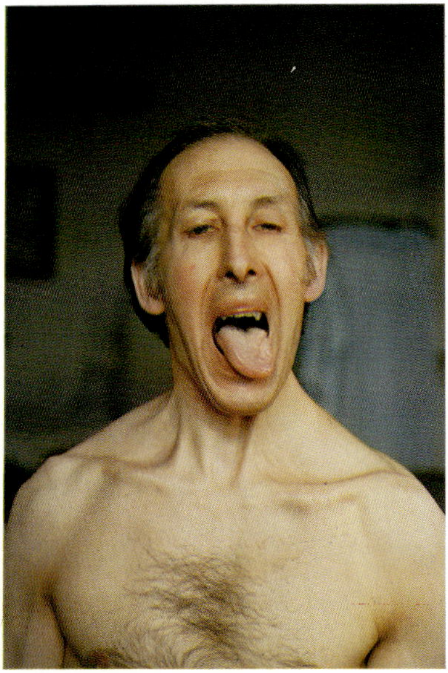

272

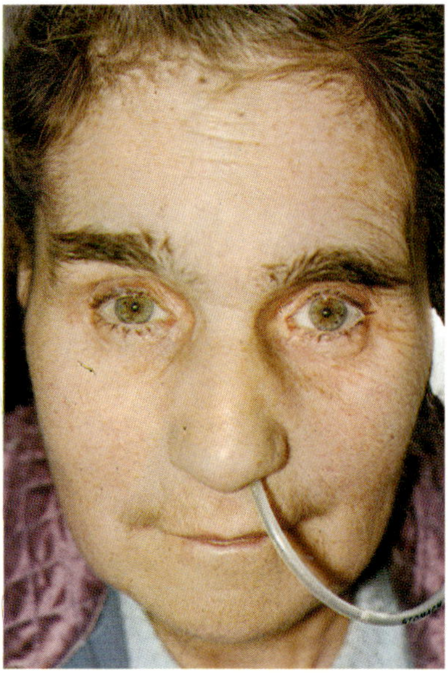

Abb. 273. Funktionelle Ptosis. Der Mann klagte über ein rechtsseitiges Hängen des Augenlides. Die Pupillen sind normal. Es findet sich eine Überfunktion der Stirnmuskulatur auf der Gegenseite: Man sollte an die Möglichkeit einer funktionellen Störung denken, da es unmöglich ist, eine Ptosis ohne Anheben der gegenseitigen Augenbraue zu simulieren.

Abb. 274 u. 275. Lähmung des III. Hirnnerven (Enzephalitis). Die Ptosis ist im allgemeinen unilateral und kann partiell oder komplett sein. Die Pupille ist vergrößert und in völliger Lähmungsstellung fixiert. Das Auge ist nach unten abgewichen (keine Gegenaktion gegenüber dem M. obliquus superior – IV. Hirnnerv) und nach außen (keine Gegenaktion gegenüber dem M. rectus lateralis – VI. Hirnnerv). Infolgedessen ist es unmöglich, nach innen und oben zu schauen. Eine Überfunktion der Stirnmuskulatur kann vorhanden sein. Andere Ursachen sind Mittelhirnläsionen – vaskulär, enzephalitisch, multiple Sklerose. In Verbindung mit Schmerz oder Kopfschmerzen handelt es sich meistens um ein Aneurysma im Bereich der A. cerebri posterior. Nicht-schmerzhafte Ursachen schließen Syphilis und Diabetes ein.

273

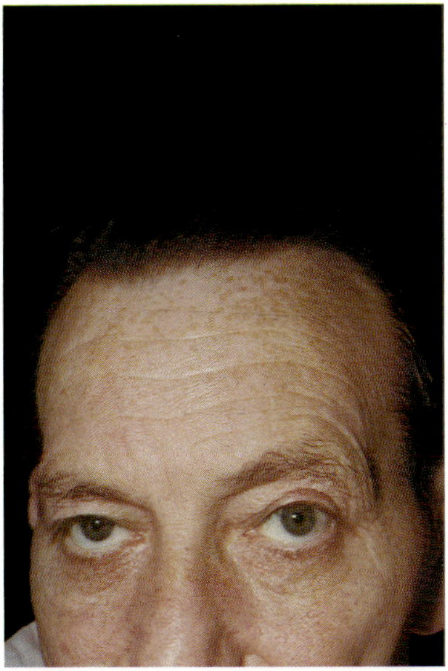

274

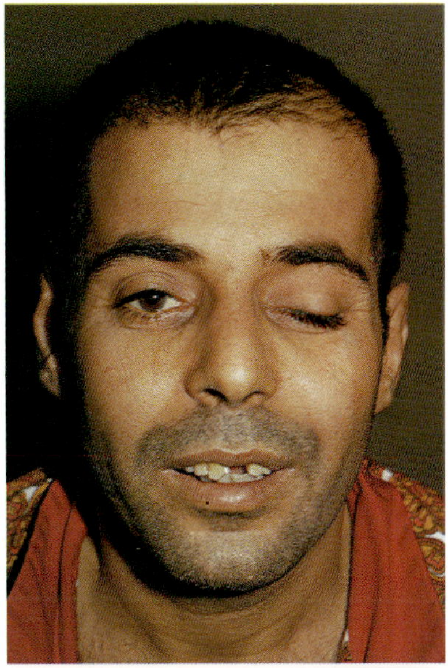

275

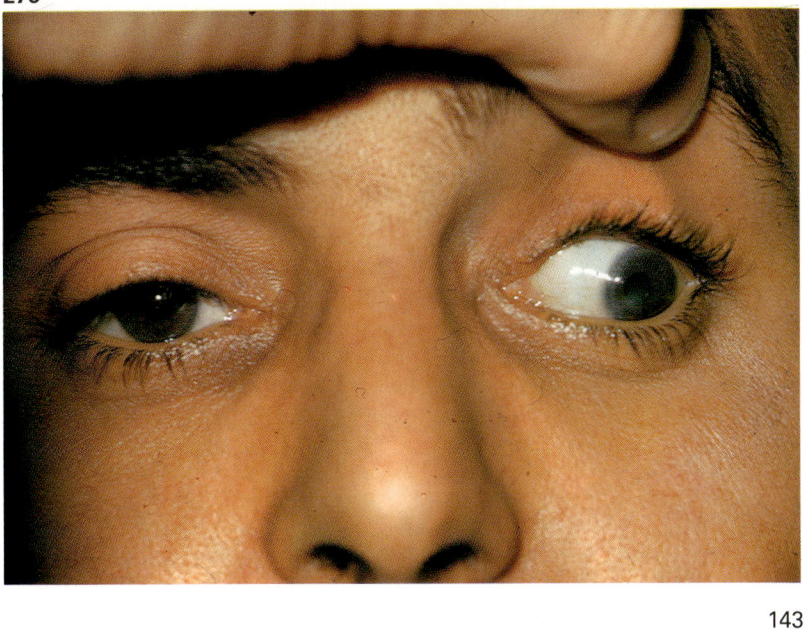

Abb. 276. Pseudoptosis (Kontralaterale Lidretraktion). Thyreotoxische Lidretraktion mit geringem Exophthalmus. Die falsche Annahme, daß das normale Auge eine Ptosis aufweise, sollte vermieden werden. Dieser Patient klagte über rechtsseitiges Hängen des Augenlides, das seiner Frau auffiel, wenn der Patient morgens über den Rand der Zeitung schaute. Darüber hinaus klagte er über Herzjagen und bevorzugte kaltes Wetter. Man soll zunächst immer die Frage klären: Welche Seite ist die nicht normale?

Abb. 277. Tabes dorsalis. Diese Abbildung zeigt einen Mann, der über einen abnormen Bewegungsumfang verfügt. Dies könnte normal sein, z. B. wenn es sich um einen Akrobaten handelte oder wenn er den ganzen Tag lang auf dem Fußboden säße und sehr bewegliche Hüftgelenke hätte. Es könnte auch Folge einer Bindegewebsschwäche – das Peter-Pan-Hypermobilitätsyndrom – oder Folge einer Störung im Kolloidstoffwechsel sein, wodurch die Gewebe schlaff werden, wie bei einem Pseudoxanthoma elasticum. Der Patient könnte auch eine Muskelhypotonie haben, entweder als Folge einer Paralyse der unteren motorischen Neuronen, einer Kleinhirnläsion oder einer Schädigung des Hinterstrangs, so wie bei der Tabes dorsalis. Es könnte auch ein krankhaft gestörtes, neuropathisches Gelenk mit einem schmerzlosen abnormen Bewegungsumfang sein. Der Patient hat auch eine bilaterale Ptosis (251).

276

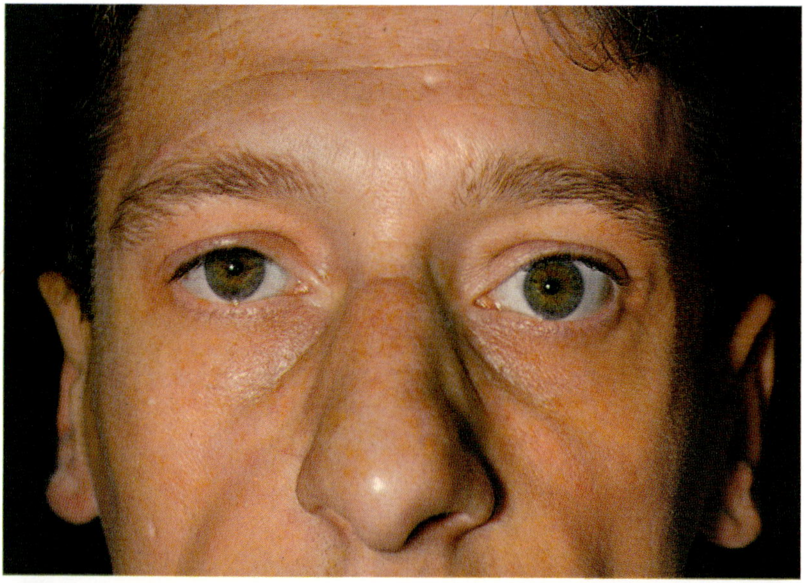

277

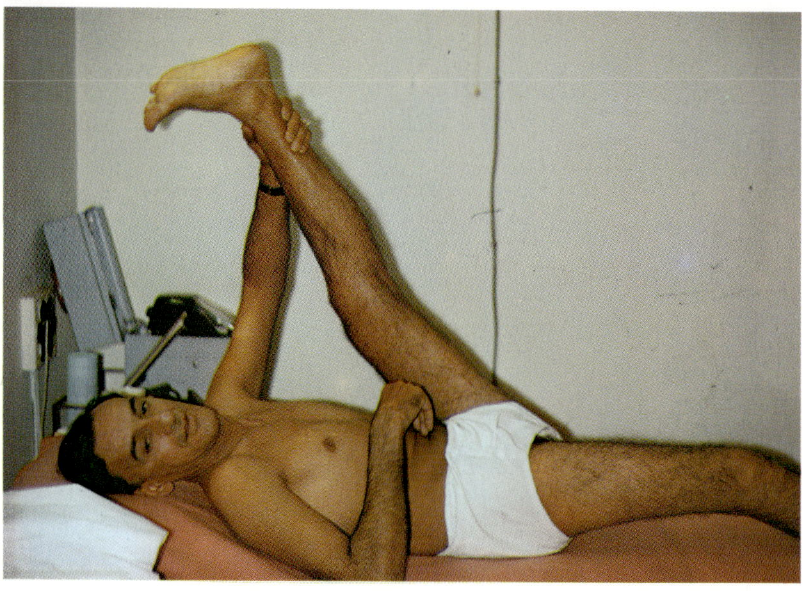

Lipoidablagerung

Hypercholesterinämie kann sekundär auftreten bei 1. Myxödem, 2. Nephrose, 3. Diabetes, 4. fehlerhafter Ernährung, 5. Cholestase, aber auch primär aufgrund einer Störung des Fettstoffwechsels sowie einer *Hypertriglyzeridämie*, welche auch bei Alkoholismus, Streß und Diabetes auftritt. Sehnenablagerungen sind häufig vergesellschaftet mit Hyperbetalipoproteinämien, Hautxanthome treten im allgemeinen bei zusätzlichen Hypertriglyzeridämien auf.

Abb. 278–280. Xanthelasmen. Lipoidablagerung unter den Augen und in ihrer unmittelbaren Umgebung, in Verbindung mit einer Hyperlipoproteinämie; sie können auch ohne weitere Erkrankung auftreten. Diese drei Patienten zeigen das verschiedenartige Aussehen der Xanthelasmen, welches von einem orangefarbigen Flecken bis zur wulstförmigen Fettablagerung schwankt.

Abb. 281. Arcus senilis der Hornhaut. Die Namensgebung, die auf das Alter des Patienten Bezug nimmt, ist nicht zufriedenstellend. Der Arcus kann oft als Begleiterscheinung einer Hypercholesterinämie, zwar im Alter, aber auch gelegentlich in der Jugend gesehen werden. Er steht in Beziehung zu Lipidablagerungen in der Kornea, wobei es sich um einen partiellen oder um einen vollständigen Ring handeln kann. Es gibt allerdings eine Korrelation zwischen dem Alter, dem Vorhandensein eines Arcus und einer Disposition zum Myokardinfarkt.

278

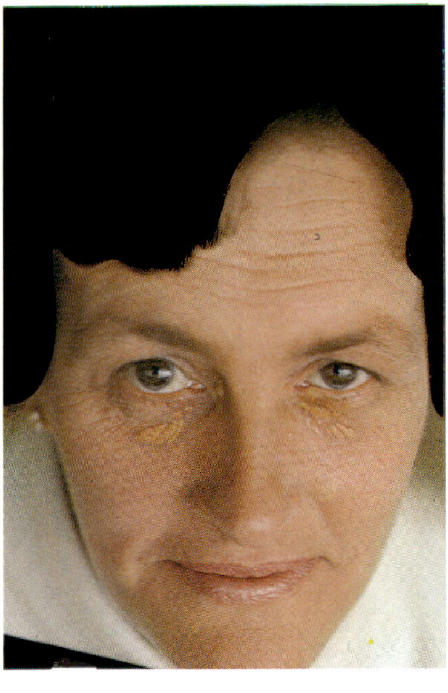

279

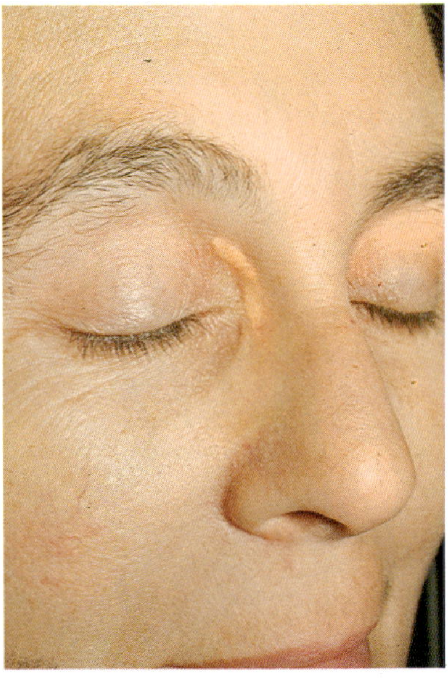

280

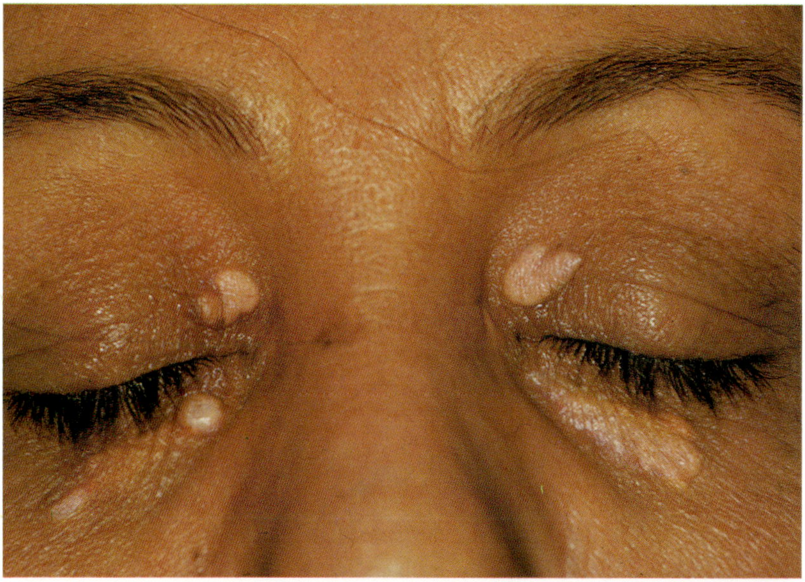

281

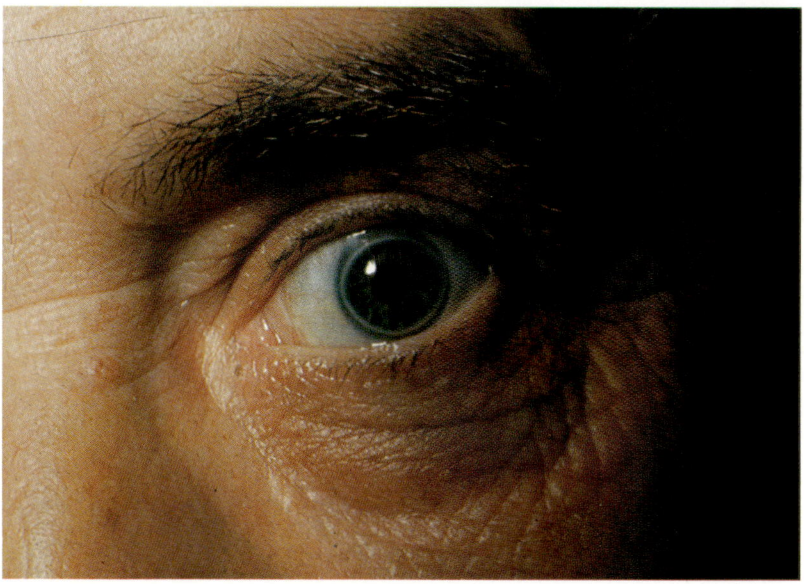

Abb. 282. Familiäre essentielle Hypercholesterinämie. Es handelt sich hier um die Ablagerung in Form von Sehnenxanthomen in der Hand des Patienten mit dem Arcus senilis. Diese Sehnen-Xanthome findet man auch in Verbindung mit Hautxanthomen. Die am häufigsten befallenen Sehnen sind die Achillessehne und die Trizepssehne.

Abb. 283. Familiäre essentielle Hypercholesterinämie, Typ II a. Man sieht einen sehr ausgeprägten Arcus senilis. Man sollte immer nach anderen dazugehörigen Zeichen suchen – Xanthelasmen, Sehnenknötchen usw. Der (ohne andere Ursache) erhöhte Serumcholesterinspiegel und der normale Triglyzeridspiegel sind die wichtigsten diagnostischen Hinweise.

Abb. 284. Asymptomatische Sehnenknötchen. Sie müssen von solchen, die in Verbindung mit einer Hyperlipoproteinämie oder mit Gelenkerkrankungen vorkommen, differentialdiagnostisch unterschieden werden. Sie sind meistens symptomlos, können jedoch dem Auftreten irgendeiner rheumatischen Erkrankung um Jahre vorausgehen.

Abb. 285. Kutane Xanthome (Xanthoma tuberosum). Häufig sieht man sie bei einer familiären oder einer Typ-III-Dysbetalipoproteinämie im Bereich des Gesäßes, der Handflächen und der Ellenbogen. Dabei findet sich immer eine Hypercholesterinämie sowie eine Hypertriglyzeridämie.

282

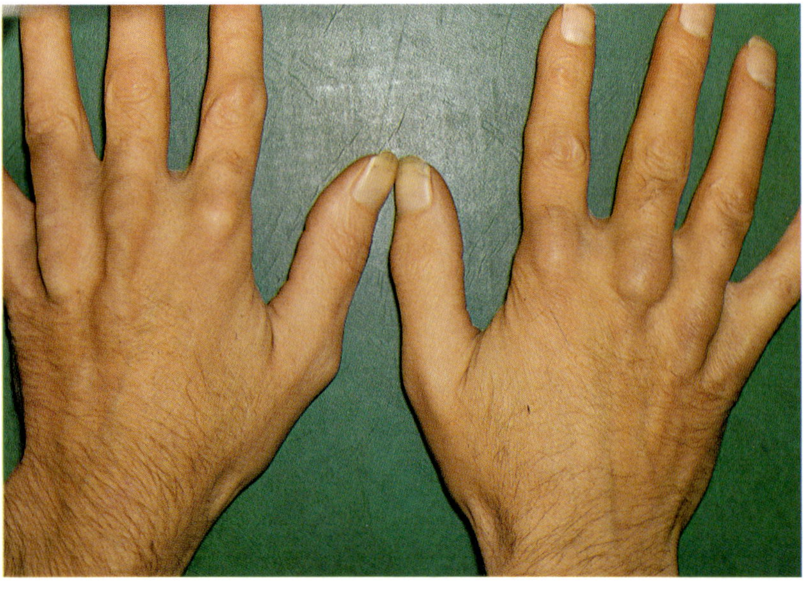

283

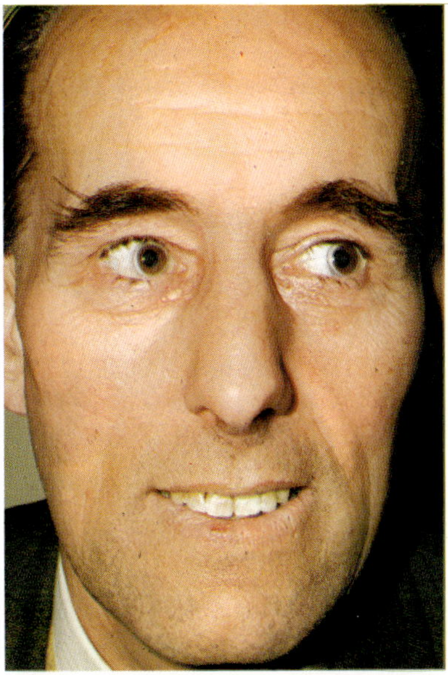

284

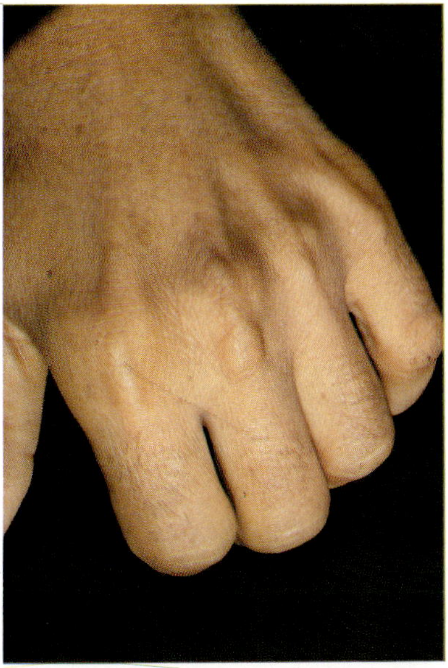

285

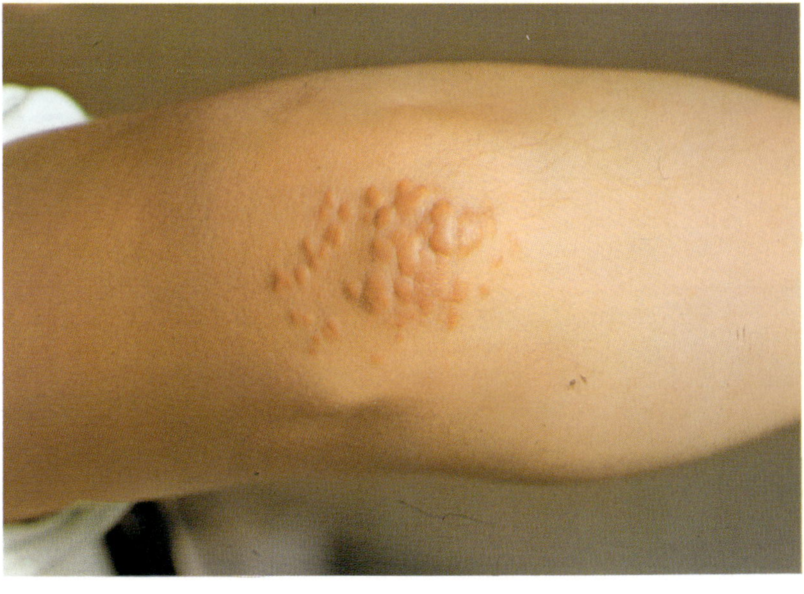

Das Aussehen der Bindehäute und der Skleren

Gefärbte Skleren können Folge sein von 1. dünnen Skleren, so daß das Pigment der Netzhaut durchscheint – Fragilitas ossium; 2. Pigmentablagerungen in den Skleren, sei es aus innerer oder äußerer Ursache – Silber, Bilirubin, Melanin; 3. vermehrter Vaskularisierung.

Abb. 286–288. Fragilitas ossium. Vater und Sohn (**286, 287**) haben blaue Skleren und haben beide wiederholt Frakturen erlitten. Das arabische Kind (**288**) zeigt eine weniger ausgeprägte Farbveränderung als Folge einer dickeren Sklera.

286

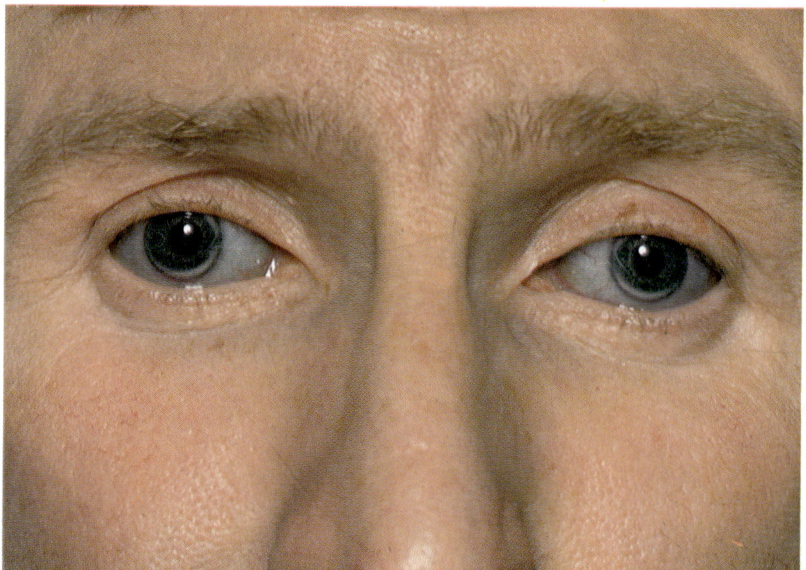

287

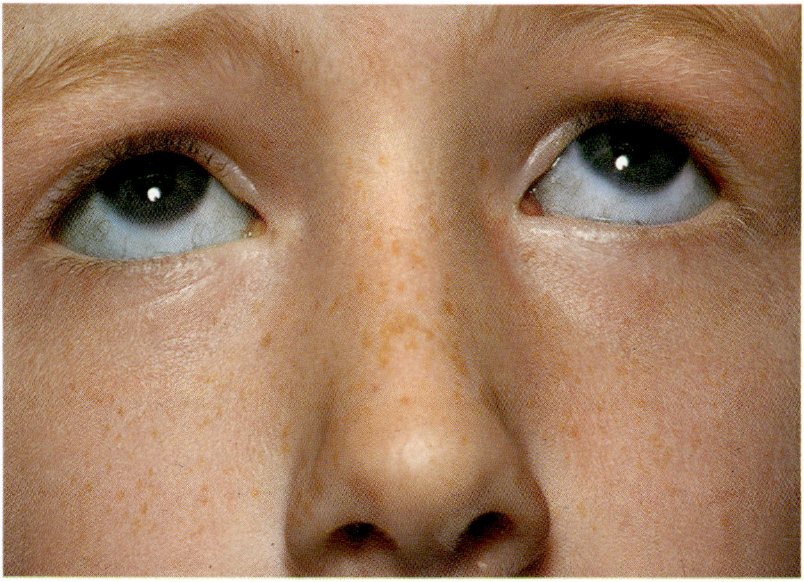

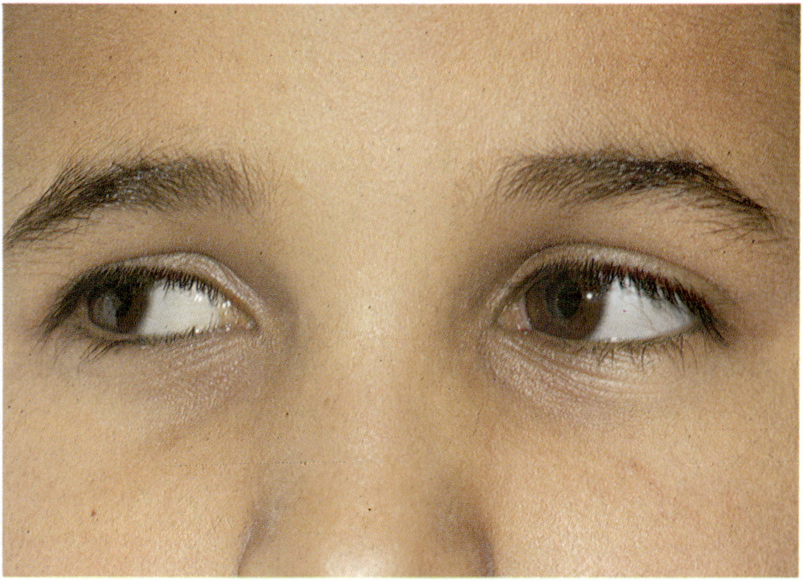

Abb. 289. Argyria (Silberablagerung) bei einem Beduinen. Diese Augen wurden über viele Jahre mit Silbernitrat-Augentropfen behandelt, um die durch die klimatischen Bedingungen hervorgerufene Rötung der Augen zu bekämpfen. Das Silber hat sich niedergeschlagen und als Pigment in der Sklera abgelagert. Beachte, daß diese Ablagerungen sowohl die Bindehaut des Unterlides als auch die Sklera selbst betreffen. Zirkulierendes Bilirubin färbt auch die Skleren und führt zu der klassischen Ikterusverfärbung vom tiefsten Gelb bis zur blassesten Zitronenfarbe. Die weiße Farbe der Skleren hängt von der Farbe des reflektierten Lichtes ab. Wenn das Licht selbst einen gelben Schimmer hat, werden geringere Grade von Ikterus- bzw. Gelbfärbung der Konjunktiven übersehen.

Abb. 290 u. 291. Akute Bindehautentzündung (Konjunktivitis). Generalisierte Gefäßinjektion und Ödem (Chemosis) im Bereich der Bindehaut des Unterlides (**291**). Wo die Bindehaut am wenigsten vaskularisiert ist, sieht man am Limbus einen weißen Ring (**290**).

Abb. 292. Akutes Glaukom (Grüner Star). Gefäßinjektion findet sich im Bereich des Limbus, ähnlich wie bei einer Tränendrüsenentzündung, nur ist die Rötung hier weniger intensiv und mehr bläulich-rot. Eine Tränendrüsenentzündung kann verbunden sein mit generalisierten Erkrankungen, chronischen Infektionen wie Syphilis und Tuberkulose, parasitären Erkrankungen wie Toxoplasmose, chronischen granulomatösen oder Kollagen-Erkrankungen.

289

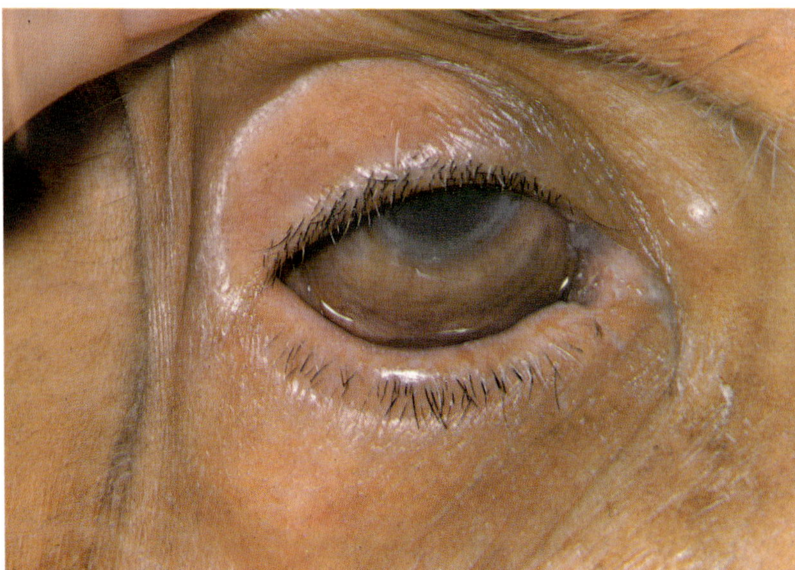

290

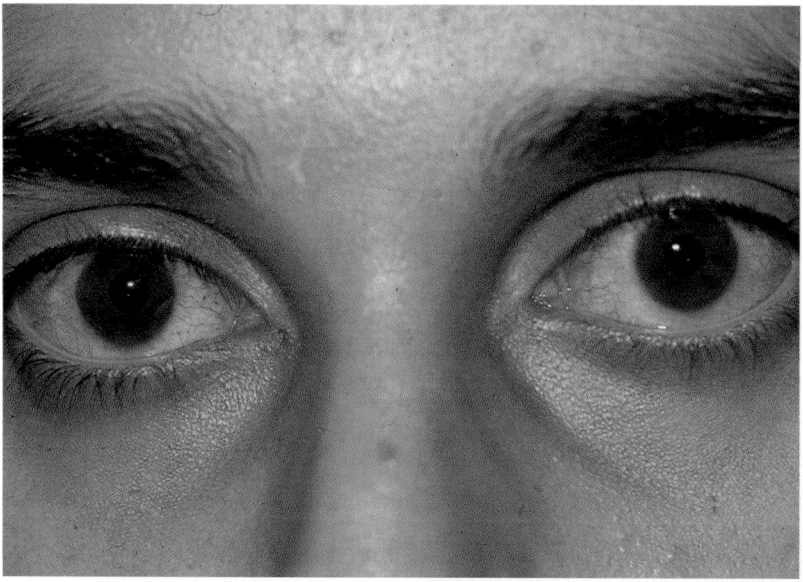

291

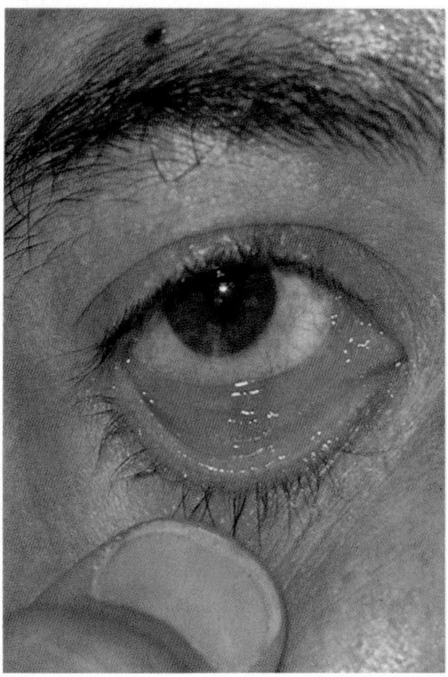

292

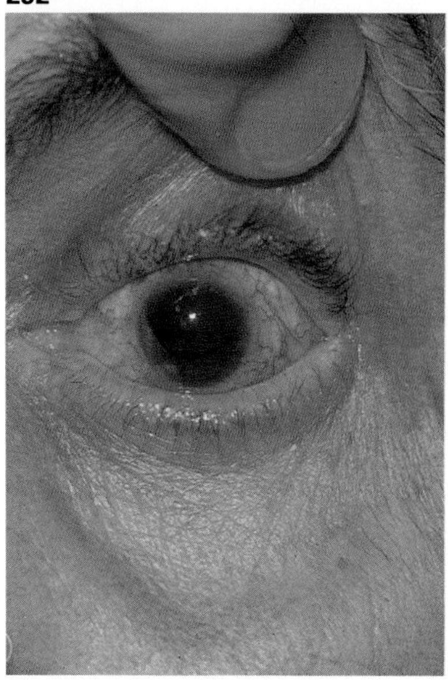

Abb. 293. Episkleritis. Die Rötung findet sich besonders ausgeprägt im Bereich des inneren Limbusgebietes, die dilatierten Blutgefäße dringen zwischen Konjunktiva und Sklera ein. Die Episkleritis tritt im allgemeinen segmental auf und befällt nur einen oder zwei Quadranten, besonders ausgeprägt am Limbus und oft in Kombination mit einer Kollagenose. Beachte die Petechien in der Bindehaut des Unterlides bei diesem Patienten, der einen disseminierten Lupus erythematodes hatte.

Abb. 294 u. 295. Pterygium. Ein harmloses Bündel von Blutgefäßen und Bindegewebe, das sich über dem Auge ausbreitet und nur klinische Bedeutung erlangt, wenn es sich über die Kornea legt, weil dadurch die Sehkraft gestört wird. Abb. **294** zeigt das Pterygium, bevor es auf die Kornea übergegriffen hat; auf Abb. **295** zieht es sich bereits über die Kornea.

Abb. 296. Subkonjunktivale Blutungen. Beachte die Blutungen, wobei man den hinteren Rand erkennen kann. Es handelt sich um ein Kind mit Keuchhusten, die Ruptur der Gefäße wurde durch die Anstrengung beim Husten hervorgerufen. Eine solche Blutung kann auch spontan auftreten.

293

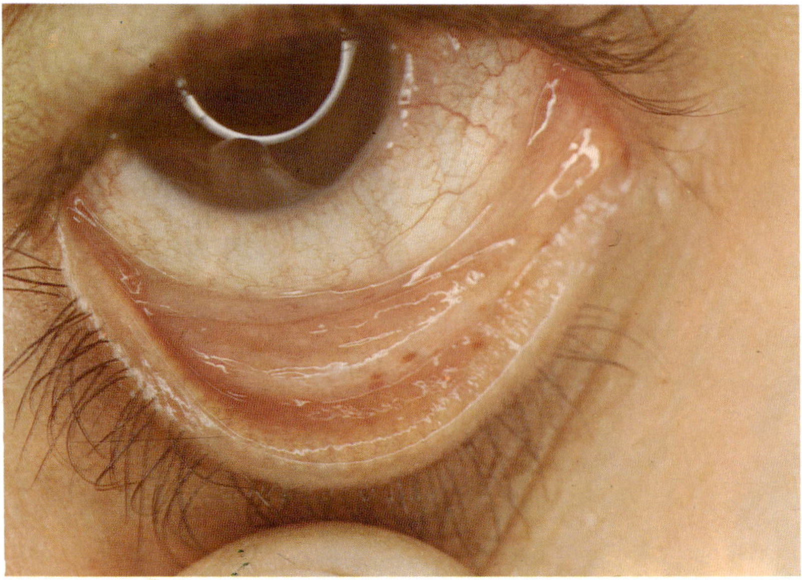

294

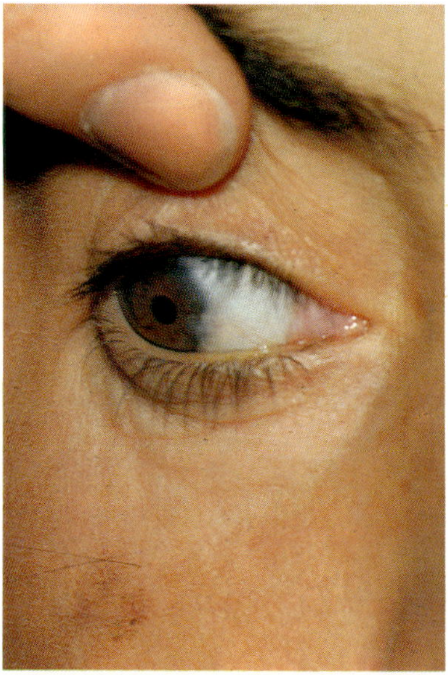

295

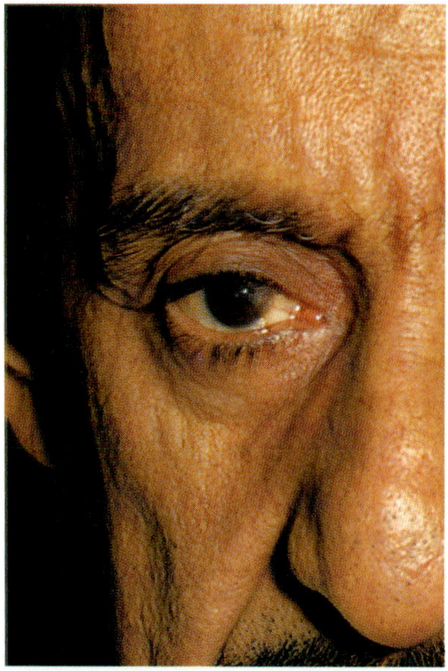

296

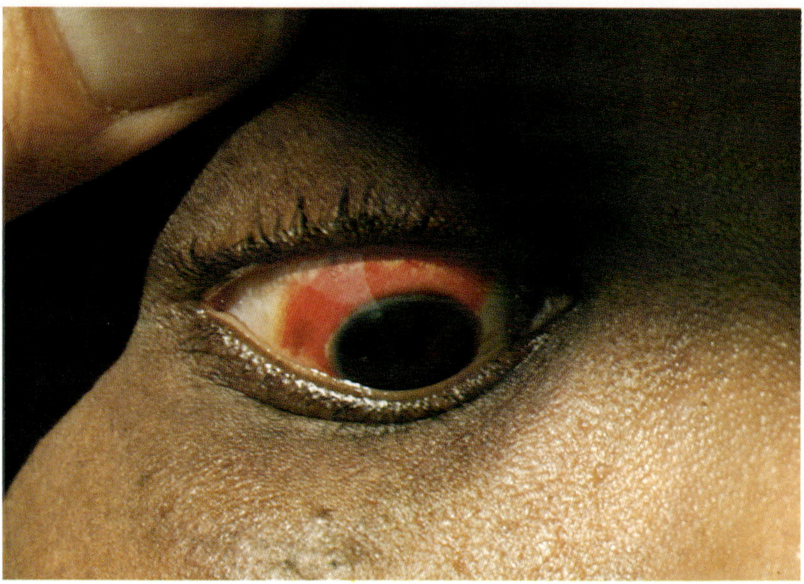

Abb. 297. Konjunktivale Blutung. Ein kleiner Embolus ist in die konjunktivalen Blutgefäße eingetreten und ist als eine Petechie zu sehen. Anormale Blutungen sieht man sehr häufig im Bereich der Bindehäute, da die Blutgefäße ungeschützt sind.

Abb. 298–299. Kayser-Fleischer-Ring bei der Wilsonschen Krankheit. Bei dem Ring in dem grauen und dem blauen Auge handelt es sich um eine Ablagerung von braunem Pigment am Rand des Hornhautgebietes. Er muß nicht vollständig sein, wie in diesen beiden Fällen, er kann auch nur Teile der Zirkum ferenz einnehmen. Das Kupfer enthaltende Pigment wird an der hinteren Oberfläche der Hornhaut in der Descemetschen Membran, etwas vom Limbus entfernt, abgelagert, so daß ein klarer Bogen zwischen dem Ring und der korneoskleralen Verbindung entsteht. (*Samuel Alexander Kinnier Wilson, 1878–1936, Beschreibung 1912; Bernhard Kayser, 1869–1954, Beschreibung 1902; Bruno Fleischer, deutscher Augenarzt, Beschreibung 1903; Jean Descemet, französischer Anatom, 1732–1810.*)

297

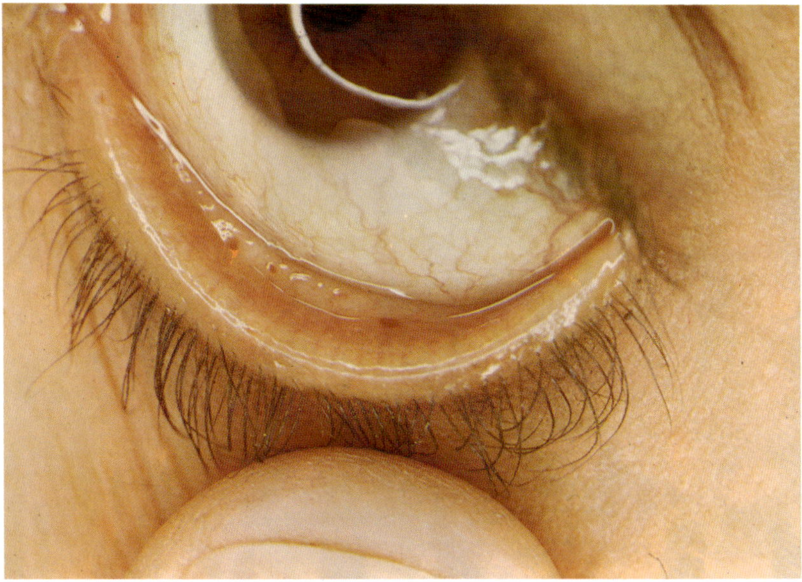

298

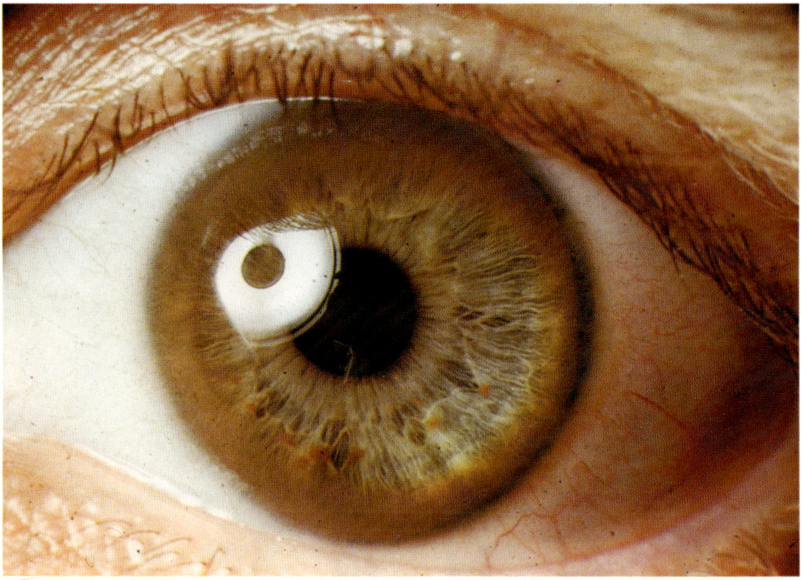

299

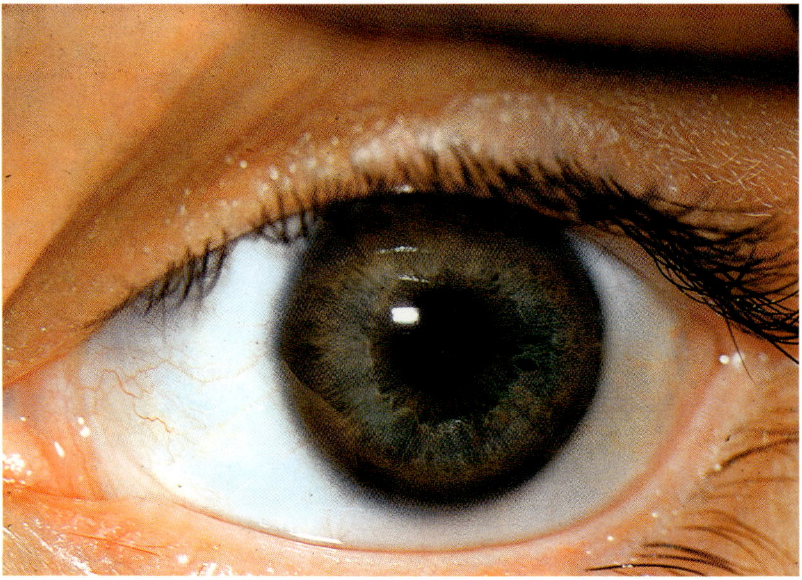

Abb. 300 u. 301. Kayser-Fleischer-Ring bei der Wilsonschen Krankheit. Vergleiche diese zwei Augen mit **298** und **299**; sie zeigen verschiedene Grade des Ringes.
Abb. 302. Katarakt (Grauer Star). Der klassische Katarakt ist an diesem Auge zu sehen. Frühstadien des Katarakts sieht man nicht so deutlich. Sie können nur mit dem Augenspiegel bei Verwendung einer + 12D-Linse für die Anfangsuntersuchung als zentrale polare Katarakte gesehen werden. Der Katarakt kann angeboren oder auch Folge hohen Alters sein. Er kann auch durch ein Trauma, sei es als Verletzung oder mittels ionisierender Strahlen, ferner durch Diabetes, Hypokalzämie oder Steroidbehandlung herbeigeführt werden.

300

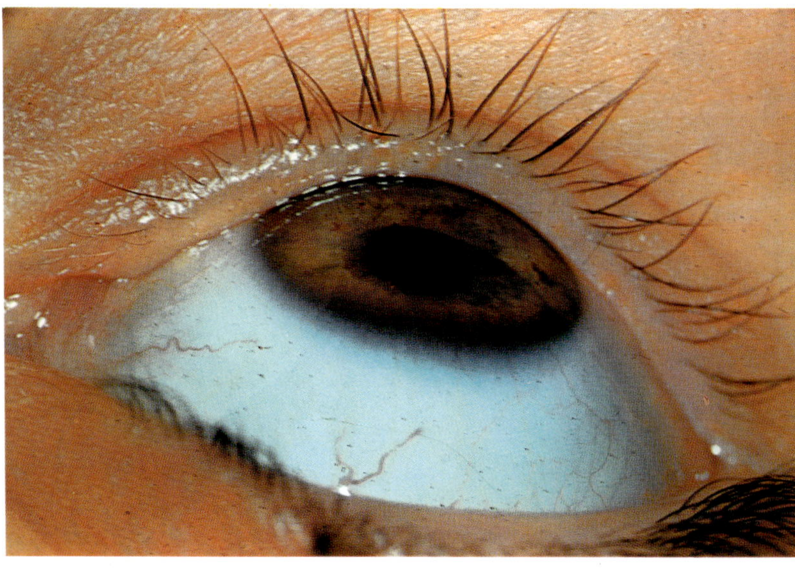

301

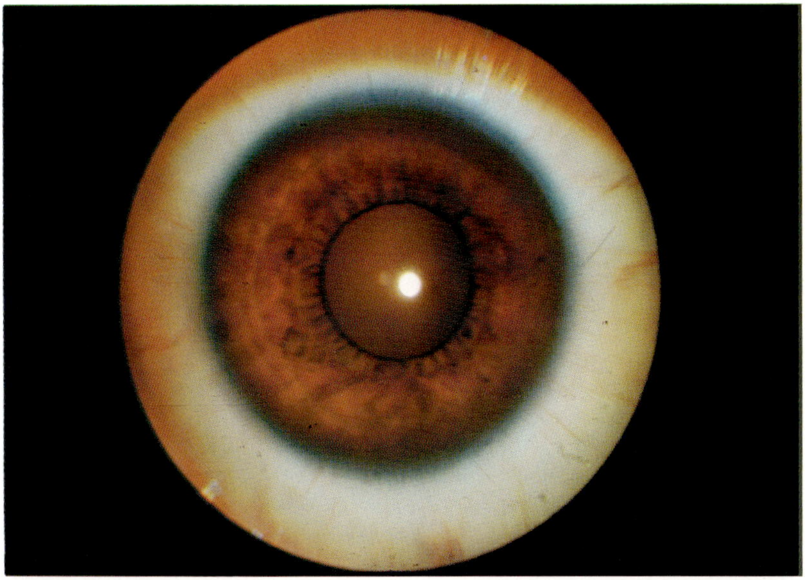

302

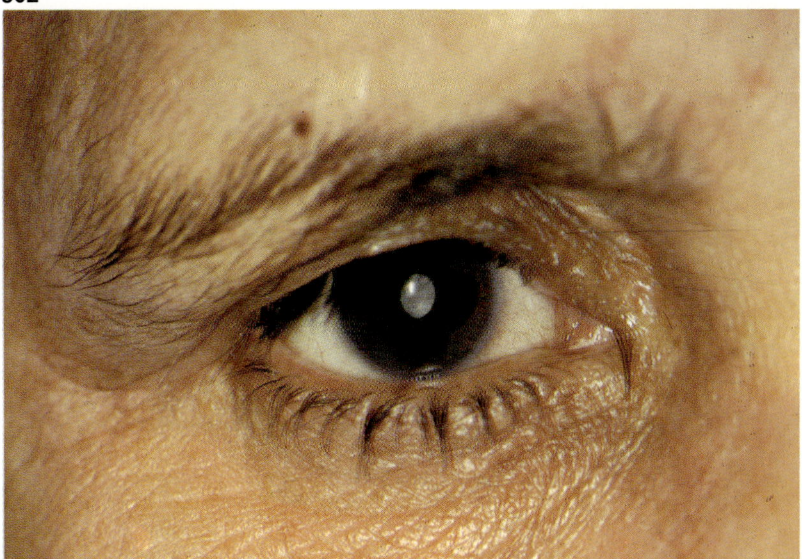

Die Pupillen

Abb. 303. Große Dilatation der Pupille (Atropin-Augentropfen). Sie kann unilateral oder bilateral auftreten, nicht nur nach der Anwendung von Augentropfen, sondern auch bei Kontamination durch die Finger, wenn diese mit atropinhaltigen Lösungen in Berührung gekommen sind; das Resultat ist verschwommenes Sehen. Eine solche Dilatation findet man auch als Nebenwirkung bei antihypertensiven und cholinergen Medikamenten.
Einseitige Veränderungen können zurückzuführen sein auf: 1. lokale Ursachen – Operationen, die zu Entzündungen und Verwachsungen führen, Pupillenunregelmäßigkeit; 2. Lähmung des III. Hirnnerven – die Pupillendilatation kann sich frühzeitig zurückbilden, hinterläßt aber laterale Abweichungen des Auges und komplette Ptosis; 3. Horner-Syndrom – im Gegensatz zu 2. ist die Pupille klein, außerdem findet sich eine partielle Ptosis ohne motorische Störungen der Augenmuskulatur.
Abb. 304. Regelmäßige kleine Pupillen (behandeltes chronisches einfaches Glaukom). Stecknadelkopfkleine Pupillen, bilateral, sollten denken lassen an: 1. Drogensucht, Heroin; 2. Glaukom und Instillation von Pilocarpin; 3. Horner-Syndrom, Lähmung des Sympathikus – dann sind die Pupillen allerdings nicht so klein; 4. Läsionen im Bereich des Pons cerebri; 5. Schlaf. Man sollte sich nicht dazu verleiten lassen, zu denken, daß die kleine Pupille beim schlafenden Menschen notwendigerweise pathologisch sein muß.

303

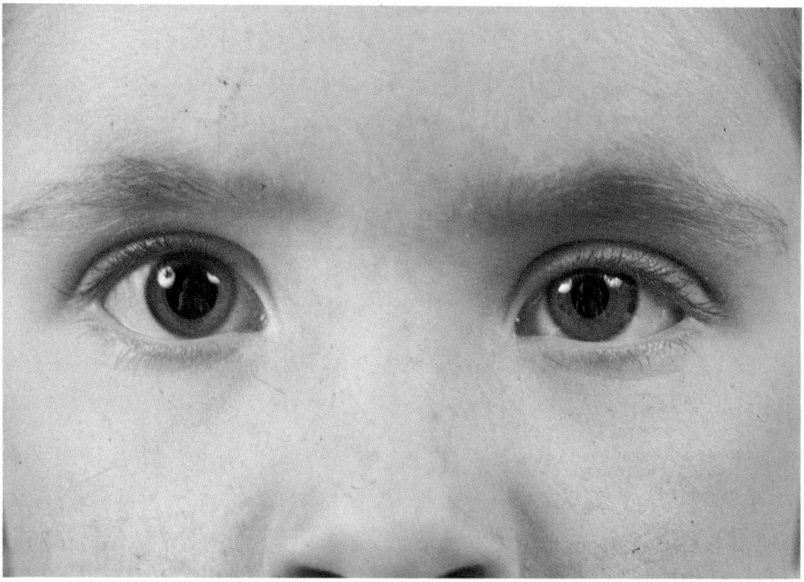

304

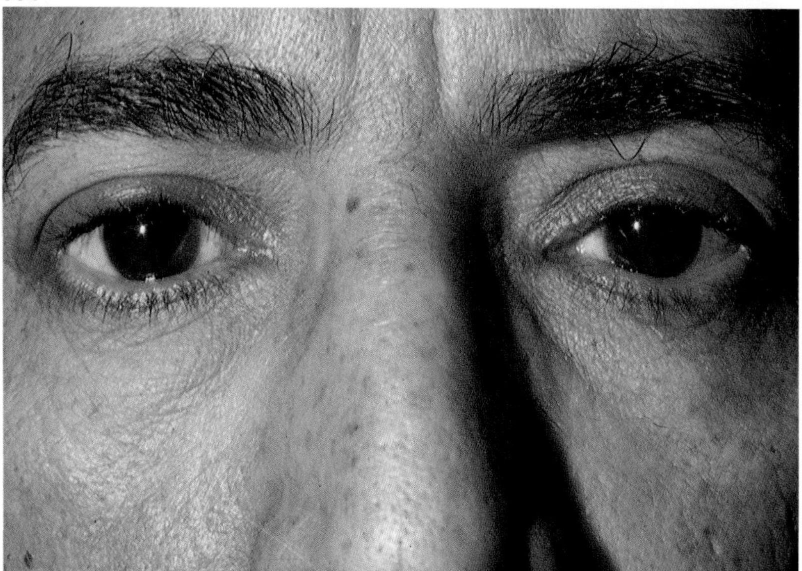

Abb. 305. Unregelmäßige, ungleiche kleine Pupillen. Die unregelmäßige Pupille, welche klein ist und nur schlecht auf Licht, aber gut auf Konvergenz und langsam auf Mydriatika reagiert, ist in Verbindung mit einer Depigmentierung der Iris die klassische Pupille der Neurosyphilis, die Argyll-Robertson-Pupille.
Abb. 306. Argyll-Robertson-Pupille. Hier sind nicht nur die Pupillen unregelmäßig und klein, sondern man kann auch eine Atrophie der Farbe in der Umgebung der Pupille sehen. (*Douglas Moray Cooper Lamb Argyll Robertson, 1837–1909, Beschreibung 1868, Edinburgh.*)

305

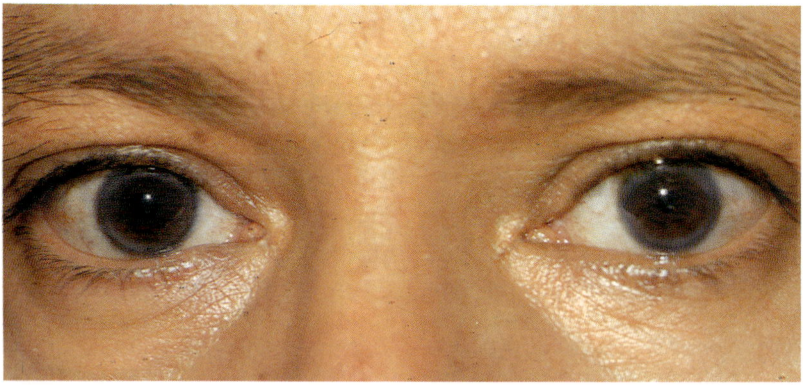

306

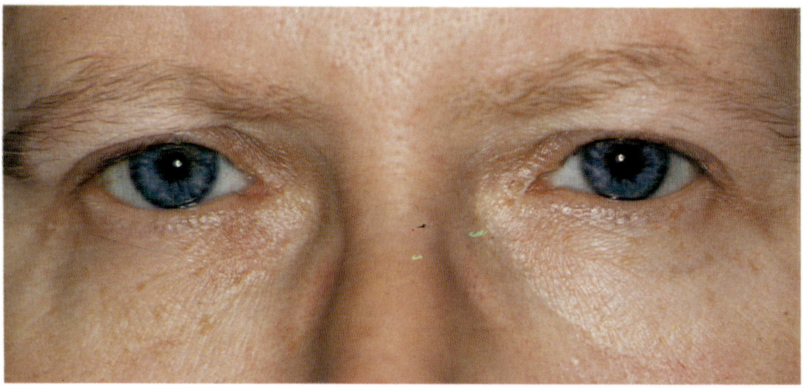

Abb. 307 u. 308. Regelmäßige Pupillen, die langsam auf Licht reagieren. Das Holmes-Adie-Syndrom weist ungleiche, aber regelmäßige Pupillen auf. Im Dunkeln sind die Pupillen gleich groß (**307**); werden sie dem Licht ausgesetzt, verengt sich die rechte Pupille, die linke bleibt weit. Beide Pupillen reagierten auf Konvergenz. (*William John Adie, 1886–1935, Beschreibung 1931; Grodon Holmes, Beschreibung 1931.*)

307

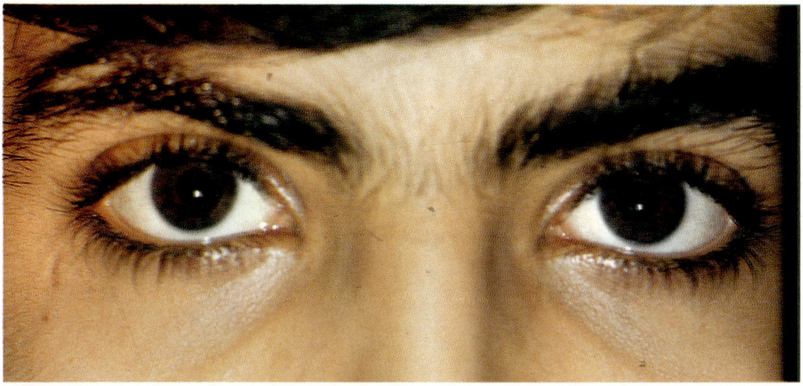

308

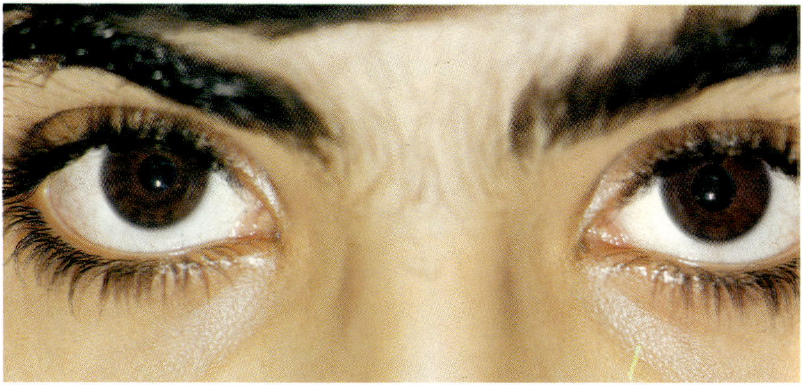

309

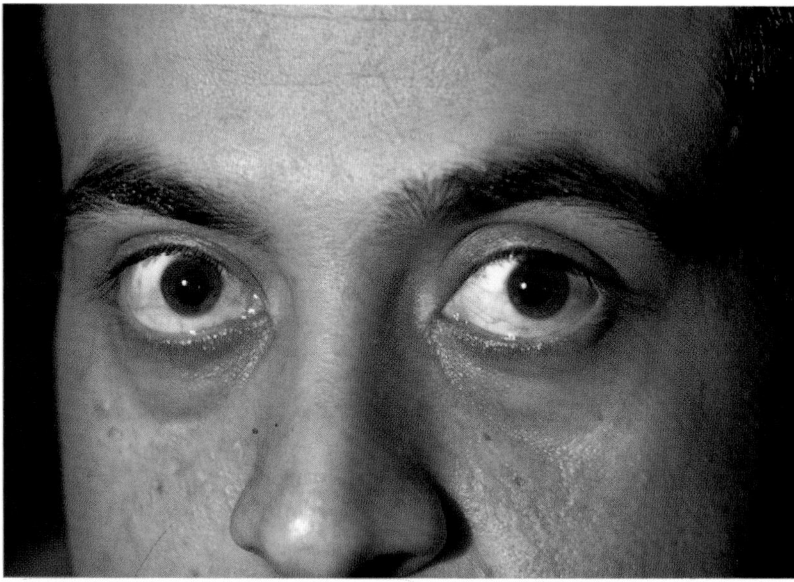

310

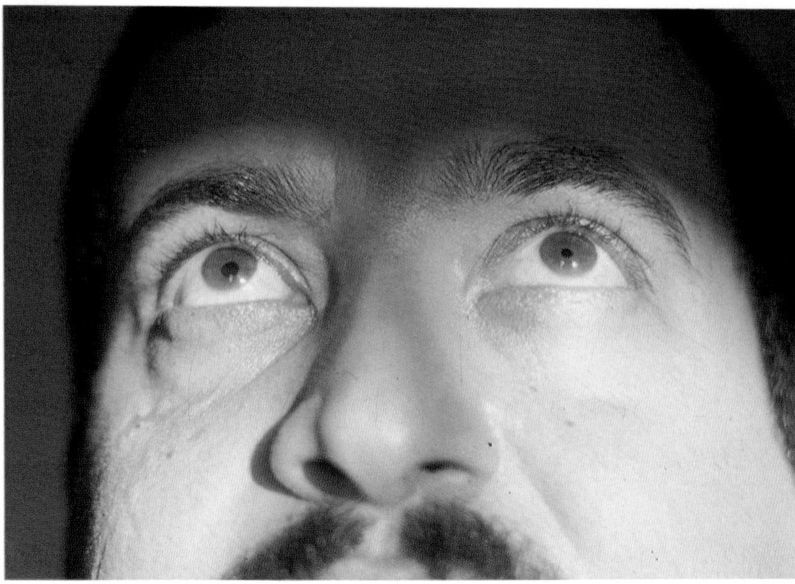

Abb. 309 u. 310. Holmes-Adie-Syndrom, die myotonische Pupille. In der Dunkelheit sind die Pupillen gleich groß und dilatiert. Im Sonnenlicht (**310**) hat sich die linke Pupille viel schneller verkleinert als die rechte, die sich nur langsam verengt und nach der Kontraktion auch nur langsam wieder erweitert – eine tonische Pupille. Diese Erkrankung kann kombiniert sein mit dem Fehlen von Sehnenreflexen. Es handelt sich um eine gutartige Veränderung, die man aber als Differentialdiagnose gegenüber der Tabes dorsalis kennen muß.

Abb. 311 u. 312. Periphere und breite Iridektomie. Die Unregelmäßigkeit der Pupille als Folge einer Operation, die wegen eines erhöhten intraokulären Druckes (Glaukom) durchgeführt wurde. Die breite Iridektomie (**312**) wird bei dem von einem akuten Glaukom betroffenen Auge durchgeführt, besonders wenn eine Atrophie der Iris auftritt. Die periphere Iridektomie wird dann auch prophylaktisch im Nachbarauge durchgeführt, um die Drainage zu unterstützen (**311**). Eine Iridektomie an nur einem Auge weist entweder auf eine alte Iriditis und eine breite Iridektomie zur Beseitigung von Synechien hin oder auf eine periphere Iridektomie als Teil einer Staroperation, wobei dann das Auge aphakisch (ohne Linse) ist.

311

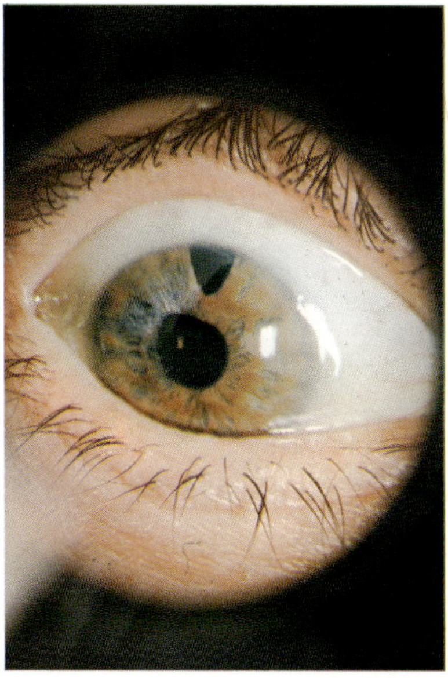

312

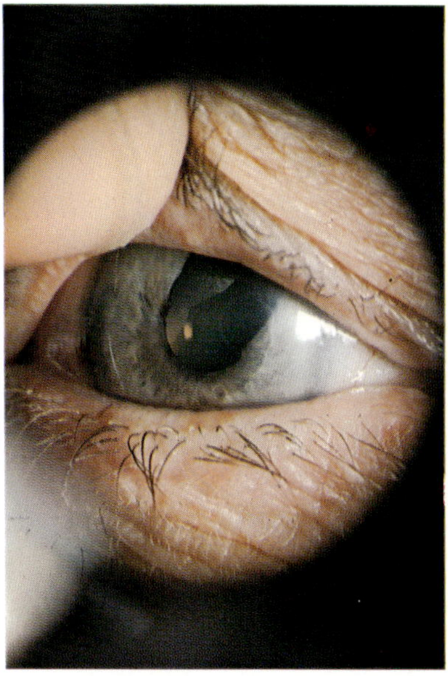

Die Ohren

Abb. 313. Kongenitales Fehlen oder grobe Deformierung der Ohrmuschel. Dies trifft man häufig in Verbindung mit anderen Veränderungen im Bereich des 1. und 2. Kiemenbogens, z. B. wenn ein Treacher-Collins-Syndrom (mandibulo-faziale Dystostosis) vorliegt. (*E. Treacher-Collins, England, Beschreibung 1900.*)

Abb. 314. Akzessorisches äußeres Ohr. Eine interessante Abnormität ohne klinische Bedeutung; manchmal ist eine chirurgische Exzision aus kosmetischen Gründen erforderlich. Es liegt vor dem Tragus.

Abb. 315. Präaurikuläre Fistel. Rest der Kiemenspalte; man findet ihn als Schwellung vor dem Tragus. Etwas ausgetrocknetes Sekret sieht man oberhalb und unterhalb des Tragus (Pfeil) mit einer umgebenden bräunlichen Schwellung.

Abb. 316. Präaurikuläre Fistel, ohne Infektion. Der Eingang zur Fistel befindet sich beim Pfeil, vor dem Tragus und etwas oberhalb gelegen. Der Gang kann sich sehr tief ausdehnen, gelegentlich wird eine ausgedehnte Dissektion erforderlich. Ein Ductus thyreoglossus am Hals bietet ähnliche chirurgische Probleme (s. Abb. **545**).

313

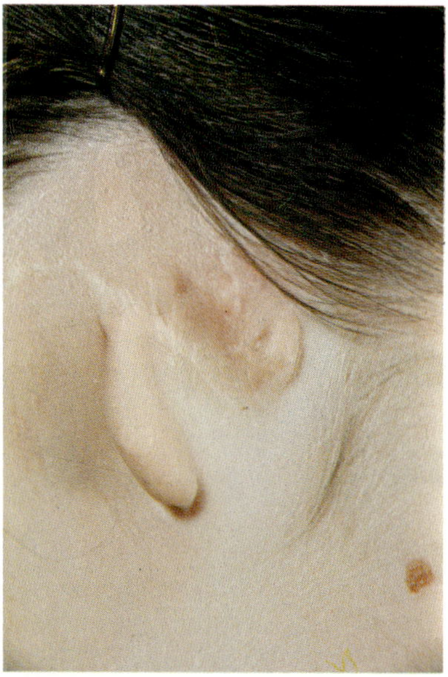

314

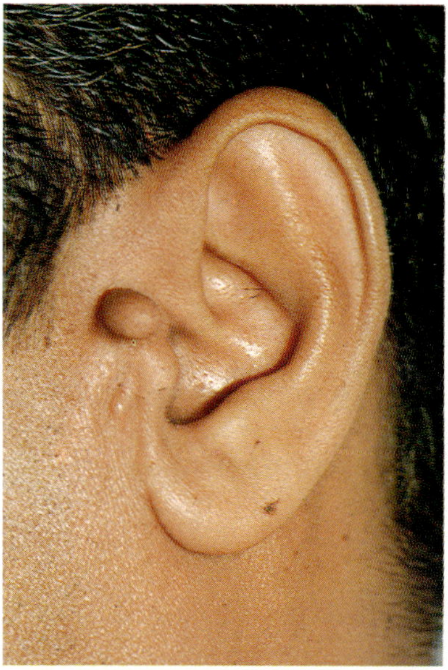

315

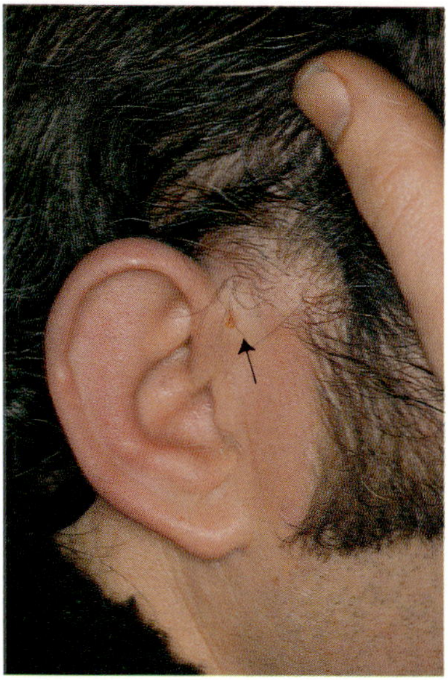

316

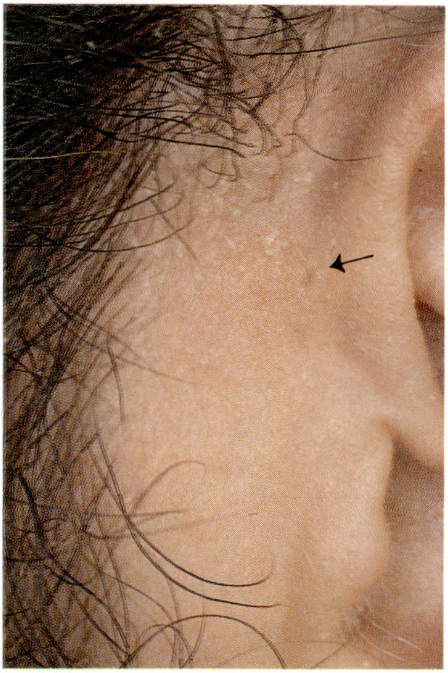

Abb. 317. Darwinsches Knötchen (Tuberculum auriculae). Es handelt sich um ein entwicklungsgeschichtliches Überbleibsel analog der Spitze des Säugetierohres; man sollte es nicht mit einem Gichtknoten verwechseln. Das Knötchen kann sehr ausgeprägt sein, wie hier, oder nur als kleiner Wulst auftreten (s. Abb. **319**).

Abb. 318. Gichtknoten (Tophus). Die Ablagerung von Harnsäure in den Ohrknorpel stellt sich oft als kleiner weißer Höcker im Helixbereich dar. Man kann sie verwechseln mit einem Darwinschen Knötchen und sollte sie sorgfältig beobachten. Hier sind sie sehr klein und nicht ins Auge fallend. (*Charles Darwin, 1809–1882.*)

Abb. 319–321. Gichtknoten (Tophus). Dieser hier ist deutlich zu sehen und sollte verglichen werden mit dem weniger prominenten Darwinschen Knötchen (Pfeil) am Ohr. Nadelpunktion und das Ausdrücken pastöser Harnsäure sind diagnostisch signifikant. Man kann die Harnsäure, wie hier geschehen, auf einem Glasblättchen ausstreichen. Bei Betrachtung mit dem Polarisations-Mikroskop sieht man deutlich die charakteristische Doppelbrechung.

317

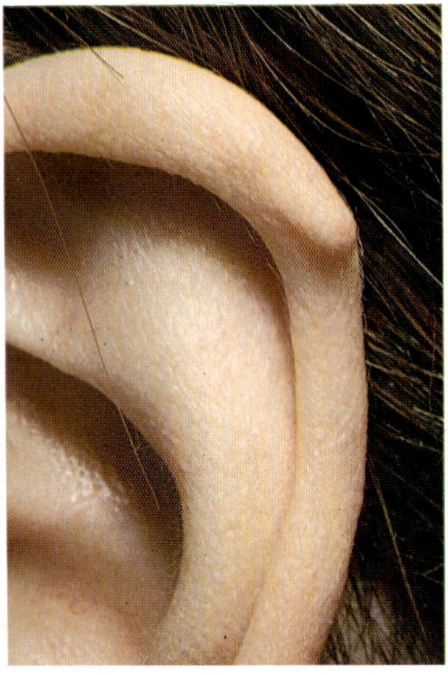

318

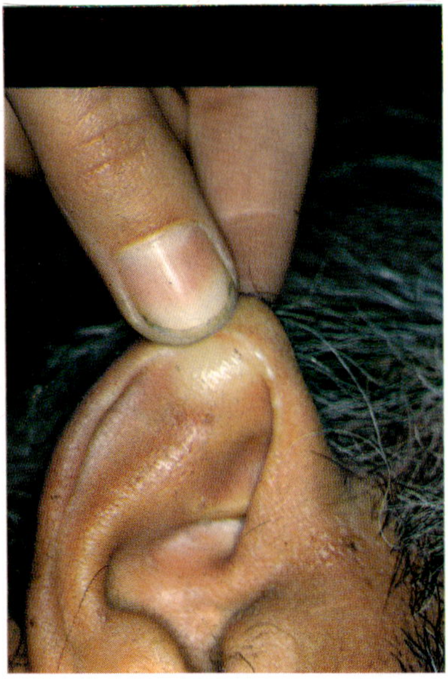

319

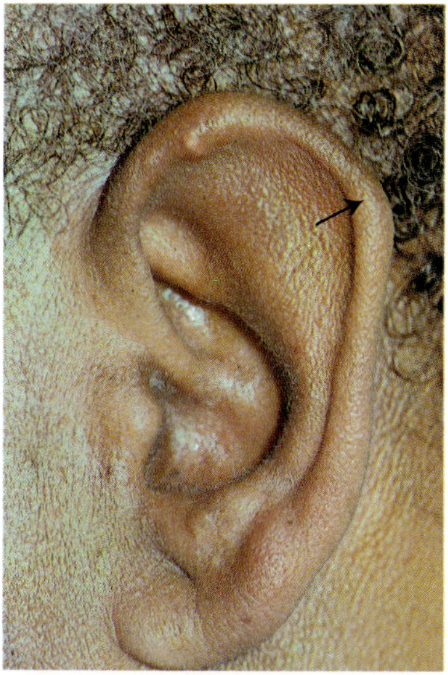

320

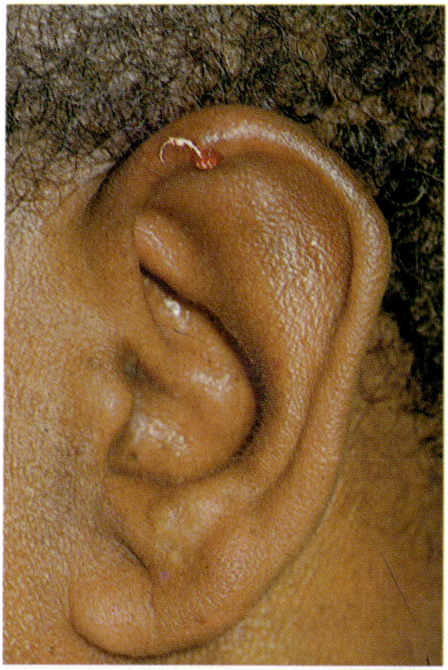

321

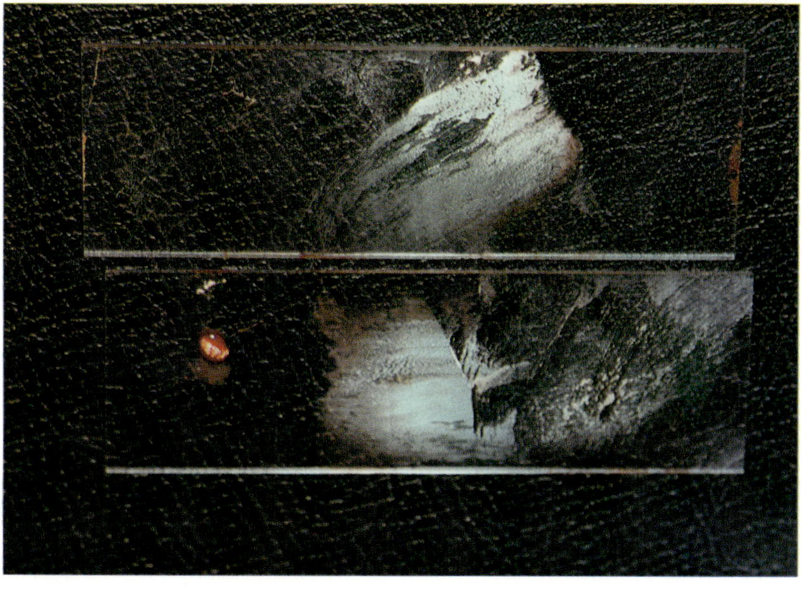

Abb. 322 u. 323. Das Ohrläppchen. Es kann Sitz einer Keloidbildung nach Tragen von Ohrringen sein. Es ist auch der übliche Ort für einen »Aderlaß« in der Volksmedizin bei einem »Schlaganfall«, besonders im Mittelmeerraum (**322**). Dieser Mann entwickelte eine rechtsseitige Hemiplegie und seine Tochter behandelte ihn durch Blutabnahme – Eröffnung des Ohrläppchens mit einer Rasierklinge.
Abb. 324. Hämangiome der Ohrmuschel. Kavernöse Hämangiome. Ihre besondere Bedeutung haben sie als Differentialdiagnose gegenüber einer lepromatösen Lepra. Beachte die Verdickung des Ohres sowie die Veränderung der Farbe und der Gewebsstruktur, welche sich auch auf die Haut des Nackens ausbreitet (Pfeil). Vergleiche diesen Befund mit dem eines Ohres, das von einer lepromatösen Lepra befallen ist (**326**).
Abb. 325. Hämorrhagische Teleangiektasie. Die Ohrmuschel ist eine häufige Lokalisation, wo man die weit dilatierten Kapillarschlingen bei dieser Erkrankung deutlich erkennen kann.
Abb. 326. Lepromatöse Lepra. Die lepromatöse Lepra führt zu einer charakteristischen Verdickung des Ohres. Beachte die Veränderung der Hautstruktur. Das Ohr ist ein häufiger Ort für eine Probebiopsie. Man sollte diesen Befund nicht mit dem eines kapillären Nävus verwechseln, der das Ohr befallen kann (**324**).

322

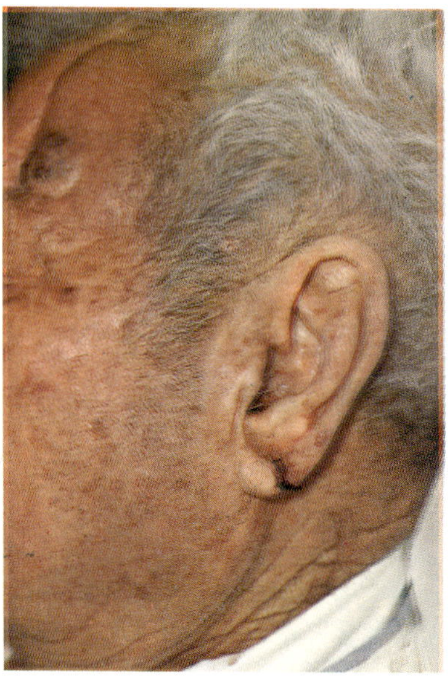

323

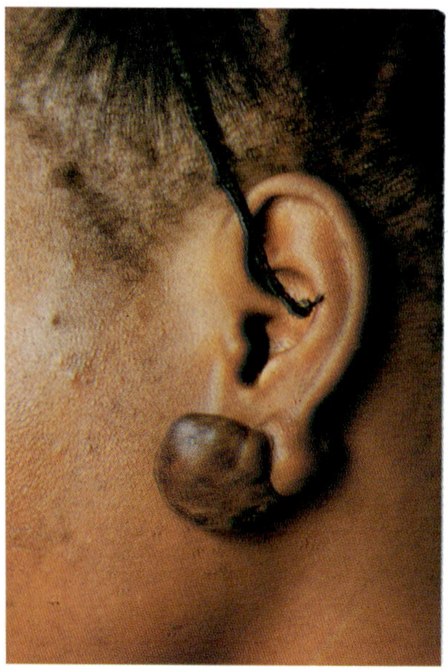

324

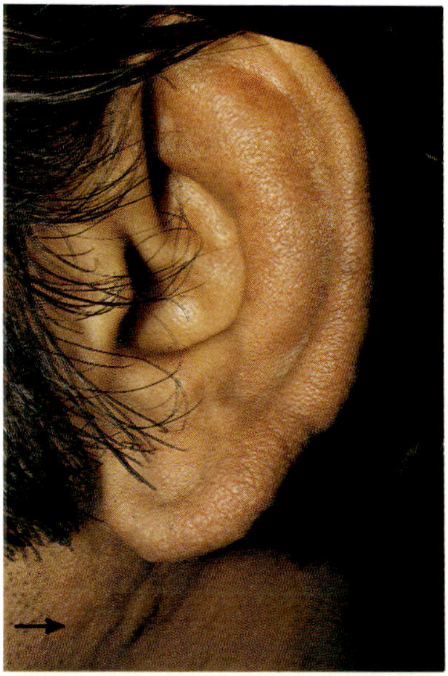

325

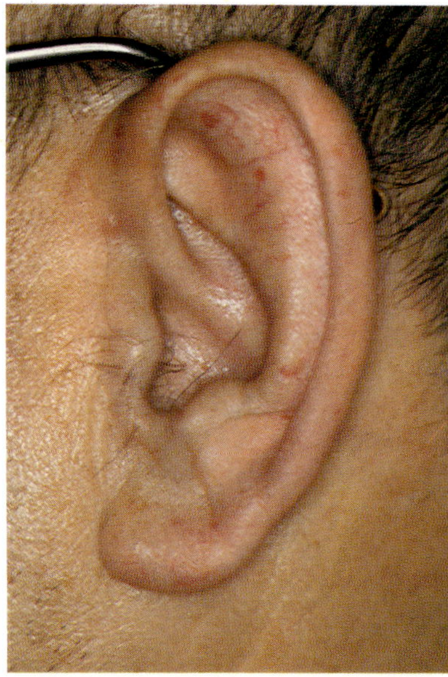

326

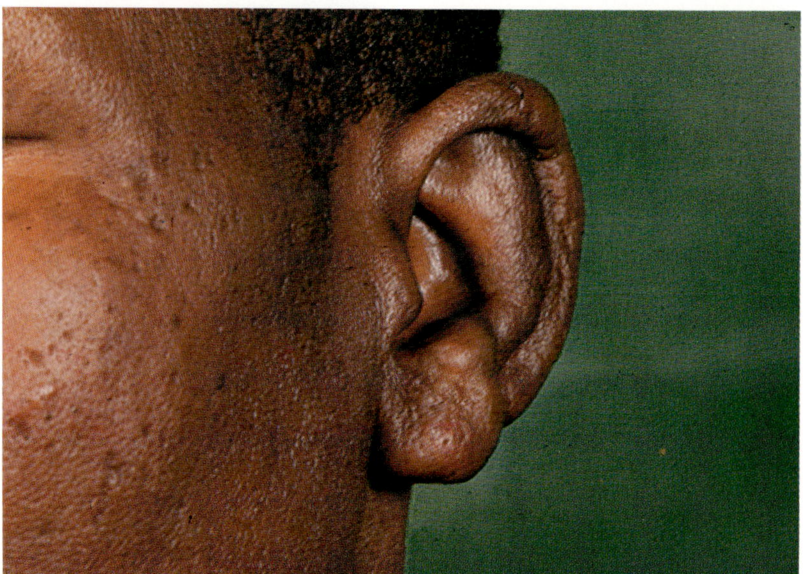

Abb. 327. Fazialisparese und Herpes. Das Ramsay-Hunt-Syndrom – ein diagnostischer Hinweis auf die Ätiologie der Fazialisparese. Beachte die Bläschen im äußeren Gehörgang, als Folge eines Herpes zoster, welcher auch das Ganglion geniculatum des VII. Hirnnerven befallen hat. Der Herpes befällt dann das Ohr und die präaurikuläre Region (*James Ramsay Hunt, 1872–1937, Beschreibung 1907.*)
Abb. 328–331. Ochronose (Alkaptonurie). Durch den pigmentierten Knorpel, der durch die Haut durchschimmert, erhält das Ohr eine graue Tönung. Bei dieser Erkrankung findet sich eine Ablagerung von Pigmenten (Homogentisinsäure) im Knorpel, welche bis zur Verkalkung fortschreiten kann (**329** und **330**, Seitenansicht der Wirbelsäule). Die Erkrankung kann kombiniert sein mit einer vorzeitigen Arthrosis deformans. Die charakteristische schiefergraue Verfärbung der Knötchen kann man durch die Haut sehen (**331**). Knötchen in den Sehnen können zurückzuführen sein auf: 1. rheumatische Arthritis; 2. Gichttophi; 3. Xanthome; 4. Ochronose.

327

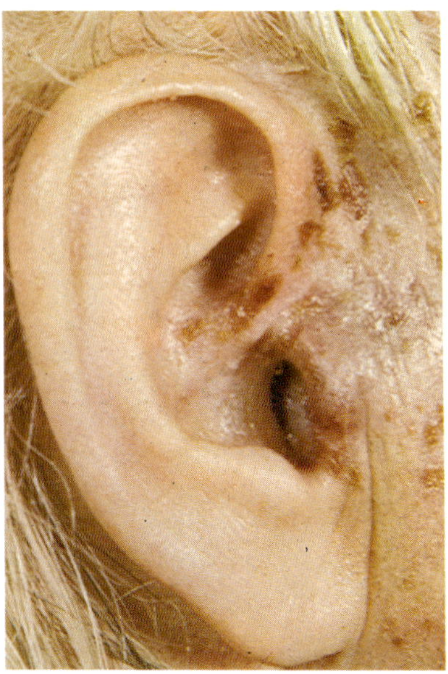

328

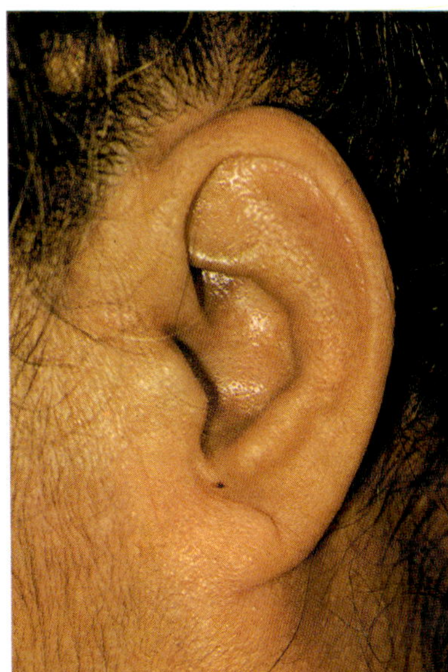

329

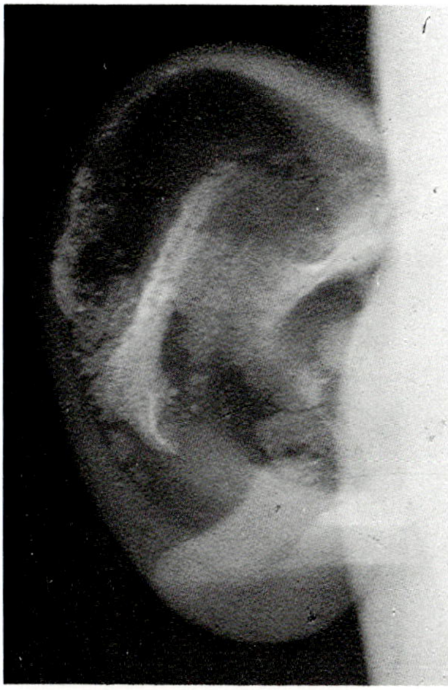

330

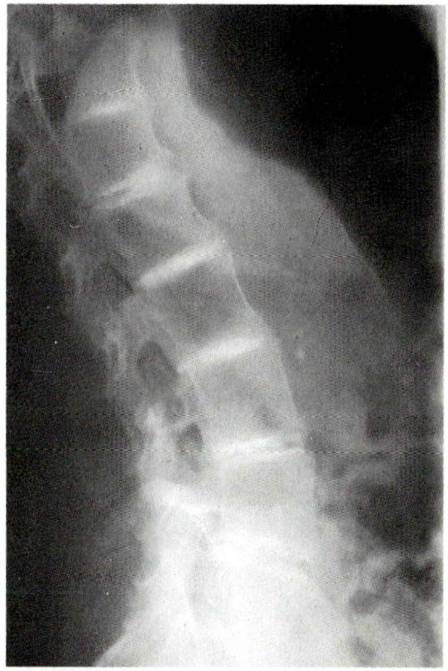

331

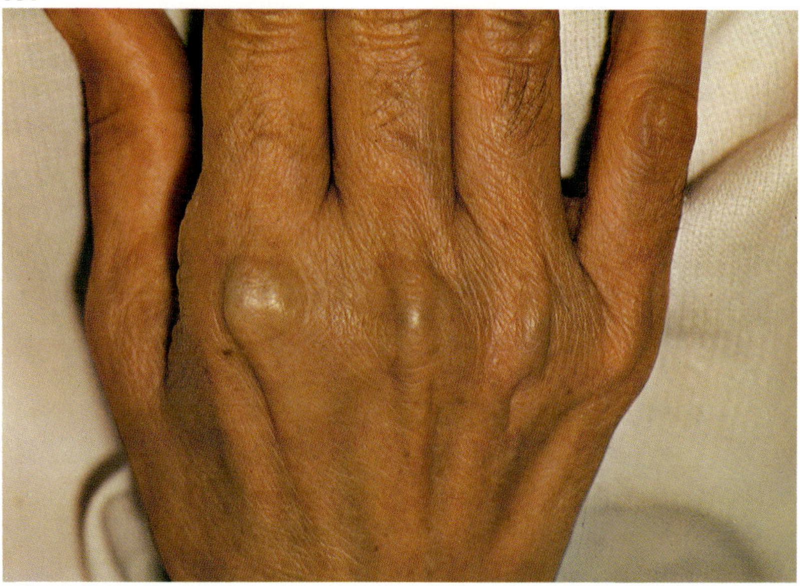

Abb. 332. Alkaptonurie. Die Alkaptonurie, eine angeborene Stoffwechselkrankheit, ist der Vorläufer der Ochronose, der Ablagerung von oxydiertem schwarzbraunem Pigment der Homogentisinsäure, welches sich irreversibel mit dem Kollagen verbindet. Die Säure verändert die physikalischen Eigenschaften des Kollagens und führt zu degenerativen Veränderungen. Der Urin oxydiert an der freien Luft: Die Urinproben stammen aus einer 24-Stunden-Periode; mit zunehmendem Stehen wird die dunkle Farbe deutlicher sichtbar, die älteste Urinprobe findet sich links.

Farbveränderungen des Urins

Verdünnter Urin – *weiß*
Konzentrierter Urin – *gelb/orange*
Galle im Urin – *gelb/orange*
Hämoglobinurie – *rot*
Rote Rüben – *rot/rosa*
Alkaptonurie – *gelb/grau beim Stehen*
Porphyrie – *nachdunkelnd beim Stehen, dunkelrot (fluoreszierend,* **333***)*
Phenolphthalein im alkalischen Urin – *rot*
Melanurie – *schwarz*
Methämoglobinurie – *schwarz*
Methylenblau – *grün/blau*

Abb. 333. Porphyrie. Der Urin dunkelt nach beim Stehen (Portweinfarbe) und fluoresziert im ultravioletten Licht. Links Kontrolle und Urin eines Patienten, rechts Stuhl eines Patienten und Kontrolle.

332

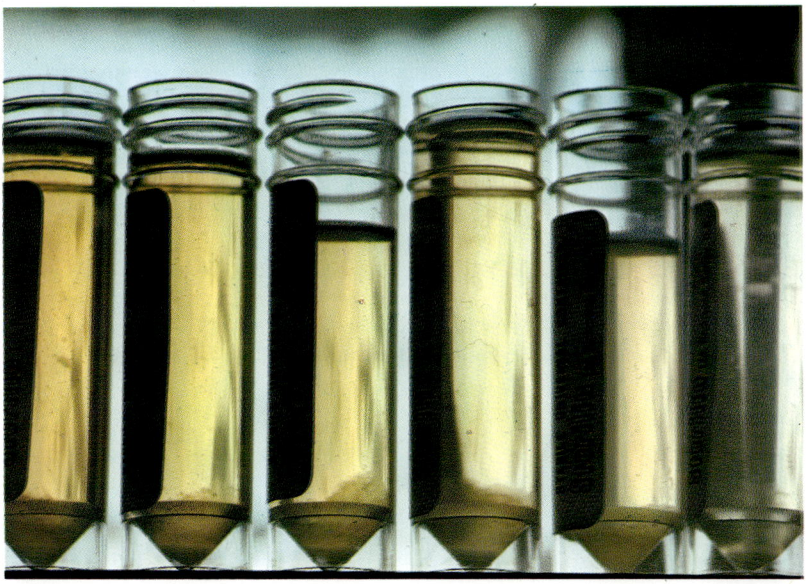

333

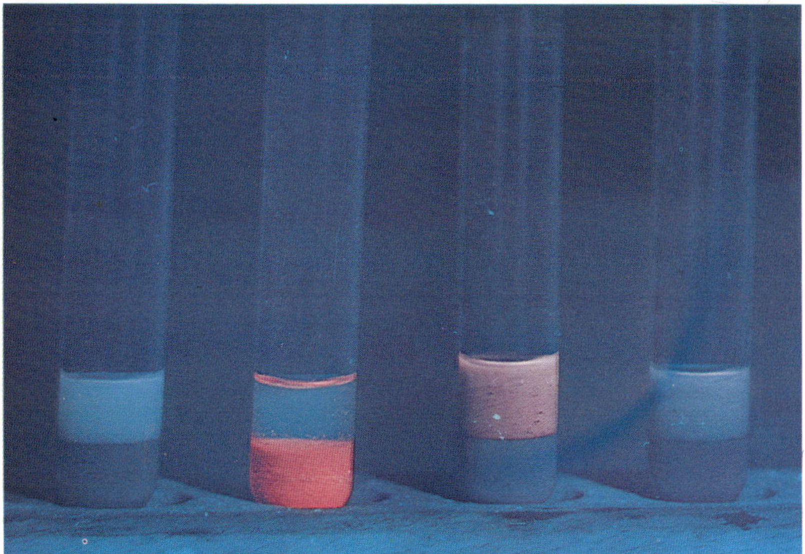

Abb. 334. Chondrodystrophie. Der Schädel hat ungefähr normale Größe, ist jedoch relativ zu groß im Vergleich zur Körpergröße. Der Nasenrücken ist eingedrückt und die Nasenöffnungen tendieren nach oben. Eine charakteristische Schädelform tritt auf bei: Mikrozephalie, klein; Hydrozephalus, groß; Rachitis, Verdickung der Schädelnähte; Osteitis deformans, Pagetsche Krankheit (**132, 221**); Hämoglobinopathie, Verdickung des Schädelknochens (**34, 136**); Akromegalie, Riesenwuchs (**117**).
Abb. 335. Akute Nebenhöhlenentzündung. Sie kann zu Schwellungen und Deformierungen der Nase führen. Dieser Mann hatte eine akute Entzündung der Nasennebenhöhlen. Beachte die Verbreiterung des Nasenrückens und das Ödem.
Abb. 336. Sarkoidose. Die Patientin hat einen Lupus pernio der Nase, Knochenzysten im Bereich der Finger und eine doppelseitige Blindheit als Folge einer Iriditis. Bei sämtlichen Symptomen handelt es sich um Manifestationen der Sarkoidose.

334

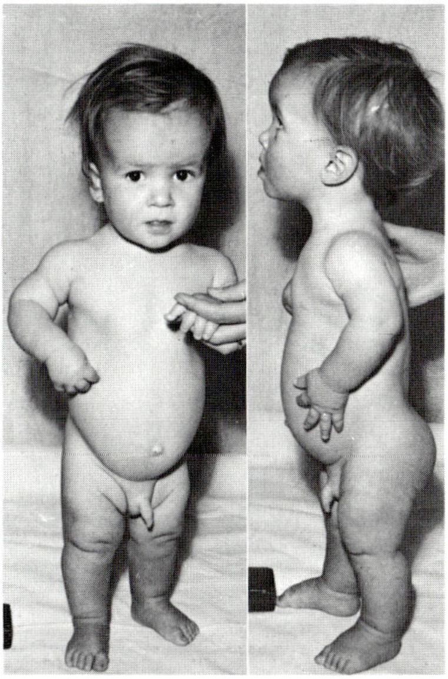

335

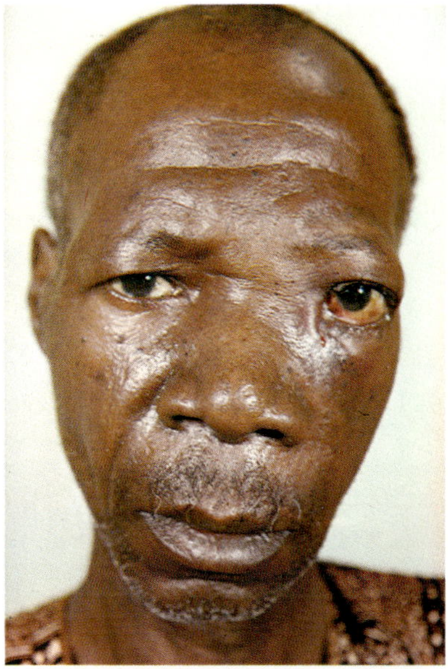

336

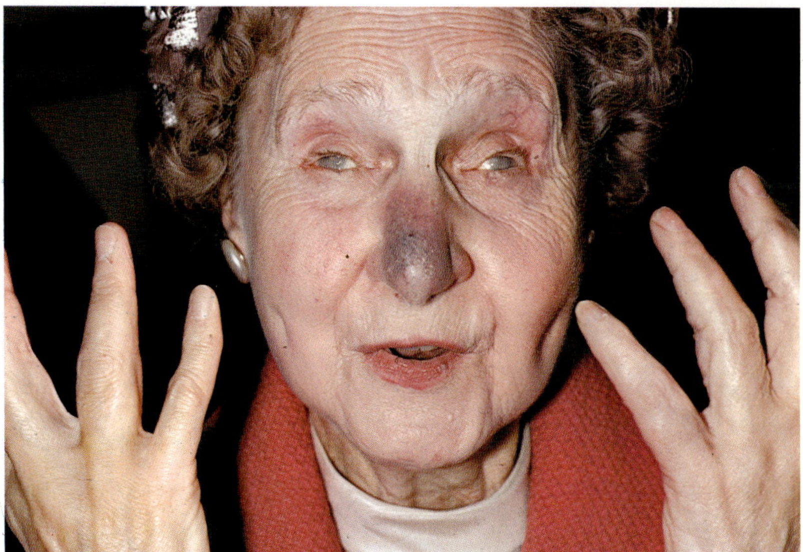

Der Mund

Der Eingang zum Magendarmkanal. Es handelt sich hier um ein Gebiet, wo sich ähnlich wie bei der Hand Information und pathologisch-anatomische Veränderungen konzentrieren.

Abb. 337. Oslersche Krankheit (Kongenitale hämorrhagische Teleangiektasie). Männlicher Patient, 60 Jahre alt, häufig untersucht wegen Blutungsneigung, auch mittels Laparotomie. Schließlich wurde eine Operation durchgeführt, nach welcher der Patient an einer Malabsorption litt. Gelegentlich wurde sein dichter Schnurrbart durch Rasur entfernt; erst als man die Teleangiektasien rund um den Mund sah, konnte die Diagnose gestellt werden. (*Sir William Osler, 1849–1919, Beschreibung 1907; Frederick Parkes Weber, 1863–1962, Beschreibung 1904; Henri Jules Louis Marie Rendu, 1844–1902, Beschreibung 1896.*)

Abb. 338. Peutz-Jeghers-Syndrom. Melanin-Pigmentierung, fleckförmig auf den Lippen und im Mundbereich. Als Begleiterscheinung finden sich multiple intestinale Polypen. (*I. L. A. Peutz, Holland, Beschreibung 1949.*)

Abb. 339. Peutz-Jeghers-Syndrom. Die Flecken sehen wie Sommersprossen aus und reichen bis in die Lippen und in die Schleimhaut der Wangen (**340**).

337

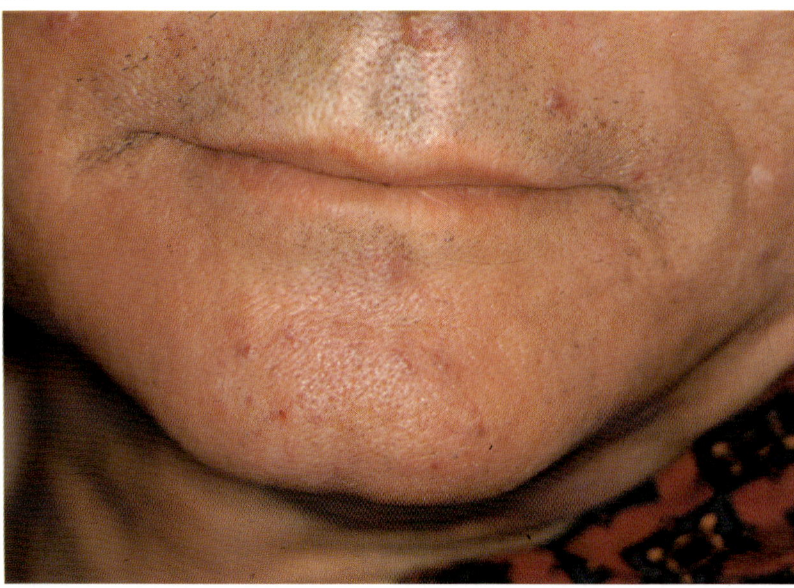

338

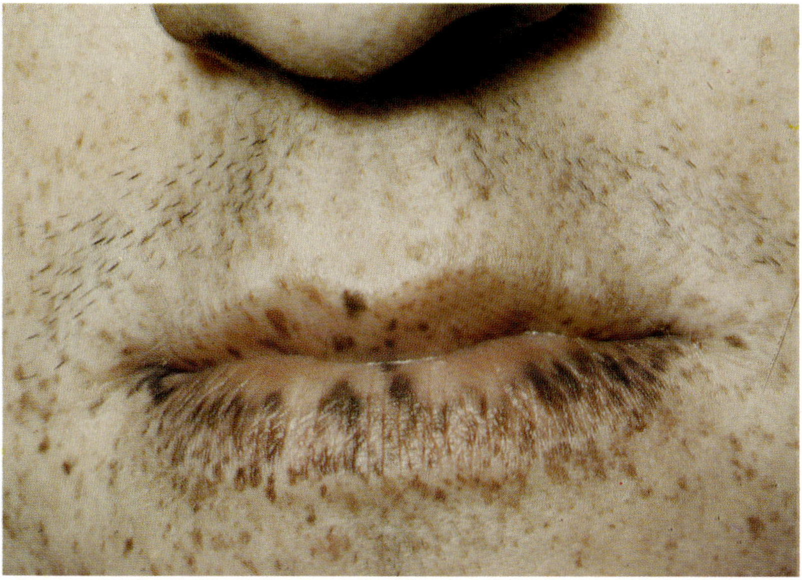

339

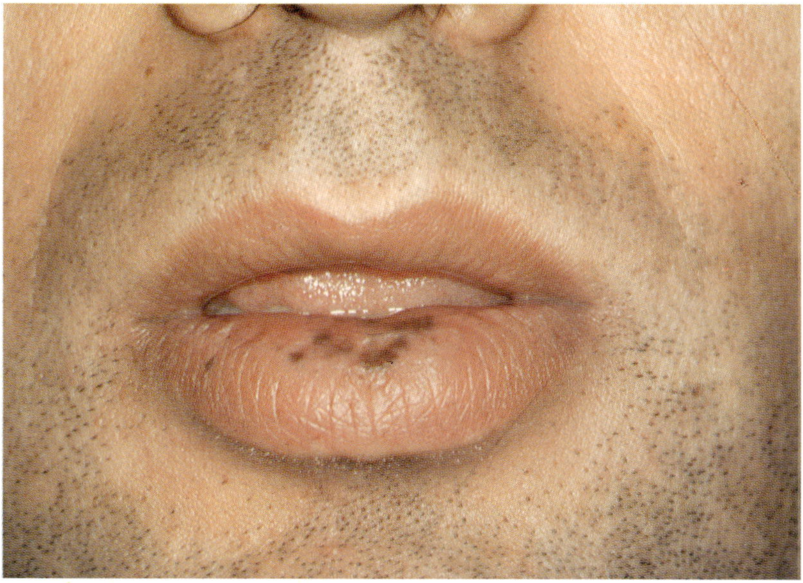

Abb. 340. Peutz-Jeghers-Syndrom. Die sommersprossenähnlichen Flecken finden sich auch in der Wangenschleimhaut. Man kann sie auch an den Händen sehen; sie können spärlich, aber auch sehr profus vorhanden sein.
Abb. 341. Allgemeine Zyanose (leichte Form). Farbveränderungen des Blutes kann man leicht im Bereich des Lippenrotes sehen – die Plethora bei der Polyzythämie darf nicht mit Kosmetika verwechselt werden, ebenso nicht mit der Verfärbung beim Kauen von farbigen Substanzen, wie z. B. Betel; Dauerlutscher bei Kindern können den Lippen praktisch jede Farbe geben.
Die Zyanose als Folge einer verminderten Sauerstoffsättigung des Hämoglobins (weniger als 85 %) kann man auch im Bereich der Extremitäten sehen. Die genaue Differenzierung einer zentralen Zyanose erreicht man aber nur durch Untersuchung der Farbe der Lippen, welche ungewöhnlich warm sind, noch besser durch Untersuchung der Zunge. Eine zentrale Zyanose kann Folge sein von: 1. Lungenerkrankungen mit Störung der Sauerstoffaufnahme, 2. kongenitalen Shuntbildungen und Vermischung von arteriellem und venösem Blut, 3. Vermehrung der roten Blutkörperchen oder exzessiver Verminderung der roten Blutkörperchen. Periphere Zyanose – blaue Ohren und blaue Finger – sind oft Folge einer peripheren Vasokonstriktion durch Kälte, langsame Zirkulation und Mindersättigung des Blutes mit Sauerstoff. Diese Frau hatte eine zentrale Zyanose als Folge einer primären pulmonalen Hypertension.

340

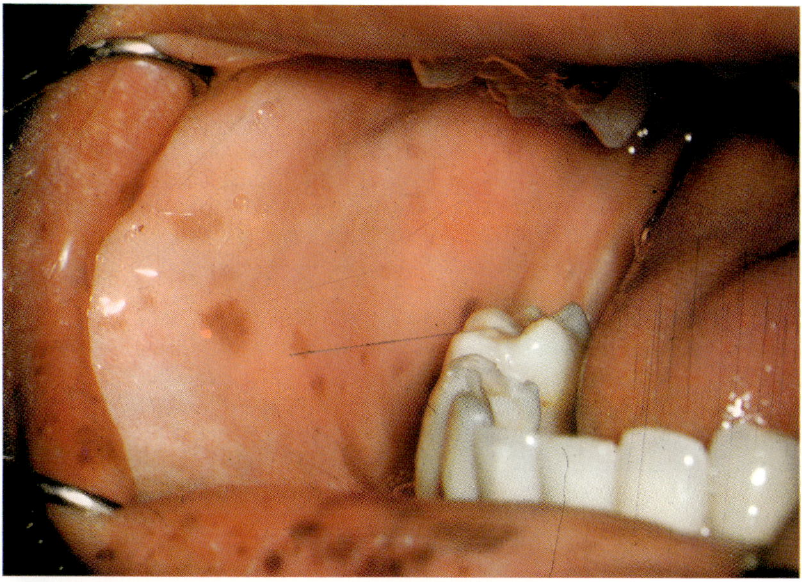

341

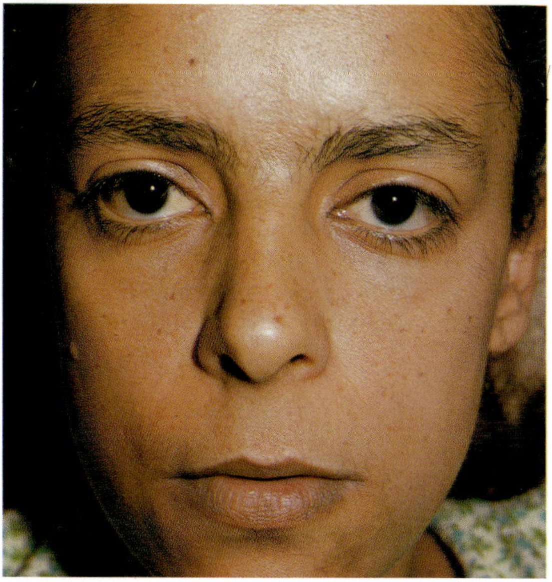

Abb. 342 u. 343. Methämoglobinämie. Die Zunge hat einen bläulichen Schimmer. Der Patient litt an einer Methämoglobinämie als Folge einer Ingestion von Phenacetin. Nach einer Woche, als die Methämoglobinamie sich gebessert hatte, kehrte auch die normale Zungenfarbe zurück und das Hämoglobin erreichte normale Werte. Dies ist ein Beispiel für eine erworbene toxische Methämoglobinämie, im allgemeinen als Folge der vermehrten Aufnahme von aromatischen Amino- oder Stickstoffverbindungen, von Anilinfarben in Wäschereien und von wachshaltigen Farbstiften. Die Erkrankung führt zu Symptomen der Anoxämie. 1,2–2 g/100 ml Methämoglobin im Blut führen zu einer deutlich sichtbaren Zyanose; im Vergleich dazu führen erst 5 g sauerstoffloses Hämoglobin zu einer echten Zyanose.
Abb. 344. Stomatitis der Mundwinkel. Es finden sich Risse im Mundwinkel, welche sehr schmerzhaft und auch infiziert sein können. Man findet diesen Befund häufig bei: 1. Mangelernährung, 2. Vitamin-B- und Folsäuremangel, 3. gewohnheitsmäßigem Lecken der Lippen bei Kindern, 4. älteren Patienten mit schlechtsitzenden oder fehlenden Zahnprothesen, dadurch vermehrtem Mundschluß und festem Aufeinanderliegen der Mundwinkel, welche dann wund werden.
In allen Fällen kann eine sekundäre Pilzinfektion auftreten.

342

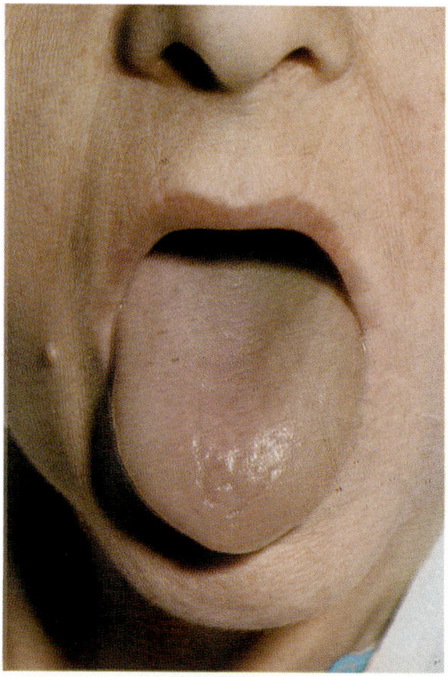

343

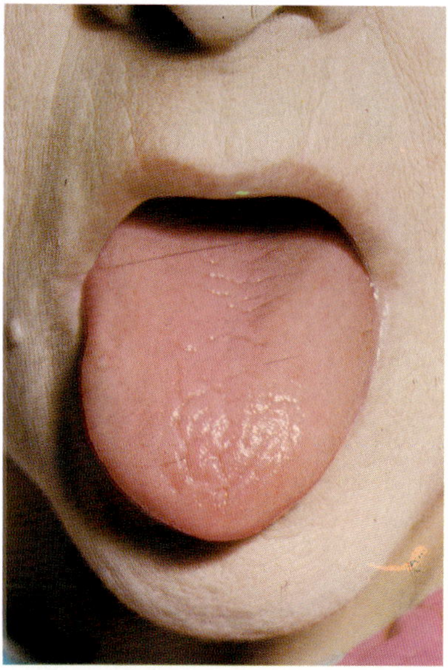

344

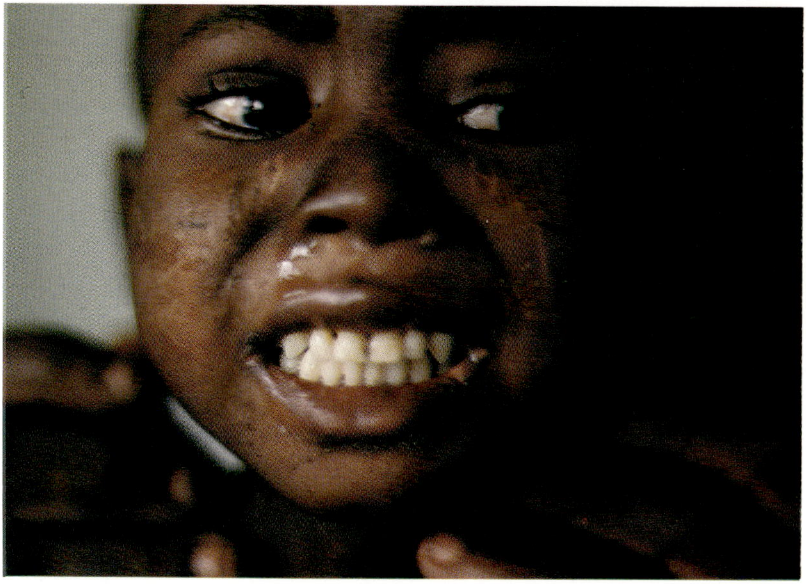

Abb. 345. Stomatitis der Mundwinkel, als Folge eines gewohnheitsmäßigen Ableckens der Lippen mit der Zunge. Eine Superinfektion mit Pilzen ist aufgetreten.
Abb. 346. Herpes labialis (Herpes febrilis oder Herpes simplex). Diese sehr häufige Hautveränderung im Bereich der Lippen ist Folge der Aktivierung des Herpesvirus; sie stellt sich dar als Bläschen auf einem roten Grund, die rupturieren und verkrusten. Die Erkrankung dauert vom Anfang bis Ende etwa 7 Tage. Sie findet sich häufig in Verbindung mit fiebrigen Erkrankungen, besonders typisch bei Pneumonie. Die primäre Herpes-Infektion kann kombiniert sein mit leichter Schwellung der regionalen Lymphdrüsen. Der Zeitunterschied zwischen den beiden Abbildungen betrug 4 Tage.

345

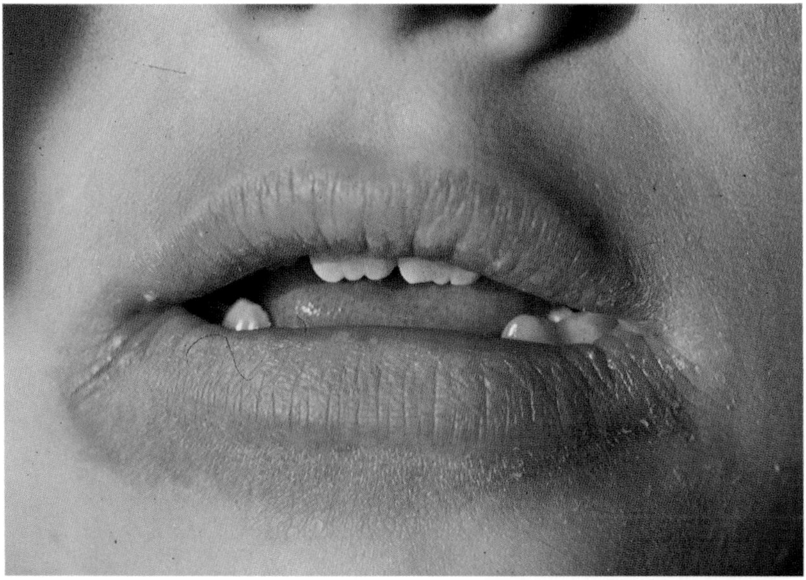

346

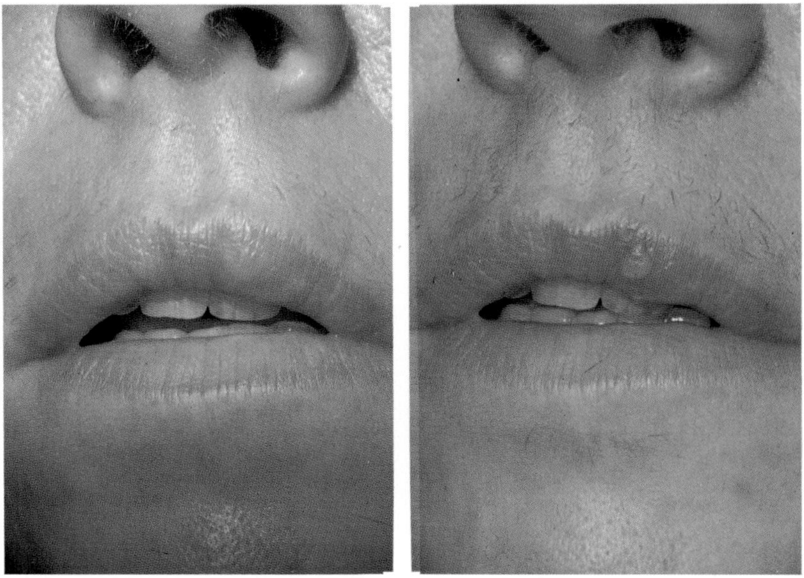

Abb. 347. Primär syphilitisches Geschwür der Lippe (Schanker). Ulzerationen der Lippe können traumatisch, infektionsbedingt oder bösartig (Basalzell-Karzinom) sein.

Abb. 348. Angeborene Syphilis. Periorale Flecken an den Mundrändern können ausheilen und zur Vernarbung unter dem Bild von Rhagaden führen. Die Mundwinkel-Stomatitis bei Mangelernährung hinterläßt keine Narben.

347

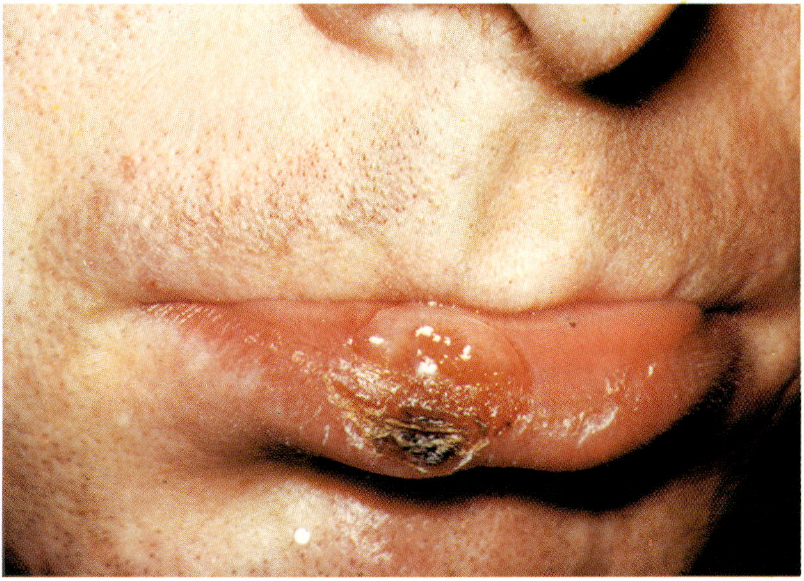

348

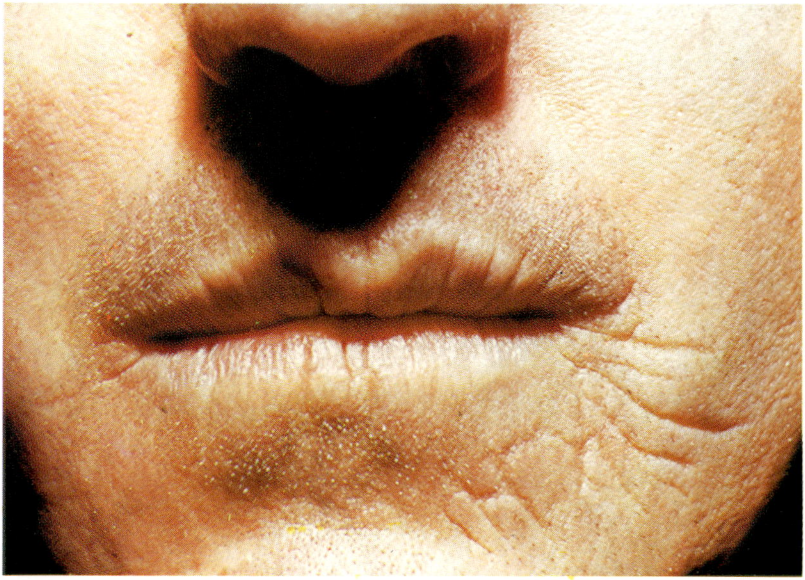

Abb. 349. Angioneurotisches Ödem der Lippe. Die Lippe ist eine häufige Lokalisation für allergiebedingte Ödeme, welche Folge von Medikamenten, Insektenstichen oder anderen Allergien sein können. Ein ähnliches Bild kann natürlich auch im Anschluß an ein Trauma auftreten.

Abb. 350. Akromegalie. Übermäßiges Wachstum der Weichteile führt zu einer großen, fleischigen Unterlippe, deren Prominenz noch verstärkt wird durch Prognathie des Unterkiefers – vgl. Führerscheinfotografie des Patienten zwei Jahre zuvor (**116**).

Abb. 351. Mumps (einseitige Anschwellung der Parotis). Die kurze Anamnese weist immer auf eine entzündliche Ursache hin (virusbedingt – Mumps; bakteriell bedingt – Parotitis). Eine intermittierende Anschwellung der Drüse weist auf einen Stein im Ausführungsgang der Drüse hin. Eine langsam sich entwickelnde und anhaltende Schwellung weist auf einen Tumor hin.

Abb. 352. Mumps. Bei der Untersuchung des Ausführungsganges der Parotis zeigt sich, daß er bei der Mumpserkrankung oft rot und entzündet ist. Bei dem kachektischen Patienten mit einer bakteriell bedingten Parotitis kann man oft einen Tropfen Eiter sehen.

349

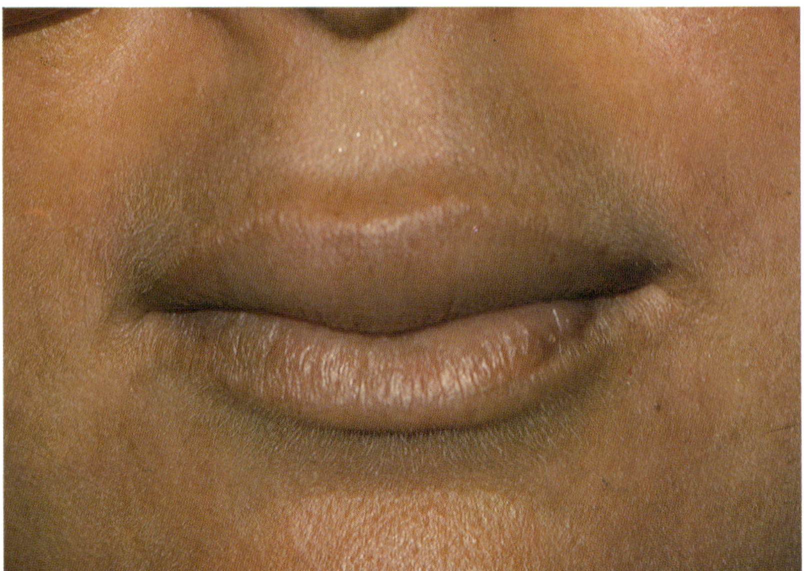

350

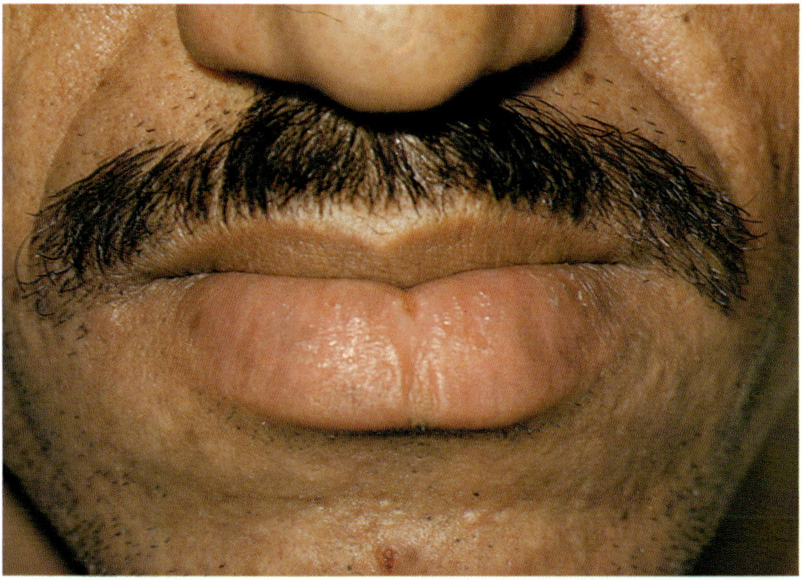

351

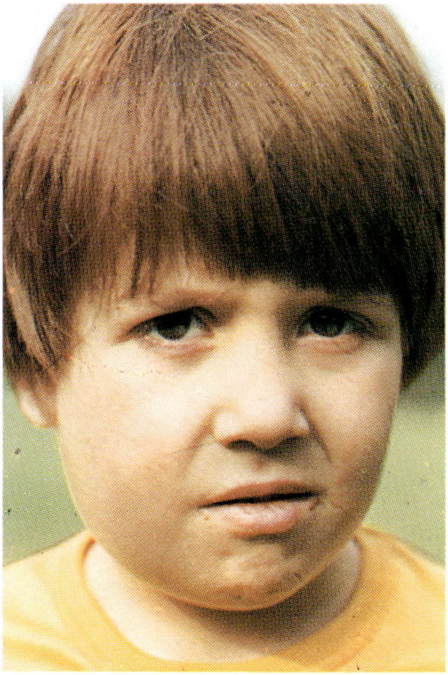

352

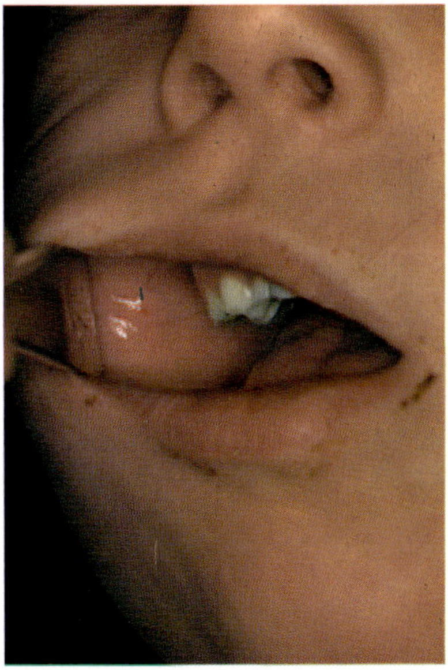

Abb. 353. Konkrement im Ausführungsgang der Speicheldrüse. Einseitige intermittierende Anschwellung der Parotis als Folge eines Konkrementes im Ausführungsgang. Die Schwellung ist hervorgerufen durch die Retention von Speichel und durch intermittierende Entzündung.

Abb. 354. Vergrößerung der Glandula submandibularis. Eine lang anhaltende einseitige Vergrößerung der Speicheldrüse weist auf einen Tumor hin.

Abb. 355. Bilaterale Erkrankung der Parotis (Sarkoidose). Diese Frau litt schon seit langem an einer Vergrößerung der Parotis als Folge einer Sarkoidose.

Abb. 356. Sarkoidose. Vergrößerung der Parotis. Trockene Zunge und Keratoconjunctivitis sicca beim Sjögren-Syndrom. Über einen langen Zeitraum sich entwickelnde doppelseitige Vergrößerung der Drüse weist auf eine Sarkoidose oder eine Infiltration durch ein Lymphom hin.

353

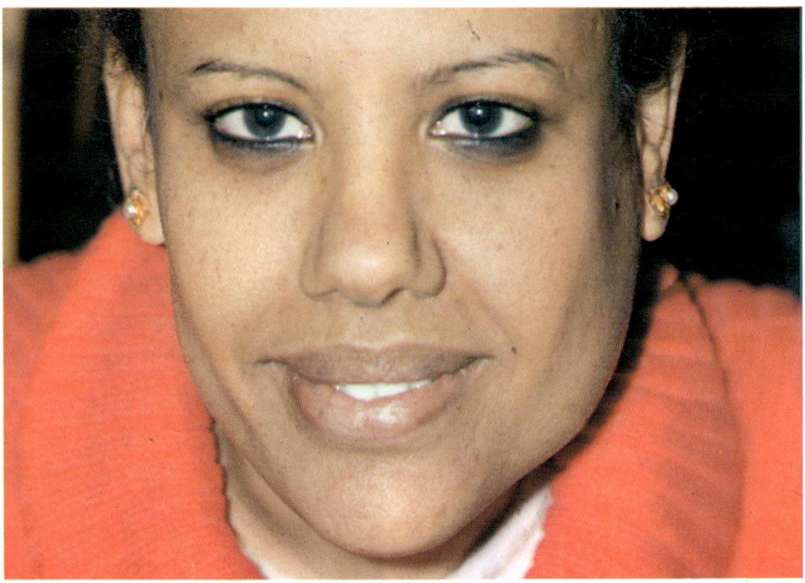

354

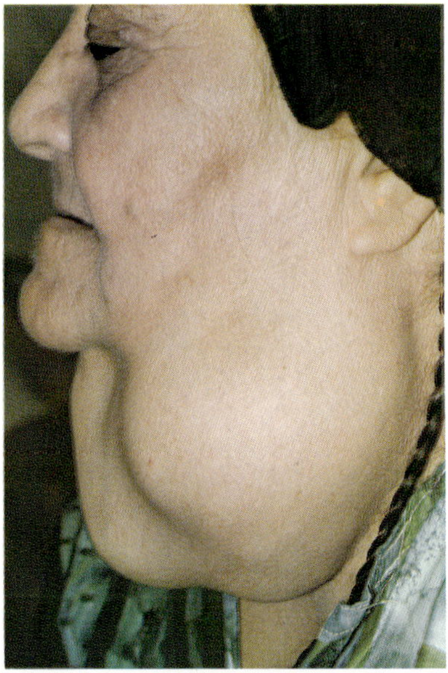

355

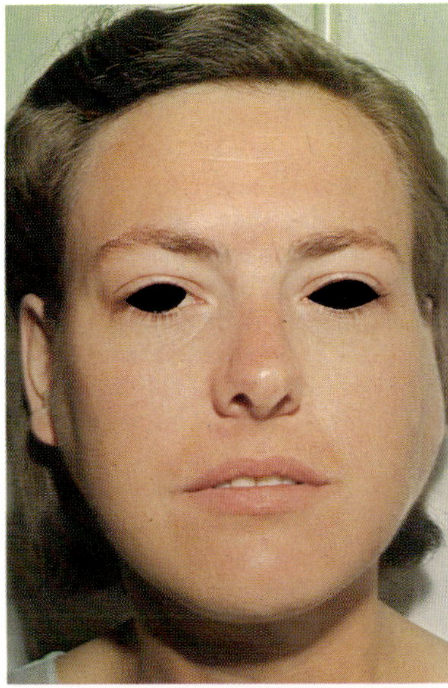

356

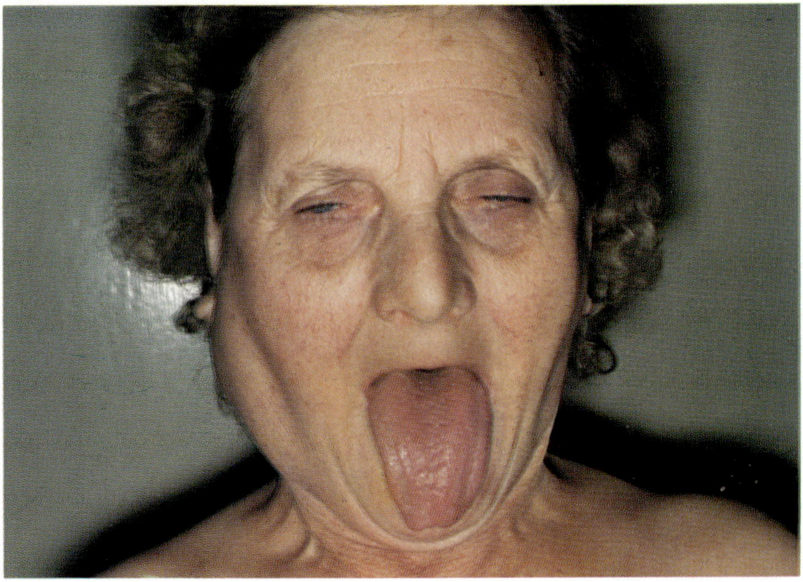

Das Zahnfleisch

Infektion: durch schlechte Zahnhygiene. *Parodontose:* ebenfalls durch schlechte Zahnpflege. *Hypertrophie:* durch Medikamente (z. B. Phenytoin). *Blutung:* bei Infektion, Skorbut, Blutkrankheiten. *Vergiftung:* durch Schwermetalle (Blei führt zu bräunlich-schwarzer Verfärbung am Zahnfleischrand).

Abb. 357. Parodontose. Mit zunehmendem Alter und bei schlechter Zahnpflege kann das Zahnfleisch sich zurückziehen. Unterstützend wirken dabei rezidivierende Infektionen zwischen Zahnfleisch und Zahn. Hier hat das Zahnfleisch sich zurückgezogen, die freigelegte Dentinsubstanz ist durch Nikotin verfärbt.

Abb. 358. Peridentale Entzündung. Die Beschwerden sind Schmerzen, Brennen oder Blutung – manchmal hervorgerufen durch eine spezifische Plaut-Vincentsche Infektion (Angina). Am Anfang sieht man eine rote, entzündete Linie um den Zahn, wobei geringe Mengen Eiter zwischen Zahnfleisch und Zahn austreten.

Abb. 359. Asymmetrische Rückbildung des Zahnfleisches (Pfeil), im allgemeinen durch eine falsche Technik beim Zähneputzen, vor allem durch den schabenden Effekt beim ersten Bürstenstrich mit der Zahnbürste. Dies ist übrigens eine Möglichkeit, die dominierende Hand zu bestimmen! Ein Rechtshänder übt den größten Druck am Anfang des Bürstenstriches auf der linken Seite aus. Ein Linkshänder würde auf der rechten Seite eine Rückbildung des Zahnfleisches hervorrufen.

357

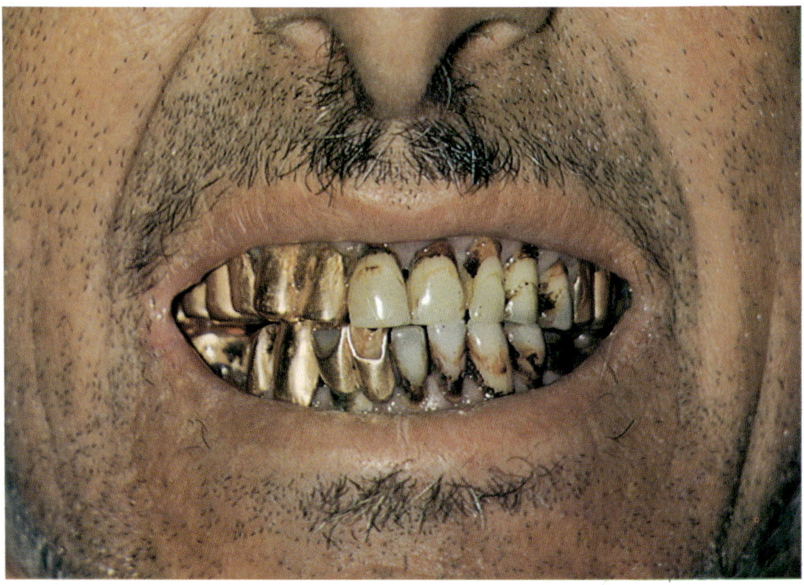

358

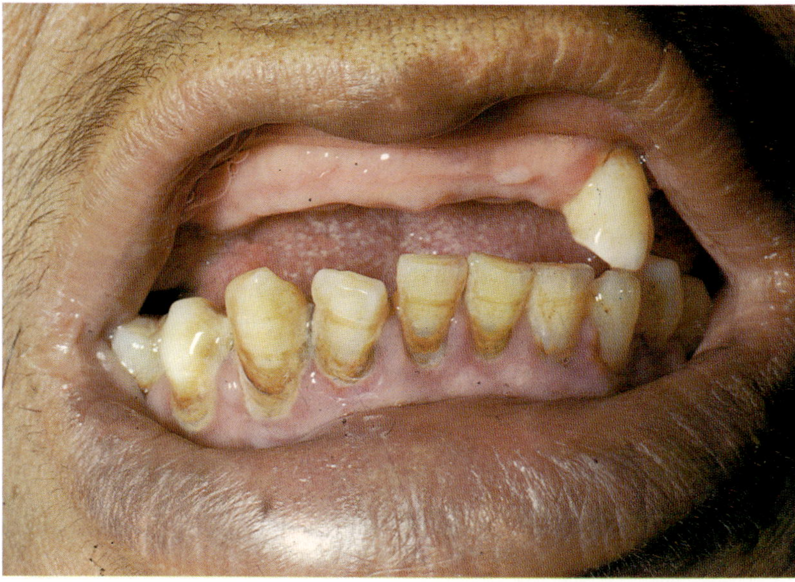

359

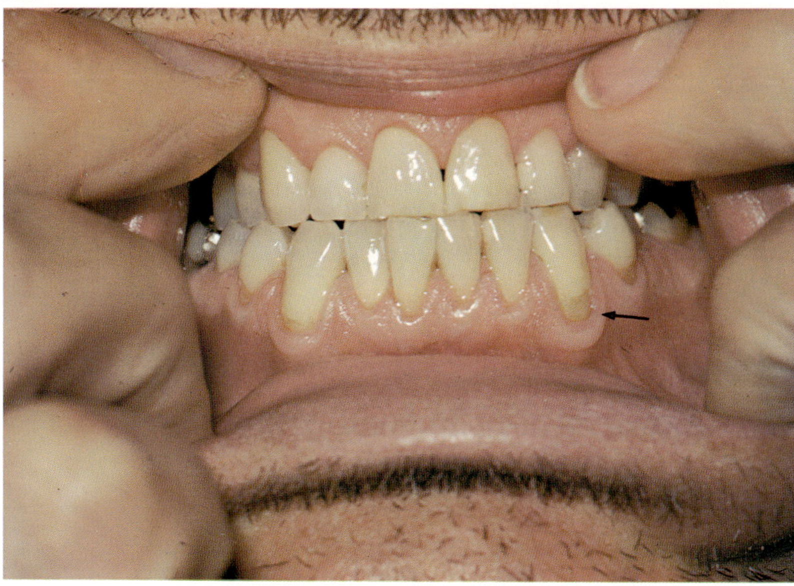

Abb. 360. Rückbildung des Zahnfleisches. Vollständige Rückbildung des Zahnfleisches und Resorption des Knochens führt dazu, daß die Zähne ausfallen. Beachte die freigelegte Zahnwurzel und die Resorption des Knochens bei einem Patienten mit einer seltenen erblichen Erkrankung, dem Papillon-Lefèvre-Syndrom; bei dieser Erkrankung sind frühzeitige Knochenresorption und Ausfall der Zähne charakteristisch, begleitet von einer Hyperkeratose der Handflächen und der Fußsohlen.

Abb. 361. Hypertrophie des Zahnfleisches. Hypertrophie des Zahnfleisches bei einem Patienten unter antiepileptischer Behandlung mit Phenytoin.

Abb. 362. Blutendes Zahnfleisch. Dies sieht man bei 1. Pyorrhoe (Zahnfleischvereiterung), 2. Skorbut, 3. hämorrhagischer Diathese. Dieser leukämische Patient hatte auch einen ausgedehnten Herpesbefall.

360

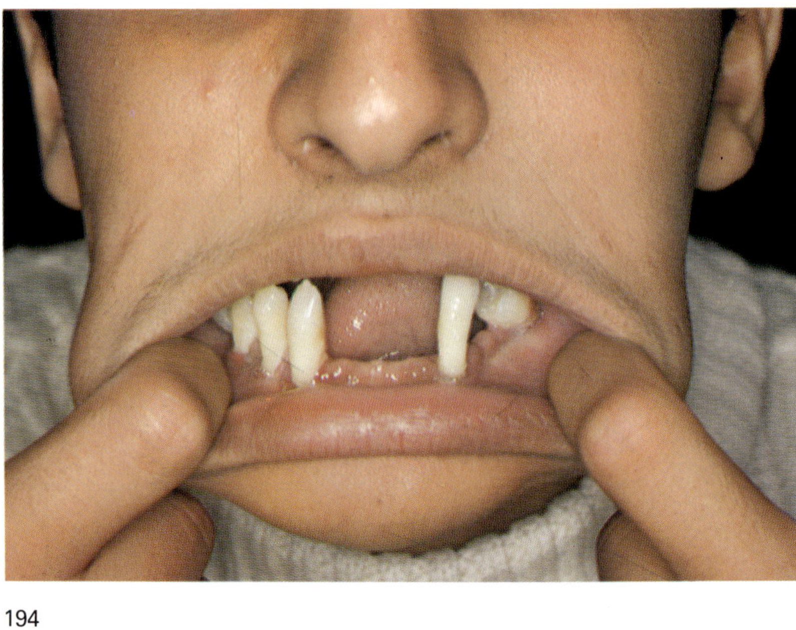

361

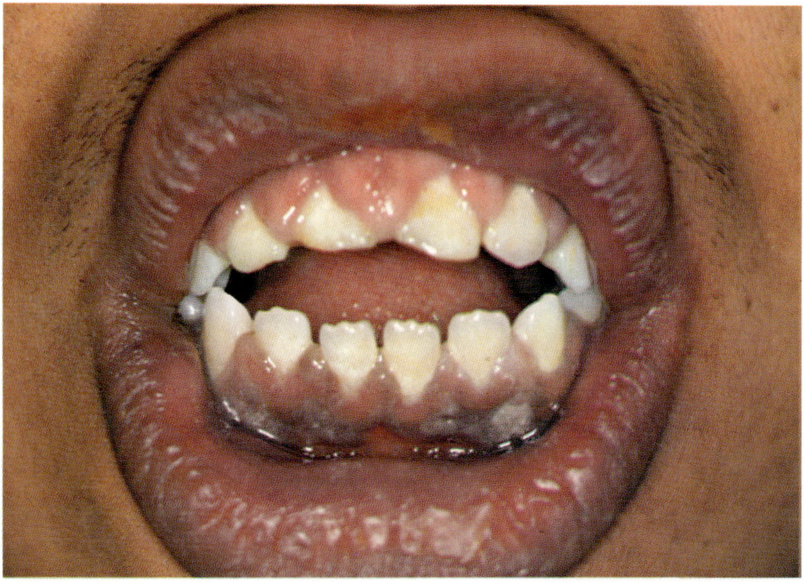

362

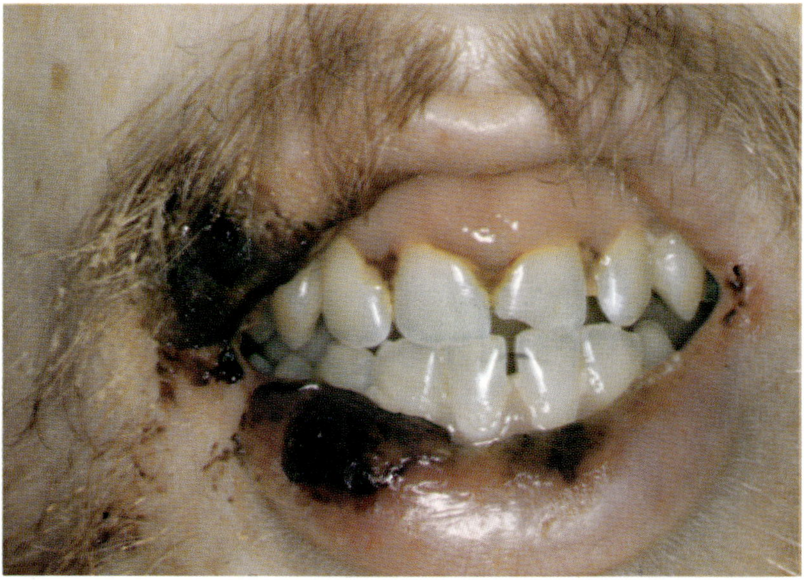

Zahndeformitäten werden hervorgerufen: 1. durch Abschleifen – entweder durch Aufnahme harter Nahrung oder absichtlich aus kosmetischen Gründen; 2. durch Infektionen während der Entwicklung.

Abb. 363–365. Verfärbte Zähne (Fluorosis). Im vorliegenden Fall findet sich eine Verfärbung des Zahnschmelzes mit leichter Grübchenbildung. Der Patient kam aus einer Gegend, in der das Trinkwasser eine hohe Menge Fluorid enthielt. Das Fluor wird in den Zahnschmelz eingelagert und führt bei hoher Konzentration zur Verfärbung, obwohl durch die Einlagerung auch vermehrter Widerstand gegenüber Karies erreicht wird. Die Untersuchung der Zähne ist selten von besonderem Nutzen bei Festlegung einer Diagnose, mit Ausnahme der klassischen Zahnzeichen der Syphilis. Zusätzliche Hinweise zur Beurteilung des Patienten kann man beim Anblick von vernachlässigten Zähnen, Nikotinverfärbung und kariösen Zahnstümpfen gewinnen.

Beachte: 1. Nikotinverfärbung kann weggekratzt werden; 2. Ingestion von Tetracyclin-Medikamenten während der Zahnschmelzbildung führt zu einer charakteristischen gelben Verfärbung (**364**). 3. Fluoringestion führt zu einer Braunverfärbung des Zahnschmelzes (**363**). 4. Masern führen zu einer Veränderung der Dichte des Zahnschmelzes und können so den Zahnschmelz markieren, welcher zur Zeit der Erkrankung gebildet wurde. Dem entsprechen die Beau-Reilschen Querfurchen in den Fingernägeln (**365**).

363

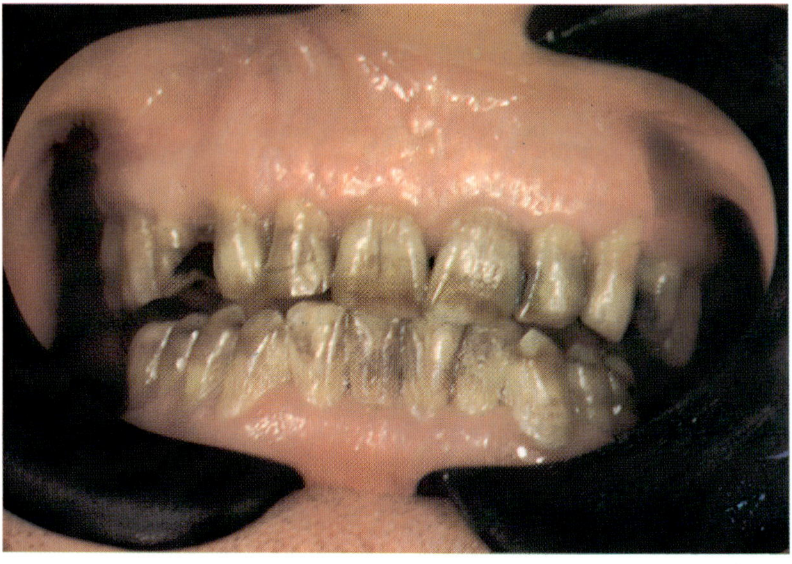

364

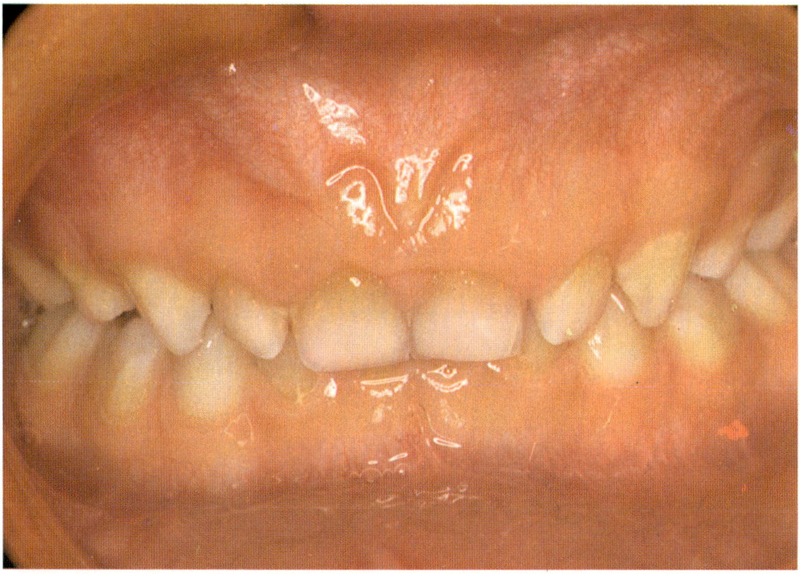

365

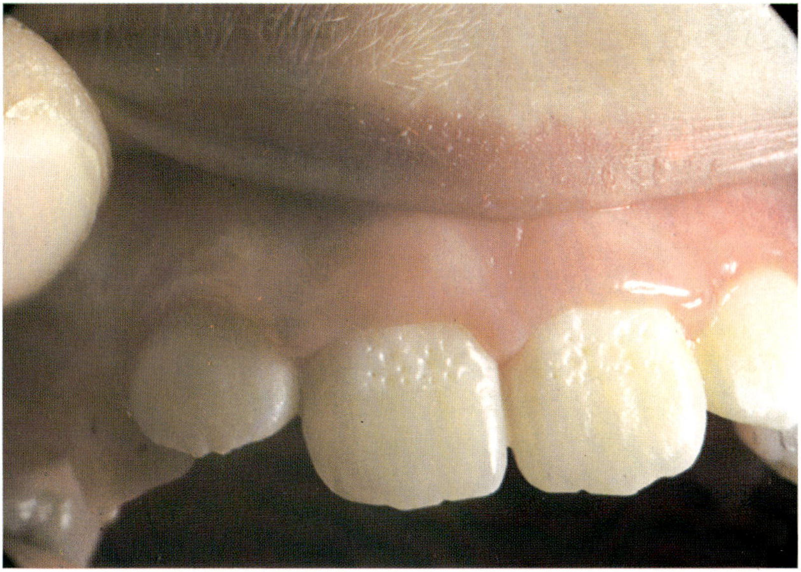

366

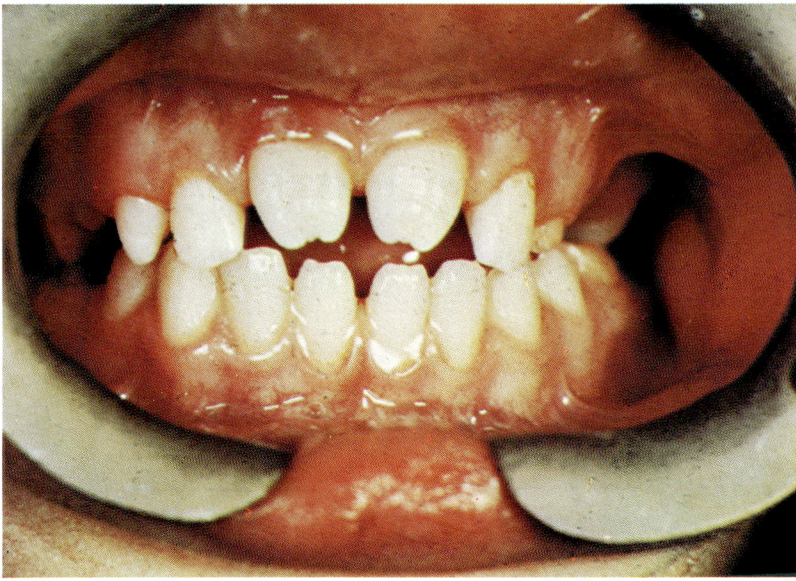

367

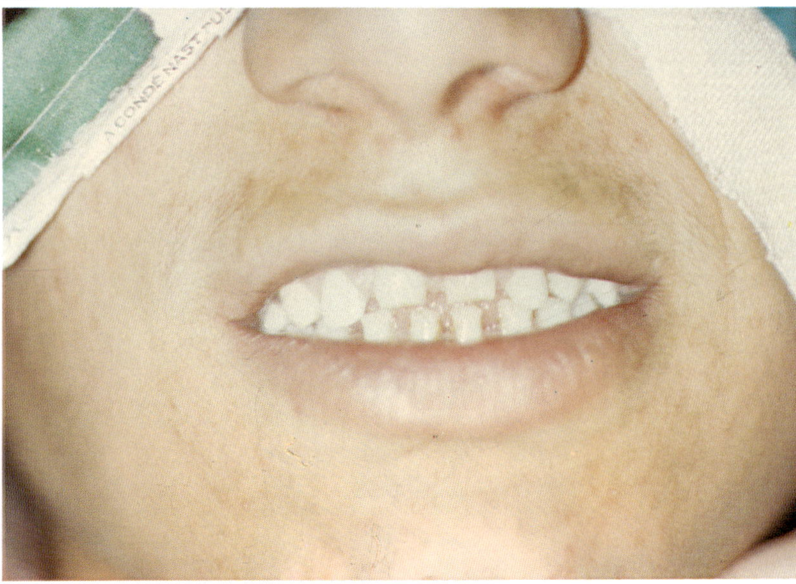

Abb. 366. Hutchinsonsche Zähne (Syphilis). Eine Infektion mit den Spirochäten zur Zeit der Bildung der endgültigen Zähne führt zu einer Deformität der Zähne. Die Infektion beeinträchtigt nämlich die Ernährung und führt zu Unterdrückung des mittleren der drei Dentikel (Dentinkörnchen), aus welchen der Zahn sich entwickelt. Die lateralen Dentikel breiten sich aus, um die Lücke zu schließen, was ihnen aber nicht vollständig gelingt. Daher sind die Schneidezähne kleiner, sie haben weite Zwischenräume zwischen sich (wenn die Maxilla nicht geschrumpft ist) und abgerundete oder konvergierende Ränder (wie bei einem Schraubenzieher). Die dünnere Schicht des Zahnschmelzes hat zur Folge, daß die Zähne sich leichter abnutzen und ein eingekerbtes Aussehen annehmen. Am häufigsten sind oben und unten der mittlere und der laterale Schneidezahn befallen.
Abb. 367. Hutchinsonsche Zähne. Die unteren Schneidezähne haben gerade Kanten und sind klein: daher stehen sie bei normalem Unterkiefer mit weiten Zwischenräumen. Die oberen mittleren Schneidezähne haben eine Form, die an die Spitze eines Schraubenziehers erinnert. Wenn die Maxilla als Folge kongenitaler Infektion hypoplastisch ist, dann ist die Anordnung der Zähne normal. Im Vergleich dazu sind bei der Akromegalie (**122**) die Zähne von normaler Größe; aber als Folge der Vergrößerung des Unterkiefers sind sie auseinandergerückt. Bei diesem jungen Mädchen ist das linke Auge verbunden; es wurde eine Hornhauttransplantation wegen einer interstitiellen Keratitis durchgeführt. Sie war nicht taub.
Hutchinsonsche Trias bei kongenitaler Syphilis: Zähne; interstitielle Keratitis; Taubheit.

368

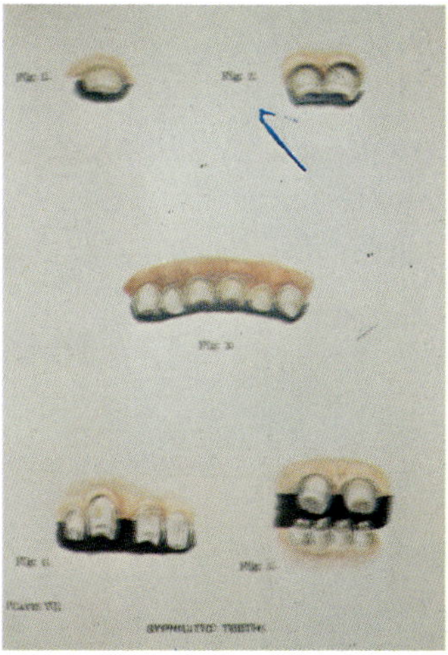

Abb. 368. Hutchinsonsche Zähne. Die Originalabbildung der Hutchinsonschen Zähne, welche das verschiedenartige Aussehen je nach dem Abnutzungszustand der Zähne demonstriert. (J. Hutchinson: Syphilis. 1887). (*Sir Jonathan Hutchinson, Chirurg, London Hospital, 1828–1913, Beschreibung 1858.*)

Das Innere des Mundes kann der Sitz von Ulzerationen, Embolien, Entzündungen, Schleimhautausschlägen sein oder kann die Farbveränderungen der Anämie, der Zyanose oder einer Pigmentierung zeigen.

Abb. 369. Addisonsche Krankheit. Die klassische braune Pigmentierung der Addisonschen Krankheit tritt im Bereich der Mundschleimhaut auf. Sie muß von der sommersprossenähnlichen Pigmentierung beim Peutz-Jeghers-Syndrom (**338**) unterschieden werden. Die stärkere Pigmentierung ist Folge der Stimulation der Melanozyten durch vermehrte Sekretion von β-Melanozyten-stimulierendem Hormon (βMSH), welche gemeinsam mit dem erhöhten ACTH-Blutspiegel als Folge des niedrigen Cortisolspiegels auftritt. βMSH hat einige Aminosäuren gemeinsam mit ACTH, so daß sehr hohe ACTH-Spiegel, die durch tägliche Injektionen von synthetischem ACTH (Tetracosactrin) hervorgerufen werden, zu einer Zunahme der Pigmentierung führen können. Vitiligo (**55**) tritt bei 15% der Patienten mit Addisonscher Krankheit auf.

Abb. 370. Pigmentierung der Wangenschleimhaut. Eine Frau mit einem sehr hohen ACTH-Spiegel als Folge einer parenteralen Asthmatherapie mit synthetischen ACTH. Man sollte bei der Diagnose sehr sorgfältig sein, da man ähnliche Pigmentflecken in der Mundschleimhaut sehen kann, die in Wirklichkeit rassisch bedingt sind.

Abb. 371. Pigmentierung des Gaumens. Dieser Mann, ein braunhäutiger Araber, war vollkommen gesund und hatte eine Pigmentierung des Gaumens. Vergleiche dies mit der Pigmentierung bei der Addisonschen Krankheit (**369**). Die umschriebene Pigmentierung der Mundschleimhaut kann oft auch ein Zufallsbefund sein. Die Differentialdiagnose der Pigmentierung schließt ein: 1. Lokalisiert – Peutz-Jeghers-Syndrom; Addisonsche Krankheit. 2. Generalisiert – Gastrointestinale Erkrankung (Ileitis regionalis, Colitis ulcerosa, Leberzirrhose); Neurofibromatose; chronische konsumierende Krankheit (bösartige Tumoren, Tuberkulose, Malabsorptions-Mangelernährung); Endokrine Erkrankungen (Cushing-Syndrom, Thyreotoxikose).

369

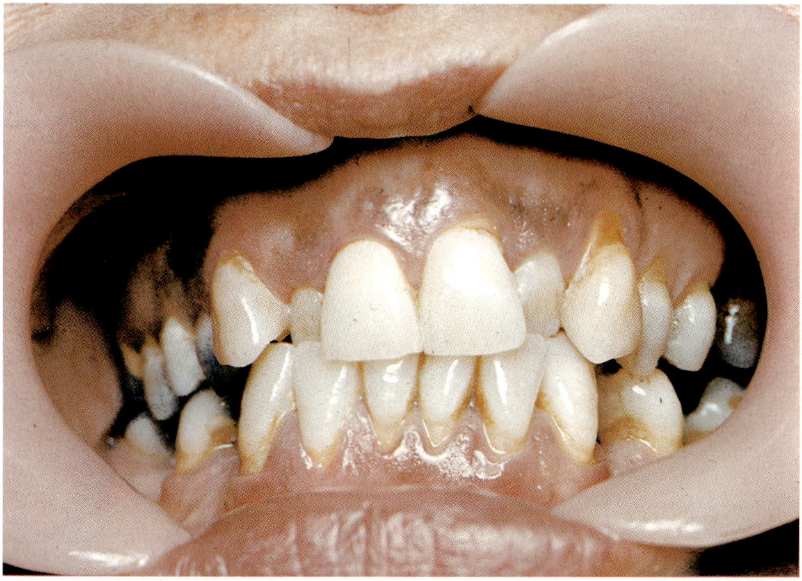

370

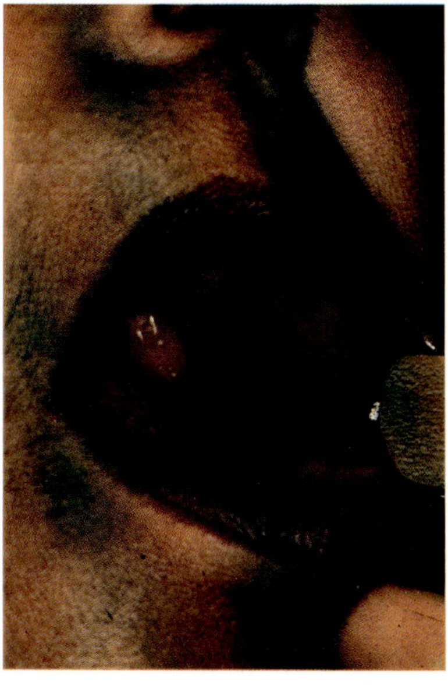

371

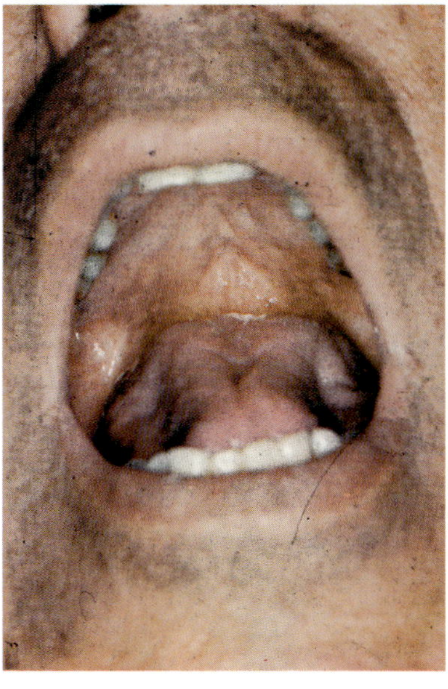

Abb. 372. Embolien im Bereich des harten Gaumens. Im vorliegenden Fall handelt es sich um eine Sepsis. Die Petechien sehen überall gleich aus, am Mund aber handelt es sich um eine charakteristische Lokalisation.

Abb. 373 u. 374. Moniliasis (Soor des Mundes). Eine Infektion mit Monilien (Pilzen) kann beim kachektischen Patienten, bei Säuglingen und bei Patienten, die unter Breitbandantibiotikabehandlung stehen, auftreten. Meistens handelt es sich um eine fortlaufende weiße Membran, welche abgewischt werden kann und dann einen roten Untergrund hinterläßt, der nicht blutet. Es kann sich aber auch um umschriebene punktförmige Befunde handeln (**374**).

372

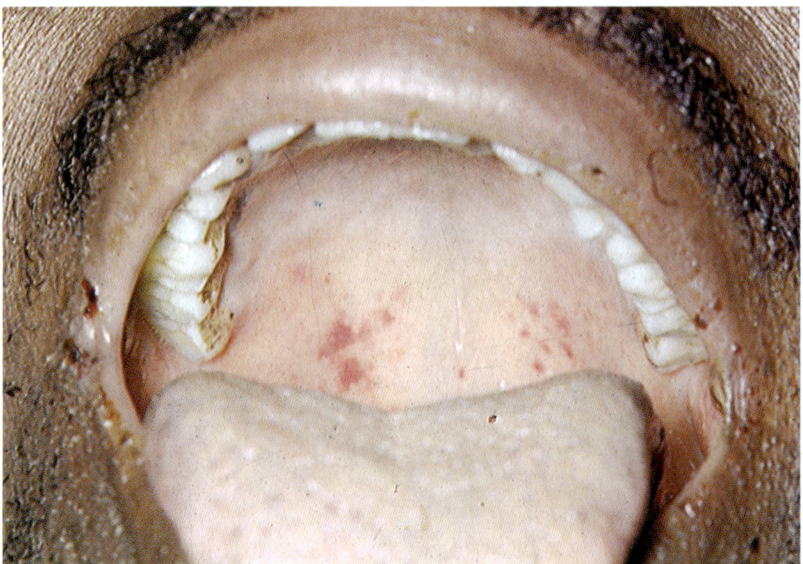

373

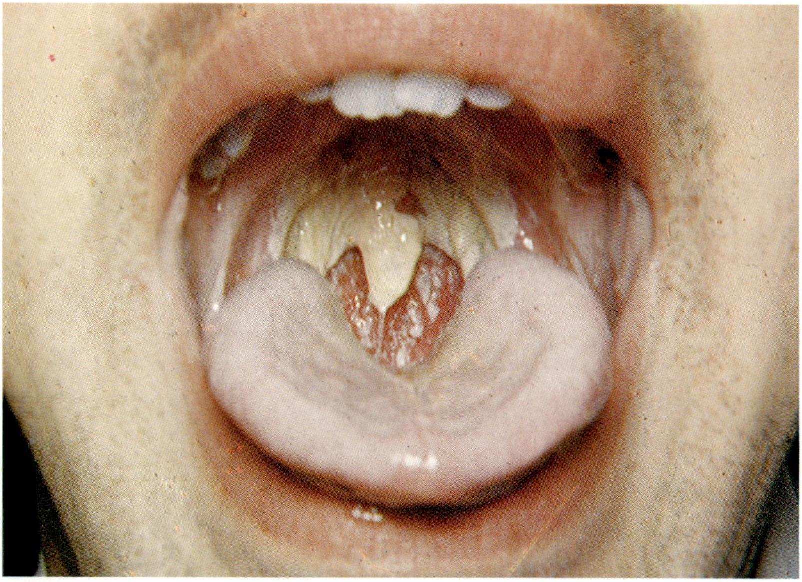

374

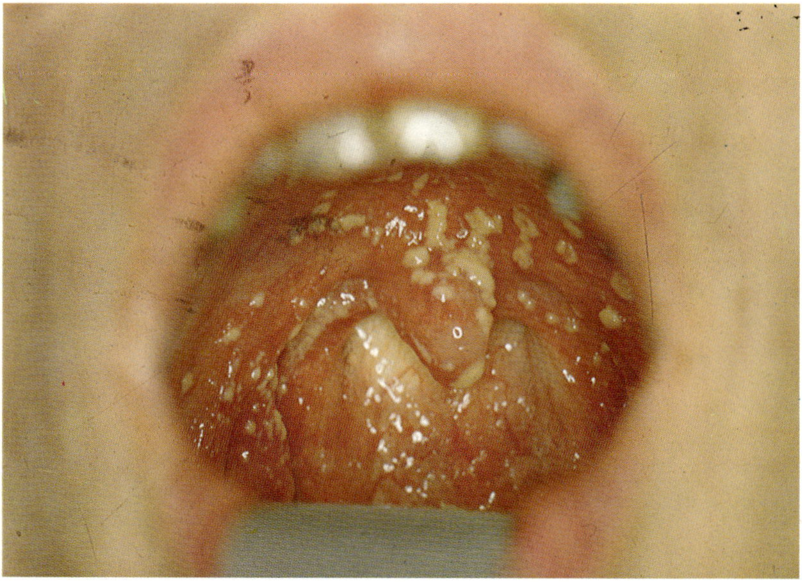

Abb. 375 u. 376. Soor des Mundes. Es handelt sich um eine kachektische Indianerin, die unter Steroidbehandlung stand. Diagnose: Generalisierter Lupus erythematodes.

Abb. 377. Leukoplakie der Wangenschleimhaut. Dies kann die Folge eines schlecht sitzenden Gebisses sein; man trifft diesen Befund aber auch häufig gegenüber einem nicht vollständig durchgebrochenen Weisheitszahn an, welcher auf die Mukosa beißt. Klassischerweise sieht man dies auch bei Patienten, die starke Gewürze zu sich nehmen, viel rauchen oder Syphilis haben. Diese weißen Flecken können nicht abgewischt werden. Eine Biopsie sollte immer durchgeführt werden, da es sich oft um prämaligne Veränderungen handelt, ebenso wie sich auch Hinweise auf das Vorliegen einer Syphilis ergeben können.

375

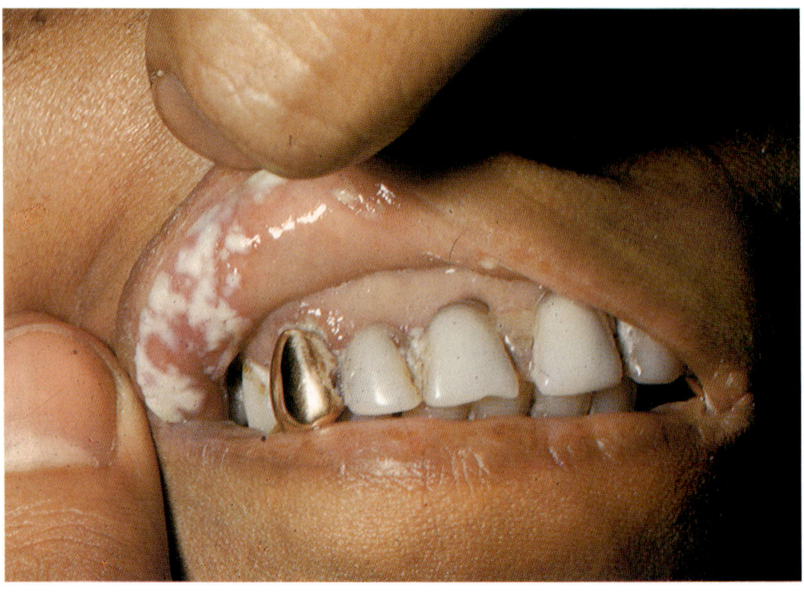

376

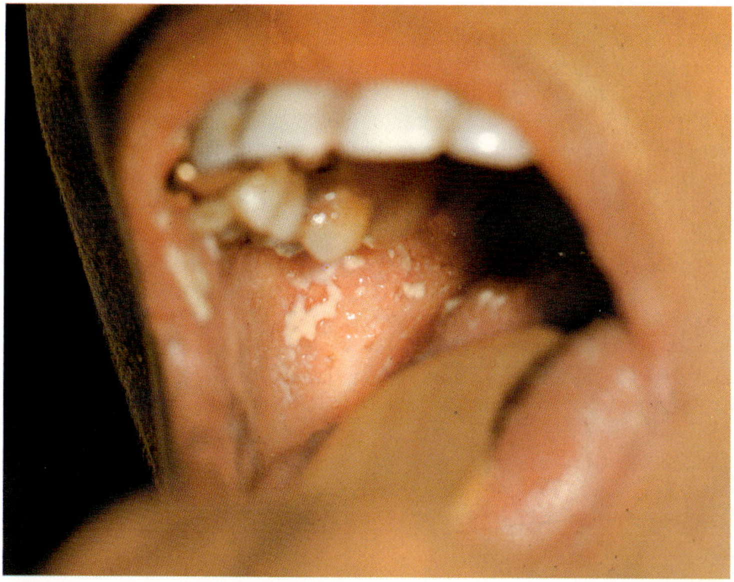

377

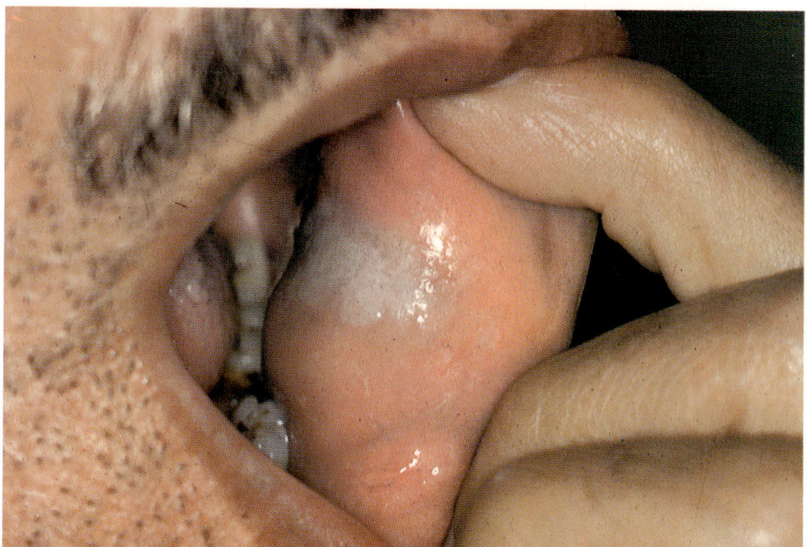

Häufige Viruserkrankungen manifestieren sich auch im Mund. Sie können den für die Diagnose entscheidenden Hautveränderungen vorausgehen, wie bei Masern, oder gemeinsam mit ihnen auftreten, wie bei Windpocken.

Abb. 378. Koplikscha Flecken. Das Masernenanthem geht dem Hautausschlag mehrere Tage voraus: gewöhnlich gegenüber den Backenzähnen oder im Bereich der Lippen- und Wangenschleimhaut. Die Flecken ähneln Salzkörnern auf der rosaroten Schleimhaut mit einem schmalen Ring intensiverer Rötung.

Abb. 379. Windpocken. Die Flecken sind nicht auf die Haut beschränkt, sondern treten auch im Bereich der Zunge und der Wangenschleimhaut zur gleichen Zeit wie der eigentliche Hautausschlag auf.

Abb. 380–382. Aphthöse Ulzera. Kleine Ulzera, 1–4 mm im Durchmesser, können bei gesunden Personen als rezidivierende, sehr schmerzhafte, von selbst ausheilende Erkrankung auftreten. Die Ätiologie der Erkrankung, welche 5 bis 6 Tage dauert, ist unbekannt. Die Behçetsche Erkrankung (**382**) kann sich ähnlich im Mund manifestieren, die Hautveränderungen sind aber gelegentlich größer und führen zu Narbenbildung. Ulzerationen im Bereich der Genitalien sind auch vorhanden, ebenso wie generalisierte Symptome neurologischer oder kardiovaskulärer Erkrankungen. Ein aphthenähnliches Geschwür kann im Pharynx bei der infektiösen Mononukleose auftreten (**385**). (*Halushi Behçet, 1889–1948, Beschreibung 1937.*)

378

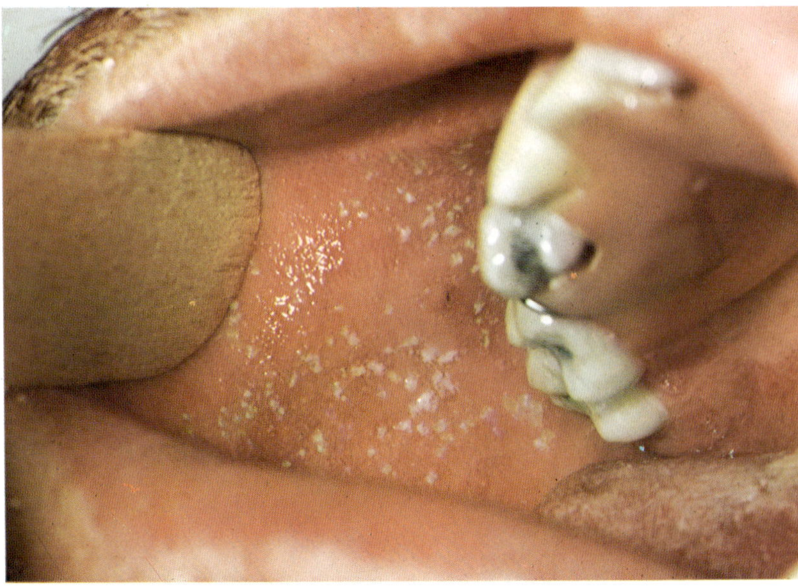

379

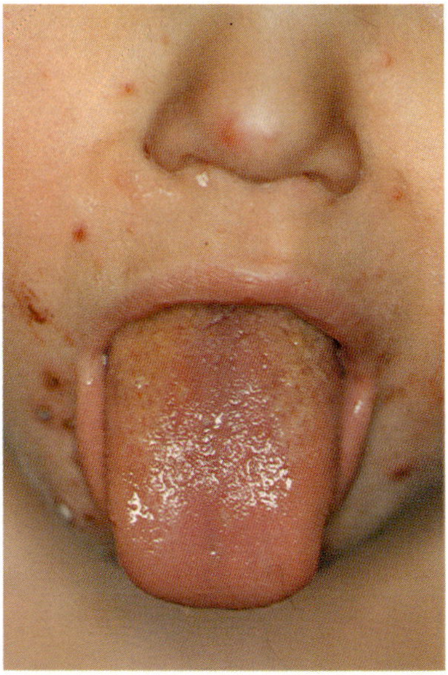

380

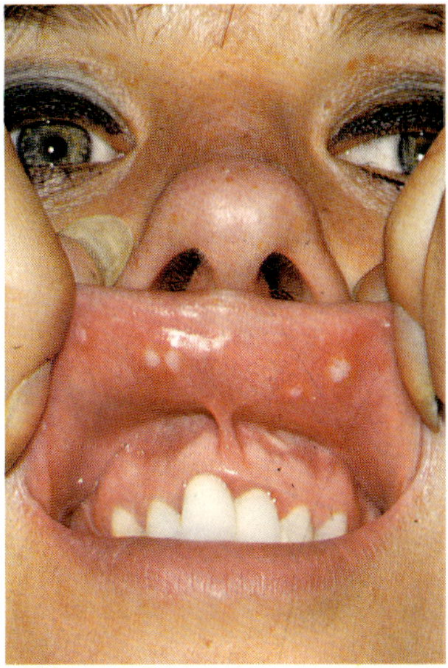

381

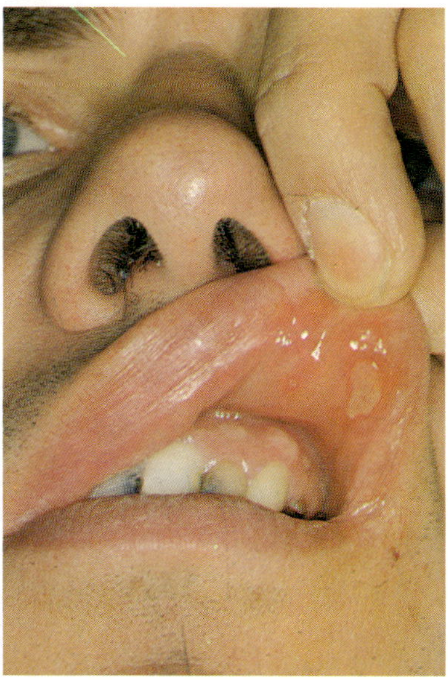

382

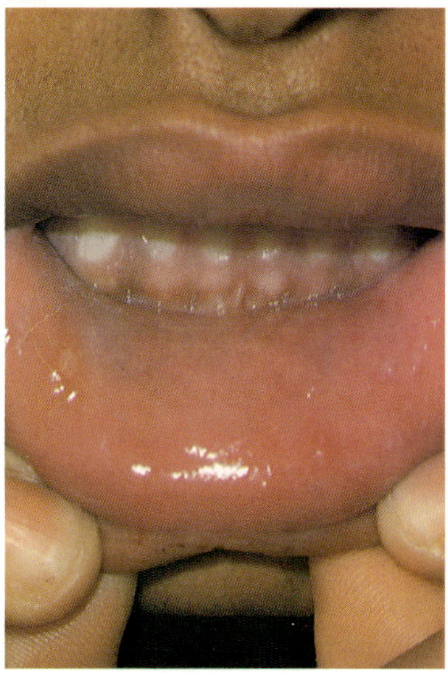

Abb. 383. Akute Tonsillitis (Mandelentzündung).
Abb. 384. Akute Pharyngitis. Roter, aufgerauhter Pharynx, entweder durch eine chronische Irritation, z. B. Rauchen, oder durch eine akute virus- oder bakterienbedingte Infektion hervorgerufen.
Abb. 385. Infektiöse Mononukleose (Pfeiffersches Drüsenfieber). Einen »rauhen Hals« mit Petechien und kleinen Ulzera kann man auch bei der infektiösen Mononukleose finden.
Abb. 386. Ampicillin-Hautausschlag, infektiöse Mononukleose. Die Pharyngitis bei der Mononukleose kann unüberlegt mit Ampicillin behandelt werden und keinerlei Besserung zeigen. Das Auftreten eines entzündlichen, makulär-papulären Ausschlages als Folge einer Ampicillin-Allergie weist auf die richtige Diagnose hin, da eine solche Allergie häufiger in Verbindung mit einer infektiösen Mononukleose auftritt.

383

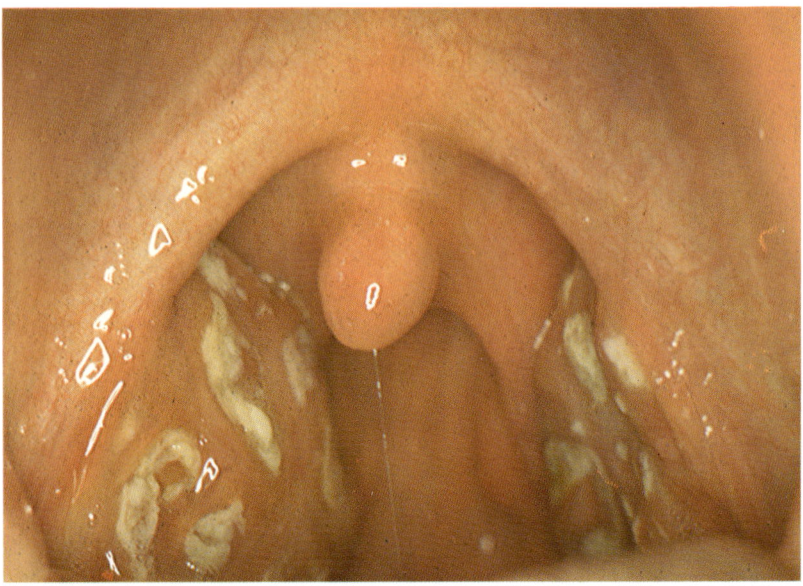

384

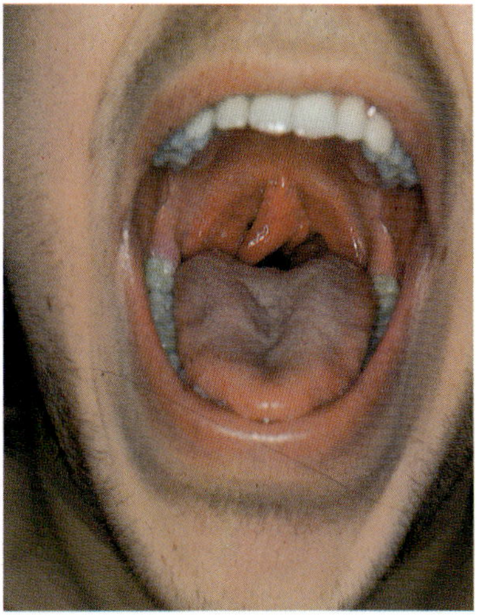

385

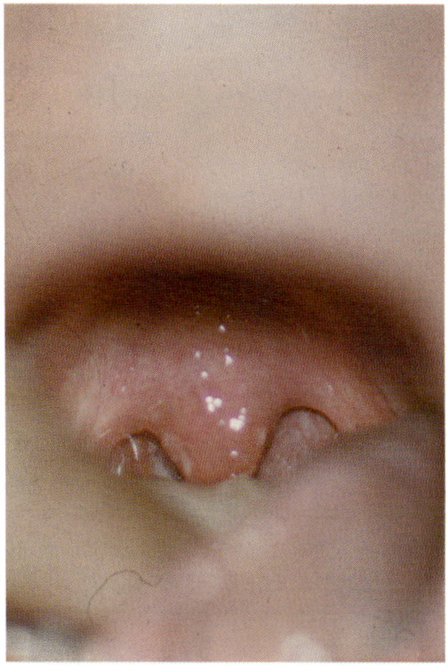

386

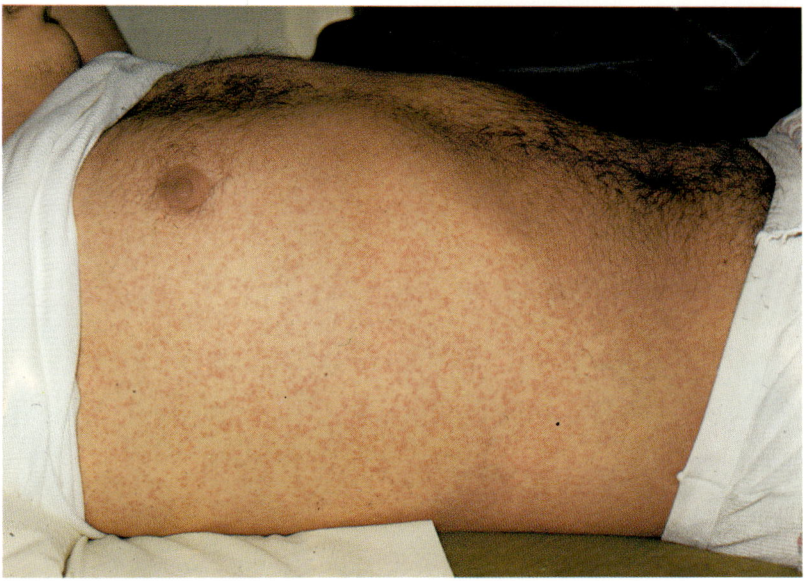

Abb. 387. Tonsillar-Diphtherie. Bei Halsschmerzen *immer* in Betracht zu ziehen: »Die Membranbildung beschränkt sich auf die Tonsillen, von wo aus eine mäßige Toxinresorption erfolgt. Die Krankheit beginnt mit einem Stippchen auf einer Mandel, um sich auszubreiten und in der Regel beide Mandeln zu ergreifen. Die Membran ist elfenbeinweiß oder graugelb gefärbt. Das Ende ist gefältelt, aber scharf begrenzt und von einem schmalen Entzündungssaum umgeben. Das Kind ist lustlos und abgeschlagen, aber es braucht nicht über Halsschmerzen zu klagen ...Fieber fehlt oder ist nur gering vorhanden.« [Emond, R. T. D.: Farbatlas der Infektionskrankheiten (Übers.: W. D. Germer). Schattauer, Stuttgart 1976.]
Abb. 388 u. 389. Cancrum oris (Noma). Zusammenbruch der Schleimhautbarriere mit Infektion, meist durch Fusobakterien hervorgerufen; führt zu Gangrän und Gewebsabstoßung. Sehr häufig in Afrika, oft in Verbindung mit Exanthemen bei kleinen Kindern am Rande der Unterernährung. Sie fühlen sich elend, der Mund ist ausgetrocknet, die Erkrankung entwickelt sich rasch über eine Schwellung (**388**) zur Gangrän (**389**) und Gewebsabstoßung (**390, 391**), worauf Kontraktur und Heilung (**392**) folgen. **388:** Die Gewebsnekrose breitet sich in der Mundhöhle aus, von außen sieht man in diesem Stadium nur eine Schwellung. Die Mundecke ist eingerissen durch Einführung eines Mundsperrers bei einem fieberhaften Krampfanfall. **389** (anderer Patient): Die Nekrose hat die ganze Wange durchsetzt, das nekrotische Gewebe befindet sich im Prozeß der Abstoßung.

387

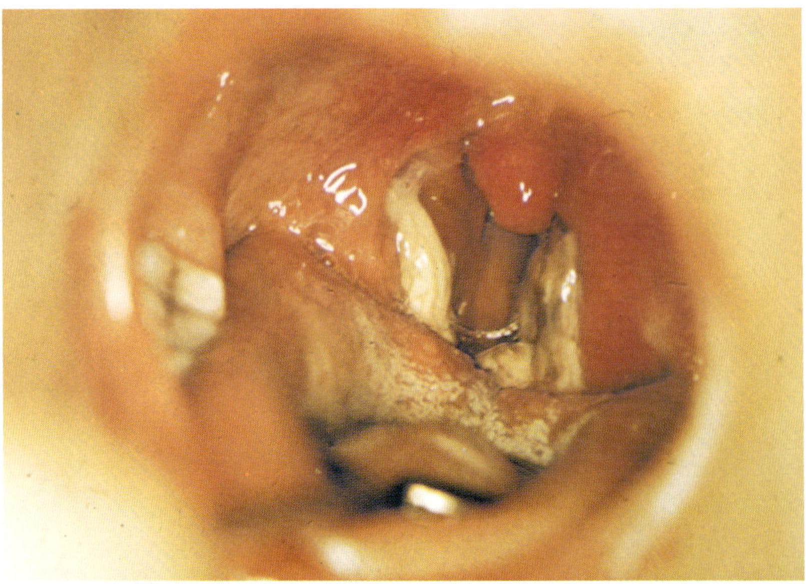

388

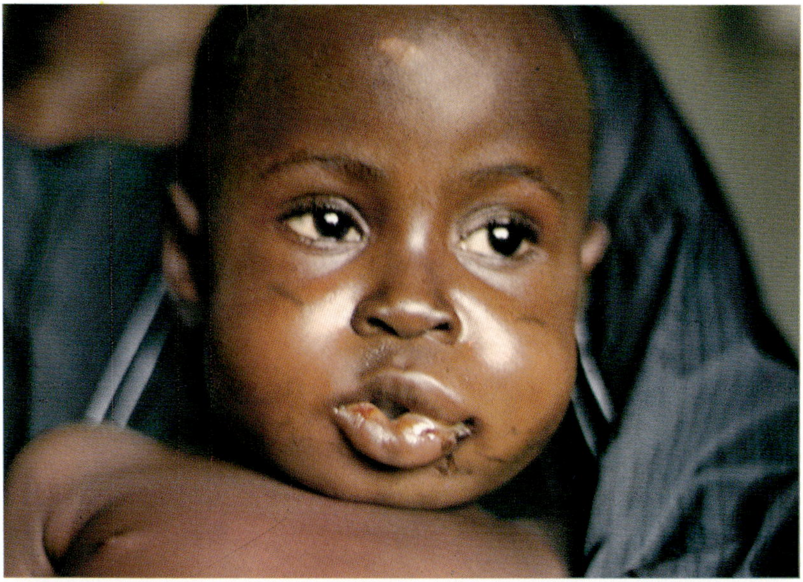

389

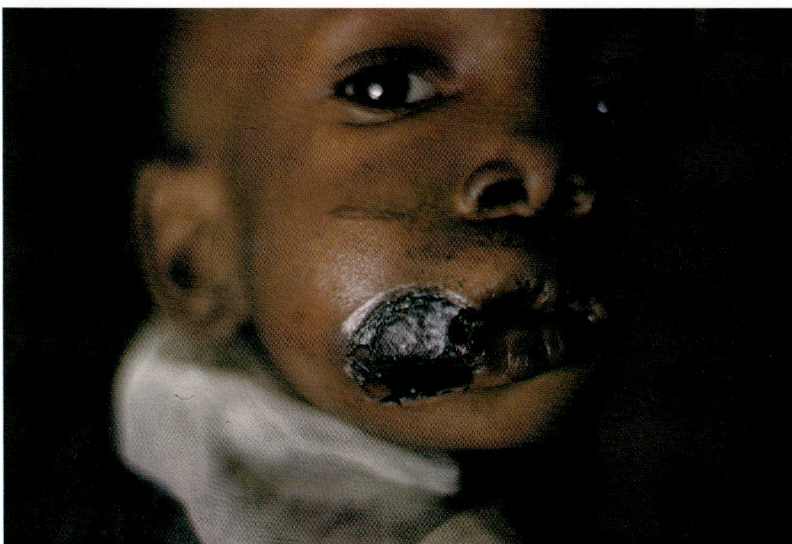

Abb. 390. Cancrum oris. Die Abstoßung des Gewebes hat stattgefunden und einen breiten Wangendefekt hinterlassen. Das Kind selbst befindet sich in einem relativ guten Allgemeinzustand.
Abb. 391. Cancrum oris. Ein kleiner Defekt hat sich abgestoßen unter Hinterlassung eines sauberen Loches.
Abb. 392. Cancrum oris. Das Stadium der Heilung und der Kontrakur. Der Befund ist kürzlich während einer fieberhaften Erkrankung, wahrscheinlich Windpocken, aufgetreten.
Abb. 393. Ranula. Es handelt sich um eine Mukozele des Mundbodens, die den Arzt bei der Diagnosestellung etwas verwirren kann. Der zugrundeliegende pathologisch-anatomische Befund ist der einer Retentionszyste. Die Behandlung besteht in der Exzision.

390

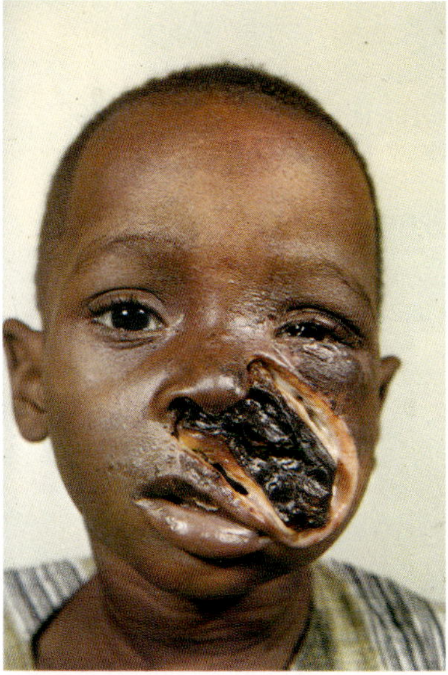

391

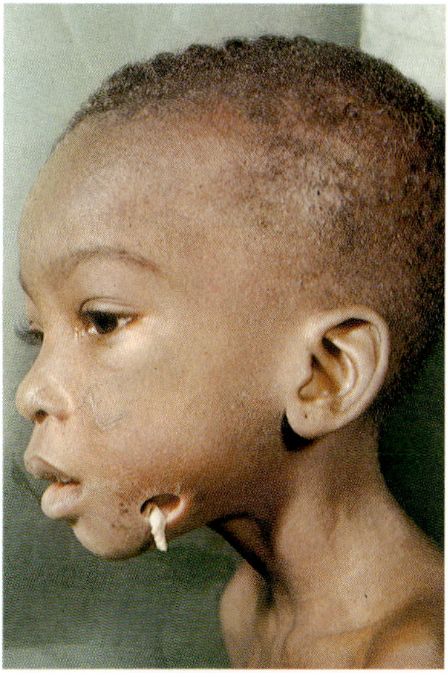

392

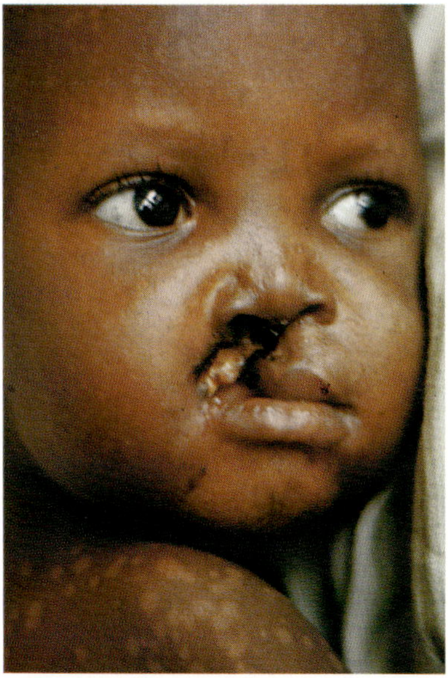

393

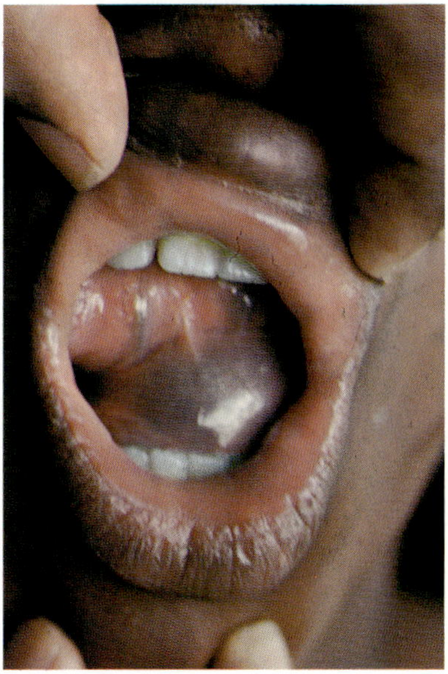

Die Zunge

Abb. 394. Normale Zunge. Sauber, feucht, mit normalen Papillen.
Abb. 395. Eine normale, aber belegte Zunge. Nikotinbedingte Verfärbung. Der Belag der Zunge ist von geringer Bedeutung, er hängt zusammen mit vorwiegender Mundatmung, Zigarettenrauchen oder unbekannten Faktoren.
Abb. 396. Lingua geographica (Landkartenzunge, Exfoliatio areata linguae). Es handelt sich um einen stellenweisen Verlust von Papillen, welche wieder wachsen und an anderen Stellen verschwinden. Dabei bietet die Zunge ein landkartenähnliches Bild.
Abb. 397. Lingua scrotalis (Lingua plicata, Faltenzunge). Eine andere normale Variante.
Abb. 398. Mongolismus (Down-Syndrom). In einem hohen Prozentsatz finden sich querliegende Fissuren der Zunge.
Abb. 399. Atrophie der Papillen kann bei verschiedenen Erkrankungen vorkommen. Die Zunge ist sauber und glatt, die normalen Papillen sind verlorengegangen. Dieser Befund findet sich bei der perniziösen Anämie, beim Malabsorptionssyndrom oder bei antibiotischer Behandlung.

394

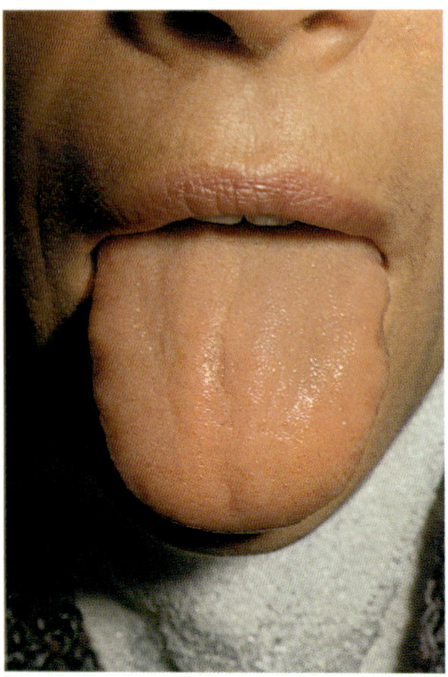

395

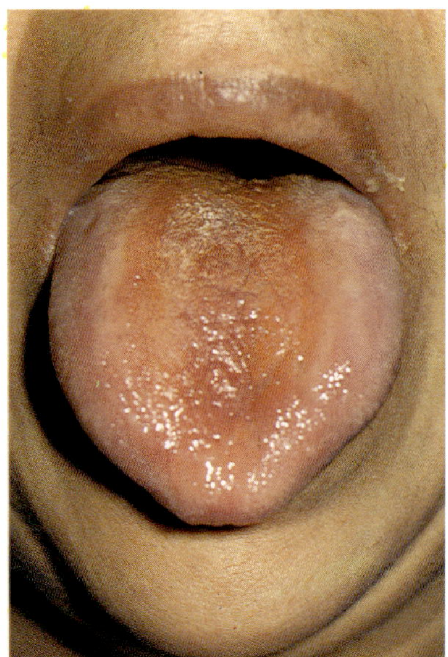

396

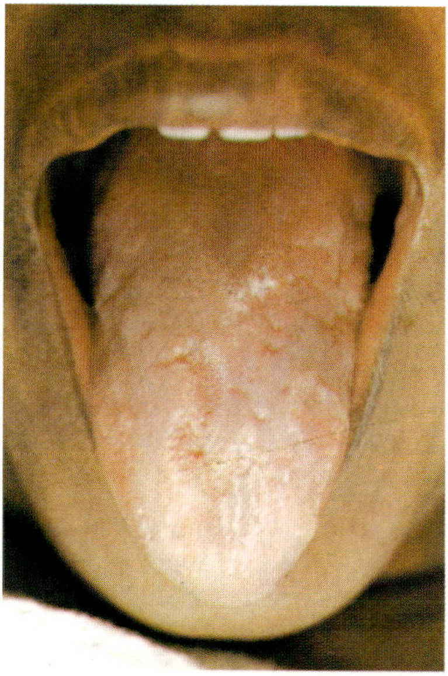

397

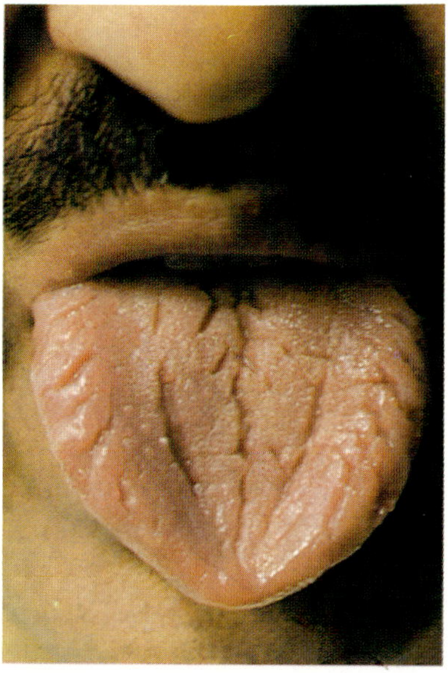

398

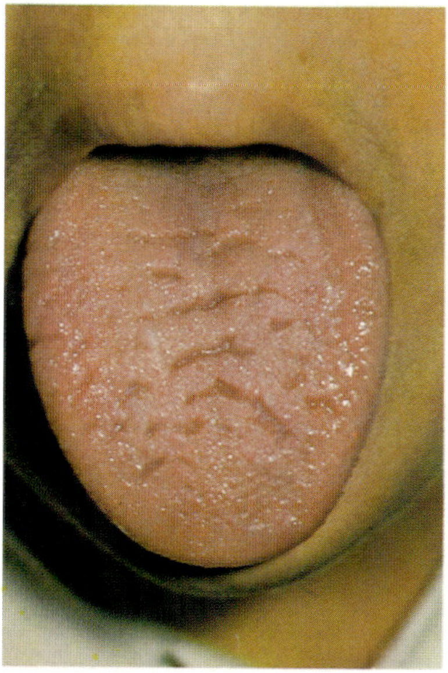

399

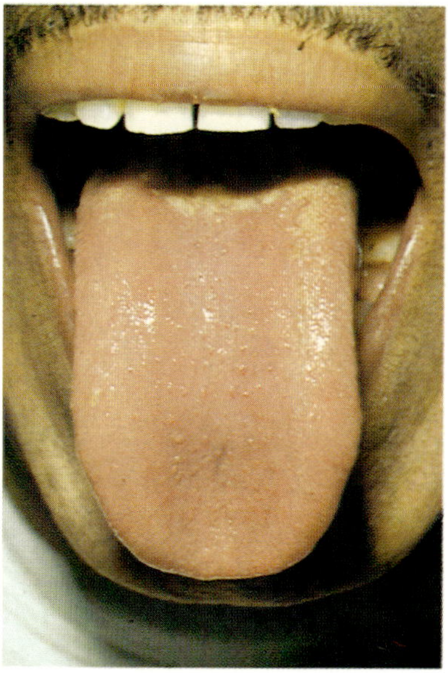

Abb. 400. Glossitis, Vitamin-B-Mangel. Hellrote, entzündete Zunge.
Abb. 401. Haarzunge, gering ausgeprägt. Es handelt sich um Pigmentablagerungen, häufig als Folge einer Überwucherung mit Aspergillus niger; der Befund tritt aber auch direkt in Beziehung zum Rauchen auf.
Abb. 402. Haarzunge, stärker ausgeprägt.
Abb. 403. Dehydratation. Die trockene Zunge kann ein Hinweis auf Mundatmung, nicht ausreichende Mundhygiene, ebenso aber auch auf allgemeine Dehydrierung und Verringerung des Speichelflusses sein. Die weißen Flecken an den lateralen Rändern sind Folge einer Monilieninfektion (Soor).
Abb. 404. Sicca-Syndrom (Trockenheitssyndrom). Eine knochentrockene Zunge – Xerostomie. Dies ist ein Teil des Syndroms, wie es von Sjögren beschrieben wurde: Trockene Augen, trockene Zunge und rheumatische Arthritis. Dieser Befund kann auch in Verbindung mit anderen Autoimmunerkrankungen und, wie bei diesem Patienten, mit einer Sarkoidose auftreten. (*Henrik Samuel Conrad Sjögren, geb. 1899, Beschreibung 1933.*)
Abb. 405. Leukoplakie der Zunge. Das geschichtete Plattenepithel reagiert, wenn chronisch gereizt – durch chemische (Gewürze), thermische (Rauchen), infektiöse (Syphilis) oder mechanische (Irritation durch die Zähne) Agentien –, mit Verdikkung und Hyperkeratinisierung, wobei sich kleine, weiße Flecken ausbilden: Leukoplakie. Übergang in ein Plattenepithelkarzinom kann vorkommen; eine Biopsie ist auf jeden Fall erforderlich.

400

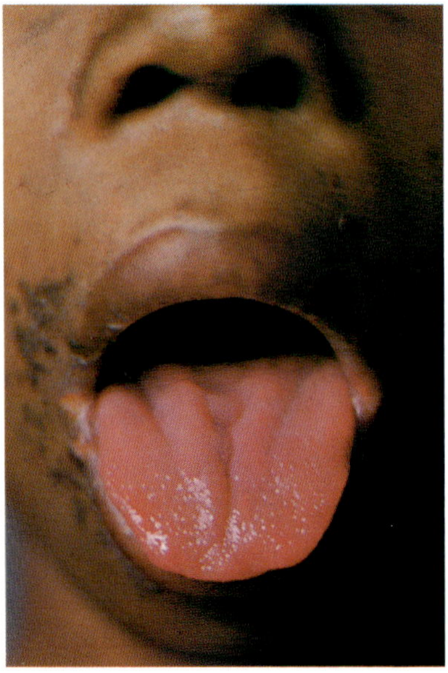

401

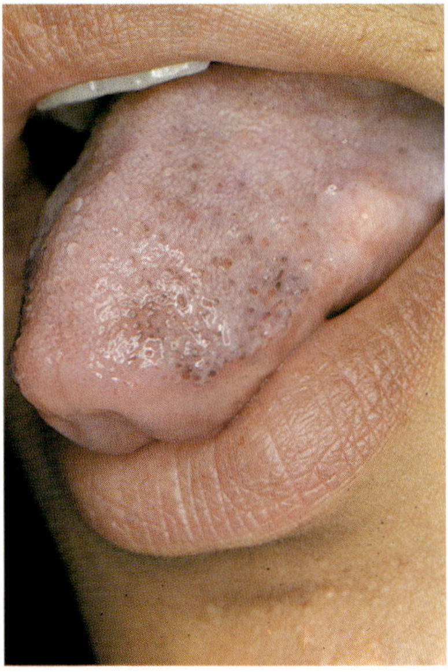

402

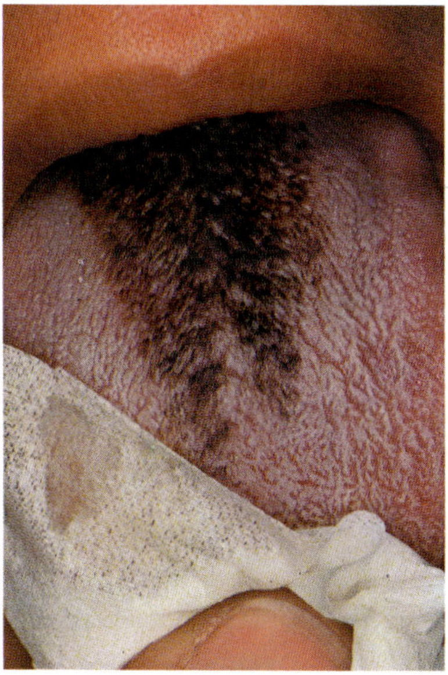

403

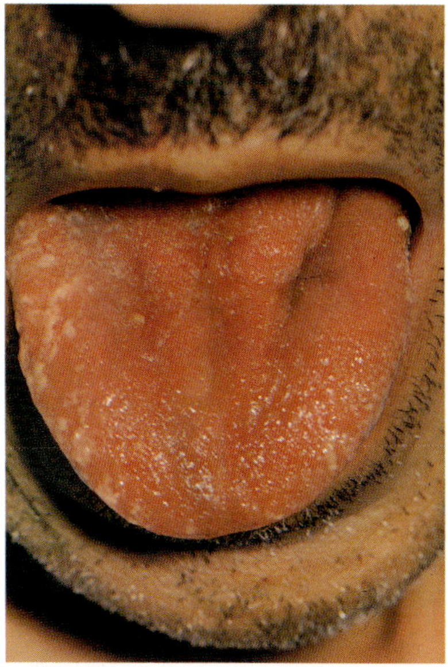

404

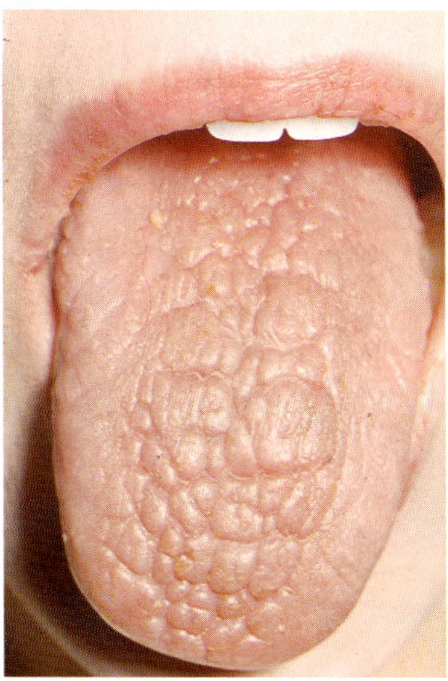

405

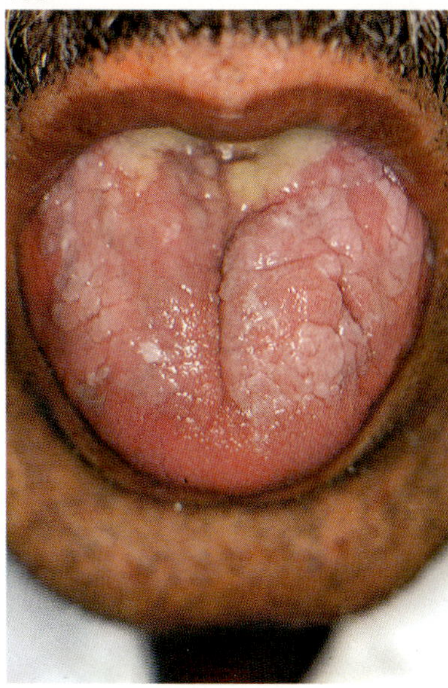

Abb. 406. Zungenbändchen. Das Frenulum ist im Bereich der Zungenspitze angewachsen. Der Befund hat, wenn keine Behinderung beim Sprechen vorliegt, keine klinische Bedeutung.

Abb. 407. Makroglossie (Akromegalie). Eine große Zunge kann man bei der Akromegalie, bei der Amyloidose und beim Kretinismus sehen.

Abb. 408. Zungendeviation. Die Deviation erfolgt immer in Richtung auf die schwache Seite als Folge der fehlenden Gegenaktion zur Muskelaktion der normalen Seite. Man findet das bei der Hypoglossusparese oder bei einseitigen Läsionen im Bereich der oberen motorischen Neuronen. Eine bilaterale Schädigung der oberen motorischen Neuronen führt zu einer sichtbar verkleinerten, spastischen Zunge.

Abb. 409 u. 410. Parese des Nervus hypoglossus. Abb. **408** zeigt eine leichte Form, **409** und **410** eine stark ausgeprägte Form der Hypoglossusparese. Beachte bei 409 die Atrophie, wo die longitudinalen Falten besonders ausgeprägt sind. Protrusion (**410**) durch die normale Aktion des M. genioglossus drückt die Zunge auf die erkrankte Seite. Einseitige Läsionen im Bereich der unteren motorischen Neuronen werden hervorgerufen durch: 1. Trauma (Schußwunden); 2. Hirnstammläsion (Syringobulbie, Tumoren); 3. Tumoren oder Zysten im Bereich der Schädelbasis.

406

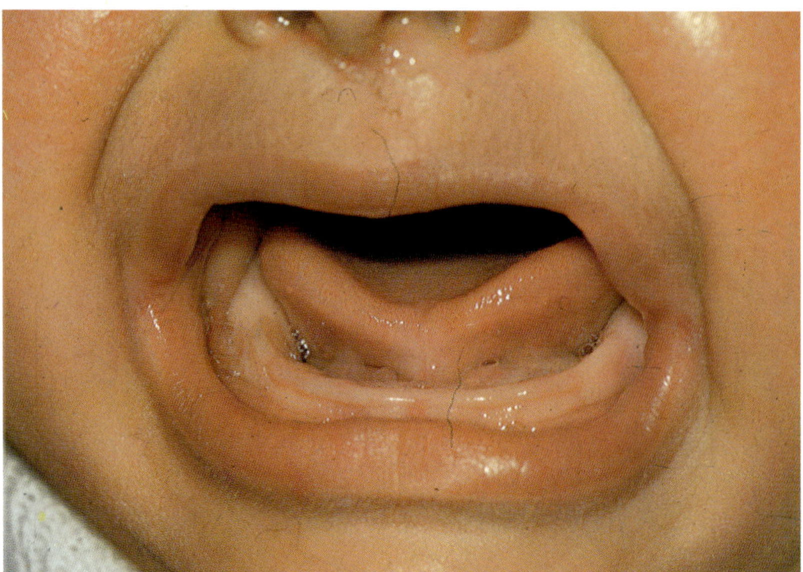

407

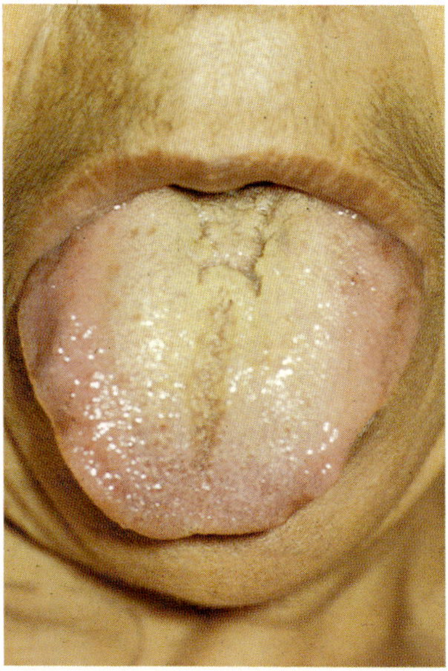

408

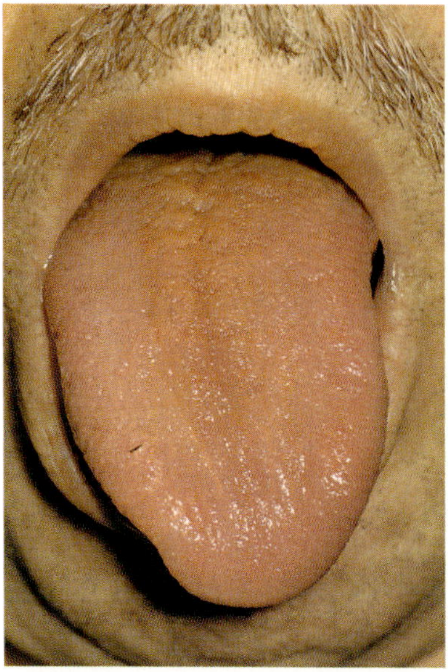

409

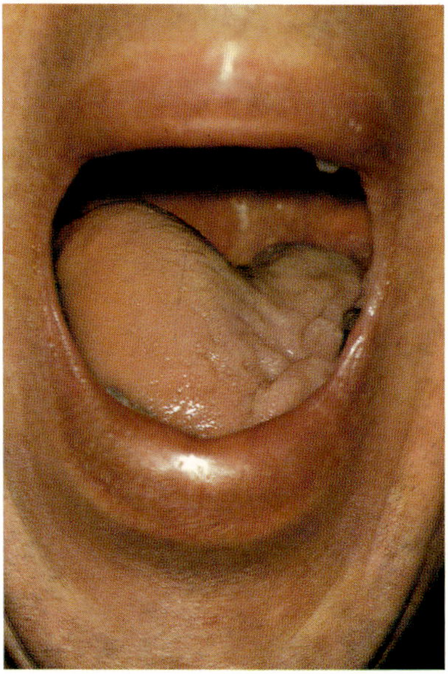

410

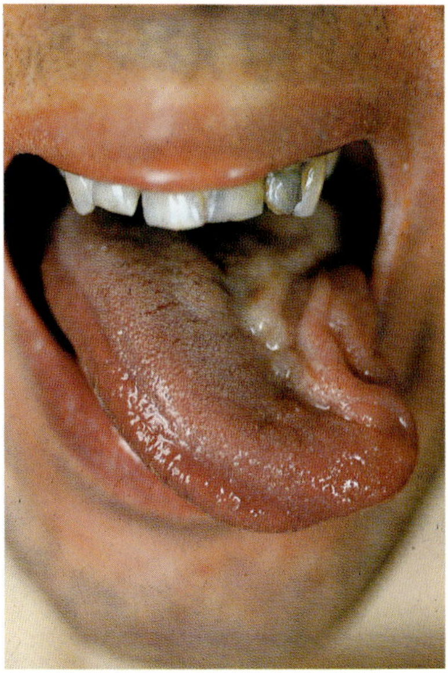

Die Hände

Die Hand ist wie eine Tafel, auf der äußere Zeichen für viele Systemerkrankungen abzulesen sind, ebenso wie Hinweise auf die soziale und berufliche Situation des Patienten.

Anatomie

Sehr viel kann man diagnostisch verwerten, wenn man einige wenige neuroanatomische Tatsachen berücksichtigt.

1. Muskulatur des Thenar: versorgt durch den N. medianus.
2. Muskulatur des Hypothenar: versorgt durch den N. ulnaris.
3. Der N. radialis versorgt keine Muskeln im Bereich der Hand.

Der N. ulnaris tritt in den Handbereich ein und versorgt die Muskulatur des Hypothenar sowie die Mm. lumbricales 3 und 4 (die Mm. lumbricales, die der Erhebung des Hypothenar am nächsten liegen) und alle Mm. interossei. Eine Schwäche der Mm. lumbricales bei Läsionen des N. medianus und des N. ulnaris führen zu Hyperextensionen im Bereich des Metakarpophalangeal(MP)-Gelenks; es beginnt die Krallenhandstellung (main en griffe), welche vervollständigt wird durch die Beugung im Bereich der Interphalangealgelenke(IP) als Folge der Kontraktur der Flexoren. Der N. medianus tritt in die Hand durch das Retinaculum palmare ein und versorgt die Muskulatur des Thenar und die zwei benachbarten Mm. lumbricales.

Atrophie der kleinen Handmuskeln

Allein die Beobachtung ohne jede weitere Untersuchung kann schon genügen, um den Sitz der Schädigung zu lokalisieren.

Betrachte den Handrücken:
1. Findet sich dort eine örtliche Ursache? – Die deformierenden Veränderungen der rheumatischen Arthritis oder der terminalen Arthropathie im Bereich der Interphalangealgelenke (Psoriasis).
2. Findet sich ein örtlicher Hinweis? – Brandwunden (Syringomyelie), Zuckungen (Erkrankungen der motorischen Neuronen).

Drehe die Hand um:
1. Ist die Atrophie einseitig? – Hinweis auf eine Läsion unterhalb des Halses im Bereich des Armes.
2. Ist die Atrophie bilateral? – Hinweis auf eine Läsion im Halsbereich oder eine periphere Neuropathie.
3. Ist die Atrophie symmetrisch und betrifft den Thenar und den Hypothenar, oder ist sie asymmetrisch und betrifft nur den einen oder anderen? – Läsion im Bereich des N. medianus oder N. ulnaris.

Betrachte die Augen:
Findet sich ein Horner-Syndrom? Damit kann die Erkrankung im unteren Anteil des Plexus brachialis (C_8–Th_1) lokalisiert werden.

Betrachte das Gesicht:
1. Wenn eine Atrophie im Thenarbereich vorliegt, findet sich dann auch eine Akromegalie oder ein Myxödem?
2. Findet sich eine Stirnglatze, ein Katarakt oder eine Atrophie des M. sternocleidomastoideus? – Dystrophia myotonica.

Betrachte die Füße.
Findet sich ein Hohlfuß? Dies würde auf eine Atrophie im Bereich der Peroneusmuskeln hinweisen (die Hände werden spät befallen). Findet sich ein einseitiger oder beidseitiger Hängefuß? Dann lautet die Diagnose: Erkrankung der motorischen Neuronen oder Polyneuritis.
In wenigen Sekunden sind wichtige Hinweise auf die richtige Krankheitsdiagnose entdeckt worden.
Die Form der Hände hängt ab von:
1. Atrophie, überschießendem Weichteilwachstum, Verformung des Skeletts;
2. der Haltung als Folge von Ungleichheiten im Gegenspiel der Muskeln, die fixiert oder tetanisch verkrampft sein können.

411

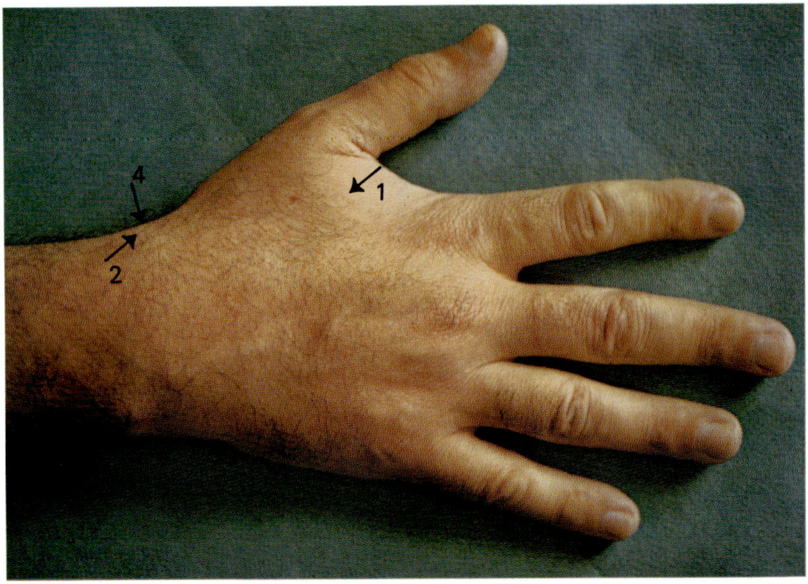

412

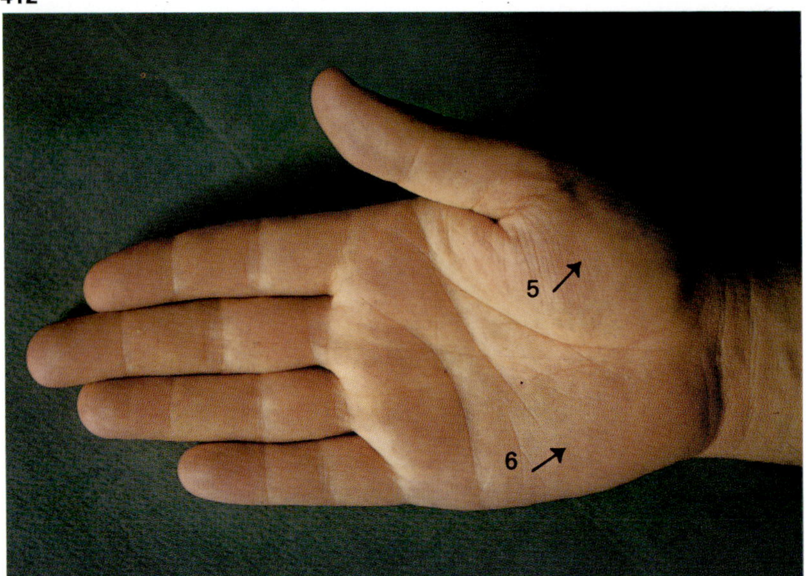

Abb. 411 u. 412. Die normale Hand. Die normale Hand hat keine Weichteilschwellung, normale Nägel, keine Atrophie des Daumen- oder Kleinfingerballens oder der intermetakarpalen Muskulatur, keine trophischen Veränderungen, keine Pigmentierung oder Farbabweichung. Beachte die Gewebsfülle des ersten M. interosseus dorsalis zwischen Daumen und Zeigefinger (1); sie wird von der Hohlhand aus durch den N. ulnaris versorgt. NB: Es handelt sich bei (2) nicht um eine Muskelatrophie, sondern um die anatomische »Schnupftabaksdose«, eine durch 2 Sehnen, Extensor pollicis longus (3) und Ext.pollicis brevis (4), begrenzte Einsenkung, deren Boden durch das Os naviculare gebildet wird. Die Muskelwölbung (5) des Thenar wird hauptsächlich durch den N. medianus versorgt; sie ist bei einem Karpaltunnel-Kompressionssyndrom nur schwach ausgeprägt. Die Muskeln des Hypothenar (6) werden durch den N. ulnaris versorgt (s. a. **413**).
Abb. 413. Atrophie der kleinen Handmuskeln (diabetische Neuropathie). Im Bereich der rechten Hand ist der erste M. interosseus dorsalis atrophisch (1), es findet sich eine Höhle zwischen den Metakarpalia, wo auch die anderen Mm. interossei atrophisch sind. Beachte die kleinen Heberdenschen Knötchen an den Fingern, welche aber nur zufällig vorhanden sind.
Aufgrund der vorliegenden Befunde lautet die Diagnose: Einseitige Muskelatrophie, welche die Interossei, die durch das Rückenmarkssegment Th_1 über den N. ulnaris versorgt werden, betrifft.

413

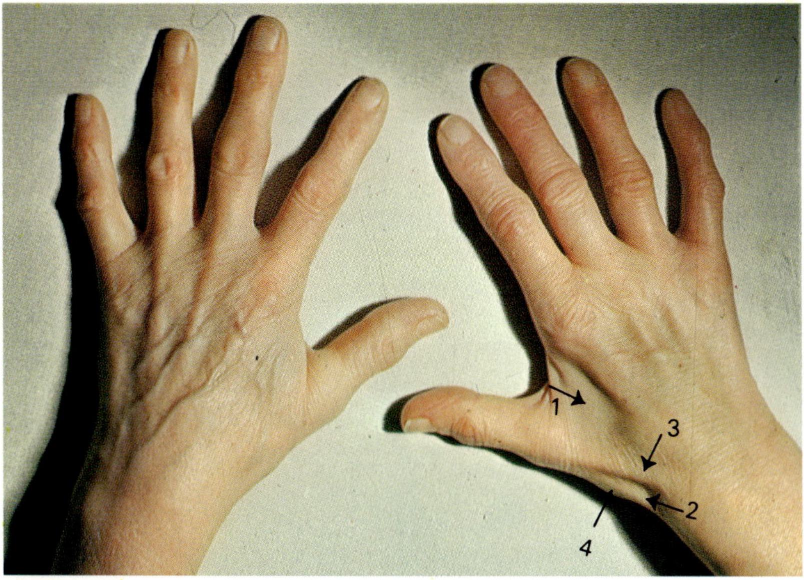

Abb. 414 u. 415. Atrophie des M. abductor pollicis brevis (rechts). Der Schmerz und die Parästhesie verschwanden nach der Beseitigung der Kompression im Karpaltunnel. Zusätzlich fand sich eine Halsrippe (Pfeil) auf der rechten Seite, die auch für diese Symptome hätte verantwortlich sein können. Es fand sich kein Raynaudsches Phänomen, eine neurologische Untersuchung lokalisierte die Störung im Bereich des Handgelenks.

Eine **Atrophie der Handmuskeln** kann auf Schädigung in verschiedenen Abschnitten der Peripherie zurückgehen: 1. *Vorderhornzellen* – Syringomyelie, Poliomyelitis, Erkrankung der motorischen Neuronen; 2. *vordere Nervenwurzel* – zervikale Spondylose, Kompression des Halsrückenmarks durch einen Tumor; 3. *Plexus brachialis* – Halsrippe (**415**), Verletzungen (**420, 422**), Bronchialtumor (Pancoast-Tumor, **438**), 4. *Schädigung eines peripheren Nerven*.

414

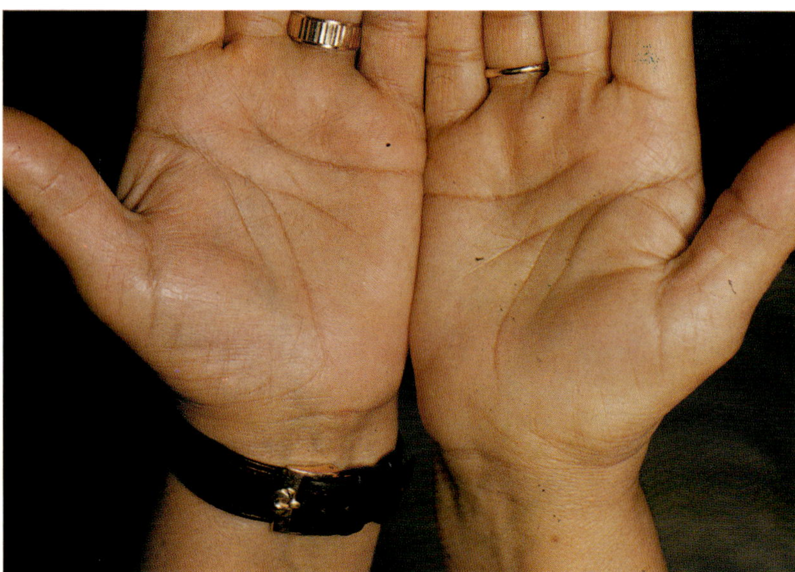

415

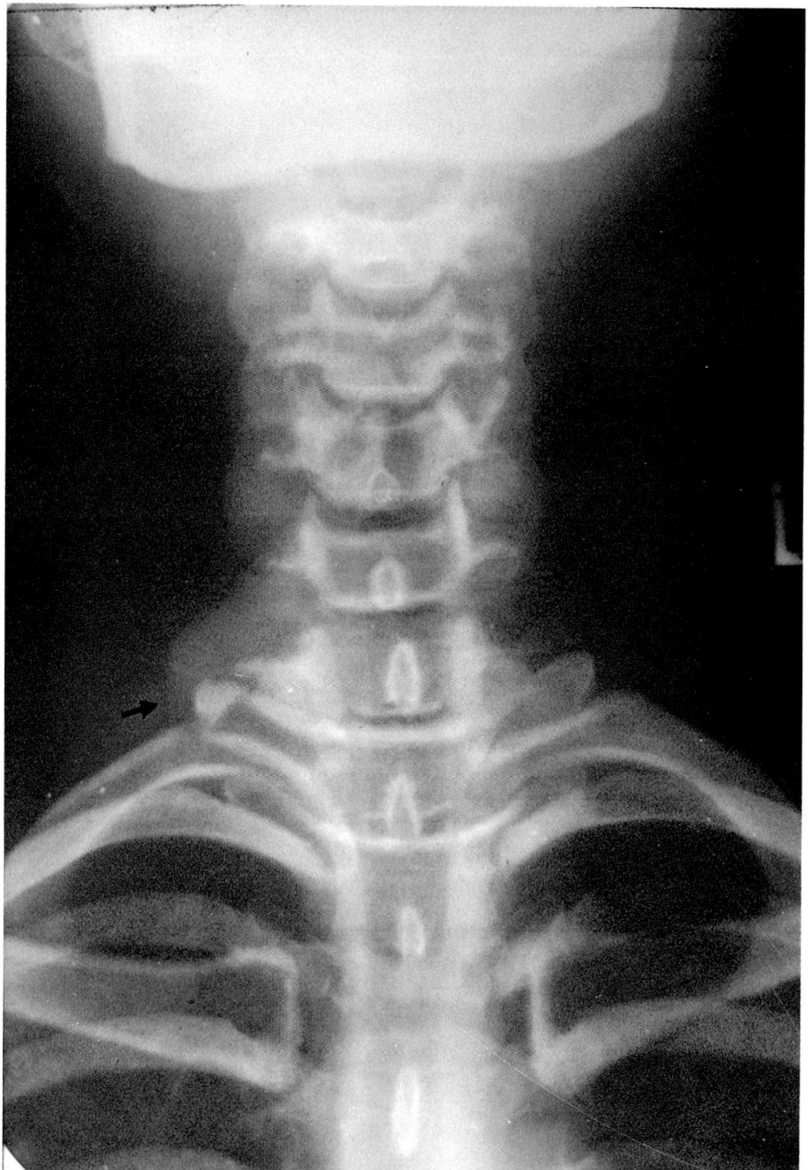

Abb. 416 u. 417. Parese des N. ulnaris. Daumen, Zeigefinger und Mittelfinger haben eine normale Haltung (N. medianus normal). Ringfinger und kleiner Finger sind im Metakarpophalangealgelenk extendiert und im Interphalangealgelenk gebeugt. Die langen Extensoren funktionieren ohne den stabilisierenden Effekt der ulnaren Mm. lumbricales, was auf eine Läsion des N. ulnaris hinweist. Der erste M. interosseus ist atrophisch, wodurch bewiesen wird, daß der N. ulnaris geschädigt ist (Pfeil). Es handelt sich um eine partielle Krallenhand (main en griffe) als Folge einer Parese des N. ulnaris.

Abb. 418 u. 419. Krallenhand (main en griffe). Bei ausgeprägter Krallenhand müssen die kleinen Handmuskeln gelähmt sein, entweder durch eine Läsion im Segment Th_1 des Rückenmarks, welche begleitet sein kann von einem Hornerschen Syndrom oder einer Lähmung der Nn. medianus und ulnaris an der Hand. Die Mm. lumbricales können nicht opponierend der Aktion der langen Finger-Extensoren entgegenwirken; eine Hyperextension tritt im Bereich der Metakarpophalangealgelenke und eine Beugung im Bereich der Interphalangealgelenke als Folge der Aktion der langen Finger-Flexoren auf. Beachte die Aushöhlung im Metakarpalbereich des Handrückens und die Beugung der proximalen Interphalangealgelenke mit Extension im Bereich der Metakarpophalangealgelenke als Folge des Ausfalls der Aktion der Mm. lumbricales in der Seitenansicht (**418**) und die Atrophie der Mm. interossei in Abb. **419**.

416

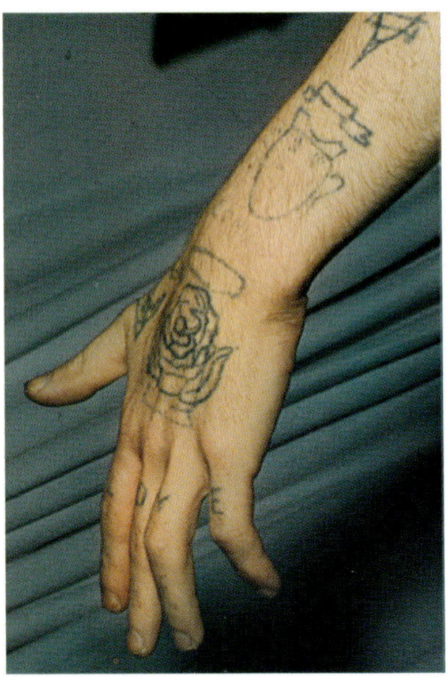

417

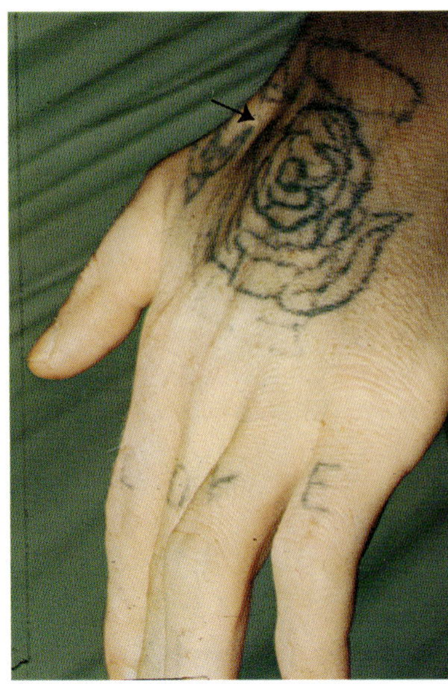

418

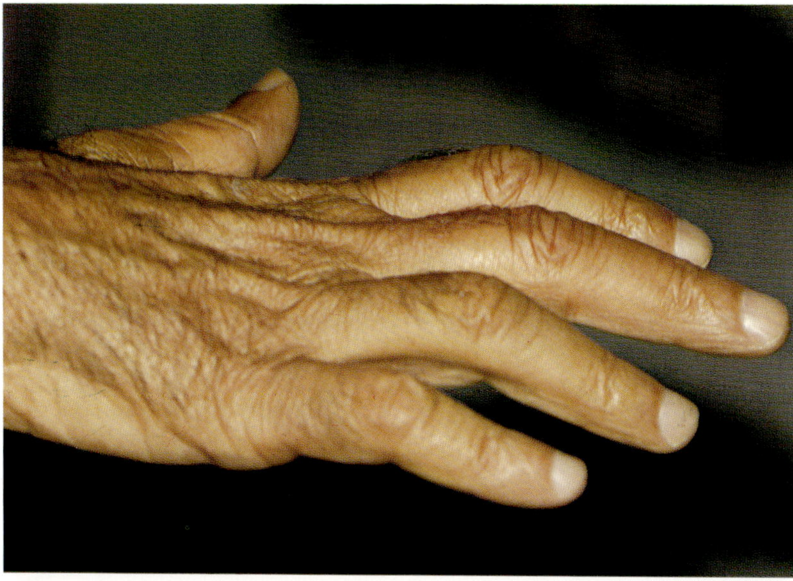

419

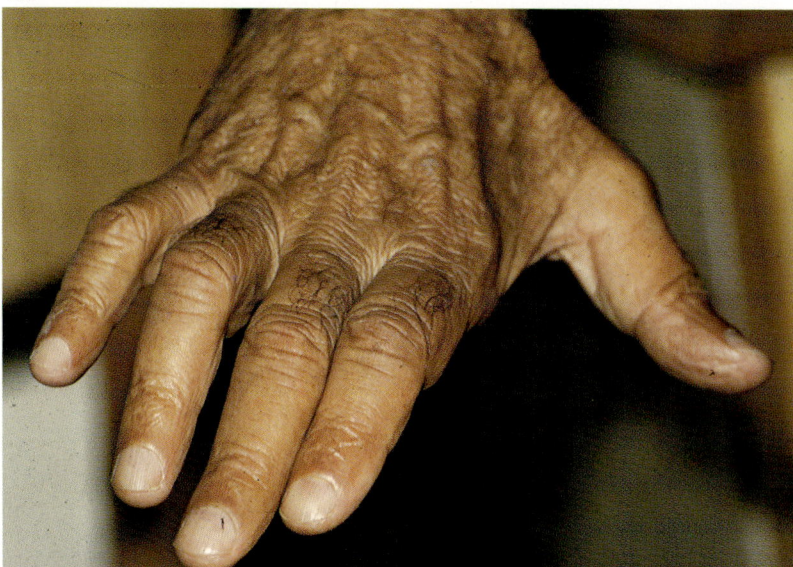

Abb. 420 u. 421. Krallenhand (main en griffe). Ein extremes Beispiel der Auswirkung einer Lähmung der kleinen Muskeln, der Kontraktion der gelähmten langen Flexoren an den Fingern ohne Gegenaktion der Extensoren und ohne ausgleichende Wirkung der Mm. lumbricales. Es handelt sich um eine Lähmung des N. ulnaris und des N. medianus als Folge einer Verletzung des unteren Faszikels des Plexus brachialis durch eine Schußverletzung. Die linke Hand zeigt den Verlust an Muskelsubstanz im Thenar- und Hypothenarbereich. Man sieht deutlich die Extension im Metakarpophalangealgelenksbereich und die Beugung im Bereich der Interphalangealgelenke, was auf den Funktionsausfall der Mm. lumbricales hinweist. Die langen Flexoren an den Fingern sind kontrahiert, die Extensoren überstrecken den Finger im Bereich des Metakarpophalangealgelenks. (Beachte auch die atrophischen Hautveränderungen im Vergleich zur gesunden Hand.)

420

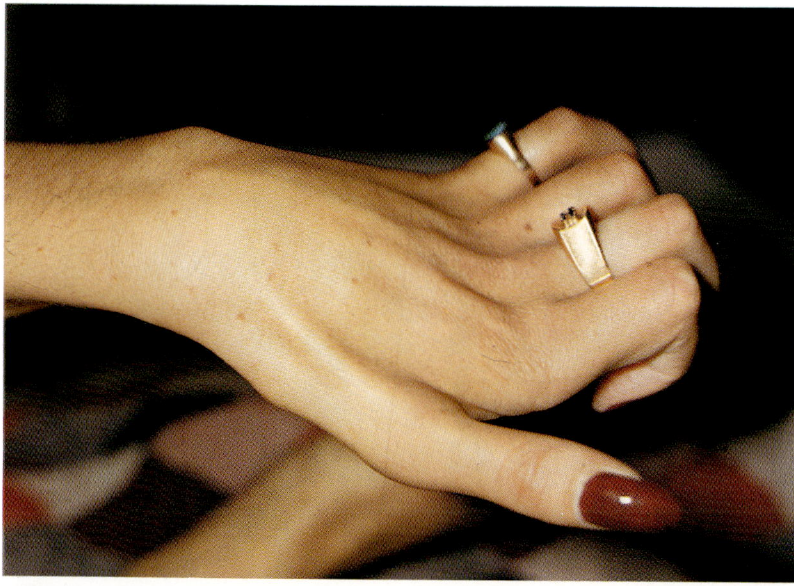

421

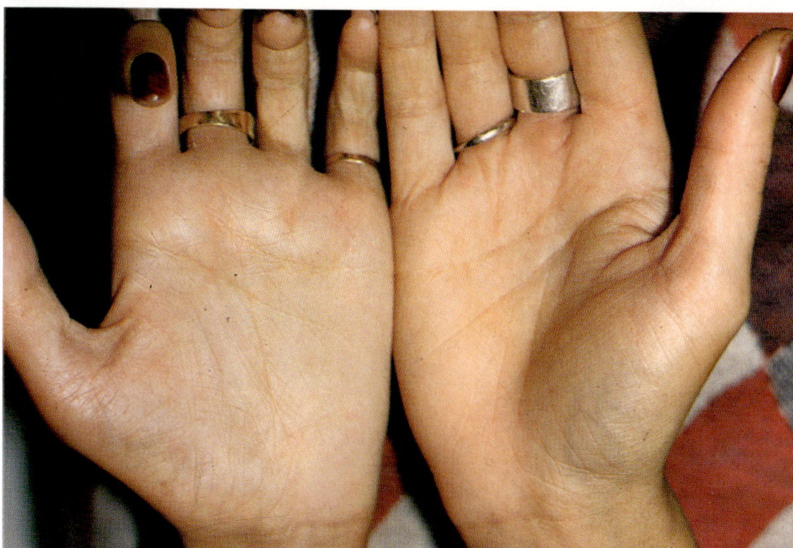

422

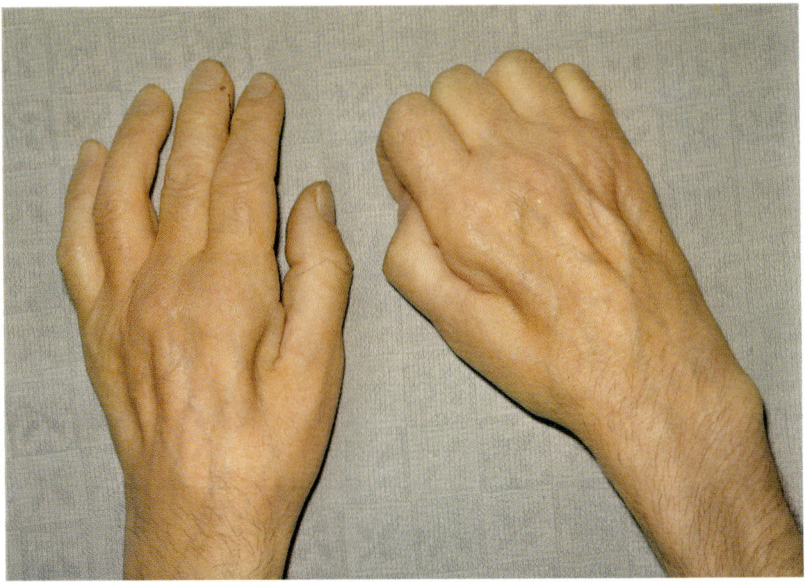

423

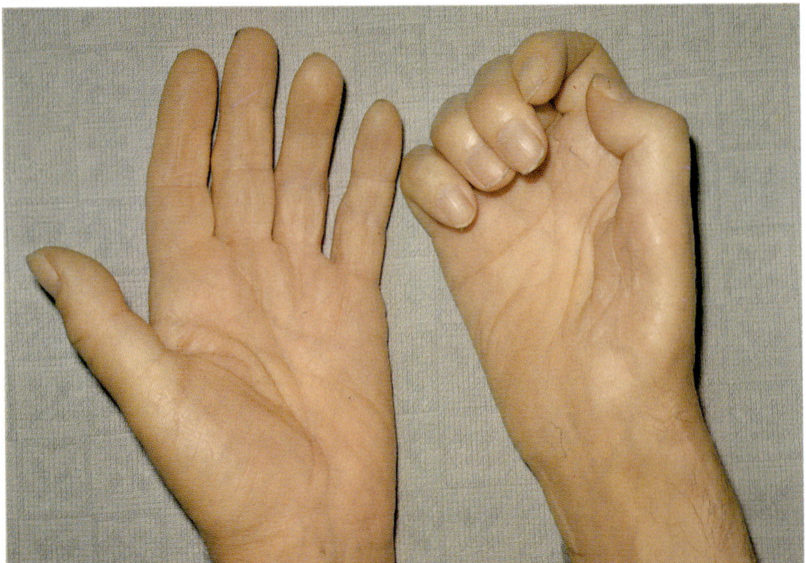

Abb. 422 u. 424. Partielle und komplette Atrophie der Hand. Ein 50jähriger Diabetiker mit Atrophie der kleinen Handmuskeln. Die komplexe anatomische Deformierung der Hand kann bei logischer Überlegung analysiert werden.
Handrücken (**422**). Links: Dorsale Eindellung = Athrophie der Mm. interossei = Ulnarisparese. Extension/Flexion im Bereich der MP/IP-Gelenke des Ringfingers und des Kleinfingers: typische Haltung bei Ausfall der Mm. lumbricales. Die M. lumbricales 3 und 4 werden vom N. ulnaris versorgt – also Läsion im Ulnarisbereich (partielle Krallenhand), aber in welcher Höhe?
Rechts: Eindellung der Interosseusmuskulatur (Ulnarisläsion) und gebeugte Finger weisen auf eine Läsion der Nn. medianus und radialis hin (Lähmung der Unterarmextension); somit liegt die Läsion höher als im Handgelenksbereich.
Handflächen (**423**). Links: Atrophie im Hypothenarbereich (Ulnarisparese). Beim Diabetes könnte es sich daher um eine Mononeuritis handeln.
Rechts: Atrophie im Thenar- und Hypothenarbereich (daher Ulnaris-, Radialis- *und* Medianusparese) mit dem Endergebnis der Krallenhand.
Ellenbogen (**424**). Ausgeprägte Atrophie der rechten Unterarmmuskulatur (Ulnaris-, Medianus- und Radialisparese); es handelt sich also um eine Schädigung des Plexus radialis. *Aber:* Eine diabetische Neuropathie muß in die Fragestellung einbezogen werden angesichts der Narbe im Bereich des linken Ellenbogens (Pfeil), der Folge einer operativen Transposition des N. ulnaris.

424

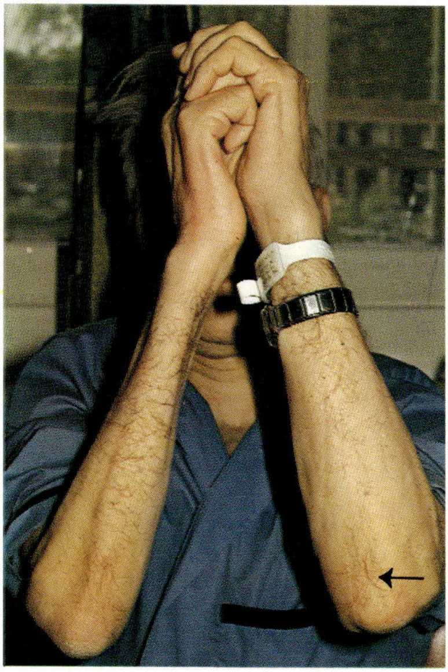

Abb. 425 u. 426. Parese der N. radialis (Fallhand). Das Hauptsymptom der Radialisparese ist die Fallhand als Folge der Lähmung der Extensoren im Handgelenks- und Fingerbereich. Das Gebiet des Sensibilitätsausfalles betrifft auch die anatomische »Schnupftabaksdose«.

425

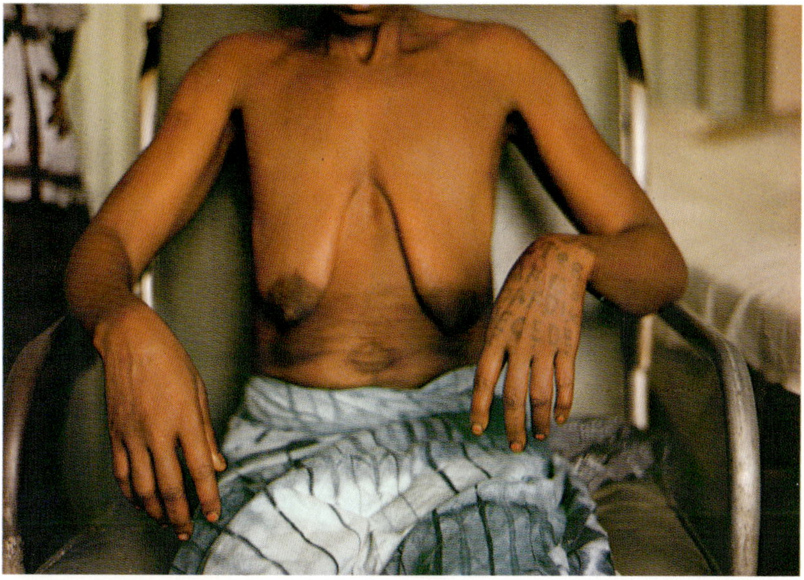

426

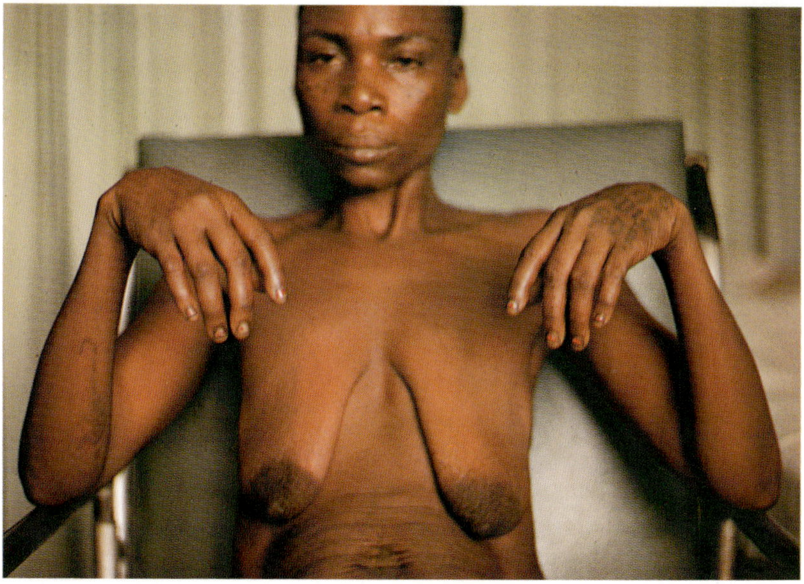

Abb. 427. Erbsche Paralyse (C_{5-6}). Der Arm hängt, der Unterarm ist proniert und die Finger gebeugt in einer »Trinkgeldhaltung«. Es finden sich keine willkürlichen Bewegungen des Armes; die Finger sind nicht betroffen. Die Erkrankung ist Folge einer starken Überstreckung des Halses bei der Geburt, gewöhnlich bei Steißlage, wodurch die Nervenwurzeln von C_5 und C_6 geschädigt werden. (*Wilhelm Heinrich Erb, 1840–1921, Beschreibung 1874.*)

Abb. 428. Angeborene Kontraktur der Finger. Es handelt sich um eine häufige Deformität, allem Anschein nach von Geburt an, ohne Zusammenhang mit einer Nervenlähmung. Manchmal findet sich ein kongenitaler Nystagmus. Die Erkrankung hat keine neurologische Bedeutung.

Abb. 429. Tetanie (Geburtshelferhand). Die sog. Geburtshelferhand ist in ihrer typischen Haltung Folge einer Muskeltetanie. Man sieht sie in allen Situationen mit einem niedrigen Serum-Kalziumspiegel (Hyperkapnie, Hypokalzämie); man kann das Symptom hervorrufen durch Anlegen und Aufblasen der Manschette eines Blutdruckmeßapparates. Das Zeichen wurde zuerst von Trousseau beschrieben, als bei einem Aderlaß wegen einer rheumatischen Erkrankung der Patient einen tetanischen Anfall im Armbereich entwickelte, sobald die Manschette aufgeblasen wurde. Im vorliegenden Fall hat der Patient einen Hypoparathyreoidismus, die Tetanie wurde mit Hilfe des Trousseauschen Testes hervorgerufen. Die Verfärbung der Hand ist Folge der Applikation von Henna. (*Armand Trousseau, 1801–1867.*)

427

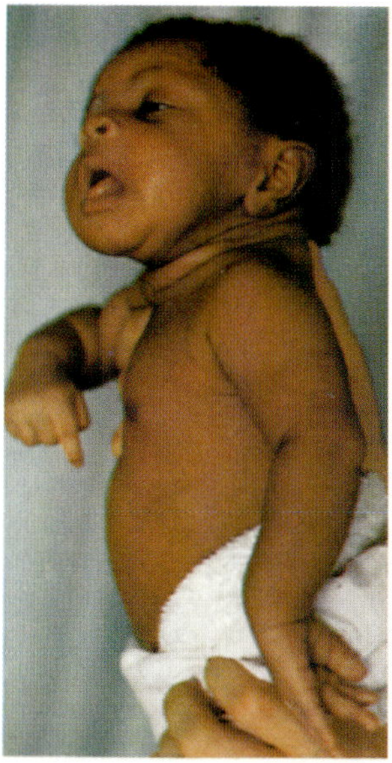

428

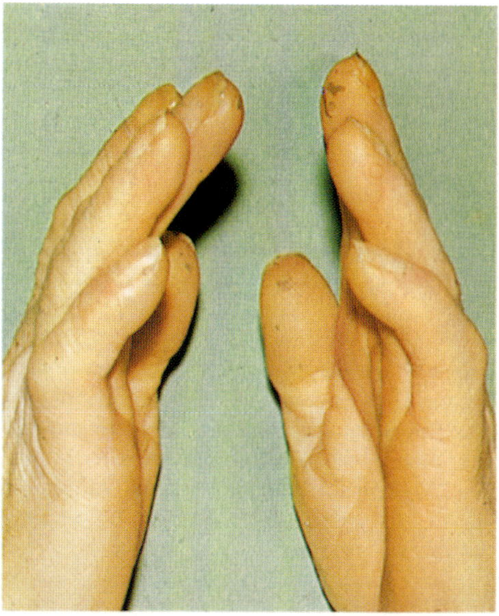

429

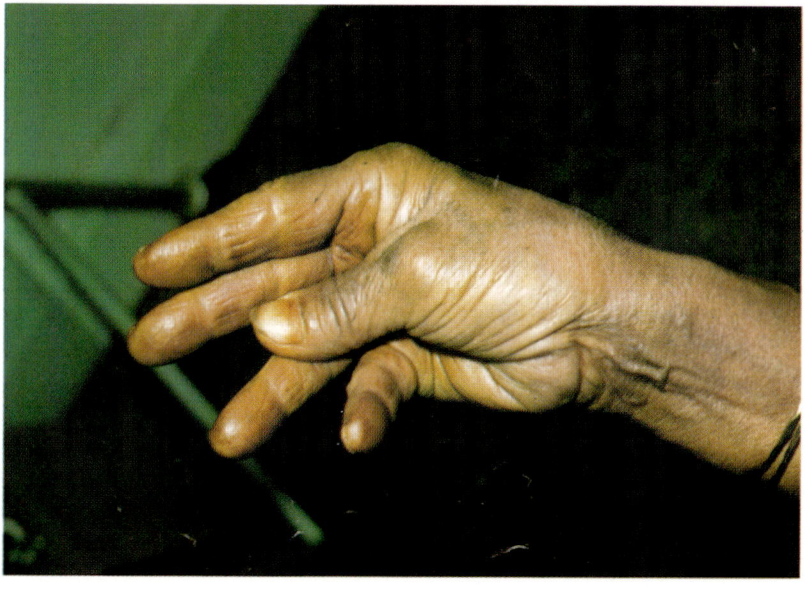

Abb. 430–433. Rheumatische Chorea auf der linken Seite (5-Sekunden-Intervalle). Bei der Aufforderung, den Arm ruhig und ausgestreckt zu halten, treten unwillkürlich verschiedenartige Bewegungen auf. Sinnloses, koordiniertes Schwanken der Arme mit Gesichtszuckungen und Grimassierungen. Beachte die Flexion der Finger, die Abweichung des Kopfes und die Pronation der Hand.
Solche anormale Haltungen können statisch sein (die vorhergehenden Aufnahmen) oder akut und einem dauernden Wechsel unterworfen (**430**).
Der feine und gröbere Tremor kann durch statische Fotografie schlecht erfaßt werden. Diese unwillkürlichen, wiederholten rhythmischen Bewegungen können fein (mehr empfunden als gesehen) oder sehr grob und offensichtlich sein. 1. Beningner familiärer Tremor – ausgeprägt, wenn die Hände ausgestreckt sind; oft verschwindet er, wenn der wichtigste Abschnitt des Bewegungsablaufes erreicht ist; 2. Seniler Tremor; 3. Zerebellarer Intentionstremor (entsteht bei Beginn der Bewegung und verschwindet allmählich; ähnlicher Tremor tritt auf bei Vergiftungen mit Schwermetallen, Alkohol und bestimmten Medikamenten); 4. Extrapyramidaler Tremor (Parkinsonsche Krankheit) – verstärkt durch Streß, seelische Erregung und körperliche Bewegung; 5. Angst – feiner oder grober Tremor, vorhanden im Ruhezustand, vermehrt bei Bewegungen, oft verbunden mit Tachykardie und feucht-kalter Haut; 6. Thyreotoxikose (feiner Tremor, konstant vorhanden); 7. Lebererkrankung – der Lebertremor = Tremor der Hände mit groblappigen, flügelschlagähnlichen Bewegungen im prähepatischen Koma.

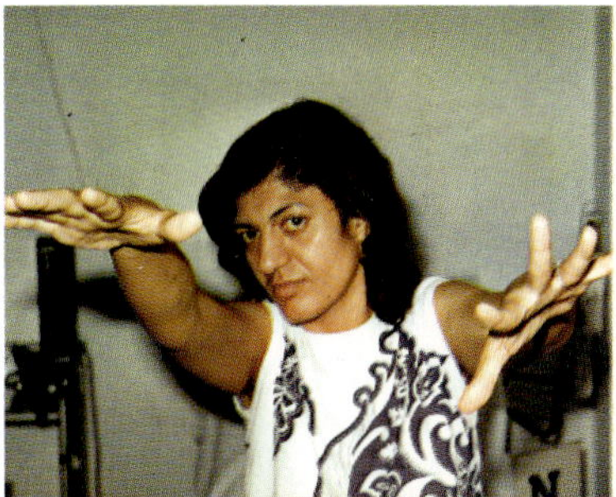

430 0 sec

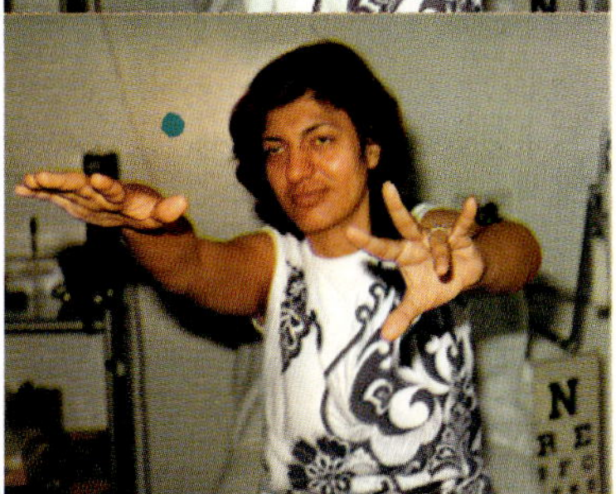

431 5 sec

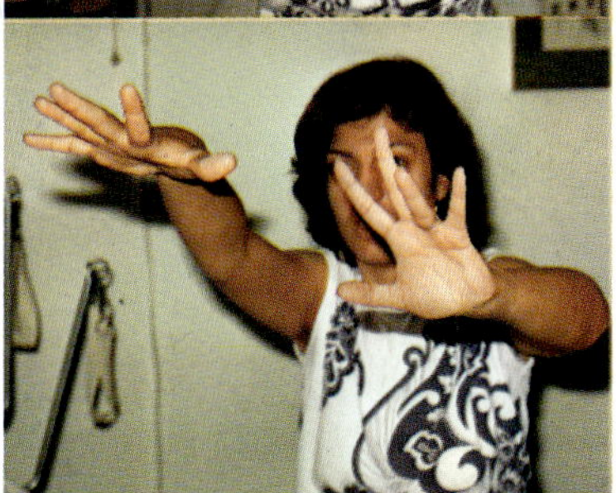

432 10 sec

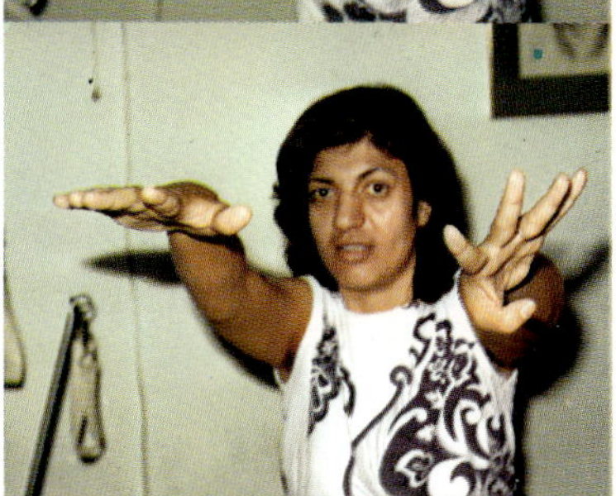

433 15 sec

Abb. 434 u. 435. Ödem der Hand (Hemiplegie). Die rechte Hand ist durch ein Inaktivitätsödem angeschwollen (**434**). Die Röntgenuntersuchung eines solchen Armes nach langer Zeit der Bewegungsarmut zeigt das Bild der Inaktivitäts-Osteoporose (**436**). Vergleiche diese Hand mit der fetten, fleischigen Hand einer weiblichen Patientin mit Akromegalie, welche spatelförmige Finger und einen Überschuß an weichem Gewebe hat.

434

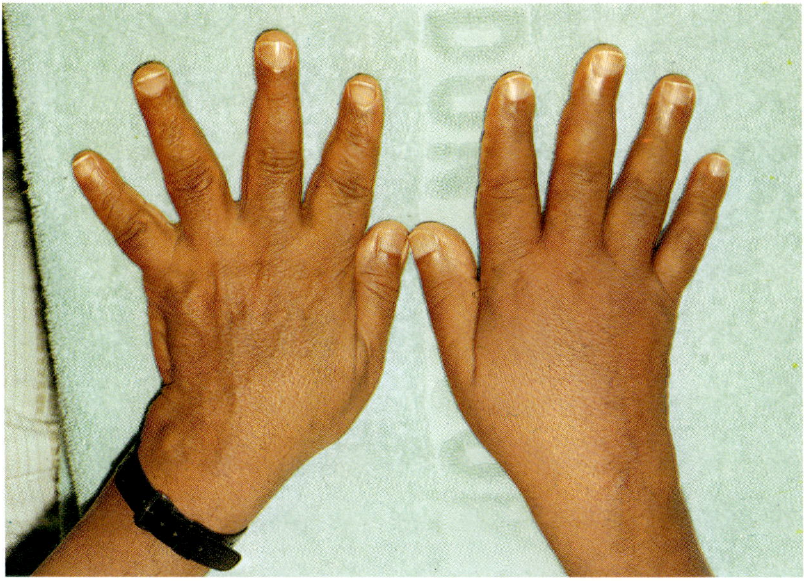

435

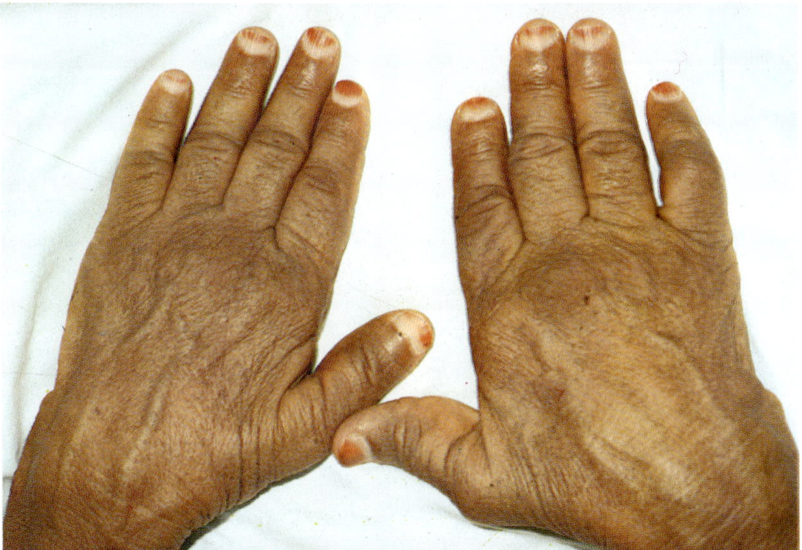

Abb. 436 u. 437. Hemiplegie – Osteoporose. Es handelt sich hier um eine Röntgenaufnahme bei einer rechtsseitigen Hemiplegie. Die Aufnahme zeigt zystische Aufhellungen im Bereich des Humerus – das Bild einer krankheitsbedingten Osteoporose. Die wichtigsten Befunde sind die sklerotischen Ränder der Zysten und die Tatsache, daß die Rippen nicht angegriffen sind; dagegen findet man ähnliche Veränderungen im Bereich des Beines. Der quadratische Ausschnitt aus **436B** ist auf dieser Seite unten vergrößert dargestellt (**436A**).
Der Befund **436** ist sehr häufig und kann fälschlich beim ersten Anblick für eine multiple Myelomatose gehalten werden, besonders wenn man weiß, daß der Patient alt ist, Fieber und eine erhöhte Blutsenkung sowie eine Pneumonie hat. Diese Diagnose wird dann auf Anhieb gestellt, obwohl das Erscheinungsbild nicht dazu paßt – ein Beispiel für eine Gedankenassoziation (hohe Blutsenkungsrate, Knochenveränderung), verbunden mit einer unkritischen Beobachtung. Beim Myelom sind die Knochenveränderungen scharf begrenzt, ohne Sklerose an den Rändern: sog. »ausgestanzte« Knochenschädigungen (**437**).
Abb. 438. Die Affenhand (Wurzel von Th_1 durch Karzinom infiltriert). Die Atrophie von Thenar und Hypothenar führt zu einer flachen Innenhand mit Verlust der Opposition. Dic Affenhand kann auch entstehen durch bilaterale Ulnaris- und Medianusparese bei peripherer Neuropathie, durch Dystrophia myotonica oder durch zentrale Schädigung der Wurzel von Th_1 bzw. des entsprechenden Rükkenmarkabschnittes.

436 A

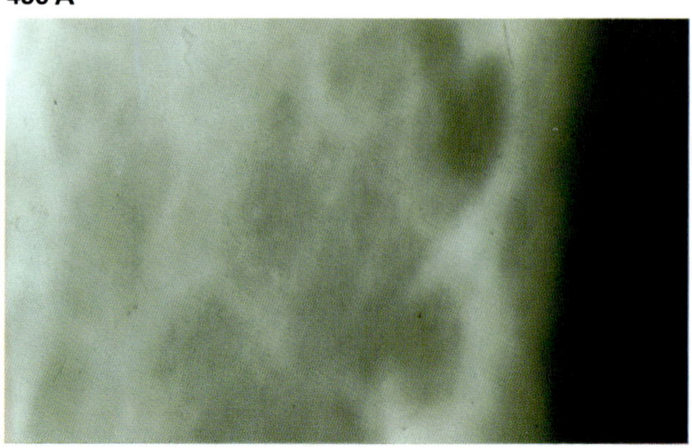

436 B

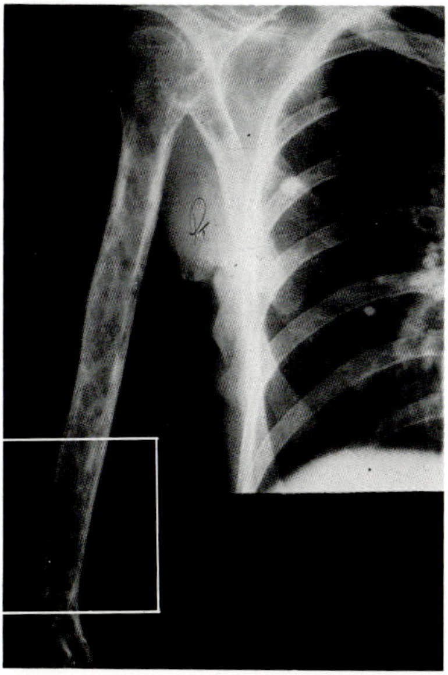

437

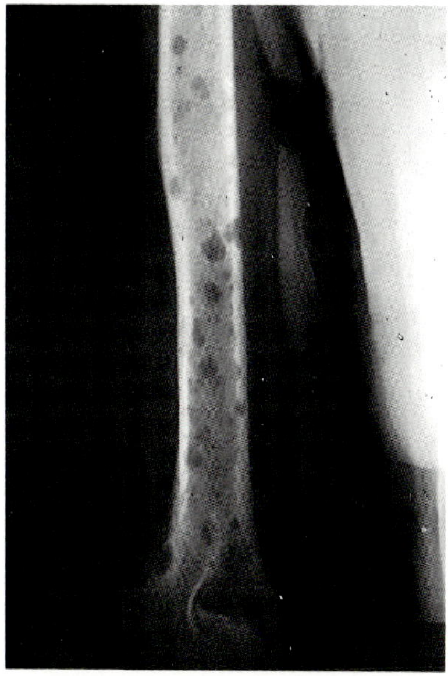

438

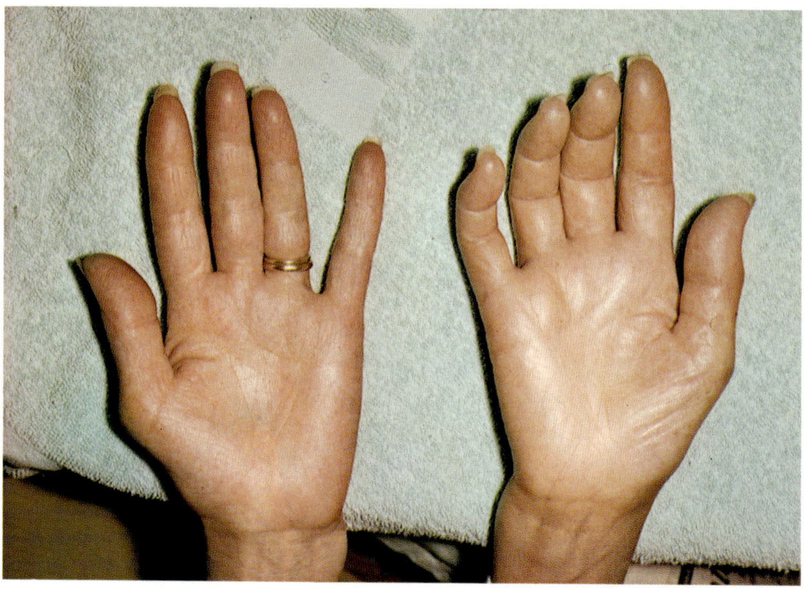

Abb. 439–444. Dupuytrensche Kontraktur der Hand. Diese Serie von 6 Abbildungen zeigt die Entwicklung der Kontraktur von den ersten Höckerbildungen der Haut bis zur völligen Fixierung des Fingers in der Hohlhand. Das Überwiegen des Befalls bei Männern gilt nicht mehr ab 60 Jahren; dann tritt die Erkrankung bei 20% der Bevölkerung auf, vermehrt bei Alkoholikern, Zirrhotikern und Epileptikern. Sie kann in Beziehung zu einem chronischen Trauma stehen. Alkohol und Barbiturate (Epileptiker) sind Enzyminduktoren; ihre Wirkung auf die Leber und deren Reaktion könnten die gemeinsamen Faktoren in der Ätiologie sein.
Abb. 439. Palmarerythem (Leber-Hohlhand). Frühes Stadium der Dupuytrenschen Kontraktur beim männlichen Alkoholiker mit einer Leberzirrhose; feuchte Hand aus Angst vor einer unmittelbar bevorstehenden Leberbiopsie.
Abb. 440. Im Verlauf weiterer Faszienkontraktur wird die Hohlhand höckerig.
Abb. 441. Allmählich tritt eine Beugekontraktur der Finger im Bereich des Metakarpophalangealgelenks des 4. und 5. Fingers ein. Beachte die Nikotinverfärbung der Finger und die Amputation: Obwohl hier ohne Bedeutung, sollte man alle Befunde erheben, denn sie können oft weitere Hinweise für eine richtige Diagnose ergeben.
Abb. 442–444. Diese 3 Bilder zeigen das Höckerigwerden der Haut (Pfeil) durch eine festkontrakte Faszie, welche schließlich zum Einziehen der Finger in die Hohlhand führt. (*Guillaume Dupuytren, 1777–1835, Beschreibung 1831.*)

439

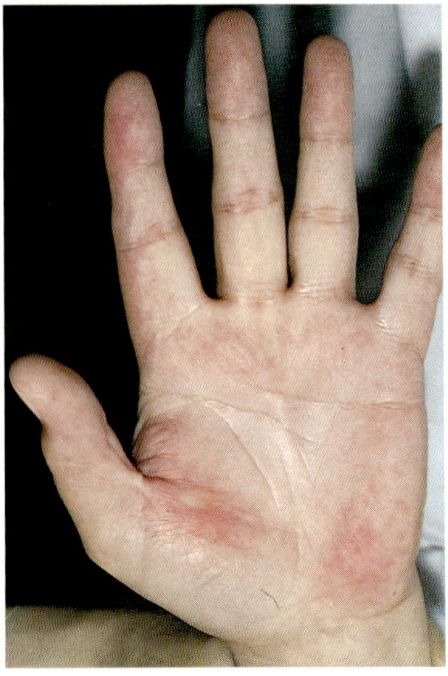

440

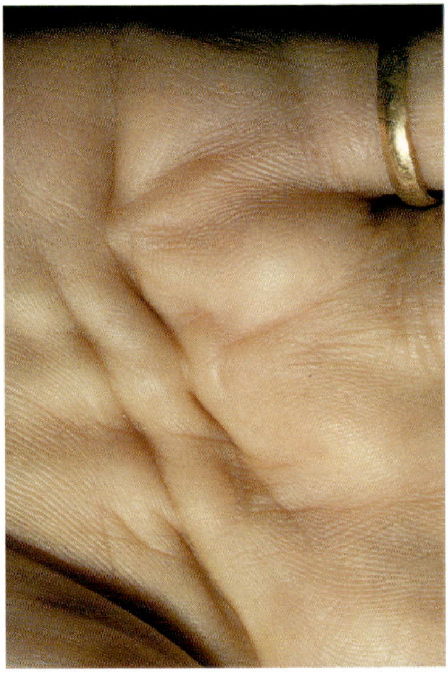

441

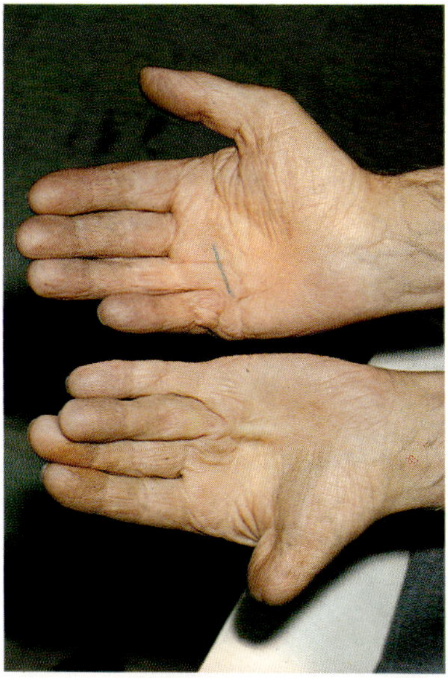

442

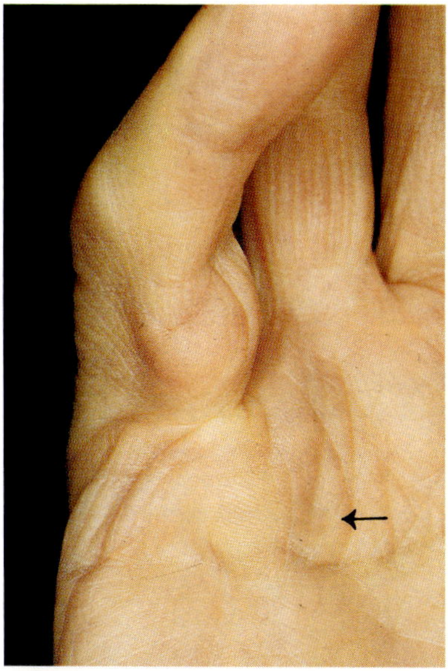

443

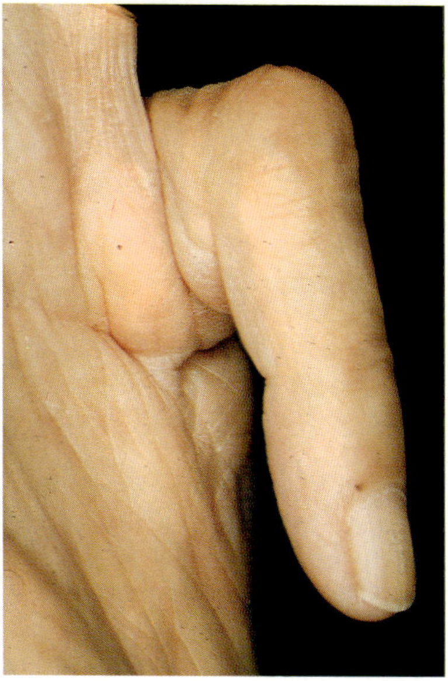

444

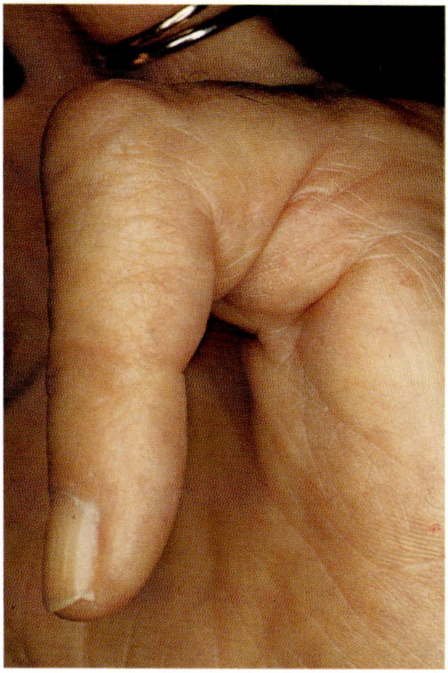

Raynaud-Syndrom

Die Erkrankung ist charakterisiert durch anfallsweises Bleichwerden der Finger mit nachfolgender Zyanose und Vasodilatation, gelegentlich auch begleitet von Schmerzen. Sie kann einseitig oder doppelseitig und in allen Schweregraden auftreten.
Ein sekundäres Raynaud-Syndrom kann zurückgeführt werden auf Störungen, die durch Reizzustände der sympathischen Nerven, pathologische Veränderungen im Bereich der kleinen Blutgefäße oder Niederschlag und Agglutination der roten Blutkörperchen gekennzeichnet sind.

Ursachen
1. Gefäßbedingt – Ergotismus, Embolie, Arteriosklerose.
2. Neurogen bedingt – Halsrippe, Kompression zwischen Rippe und Klavikula, Syringomyelie, Poliomyelitis.
3. Kollagen-Erkrankungen – generalisierter Lupus erythematodes, Sklerodermie, Gelenkrheumatismus.
4. Veränderungen bezüglich der Blutzusammensetzung – Kälteglobulinämie, Hodgkinsche Krankheit.
5. Trauma – *physikalisch*: Vibration (pneumatischer Bohrer); *thermisch*: Kälte (Fischhändler).
6. Idiopathisch – Raynaudsche Krankheit.
7. Toxisch – Einwirkung von Vinylchlorid.

Abb. 445–447. Raynaud-Syndrom. Die anfängliche Blässe des einen Fingers (**445**) verkehrt sich innerhalb weniger Minuten in Vasodilatation (**446**). Dies ist das erste Zeichen einer Raynaudschen Krankheit, hervorgerufen durch Kälte. (*A. G. Maurice Raynaud, 1834–1881, Beschreibung 1862.*)

445

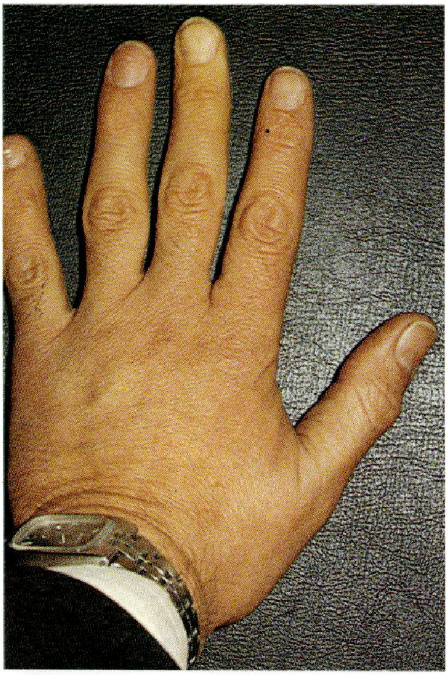

446

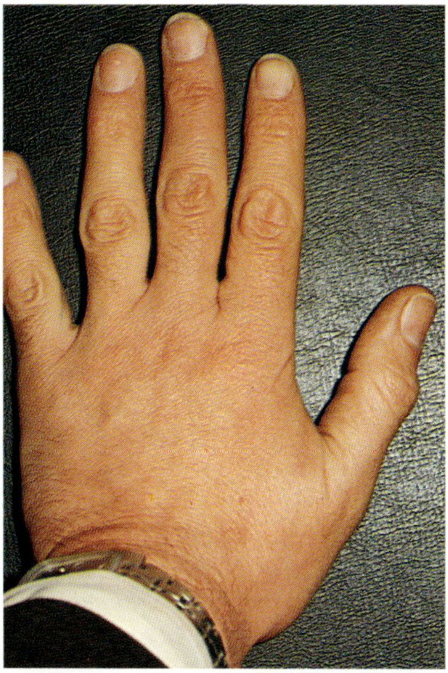

447

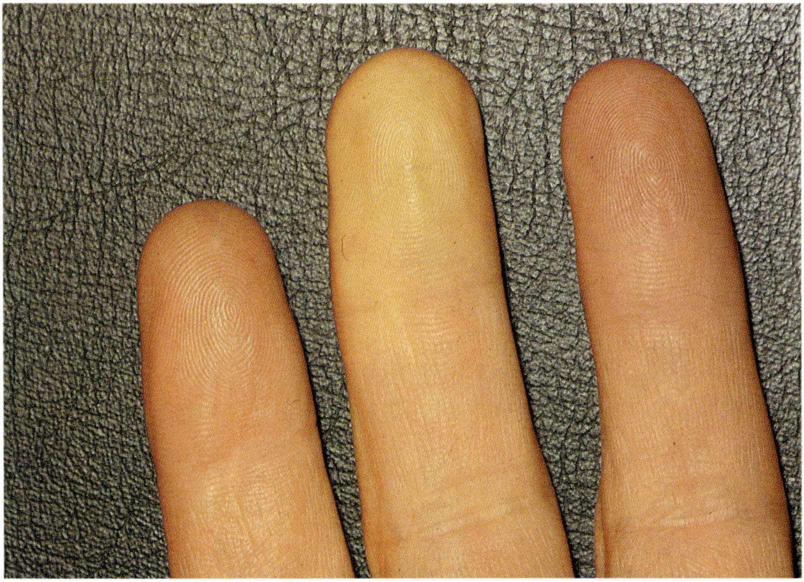

Abb. 448. Raynaudsche Krankheit (Idiopathisches Raynaud-Syndrom) bei einer jungen Frau. Die starke Vasokonstriktion führt zur Gangrän des rechten Zeigefingers und des linken Mittelfingers; trophische Veränderungen im Bereich anderer Finger sind selten. Eine Halsrippe kann ein ähnliches Bild hervorrufen, eine bilaterale Gangrän wird jedoch häufiger durch Embolien, Ergotismus oder Kollagenosen hervorgerufen. Verbrennungswunden bei der Syringomyelie betreffen im wesentlichen die lateralen Finger.

Abb. 449. Raynaudsche Krankheit. Im vorliegenden Fall sind der rechte Mittel- und Zeigefinger betroffen, die blasser sind als die anderen Finger. Beachte die Atrophie des ersten M. interosseus (N. ulnaris), die darauf hinweist, daß eine Schädigung im Bereich Th_1 oder eine Halsrippe für das Phänomen verantwortlich ist.

Abb. 450. Raynaudsche Krankheit. Die Hohlhand in einem etwas späteren Stadium der Farbentwicklung; der Zeigefinger und der Mittelfinger der rechten Hand haben nun eine bläuliche Verfärbung angenommen, bevor schließlich die Farbe wieder normal wird. Beachte die geringe Atrophie über dem M. abductor pollicis brevis im Bereich der rechten Hand (Pfeil); abgesehen davon finden sich keine weiteren krankhaften Symptome.

Abb. 451. Raynaudsche Krankheit. Spätergebnis der Raynaudschen Krankheit mit Übergang in eine Gangrän bei einem Lupus erythematodes.

Abb. 452. Halsrippe. Auf dem Röntgenbild sieht man eine rudimentäre Halsrippe als spitz ausgezogene Fortsetzung des Processus transversalis, welche darauf hinweist, daß ein fibröses Band die rudimentäre Rippe vervollständigt. Dieses fibröse Band kann Kompressionssymptome verursachen, insbesondere, wenn der Plexus brachialis davor oder dahinter fixiert ist.

448

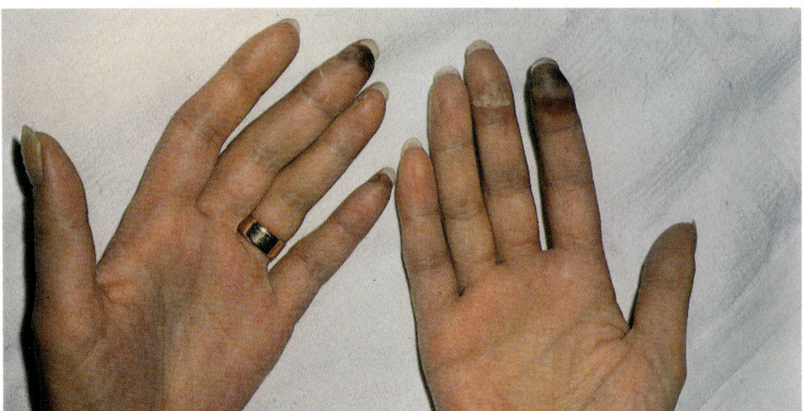

449

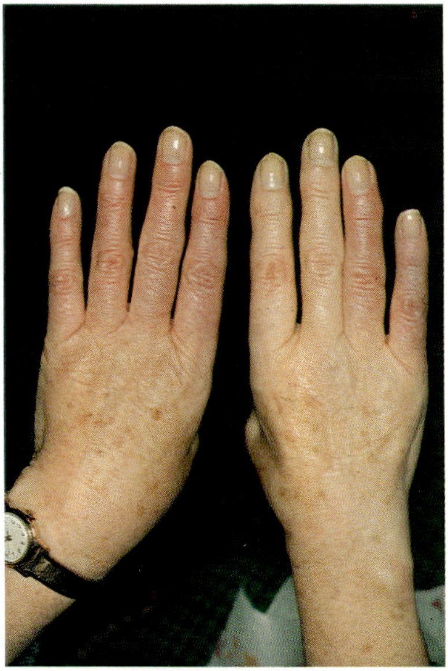

450

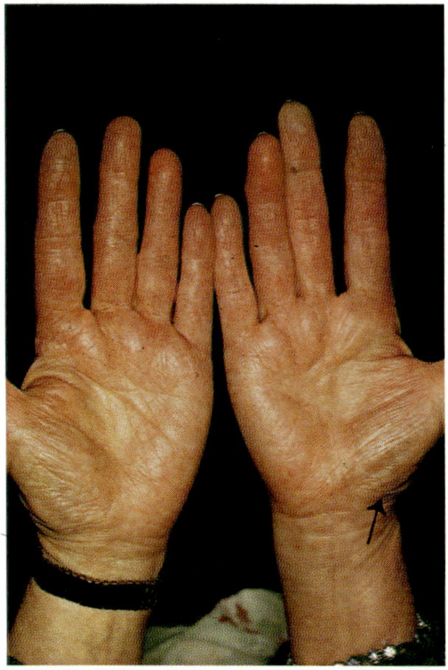

451

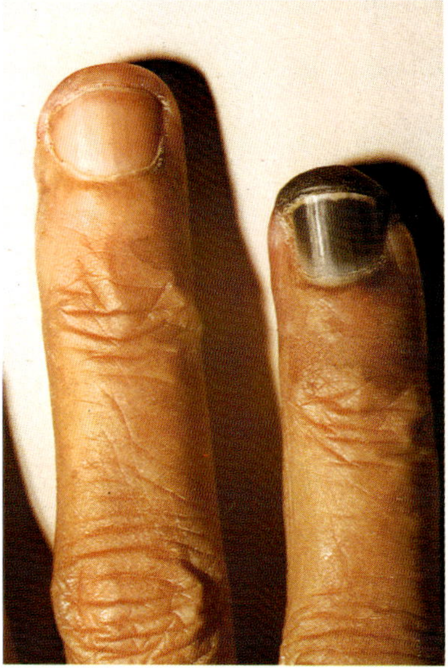

452

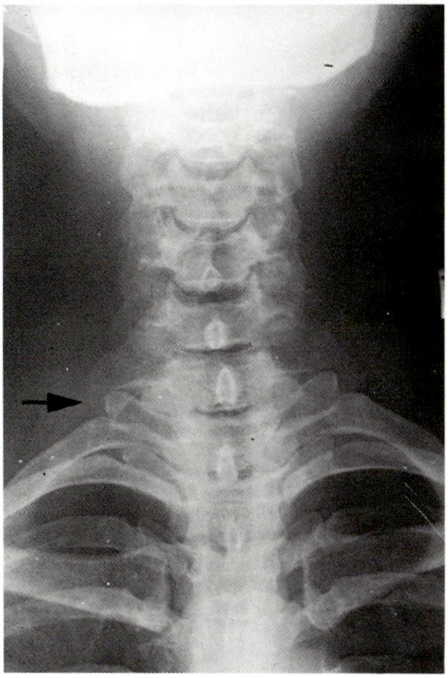

Abb. 453. Halsrippe. Die klassische Halsrippe ist deutlich erkennbar, vorausgesetzt, daß man sich den Hals anschaut. Man kann die Halsrippe häufig als knöcherne Resistenz in der Fossa supraclavicularis tasten.

Abb. 454. Raynaud-Syndrom als Folge einer Sklerodermie. Die Hand ist glänzend, die Haut aufgedunsen und verdickt. Es finden sich blasse und rote Gebiete im Bereich der Finger. Diese Frau hatte unter dem Raynaud-Syndrom über viele Jahre gelitten; sie bemerkte eine zunehmende Versteifung und Verdickung der Fingerhaut als Folge der Sklerodermie.

Abb. 455 u. 456. Sklerodermie. Die Frau bemerkte zuerst das Raynaud-Phänomen und erst später die Versteifung der Finger und die Glanzhaut – im Bild deutlich sichtbar durch den hohen Glanz der Haut im Sonnenlicht.

453

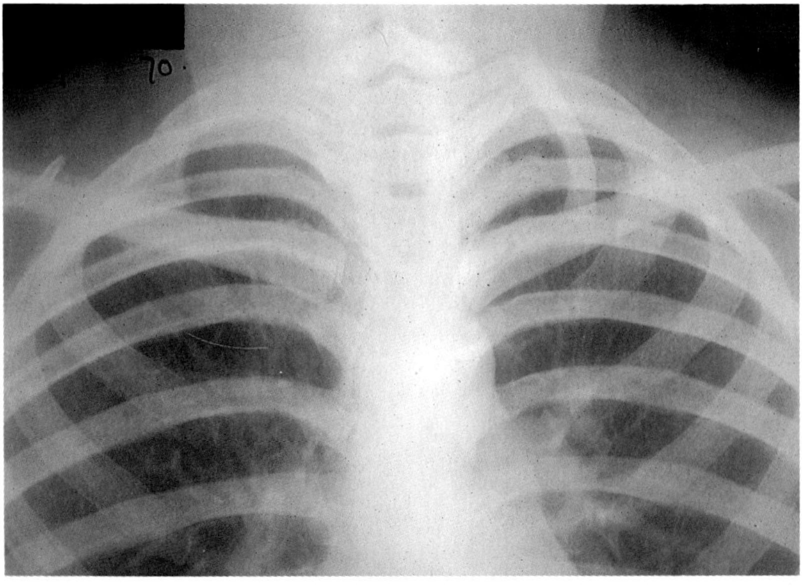

454

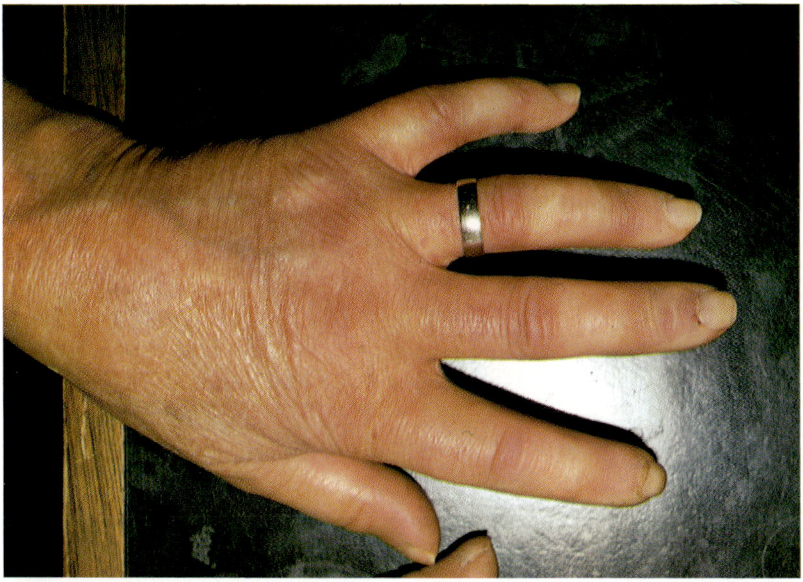

455

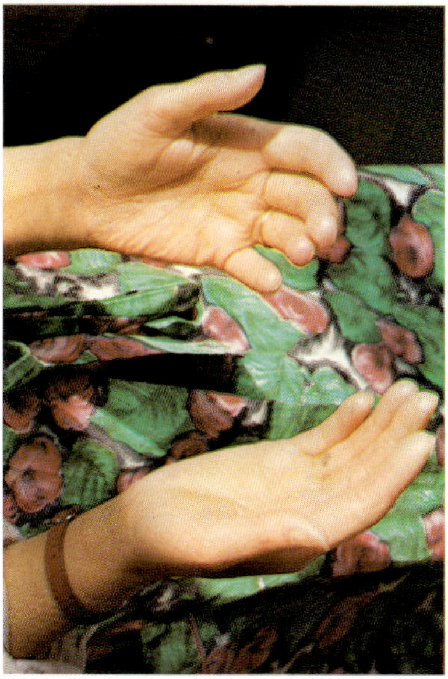

456

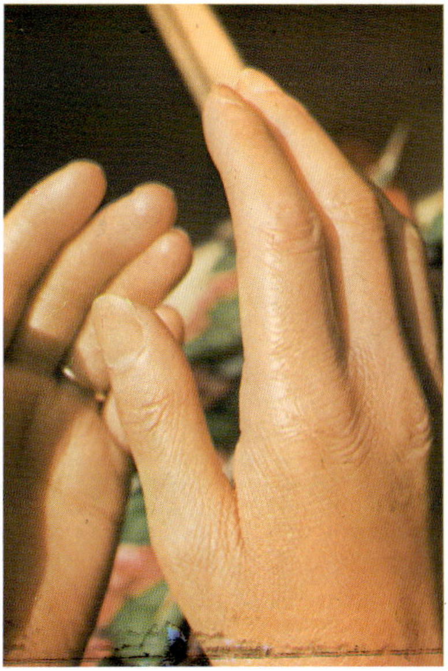

Abb. 457. Thrombangiitis obliterans (Winiwarter-Buerger-Syndrom). Ein junger Mann, starker Raucher, mit den typischen Symptomen der peripheren Gefäßerkrankung im Bereich der Füße *und* Hände – endständige Amputationen sind bereits wegen Gangrän durchgeführt worden. Dies ist ein Beispiel für eine Erkrankung, die in der Tat nicht als deutliche pathologisch-anatomische Einheit angesehen werden kann; vielmehr handelt es sich hier um eine seltene Manifestation einer allgemeinen Erkrankung – der Arteriosklerose. (*Felix v. Winiwarter, 1848–1917, Beschreibung 1879; Leo Buerger, 1879–1943, Beschreibung 1908.*)

Abb. 458. Venöse Stauungen im Bereich der Hand. Die linke Hand ist rot im Vergleich zur rechten, man findet eine deutlich vermehrte Füllung der Venen im Vergleich zur rechten Hand (beide Hände über der Ebene des Herzens). Diese Patientin hatte in der Axilla, ausgehend von einem Brustkrebs, Metastasen, die zur Obstruktion des venösen Abflusses führten.

Abb. 459. Arterielle Verschlußkrankheit (teilweise). Die Hand wird über der Ebene des Herzens gehalten, die betroffene Seite blaßt ab als Folge einer Obstruktion durch eine arterielle Embolie, ausgehend von einem Aneurysma der A. subclavia.

457

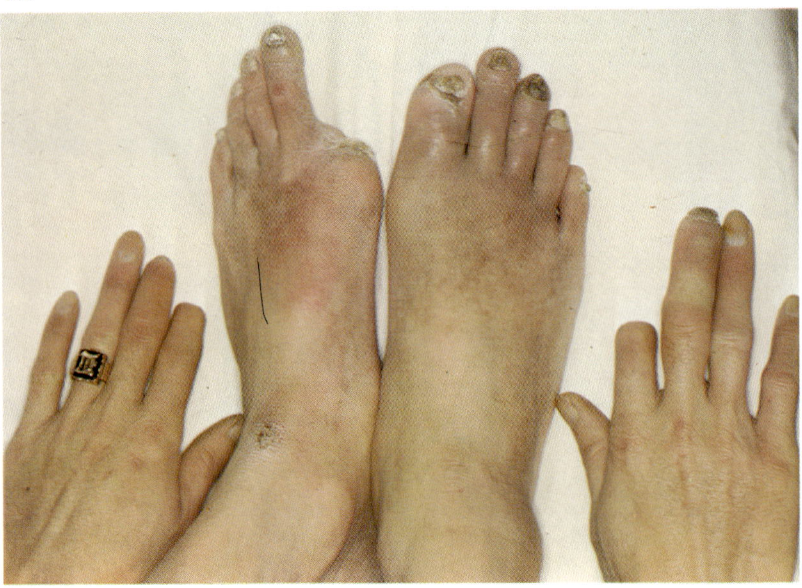

458

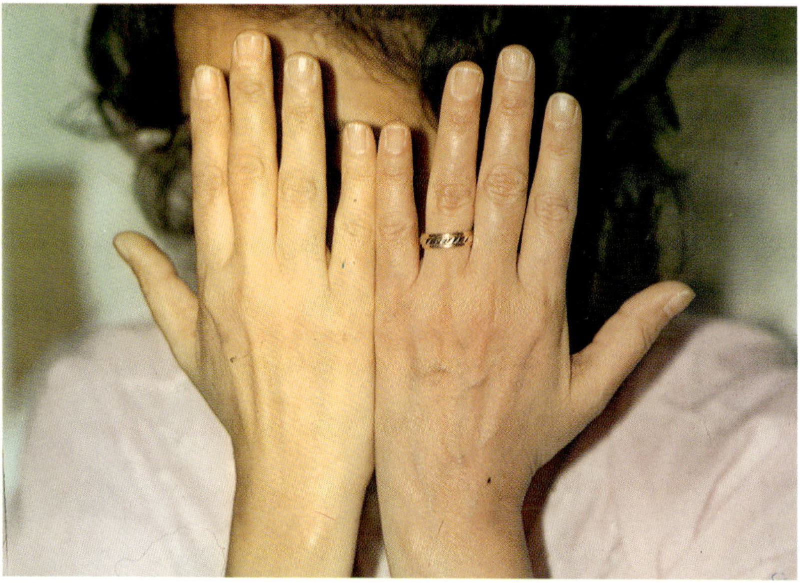

459

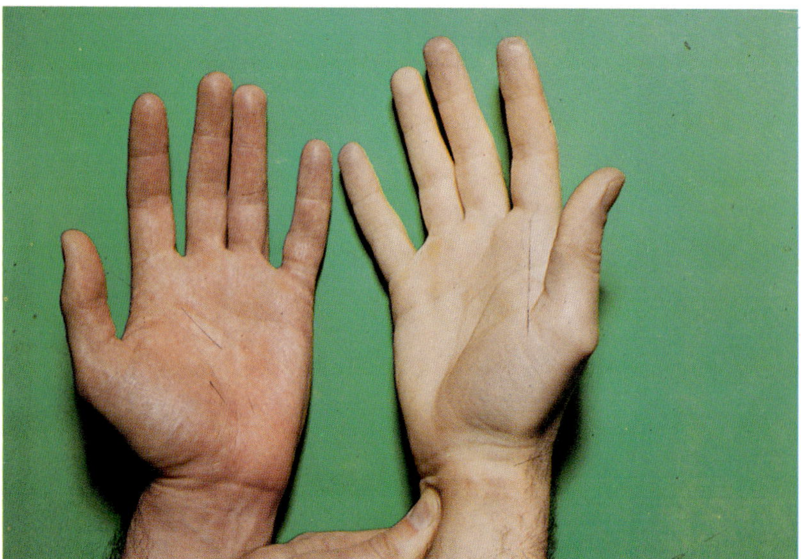

Abb. 460. Rachitis (Vitamin-D-Mangel in der Nahrung). Es finden sich bilaterale Schwellungen im Bereich der unteren Radiusepiphysen, weiterhin eine kleine Nabelhernie sowie Schwellungen im unteren Epiphysenbereich der Oberschenkel.
Abb. 461 u. 462. Rachitis. Die klinisch verbreiterte Verbindungszone im Epiphysenbereich ist Folge einer Vermehrung nicht-verkalkter Osteoidsubstanz im Bereich der erweiterten und abgerundeten Epiphyse des unteren Radiusendes. Mit der Ausheilung zeigt das Röntgenbild die Rückbildung zum Normalzustand.

460

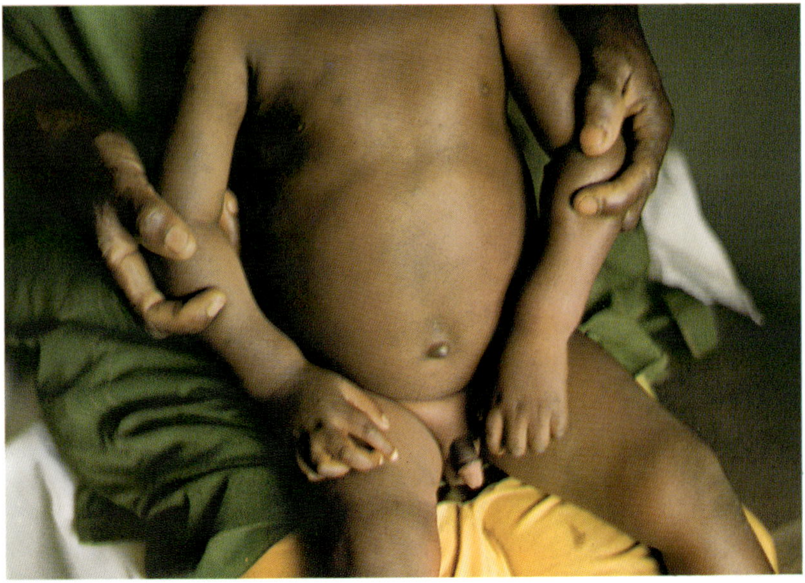

461

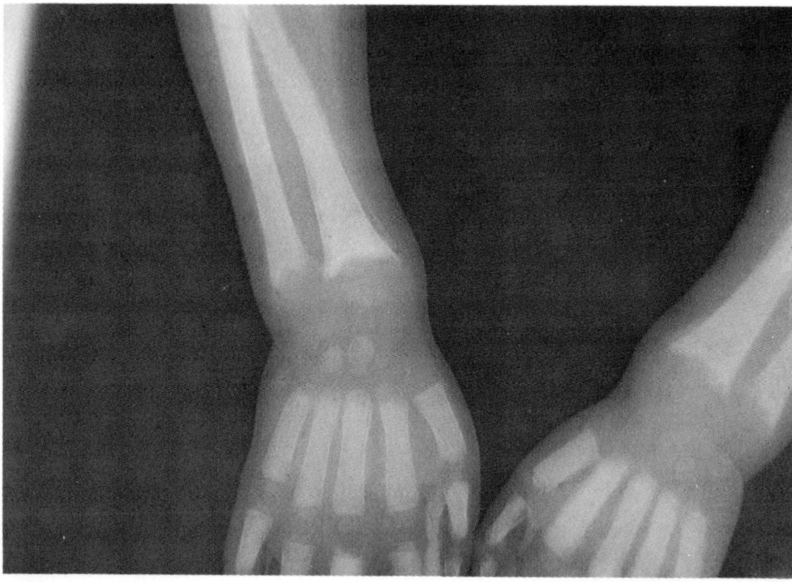

462

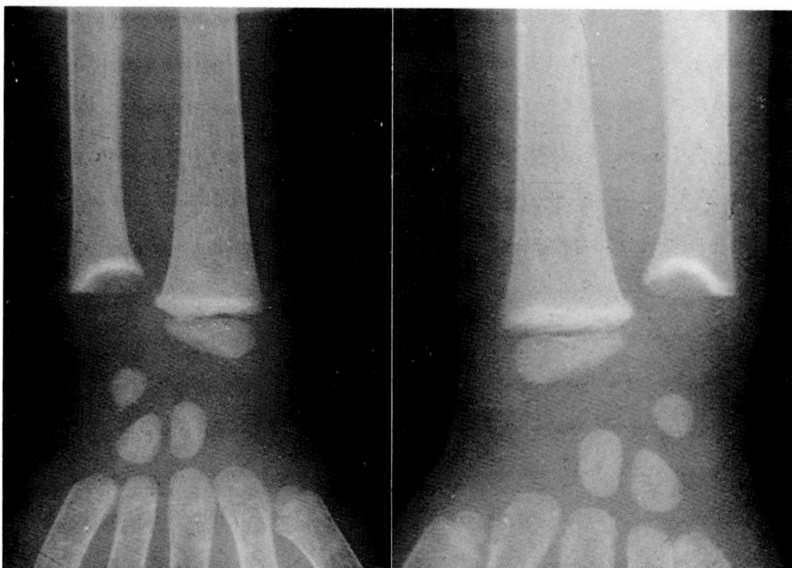

Abb. 463–465. Skorbut. Außer Zahnfleischbluten und kleinen Hautblutungen als Folge leichter Verletzlichkeit der Kapillaren führt die Vitamin-C-Mangelernährung zur Störung der Verkalkung und zur Bildung von subperiostalen Hämatomen. Dies kann äußerst schmerzhaft sein. Der Patient, im allgemeinen ein Kleinkind, liegt in einer »froschähnlichen« Stellung mit abgebeugten Beinen und abduzierten Hüften im Bett. Oft schreit es, wenn es bewegt werden soll, aus Angst schon vorher. Das Röntgenbild eines nigerianischen Kindes zeigt die gebeugten Beine und die Abhebung des Periosts als Folge der subperiostalen Hämatome. Das 2. und 3. Röntgenbild demonstriert die Verbreiterung der vorläufigen Verkalkungszone – die »weiße Skorbutlinie« – und eine strahlentransparente Zone unmittelbar unter der Zone zeitweiser Verkalkung. Beachte den Defekt im Bereich des Spongiosa und der Kortikalis unmittelbar unter der Epiphysenebene (1) – das »Eckzeichen« des Skorbut. Später können sich echte Knochensporne ausbilden (2).

463

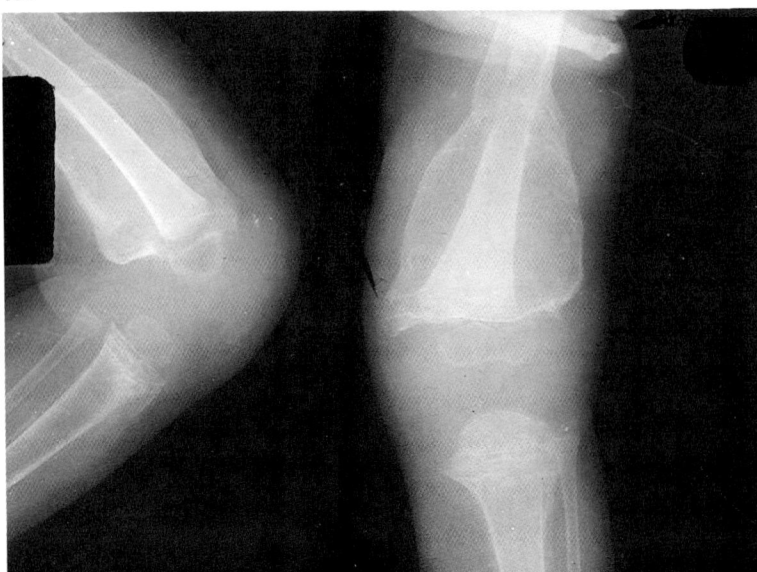

464

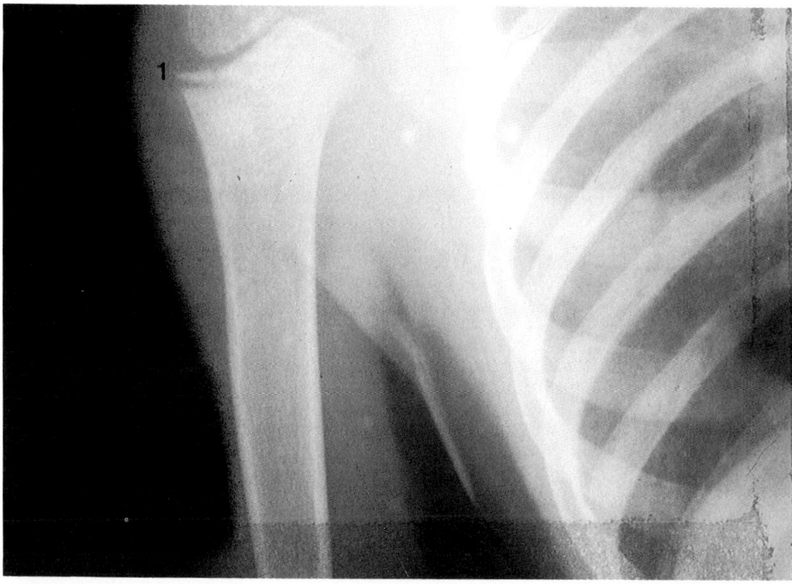

465

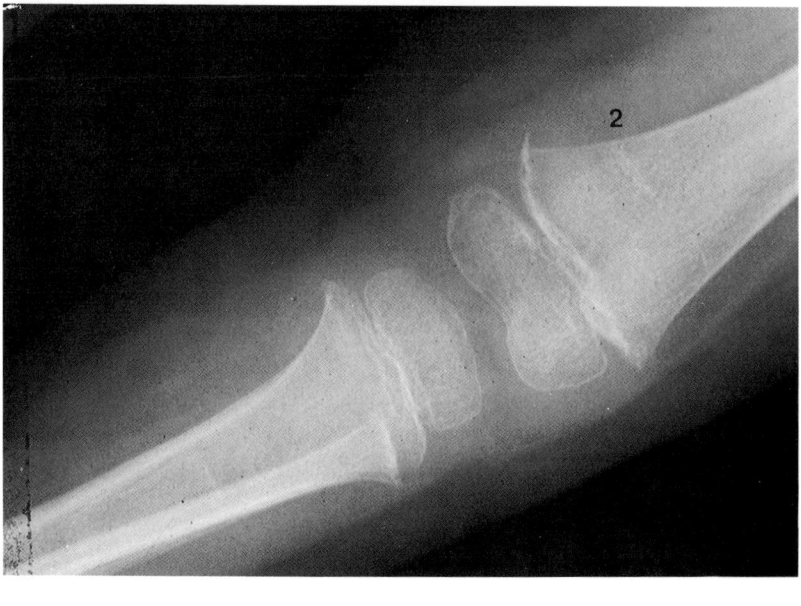

Arthritis

Wenn man sich mit diesem Problem befaßt, sollte man sich fragen: Ist es eine Monoarthritis oder eine Polyarthritis? Ist sie akut oder chronisch? Welche Gelenke sind befallen, die kleinen Gelenke oder die großen? *Ein* großes Gelenk oder *ein* kleines Gelenk? Symmetrisch oder asymmetrisch? »Wandert« die Krankheit? Hinterläßt sie eine endgültige Deformierung, finden sich Rezidive und Remissionen? Handelt es sich um einen männlichen oder weiblichen Patienten? Finden sich andere anormale Befunde im Bereich anderer Organsysteme?
Mit Hilfe der Antworten auf diese Fragen kann eine Differentialdiagnose formuliert werden. Es erweist sich dann von Nutzen, wenn man eine pathologisch-anatomische Einteilung aller Möglichkeiten, an die man denken sollte, zur Hand hat.

Metabolisch
Gicht
Familiäre Hypercholesterinämie
Wilsonsche Krankheit
Pseudogicht

Mechanisch und degenerativ
Arthrosis deformans
Traumatisch bedingte Arthropathien

Die »rheumatischen Erkrankungen«
Ankylosierende Spondylitis
Rezidivierender Rheumatismus
Periarteriitis nodosa
Generalisierter Lupus erythematodes
Rheumatoide Arthritis
Polymyalgia rheumatica

Idiopathisch
Familiäres Mittelmeerfieber
Sarkoidose

Ernährungsbedingt
Skorbut

Weichteilsyndrome, die eine Arthritis vortäuschen
Karpaltunnel-Syndrom
Dupuytrensche Kontraktur
Epicondylitis humeri (Tennisellenbogen)

Infektiös
Bakteriell bedingt
Virusbedingt
Parasitär bedingt
Pilzbedingt

Postinfektiös
Bakteriell bedingte Diarrhoe
Henoch-Schönleinsche Purpura
Gelenkrheumatismus
Reitersche Krankheit

Arthritis als Begleiterscheinung bei Erkrankung anderer Organsysteme

Endokrinologisch
Akromegalie
Hyperparathyreoidismus
Hypothyreoidismus
Idiopathischer Hypoparathyreoidismus
Schilddrüsenbedingte Akropathie

Hämotologisch
Hämophilie
Leukämie
Sichelzellenanämie

Neurologisch
Neuropathische Arthritis

Gastroenterologisch
Crohnsche Krankheit
Leberzirrhose
Whipplesche Krankheit
Colitis ulcerosa

Dermatologisch
Erythema multiforme
Erythema nodosum
Psoriasis

Neoplastisch

Sekundäre Knochenerkrankung
Pagetsche Krankheit
Rachitis usw.

Abb. 466. Intermittierender (palindromischer) Rheumatismus (Männer ebenso wie Frauen).
Man sieht eine Schwellung im Bereich des rechten Handgelenks, wobei die Hautfalten verschwunden sind. Dieser 40jährige Mann litt an plötzlichen akuten, rezidivierenden Schmerzanfällen und Schwellungszuständen im Bereich des einen oder beider Handgelenke und der Hände, wobei die Finger bevorzugt waren. Der Befund bildete sich im Verlauf von wenigen Stunden bis zu zwei oder drei Tagen völlig zurück. Bei dieser vorübergehenden Entzündung fanden sich keine oder nur wenige Allgemeinreaktionen oder pathologische Laborbefunde.
Differantialdiagnose: 1. rheumatoide Arthritis, 2. Gicht, 3. Pseudogicht, 4. generalisierter Lupus erythematodes. Der Mann hat noch keine generalisierte Gelenkerkrankung entwickelt, wie sie später beim rezidivierenden Rheumatismus auftreten kann.
Abb. 467. Frühe Polyarthritis rheumatica acuta. Es findet sich eine Schwellung im Bereich des proximalen Interphalangealgelenks, besonders ausgeprägt an Zeige-, Ring- und Mittelfingern.
Abb. 468. Primär-chronische Polyarthritis. Frühe, aber anhaltende Arthritis mit Schwellung im Bereich des proximalen Interphalangealgelenks, wodurch die charakteristische Spindelform des Zeigefingers entsteht.

466

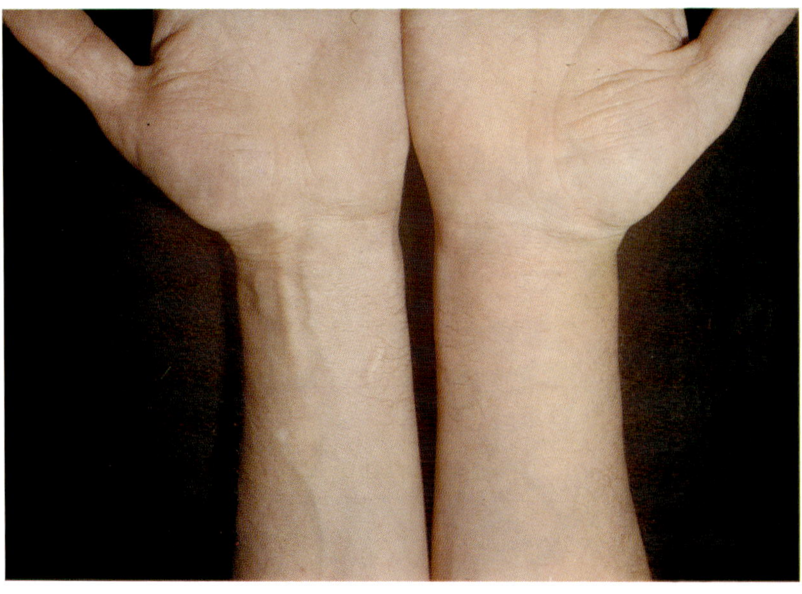

467

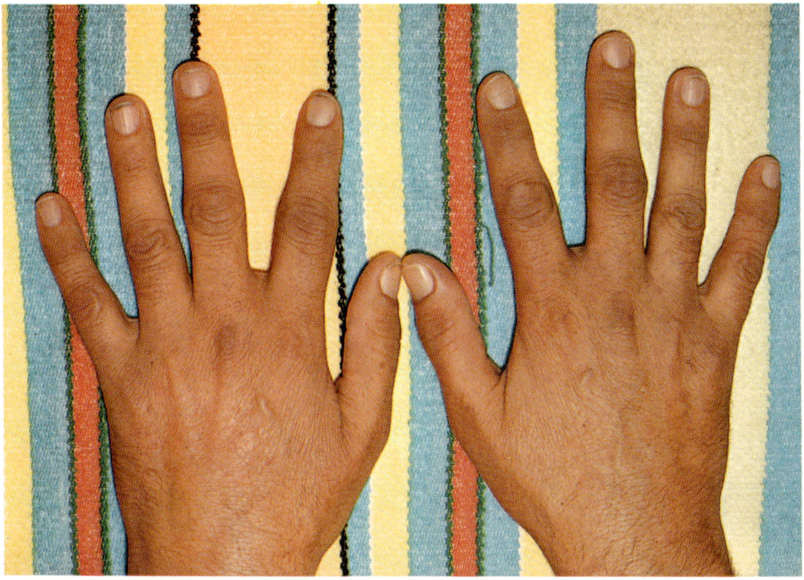

468

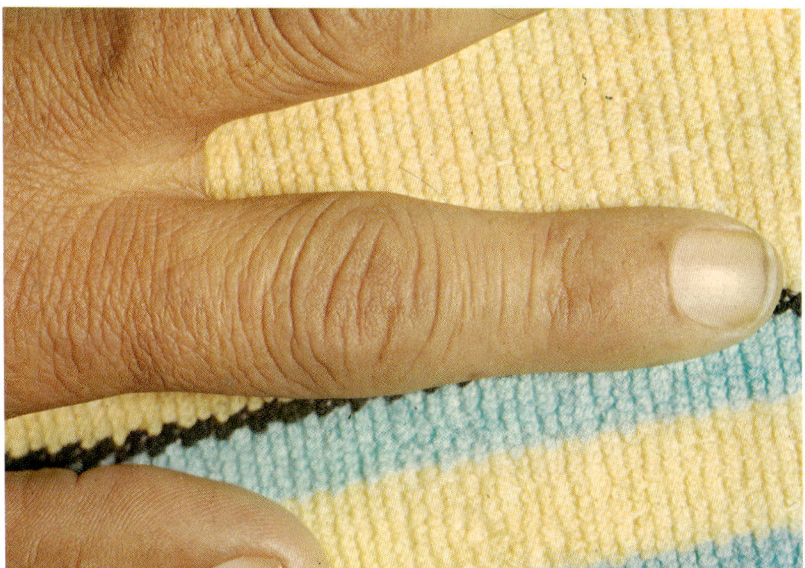

Abb. 469. Primär-chronische Polyarthritis. Die Röntgenaufnahme **468** zeigt die frühesten radiologischen Veränderungen durch Weichteilschwellung, entsprechend dem klinischen Aussehen und der periartikulären Osteoporose.
Abb. 470. Polyarthritis bei generalisiertem Lupus erythematodes. Schwellung aller Interphalangealgelenke, mit gering ausgeprägter Spindelform der Finger im Vergleich zur rheumatoiden Arthritis.
Abb. 471. Primär-chronische Polyarthritis. Ein weit fortgeschrittenes Stadium – geringere Weichteilschwellung im Bereich der Finger und größere rheumatoide Knötchen im Ellenbogenbereich. Als bleibende Deformität findet sich eine Ulnarabweichung der Finger und beginnende Dislokation des Metakarpophalangealgelenks des 5. Fingers.
Rheumatoide Knötchen sieht man nur im Bereich von Knochenvorsprüngen – Ferse, Ellenbogen –, im Hinterhauptsbereich oder im Sehnenbereich.

469

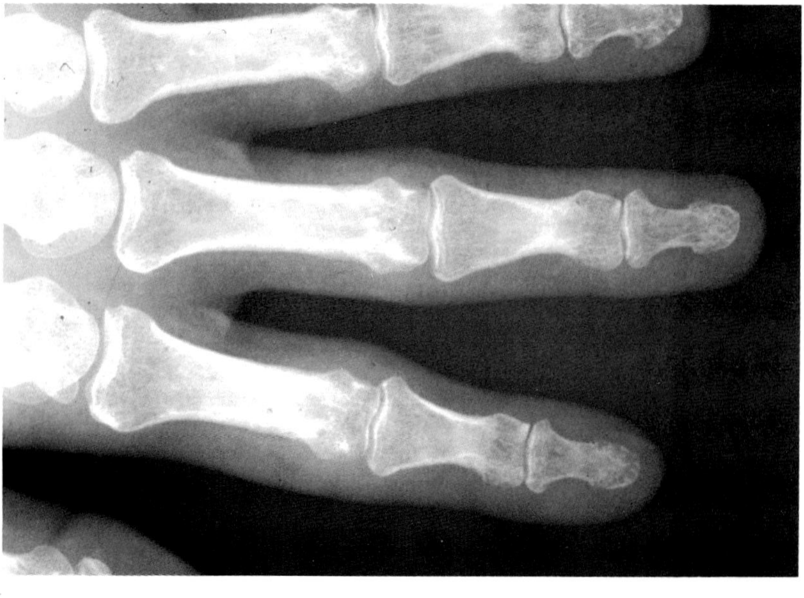

470

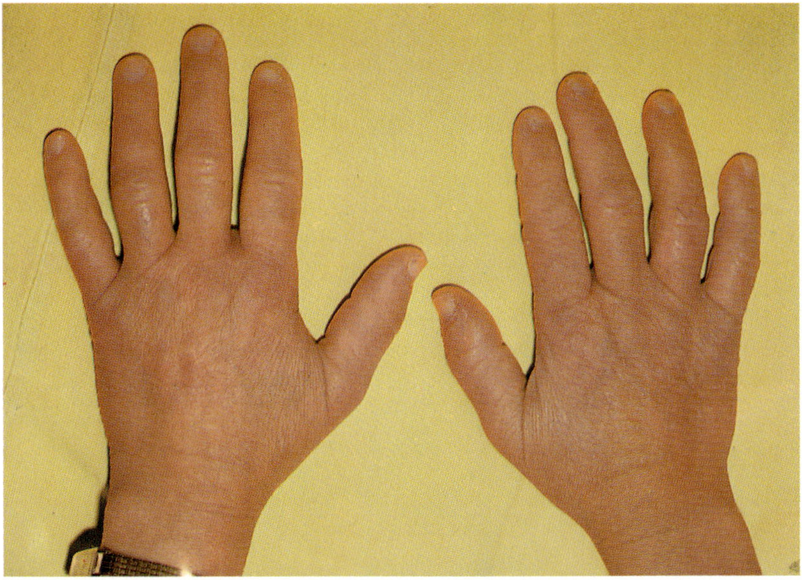

471

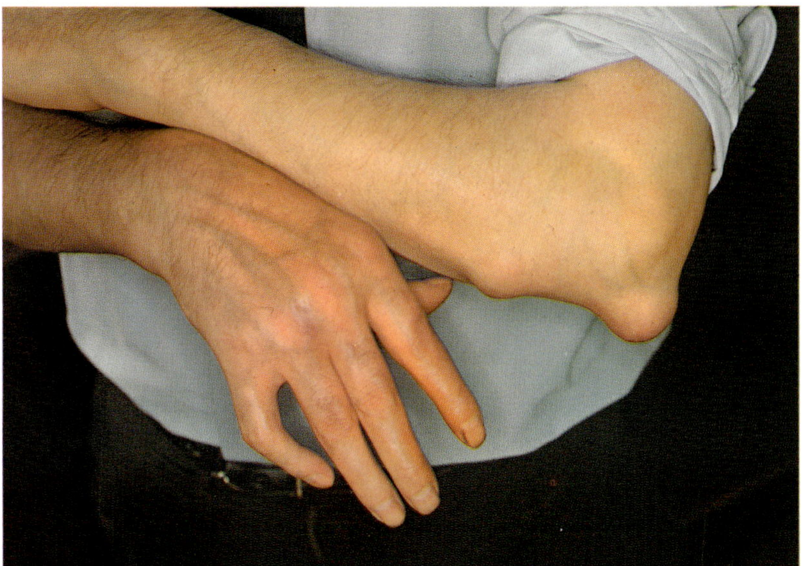

Abb. 472. Primär-chronische Polyarthritis. Ein noch weiter fortgeschrittenes Stadium – man sieht die weniger ausgeprägte Gelenkschwellung und die frühe Muskelatrophie im Bereich der kleinen Muskeln. In geringem Maß findet sich eine Beugedeformität sowie eine Subluxation, Dislokation und nachfolgende Ulnarabweichung der Finger. *Beachte:* Dislokation des kleinen Fingers im Metakarpophalangealgelenk als Folge der Gelenkschädigung.

Abb. 473. Rheumatoide Knötchen in der Extensorsehne. Wenn die Knötchen im Bereich der Verbindungsstelle mit der Sehnenscheide auftreten, kann ein »schnellender Finger« entstehen. Diese Knötchen können dem Auftreten des voll ausgeprägten Krankheitsbildes vorausgehen; sie können gutartig sein. Man darf sie nicht mit anderen Knötchen im Sehnenbereich verwechseln.

Abb. 474 u. 475. Gutartiges Knötchen. Das Knötchen liegt über dem Metakarpophalangealgelenk; es ist beim Faustschluß zu sehen und verschwindet bei Streckung der Finger.

472

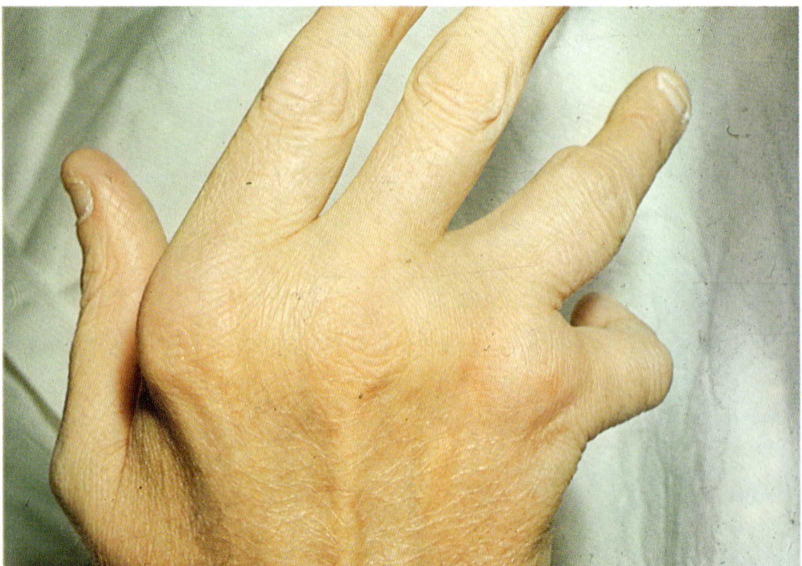

473

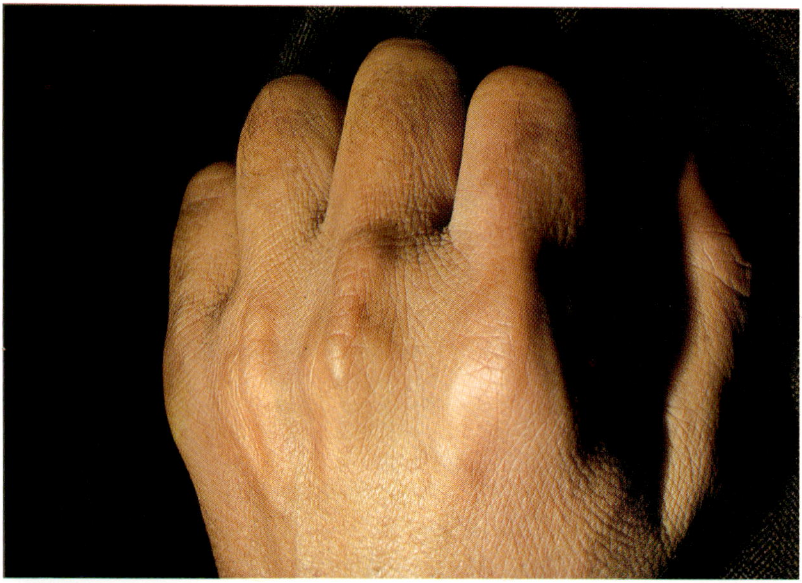

474

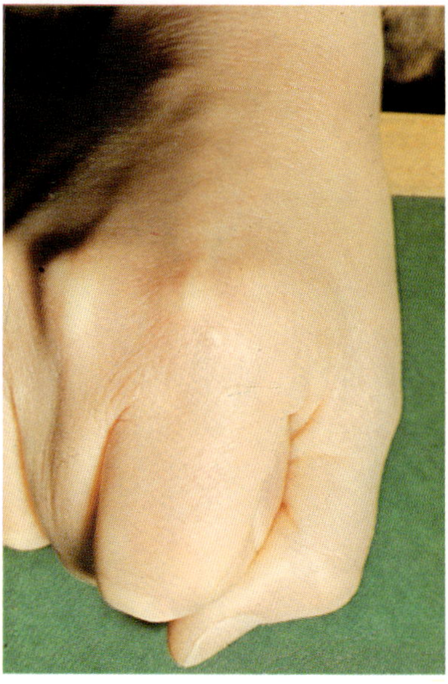

475

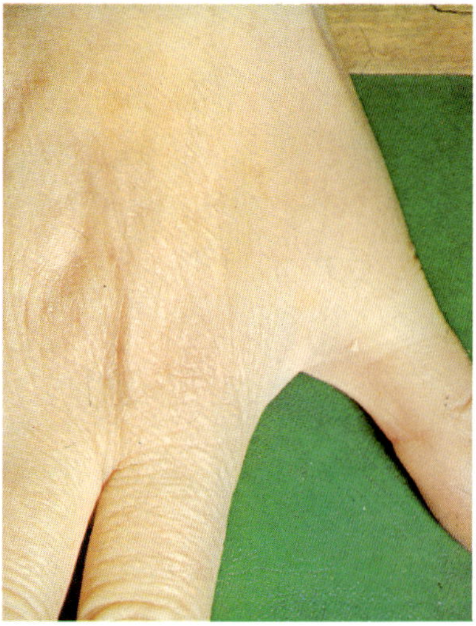

Abb. 476. Ganglion. Es handelt sich um eine zystische Degeneration der Gelenkkapsel oder der Sehnenscheide, welche eine klare, eiweißhaltige Flüssigkeit enthält; manchmal besteht eine Verbindung zum Gelenk. Am häufigsten sind die Ganglien im dorsalen Handgelenksbereich lokalisiert. Sie können gelegentlich in das Gelenk »entleert« werden, sind lichtdurchlässig, gutartig und neigen dazu, nach der Exzision zu rezidivieren.
Abb. 477 u. 478. Ochronose. Die schiefergraue Farbe der Knötchen in der Extensorsehne schimmert durch die Haut hindurch. Vergleiche diese mit Abb. **479**, wo sich solche Farbveränderungen nicht finden. Das Pigment stammt von der Homogentisinsäure (s. **328**, Ohr). Häufig tritt eine Knorpelverkalkung auf, die zu einem charakteristischen Röntgenbild (**478**) führt. Bei dieser Erkrankung finden sich oft als Begleiterscheinung degenerative osteoarthritische Veränderungen.
Abb. 479. Sehnen-Xanthomata. Lipoidablagerung bei der familiären Hypercholesterinämie; Lokalisation sind der Ellenbogen, die Umgebung der Augen und die Hornhaut. Dieser Mann hatte eine Angina pectoris; drei andere Mitglieder der Familie hatten ebenfalls Xanthomata und eine Hypercholesterinämie.
Abb. 480. Mongolismus (Down-Syndrom). Die Finger sind kurz, die Hand spatenförmig und der kleine Finger stummelartig kurz; er kann auch etwas gekrümmt sein.

476

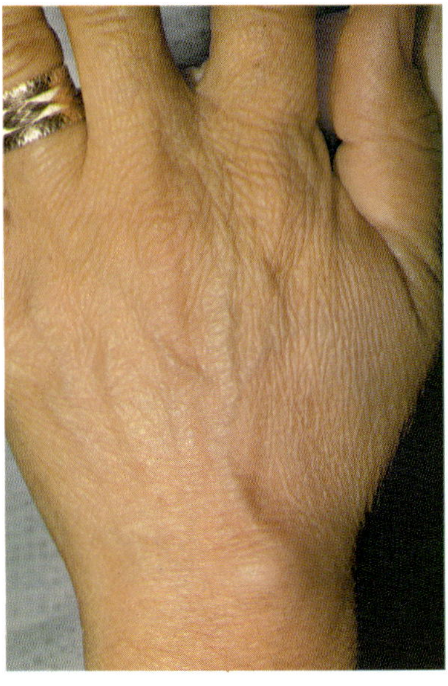

477

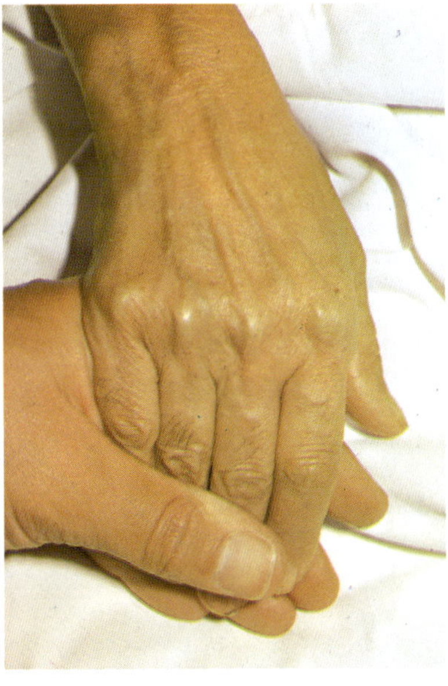

478

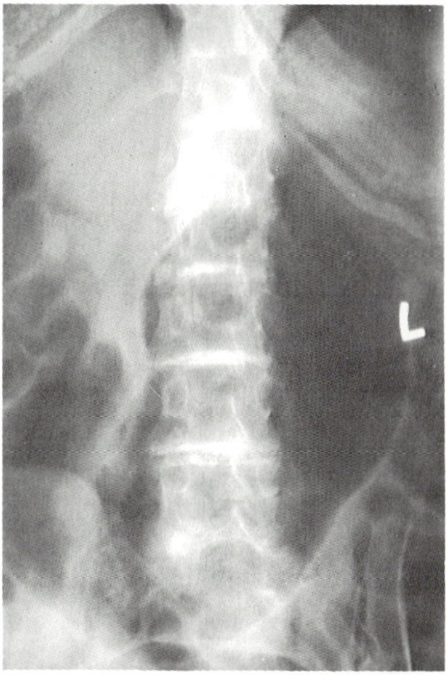

479

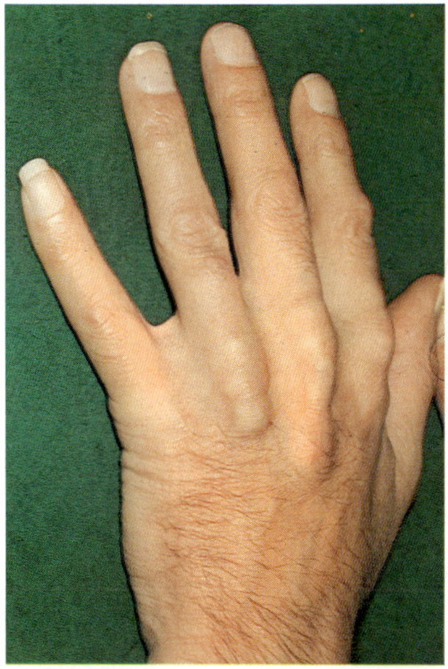

480

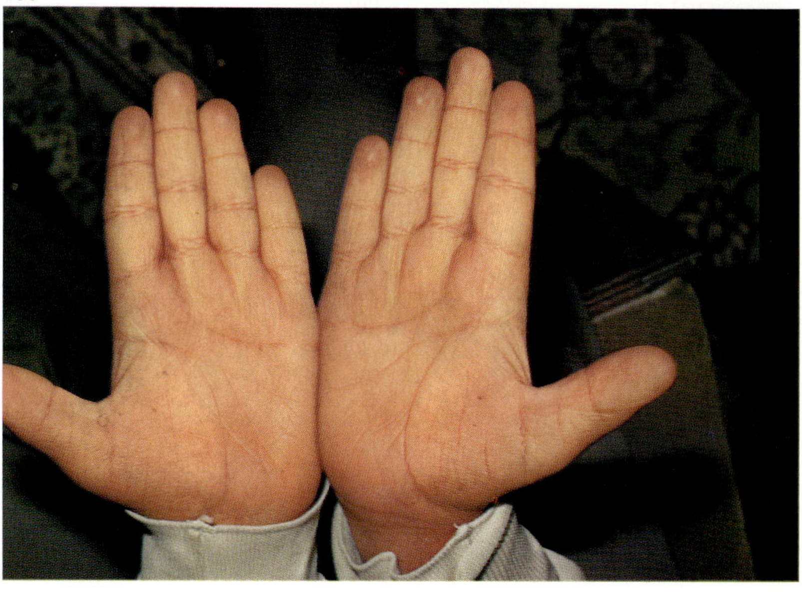

Abb. 481. Mongolismus (Down-Syndrom). Der charakteristische Winkel, den die drei Hohlhandfalten (Pfeil) bilden, zeigt die Verbreiterung und Verkürzung der Hohlhand. Wenn die Handfläche sehr kurz ist, kann sich im Extremfall nur eine einzige, querverlaufende Hohlhandfalte finden. (*John Langdon Haydon Down, London Hospital, 1828–1896, Beschreibung 1866.*)
Abb. 482. Akromegalie. Hand einer Patientin, verglichen mit der Hand einer gesunden Frau gleichen Alters. Beachte die breiten, spatelförmigen Finger, die Verdickung und das übermäßige Wachstum der Weichteile der Hand, besonders ausgeprägt über dem ersten dorsalen Zwischenknochenraum.
Abb. 483 u. 484. Akromegalie. Die röntgenologischen Veränderungen der Hand bei der Akromegalie bestehen 1. in büschelförmigen Auftreibungen, 2. in einer Verbreiterung des Gelenkspaltes (Knorpel), 3. in einer Verdickung der Knochenhaut. Die Verdickung der Kortikalis sieht man sehr deutlich in den Bildern. Dies führt zu einem Verlust der Knochenkonkavität im Schaft der Phalangen durch die Bildung von Knochenleisten. Im Bereich der Gelenkränder findet man angedeutete Knochenausziehungen.

481

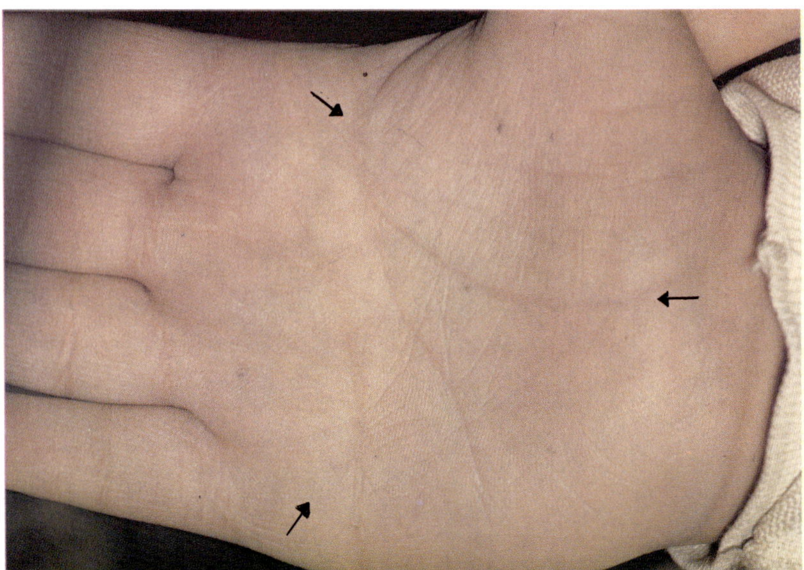

482

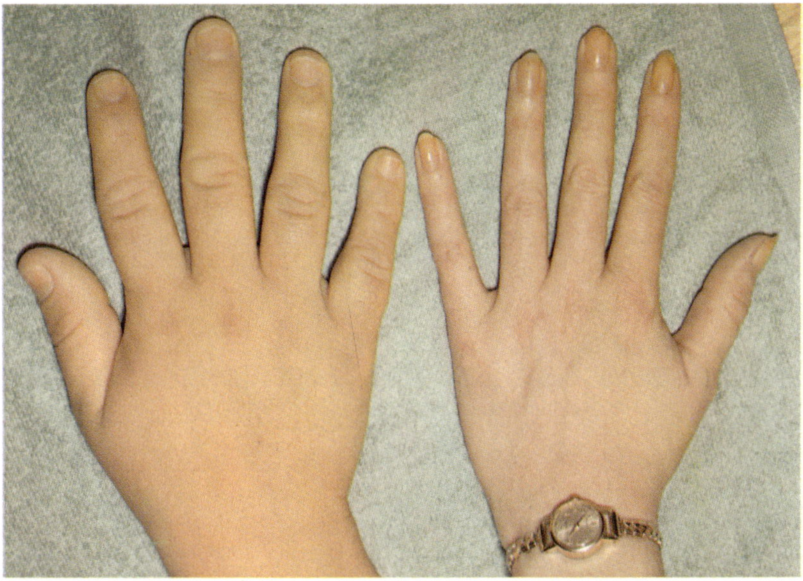

483

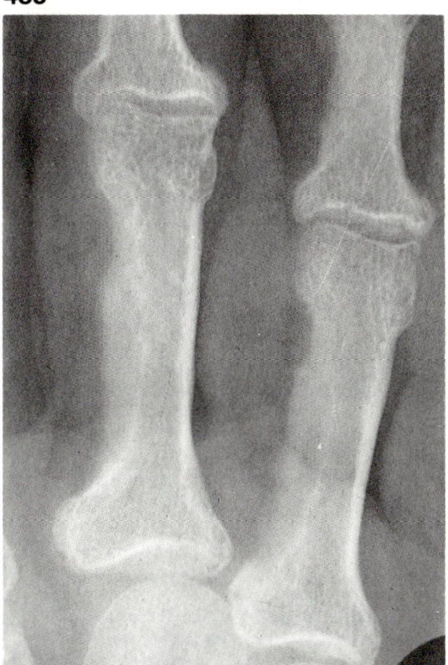

484

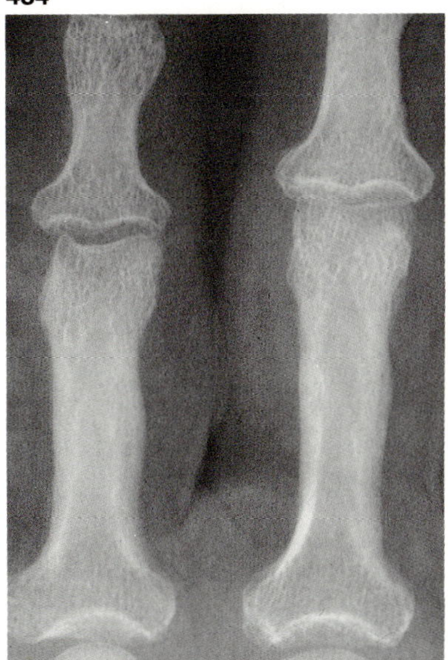

Abb. 485 u. 486. Hyperparathyreoidismus. Diese Frau klagte über Schmerzen in den Knien, man dachte an eine Osteoarthritis. Röntgenologisch fand man eine angedeutete Osteoporose mit geringer Verkalkung in den Knochen (Chondrokalzinose). 10 Wochen zuvor hatte sie ihre rechte Hand in die Autotüre eingeklemmt und bemerkte nun eine deutlich sichtbare Schwellung. Die Röntgenaufnahme zeigte die vorhandene Knochenzyste und die charakteristischen Veränderungen in der Hand beim Hyperparathyreoidismus: 1. Osteoporose, 2. Knochenzysten, 3. Chondrokalzinose, 4. subperiostale Erosionen und Atrophien im Bereich der Spitzen der Endphalangen. Diese erosiven Veränderungen sieht man in abnehmenden Schweregraden vom Zeigefinger bis zum Kleinfinger, sie scheinen auf der radialen Seite der Finger ausgeprägter zu sein, möglicherweise im Zusammenhang mit der vom Zeigefinger zum Kleinfinger hin abnehmenden Beanspruchung der Finger im täglichen Leben.

Abb. 487. Hämochromatose. Die hämochromatische Arthropathie kann auch die Hand befallen. Beachte die Kalzifikation im Knorpel im Bereich des Metakarpophalangealgelenks des 4. und 5. Fingers.

Die Chondrokalzinose ist außer für Hämochromatose auch noch typisch für: 1. Pseudogicht, 2. Wilsonsche Krankheit, 3. Hyperparathyreoidismus, 4. Gicht (selten). Diese Erkrankungen müssen also ausgeschlossen werden. Gelegentlich kann die Chondrokalzinose auch bei einer gewöhnlichen degenerativen Gelenkerkrankung auftreten.

Abb. 488. Daktylitis. Der Mittelfinger ist angeschwollen; weitere pathologische Befunde sind nicht festzustellen. Die Daktylitis kann akut oder chronisch auftreten: die akute Form kann in Zusammenhang mit Trauma und Entzündung stehen, die chronische Form ist auf Tuberkulose, Syphilis oder Sarkoidose zurückzuführen. Rezidivierende unterschiedliche Befunde einer Daktylitis sieht man bei rezidivierenden Knocheninfarkten bei der Sichelzellenanämie. Die Fingerschwellung, die bei Gicht auftritt, kann man fälschlicherweise auch für eine Daktylitis halten.

485

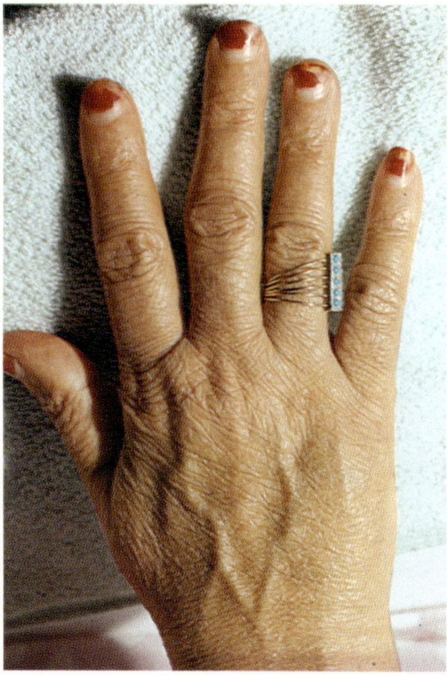

486

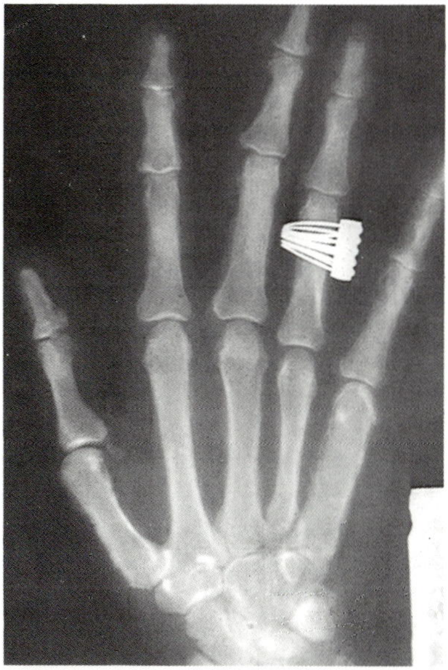

487

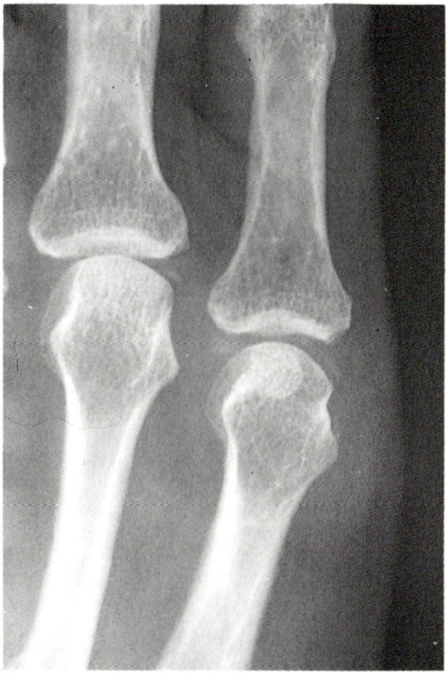

488

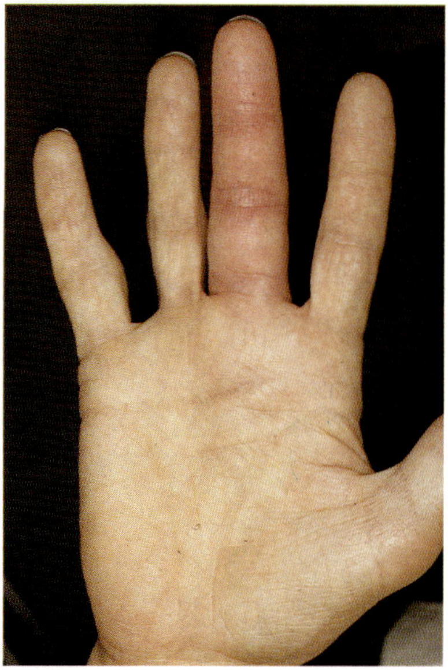

Abb. 489. Sichelzellen-Daktylitis. Die homozygote Sichelzellenanämie tritt bei kleinen Kindern oft unter den Symptomen akuter schmerzhafter Fingerschwellungen als Folge der Knochenveränderung in den Phalangen auf. In der Folge kommt es oft zur Infarzierung.

Abb. 490. Sichelzellen-Daktylitis. Nach der anfänglichen Knochenkrise kann eine Infarzierung auftreten, welche zu einer Verkürzung der Phalanx führt. Dieser Junge, 16 Jahre alt, hatte wiederholt rezidivierende Knochenkrisen als Folge einer Sichelzellenanämie; der Kleinfinger wurde befallen, als der Junge 4jährig war.

Abb. 491. Die hemiplegische Hand (rechtsseitige Hemiplegie). Die Inaktivität der Hand führt zu einem Ödem der Finger, das bei oberflächlicher Betrachtung der Daktylitis ähnelt. (Vgl. die vorausgehenden und folgenden Bilder.)

Abb. 492. Sarkoidose mit Zysten in den Fingerknochen. Das Aussehen der Finger ähnelt dem bei einer chronischen Daktylitis oder einem Fingerödem. Die Schwellung ist fest, und die Diagnose kann bestätigt werden, wenn man klinisch nach weiteren Symptomen sucht: Lupus pernio. Röntgenologisch finden sich Knochenzysten, welche die Kortikalis ausweiten.

Abb. 493. Sarkoidose (Röntgenbild). In der proximalen Phalanx des Fußes finden sich Knochenzysten, die den Knochen auftreiben. Klinische Symptome können bestehen in 1. umschriebenen Zysten, 2. Weichteilschwellung, 3. Verkalkung von Weichteilgeweben (Hyperkalzämie).

489

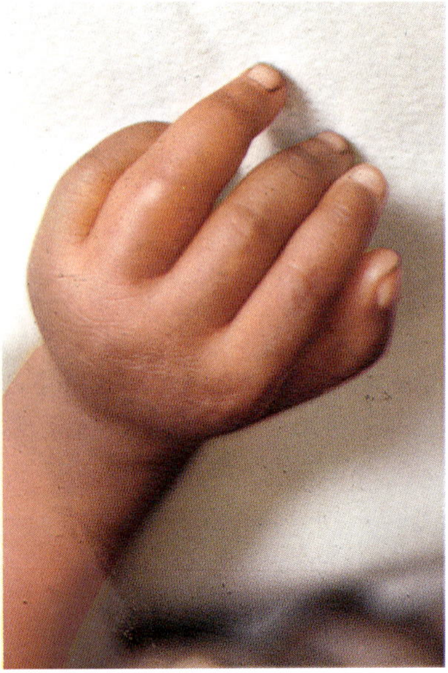

490

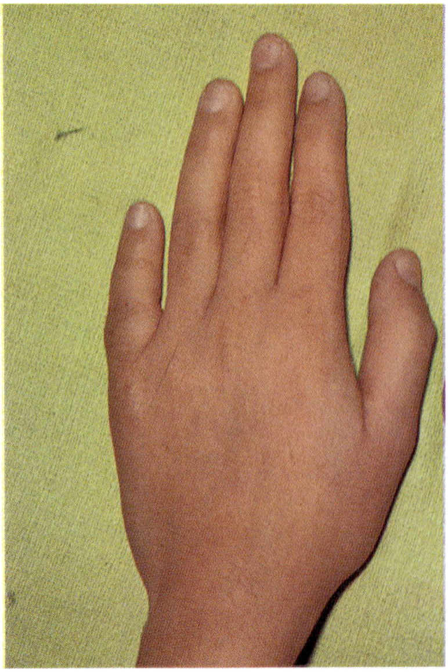

491

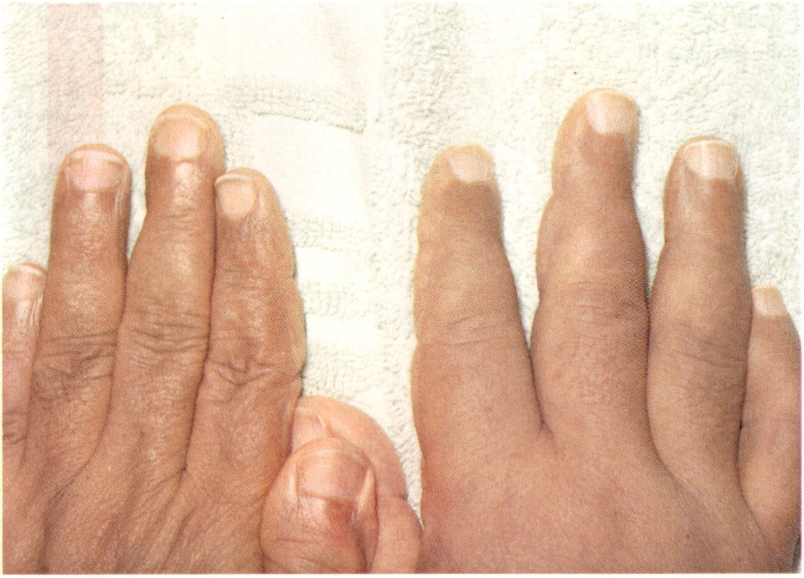

492

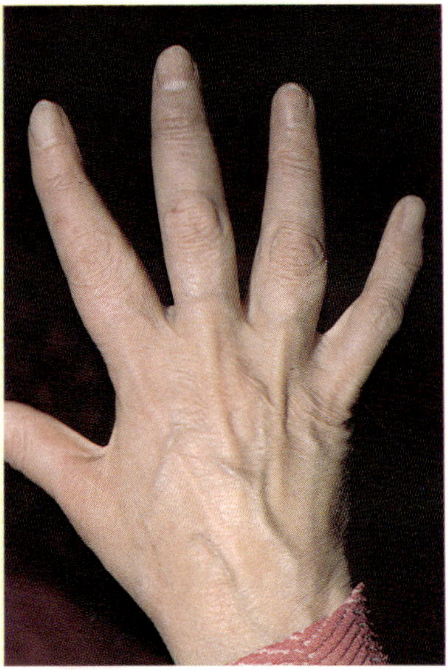

493

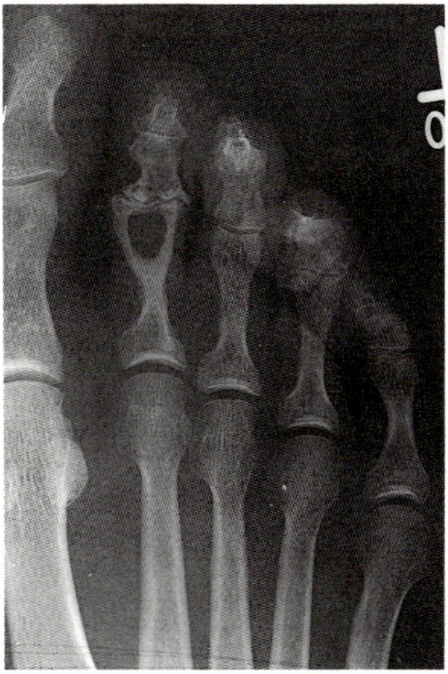

Abb. 494. Chronische Gicht. Gichttophi finden sich im Ellenbogenbereich, im Bereich der Daumenbasis und an den Fingern. Vergleiche diese Befunde mit denen der Abb. **471** (Primär-chronische Polyarthritis).

Abb. 495. Chronische Gicht mit Tophi. Einige der Tophi sind ulzeriert und entleerten eine sahnige weiße Substanz, die reichlich Harnsäurekristalle enthielt.

Abb. 496. Ein ulzerierter Tophus.

Abb. 497. Gichtknoten bei einer chronischen Gicht.

Abb. 498. Chronische Gicht mit Knotenbildung. Die Tophi können zu extremer Größe anwachsen; beim ersten Anblick möchte man an eine chronisch-deformierende Arthritis denken.

494

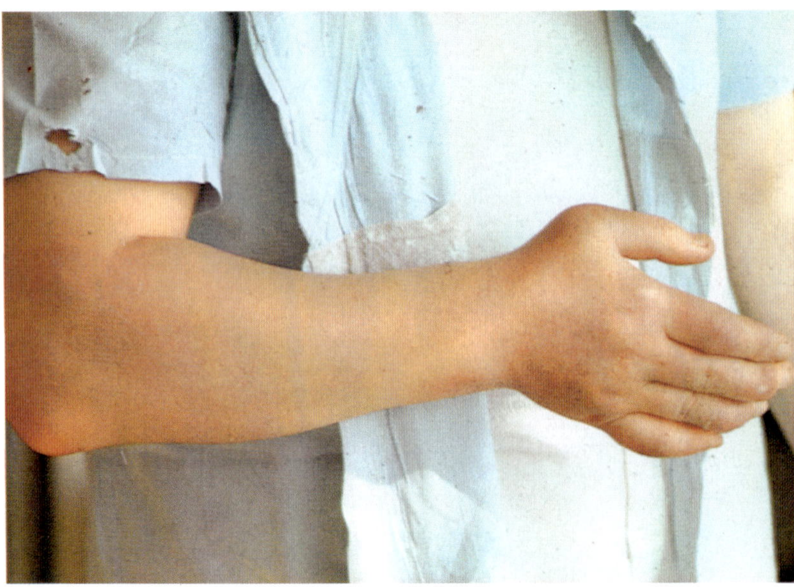

495

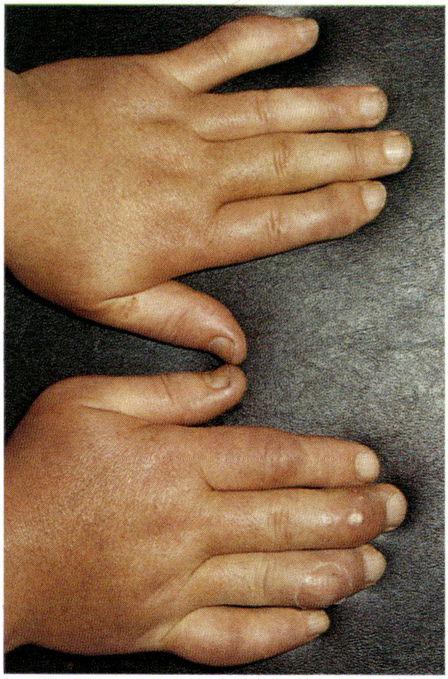

496

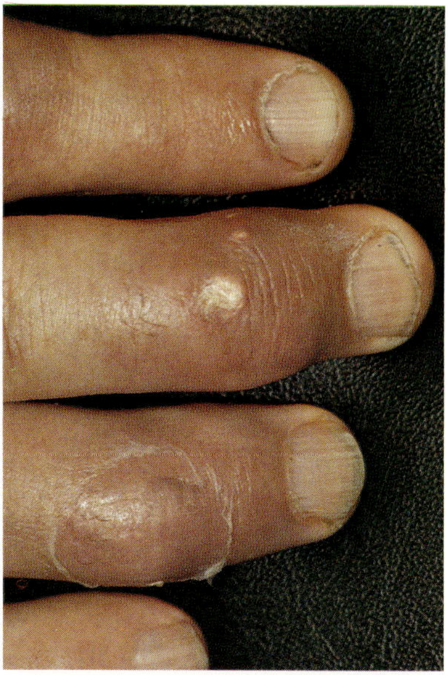

497

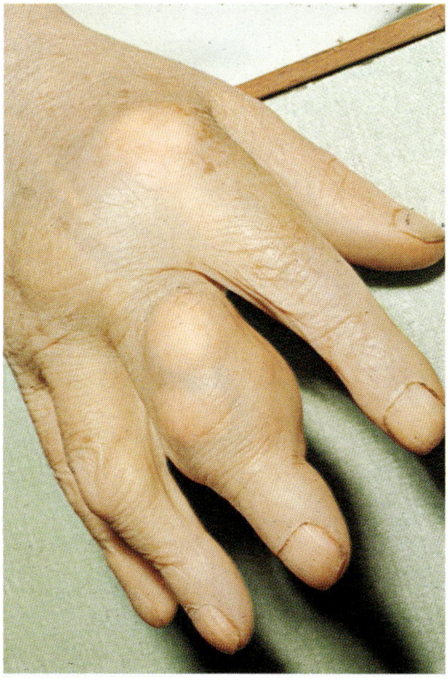

498

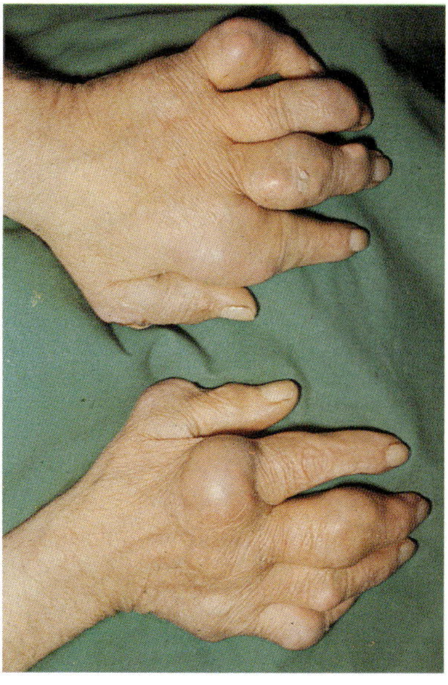

Abb. 499. Chronische Gicht mit Knotenbildung. Die Heberdenschen Knoten sind häufig, chronische Gichtknoten dagegen selten bei Frauen nach der Menopause. Diese Frau hatte Gicht; man kann das Harnsäurematerial durch die gerötete Haut durchscheinen sehen. Die Differentialdiagnose bei allen Fingerendgliedschwellungen ist die Abgrenzung von den Heberdenschen Knoten, welche die häufigste Manifestation der Osteoarthritis sind.

Abb. 500. Heberdensche Knoten. Knochenauftreibungen im Bereich der Basis der Endphalanx, gewöhnlich schmerzlos, nur gelegentlich schmerzend. Sie treten häufiger bei Frauen als bei Männern auf. Bei Männern finden sie sich oft in Verbindung mit einer mehr generalisierten Form der Osteoarthrosis. Die Differentialdiagnose gegenüber anderen Schwellungen im Bereich der Endphalanx ist in den folgenden Abbildungen dargestellt, die zum Vergleich neben die Bilder von Heberdenschen Knoten gestellt sind. (*William Heberden, 1710–1801, Arzt des Dr. Samuel Johnson, postume Beschreibung 1802.*).

Abb. 501. Heberdensche Knoten (männlicher Patient). Beachte die charakteristische doppelte Höckerbildung im Dorsalbereich des Gelenks. Es finden sich keine Gelenkdeformitäten.

Abb. 502. Osteoarthritis, Hände. Diese Frau hatte ausgeprägte Heberdensche Knoten in Verbindung mit späteren osteoarthritischen Veränderungen in den Fingern mit leichter Deformierung, insbesondere am rechten Zeige- und Mittelfinger, typisch für das fortgeschrittene Stadium der Osteoarthritis.

499

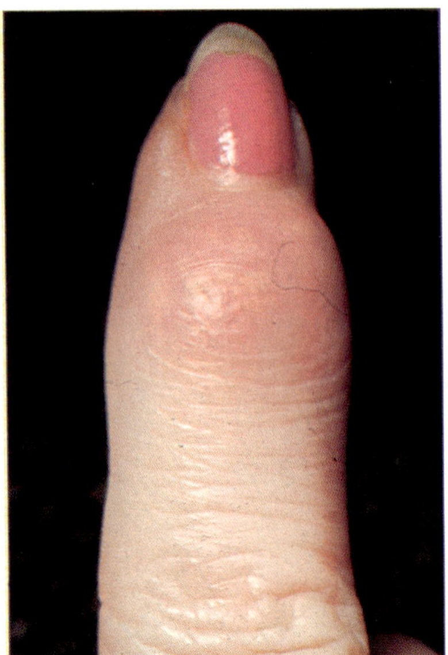

500

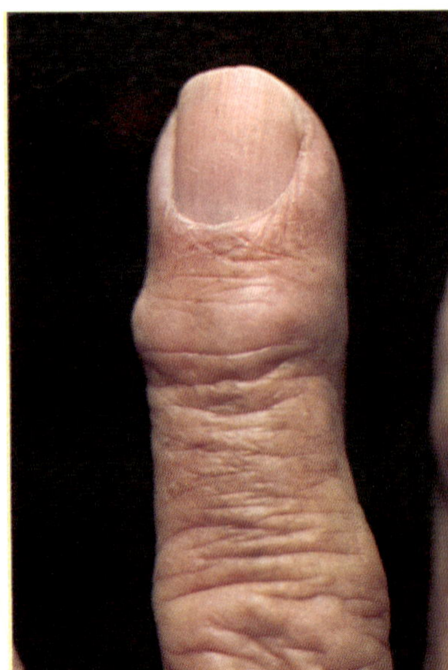

501

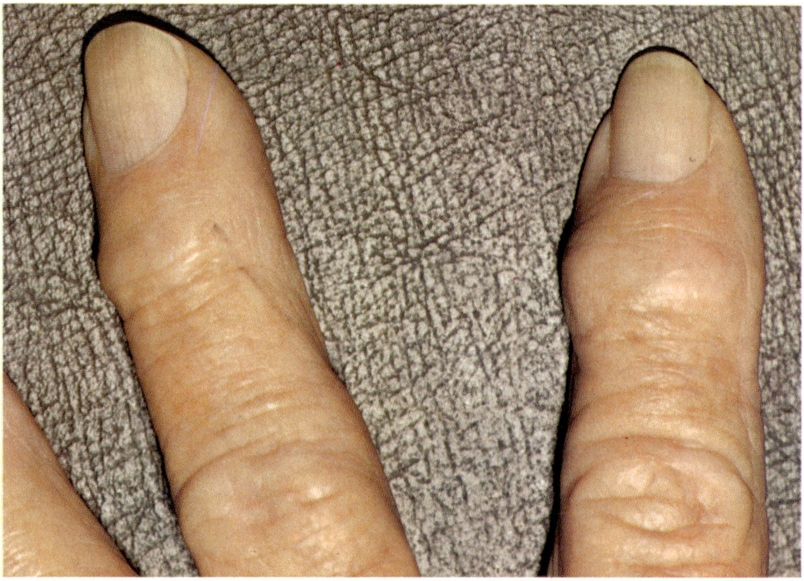

502

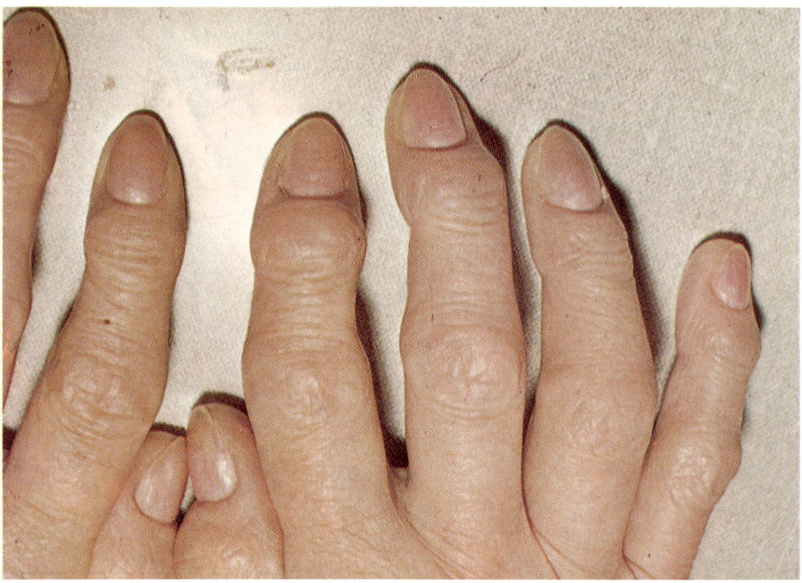

Abb. 503. Psoriasis des Nagels. Die frühesten Zeichen, kleine Eindellungen, werden häufig übersehen; sie können der psoriatischen Arthropathie vorausgehen oder zu gleicher Zeit mit ihr auftreten.

Abb. 504. Psoriatische Arthritis. Es findet sich eine Anschwellung im Bereich des distalen Interphalangealgelenks; vergleiche dies mit dem doppelten Höcker der Heberdenschen Knoten (**505**). Die Nägel zeigen Leistenbildung und die charakteristische Eindellung. Es handelt sich hier um ein typisches Bild einer psoriatischen Arthropathie.

Abb. 505. Schwellung des terminalen Interphalangealgelenks, Heberdenscher Knoten. Man sieht eine perlenartige Veränderung der Nägel, wobei es sich um ein Altersphänomen handelt. Weiterhin sieht man eine Abweichung der Endphalanx nach der rechten Seite des Fingers, aber es fanden sich keine Veränderungen, die auf eine Psoriasis hinwiesen. Der charakteristische Doppelhöcker des Heberdenschen Knotens ist sichtbar.

503

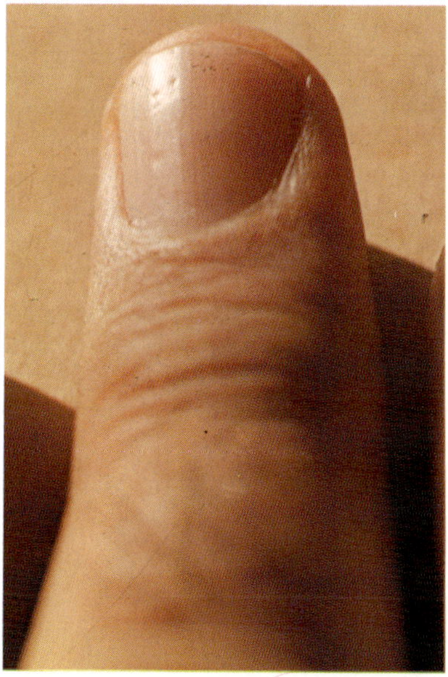

504

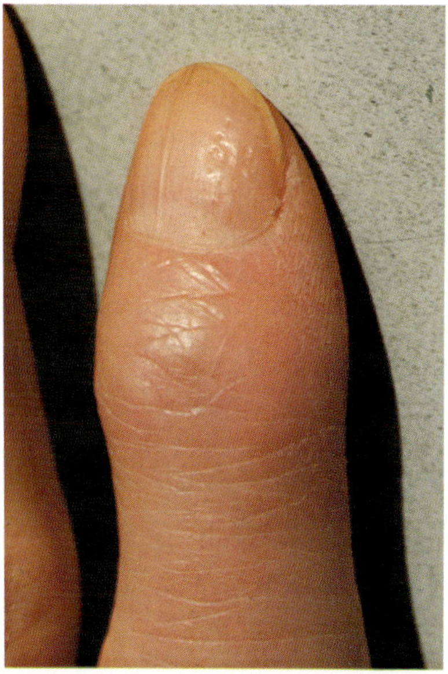

505

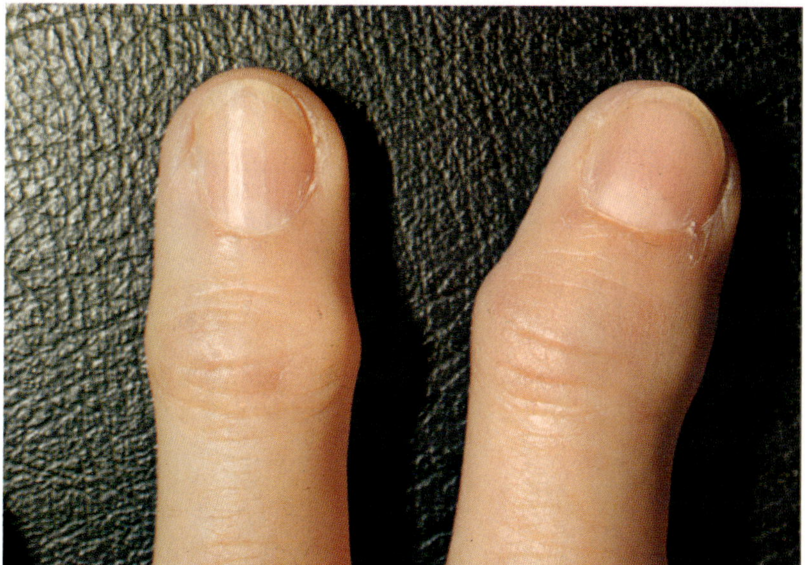

Abb. 506 u. 507. Pulmonal bedingte hypertrophe Osteoarthropathie. Es findet sich eine Anschwellung der Endphalangen der Finger, außerdem eine deutliche Krümmung der Nägel mit Verlust des stumpfen Winkels im Bereich des Nagelfalzes, also ausgesprochene Trommelschlegelfinger. Der Patient klagte über Schmerzen in den Gelenken der Extremitäten. Auf dem Röntgenbild sieht man die Periostreaktion am Mittelhandknochen des Daumens (Pfeil). Die Periostreaktion ist sehr viel stärker ausgeprägt und häufiger in den Knochen der Oberarme und Beine. Der Patient hatte Bronchiektasen, bei weitem die häufigste Ursache ist aber ein Bronchialkarzinom.
Abb. 508 u. 509. Psoriatische Arthropathie. Voll ausgeprägtes Krankheitsbild. Die Auftreibung der distalen Interphalangealgelenke sieht man am kleinen und am Ringfinger. An den Nägeln ist eine deutliche Leistenbildung, bei der Nahaufnahme auch die Grübchenbildung zu erkennen. Psoriasis-Flecken befinden sich am Handgelenk unterhalb der linken Handkante.

506

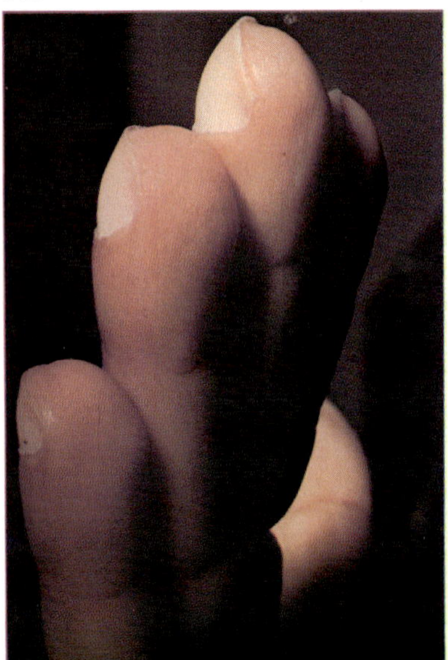

507

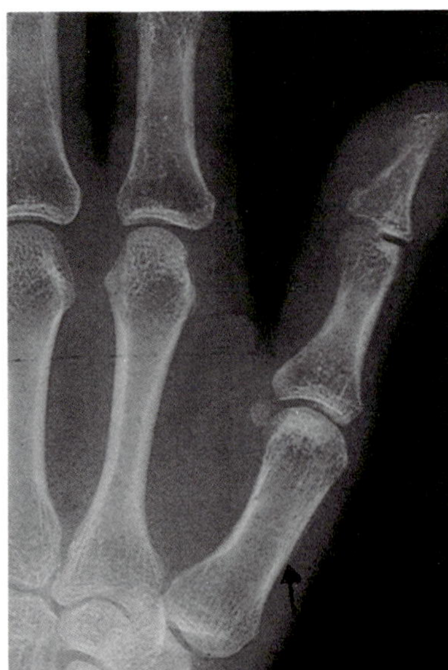

508

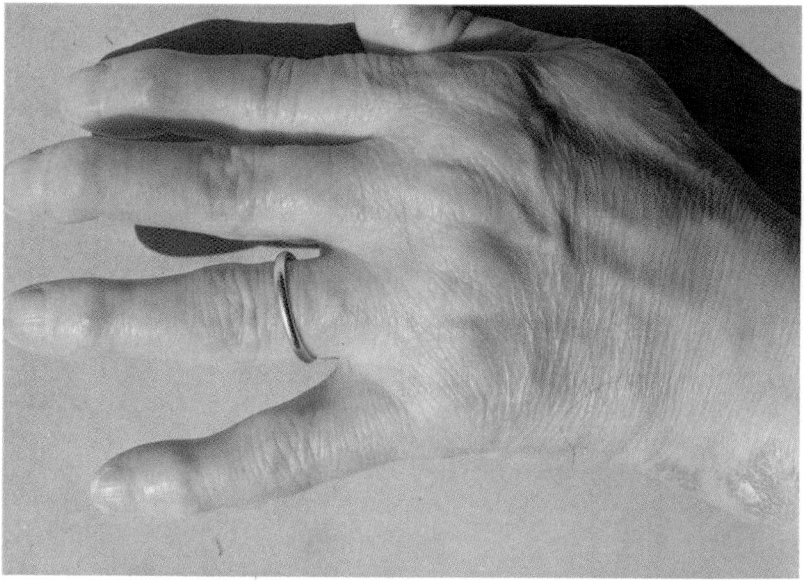

509

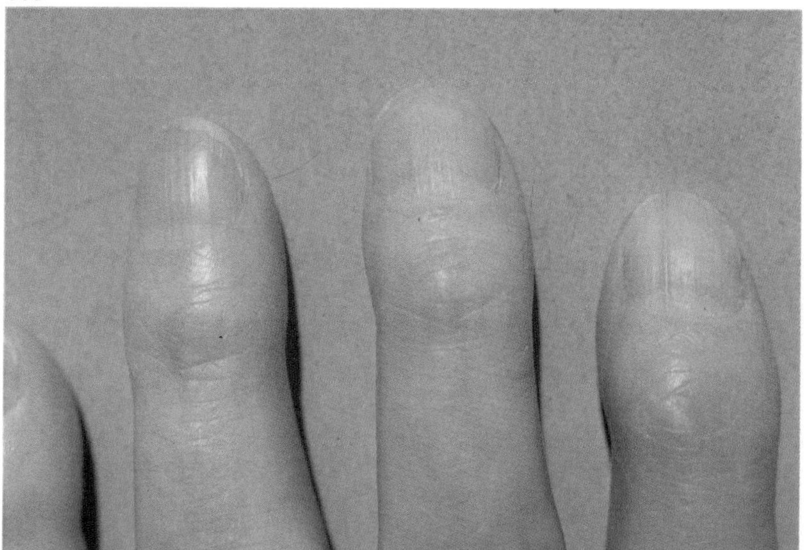

Die Nägel

Abb. 510 u. 511. Normale Nägel. Blick von vorne und von der Seite. Beachte die glatte Oberfläche der Nägel mit gelegentlichen weißen Flecken. Der Winkel zwischen Nagel und Fingerachse beträgt weniger als 180°. Vergleiche dies mit den Trommelschlegelfingern (**512**), wo der Winkel Nagel – Fingerachse größer als 180° ist.

Abb. 512. Trommelschlegelfinger (gering ausgeprägt). Rechts der kranke, links der normale Nagel. Das früheste Zeichen für die Bildung von Trommelschlegelfingern ist der Verlust des stumpfen Winkels (über 180°) zwischen Nagel und Fingerrücken. Das Nagelbett ist schwammig, es findet sich deutlich auch eine seitliche Krümmung des Nagels.

Abb. 513. Trommelschlegelfinger (gering ausgeprägt). Sie finden sich bei Erkrankungen des kardiorespiratorischen Systems, des Gastrointestinaltraktes und – selten – der Schilddrüse.

Kardiorespiratorische Erkrankungen: 1. Lungenerkrankung – chronische Entzündung, Bronchiektasie; Lungenfibrose; Bronchialkarzinom; pulmonale Hypertension. 2. Herzerkrankung mit Zyanose.

Erkrankung des Gastrointestinaltraktes: 1. Leberzirrhose – Trommelschlegelfingerbildung in Korrelation zur Fingerdurchblutung, außer bei der primären biliären Zirrhose. 2. Malabsorptionskrankheiten – chronische Erkrankung, chronische Diarrhoe, Laxantienabusus.

510

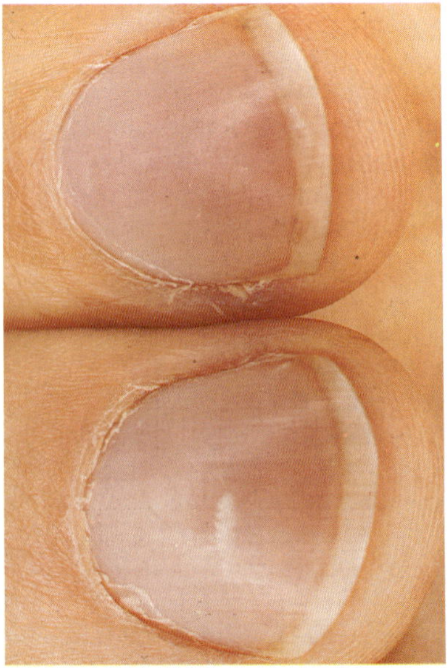

511

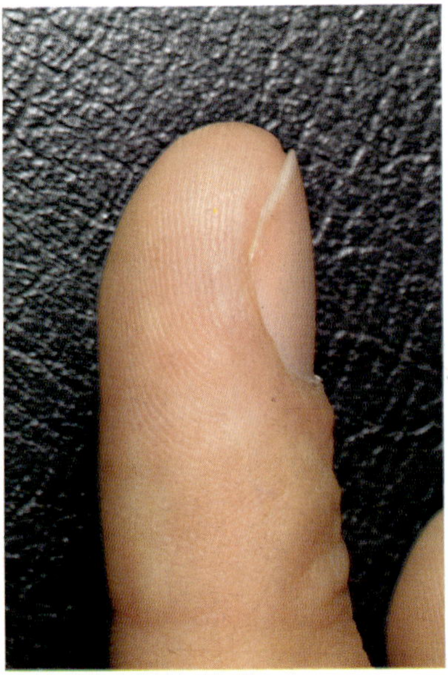

512

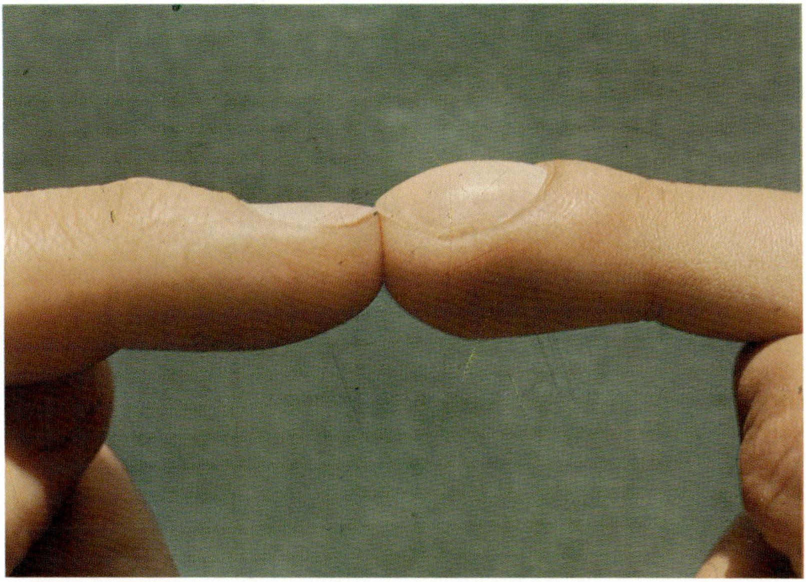

513

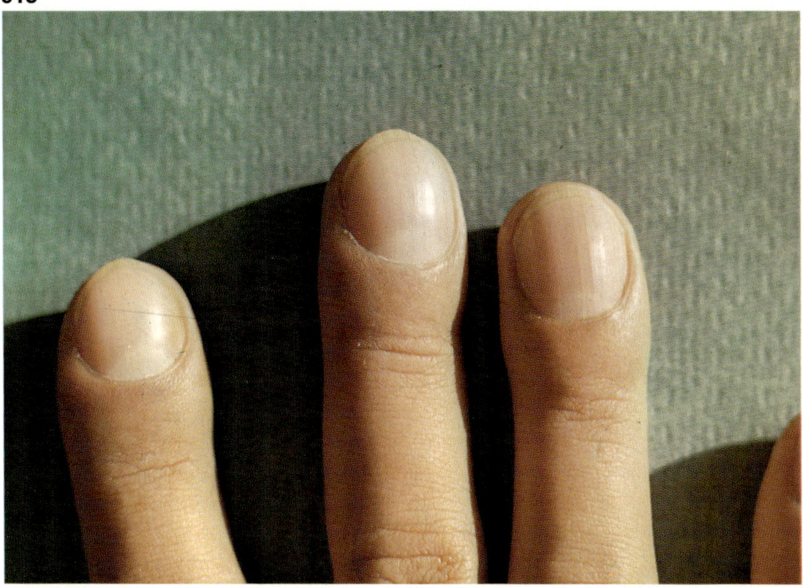

Abb. 514 u. 515. Trommelschlegelfinger (stark ausgeprägt). Patient mit einer Leberzirrhose. Es finden sich nicht nur Uhrglasnägel, auch die Fingerenden sind trommelschlegelartig verdickt; dies kann in extremer Form auftreten (**515**).
Abb. 516. Heberdensche Knoten zum Vergleich.
Abb. 517. Trommelschlegelfinger (stark ausgeprägt). Bakterielle Endokarditis. Eine knollenförmige Fingerspitze mit schnabelförmigen Fingernägeln.

514

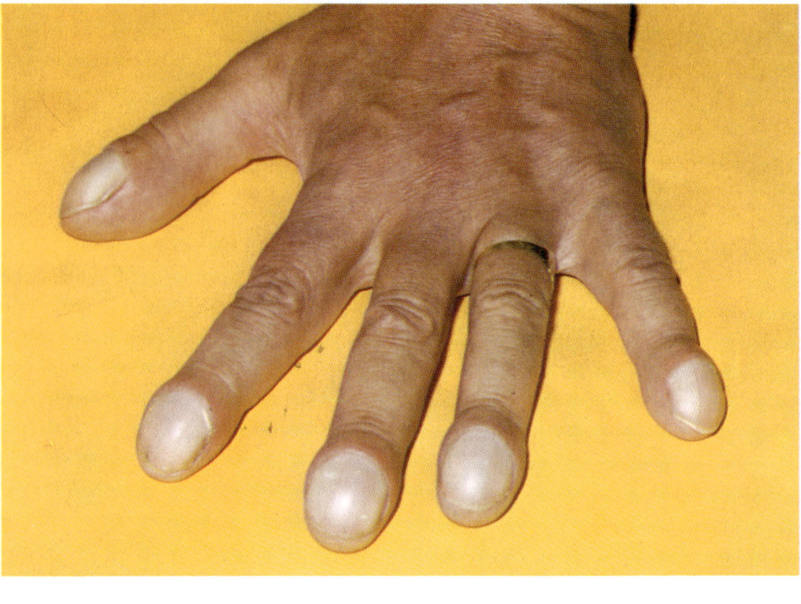

515

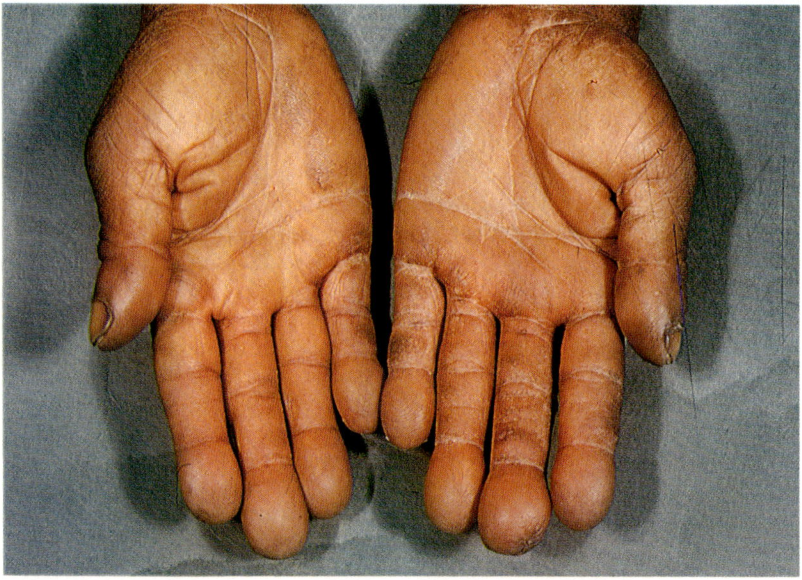

516

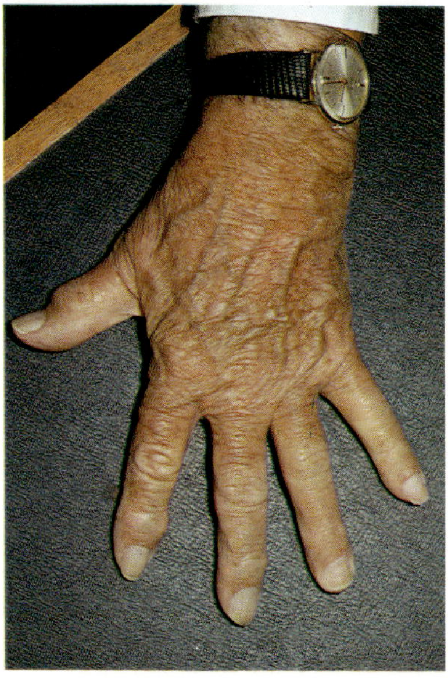

517

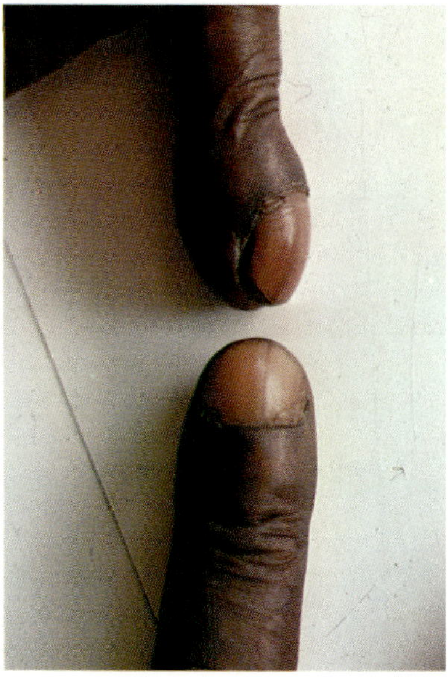

Abb. 518 u. 519. Koilonychie (Löffelnägel). Ein flacher, löffelähnlich ausgebildeter Nagel. Die Ursachen sind: 1. Eisenmangel (Plummer-Vinson- [Paterson-Kelly-]Syndrom: Dysphagie, Membranbildung im postkrikoidalen Abschnitt; Anämie – Eisenmangel; Koilonychie), 2. Entwicklungsanomalie, 3. in der Kindheit, 4. Lebererkrankung. (*Henry Stanley Plummer, 1874–1937, Beschreibung 1912; Porter Paisley Vinson, geb. 1890, Beschreibung 1919.*)

Abb. 520. Frühe Löffelbildung der Nägel. Wenn diese Erkrankung nicht sehr ausgeprägt ist, finden sich brüchige, flache Nägel.

Abb. 521. Blässe des Nagelbettes. Fingernägel sind geeignet zum Vergleich normaler und anormaler Zustände, aber auch zur Beurteilung des Grades einer vorhandenen Anämie. Die untere Nagelreihe ist normal. Kleine weiße Flecken im Bereich des Nagels können von Traumen des Nagelbettes während des Wachstums der betreffenden Nagelstelle herrühren. Der Nagel ist durchsichtig und zeigt die rosa Farbe des darunterliegenden Kapillarbettes. Die Nägel der oberen Finger sind ebenso durchscheinend, zeigen aber eine deutliche Blässe des Nagelbettes. Das Hämoglobin des Patienten betrug weniger als 6 g%.

Abb. 522. Die Nägel beim chronischen Nierenversagen. Typisch ist der braune Halbmond (Halb-und-halb- oder, wie in diesem Fall, Viertel-zu-dreiviertel-Verfärbung). Vergleiche den Befund mit dem des normalen Nagels (rechts). Einen weißen Nagel findet man bei der chronischen Hypalbuminämie.

518

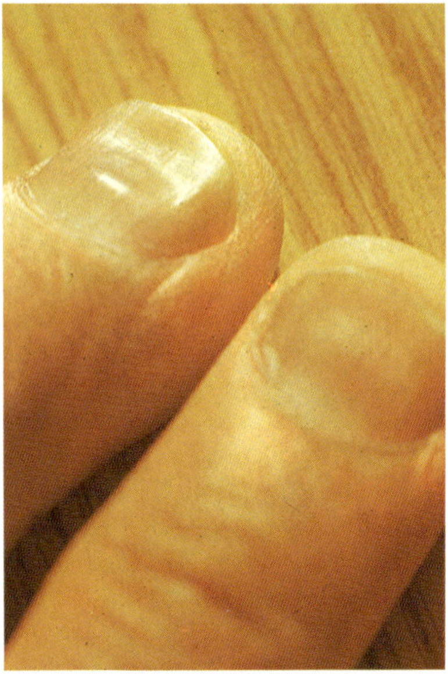

519

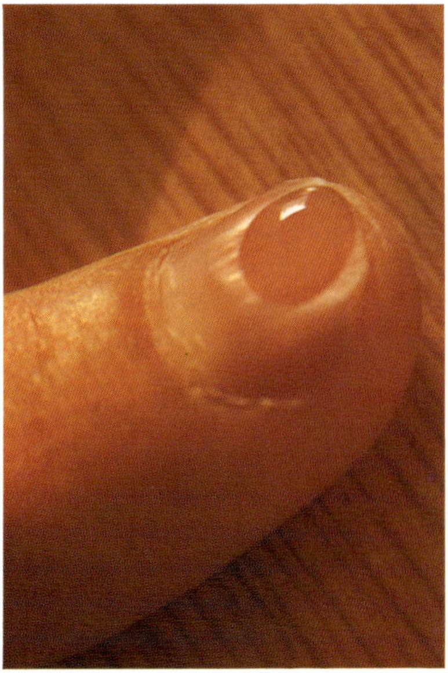

520

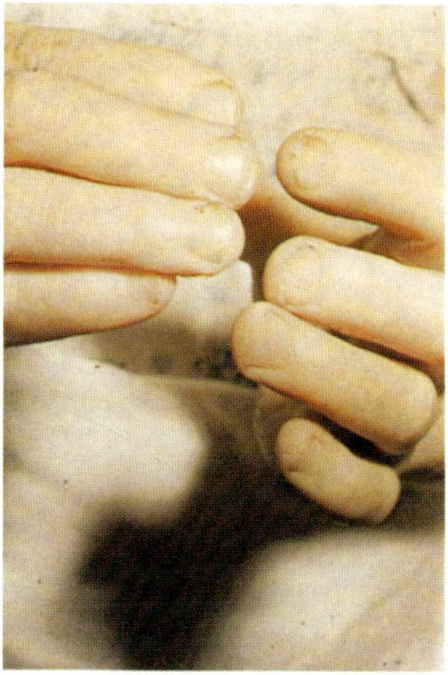

521

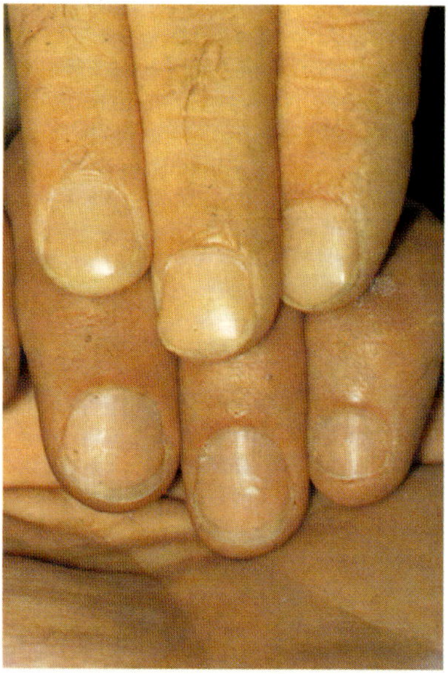

522

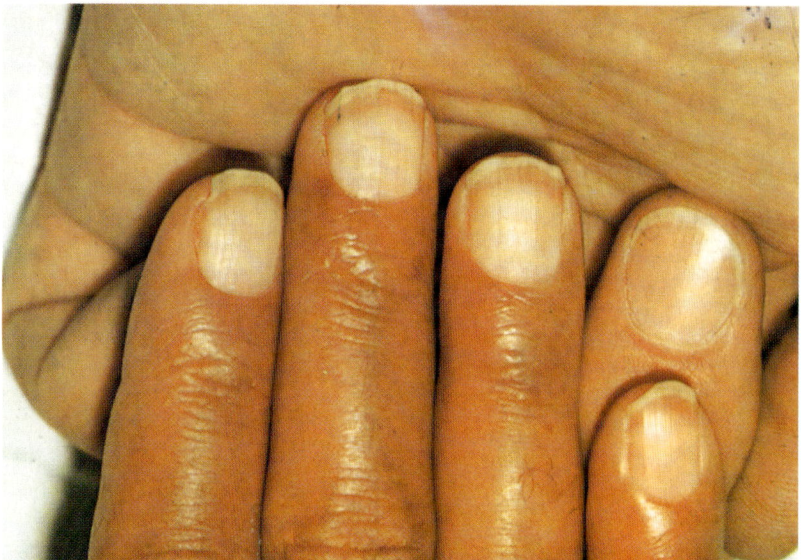

Abb. 523. Splitterförmige Blutungen. Traditionsgemäß mit der subakuten bakteriellen Endokarditis in Verbindung gebracht; die häufigsten Ursachen sind jedoch Traumen,. außerdem viele Erkrankungen, z. B. schwere rheumatoide Arthritis, malignes Neoplasma, Psoriasis, Dermatitiden, Pilzinfektionen. Daher sind sie als ziemlich unspezifische Zeichen von geringem diagnostischem Wert.

Abb. 524. Onycholysis. Ablösung des Nagels aus dem Nagelbett. Dies tritt bei vielen Erkrankungen auf und ist eines der Symptome bei Psoriasis, Pilzinfektionen, Medikamentenallergien, Kreislaufschwäche, Raynaud-Syndrom und Trauma.

Abb. 525 u. 526. Psoriasis. Die frühesten Zeichen sind kleine Eindellungen in der Nageloberfläche. Diese können schon auftreten, bevor sonstige Veränderungen irgendwo nachweisbar sind. Gelegentlich sind die Grübchen regelmäßig angeordnet und bilden Linien über den Nagel. Man kann sie auch bei verschiedenen Formen der Dermatitis, bei der chronischen Paronychie sowie bei anderen Erkrankungen, z. B. der Alopecia areata, sehen. Sie ist die Folge einer Retention von kleinen Kernen in Teilen des Nagelkeratins, welche dann schwächer als das normale Keratin sind, abgestoßen werden und Grübchen hinterlassen. Eine Onycholyse, tritt ebenso oft auf wie die Grübchenbildung; die Veränderungen sind meist nur partiell. Man findet gewöhnlich einen gelben Rand, zwischen dem rosa gefärbten normalen Nagel und dem weit abgehobenen Teil, ferner starke Veränderungen im Bereich des Nagelbettes auf;, der Nagel wächst deformiert nach (s. **524**).

523

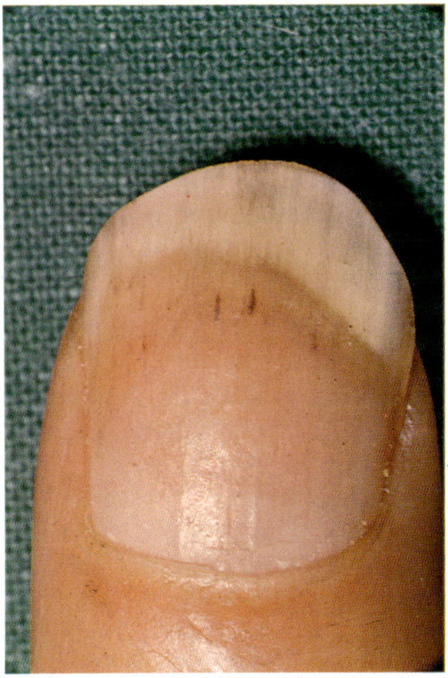

524

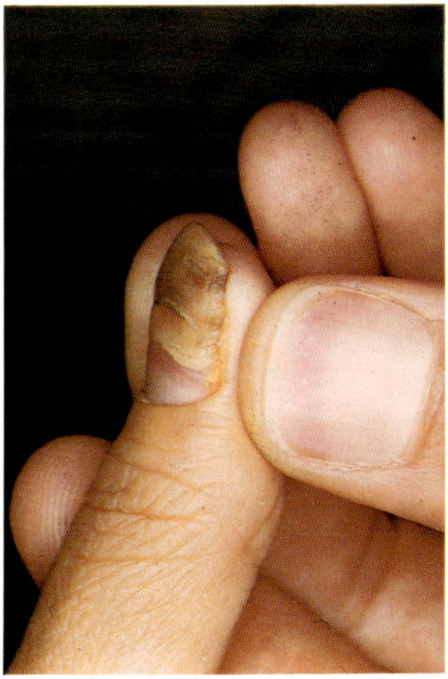

525

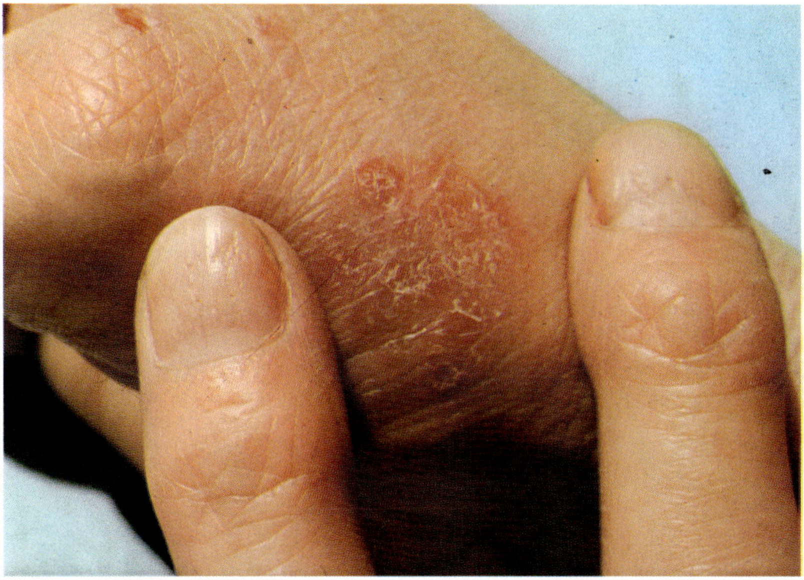

526

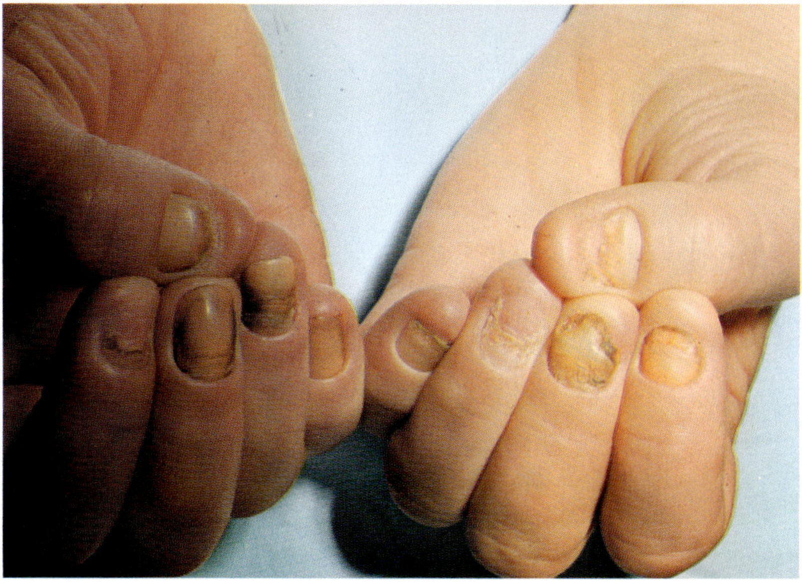

Abb. 527 u. 528. Leistenbildung (und Perlenbildung) des Nagels. Die Abb. **527** zeigt einen normalen Nagel, in der Abbildung **528** sind Längsleisten und perlschnurartige Veränderungen des Nagels gezeigt. Dies soll häufiger bei rheumatoider Arthritis als bei gesunden Leuten auftreten und öfter bei alten als bei jungen Menschen.
Abb. 529. Weiße Flecken in den Nägeln. Diese können auftreten bei 1. geringem Trauma, 2. chronischer Arsenvergiftung, 3. chronischer Lebererkrankung, 4. Hypalbuminämie, 5. chronischer Nierenerkrankung, 6. Hodgkinscher Krankheit.
Abb. 530. Beausche Furchen. Querfurchen im Nagel treten bei verlangsamtem Wachstum des Nagels während einer schwächenden Erkrankung, Infektionskrankheiten oder anderen ernsten Störungen auf. Das Wachstum wird dann nach der Erkrankung wieder aufgeholt. Eine örtliche Störung der Blutversorgung kann eine ähnliche Veränderung hervorrufen. Dieser Patient hatte zwei Monate vor dieser Aufnahme Windpocken. (*Honorè Simon Beau, 1806–1865, Beschreibung 1846.*).

527

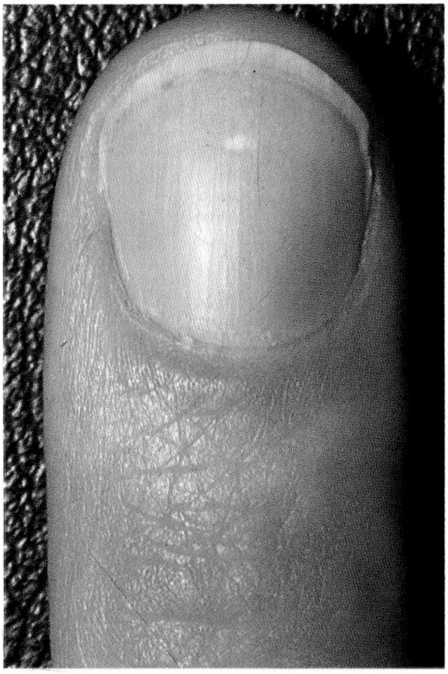

528

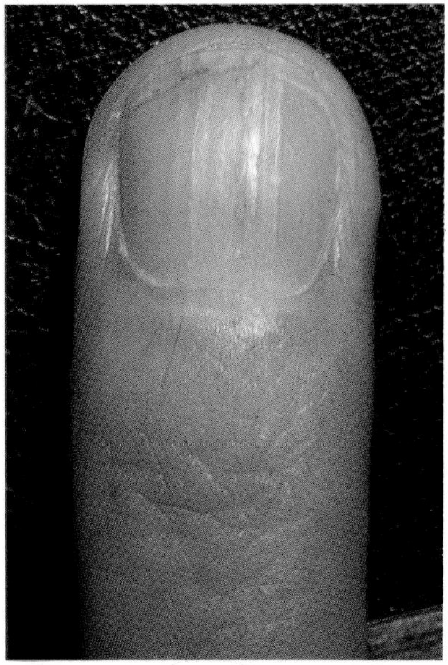

529

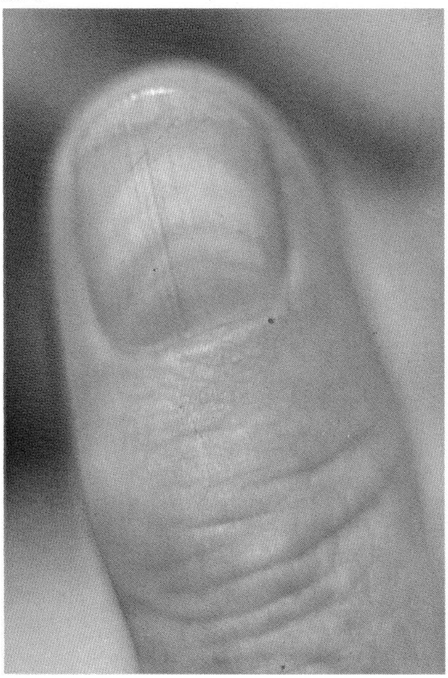

530

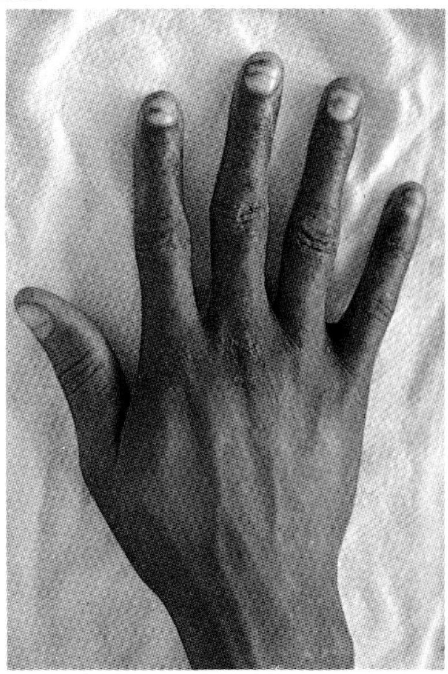

Abb. 531. Beausche Furchen. *Beobachtungen:* 1. Beausche Furchen sind einseitig. 2. Die Wachstumsstörung liegt 5 mm zurück (der Nagel wächst 0,1–0,2 mm pro Tag). 3. Zu diesem Zeitpunkt hörte die Patientin auf, ihre Füße mit Henna zu behandeln – sie hatte keinerlei Interesse mehr an ihrem Aussehen. 4. Das Haar wächst nur spärlich auf den Zehen mit den Beauschen Furchen.
Schlußfolgerungen: Die Patientin hatte eine Episode der akuten arteriellen Insuffizienz mit einer Ischämie im linken Bein (Beausche Furchen, Abnahme des Haarwachstums) vor etwa sechs Wochen (5 mm Wachstum des Nagels). Sie fühlte sich auch ausgesprochen krank (kosmetisches Desinteresse).
Abb. 532. Hyperkeratose der Handflächen. Die häufigste Ursache ist schwere Handarbeit. Es kann sich aber auch um eine genetisch angelegte Hyperkeratose der Hände und Füße handeln; dabei tritt häufig ein Ösophaguskarzinom auf. Ferner kann ein Zusammenhang mit einem ektodermalen Defekt bestehen, bei Jugendlichen mit frühzeitigem Zahnausfall – Papillon-Lefèvre-Syndrom (**360**). Ähnliche Befunde treten auch bei Arsenvergiftung, bei Psoriasis, als Folge schwerer körperlicher Arbeit und Reibung im Bereich der Hand und als toxische Folge bestimmter Medikamente auf. Sekundäre Hyperkeratose der Hände und Füße kann man bei Syphilis sehen sowie bei der Reiterschen Erkrankung als Keratodermia blennorrhagica. (*Hans Reiter, geboren 1881, Beschreibung 1916.*)

531

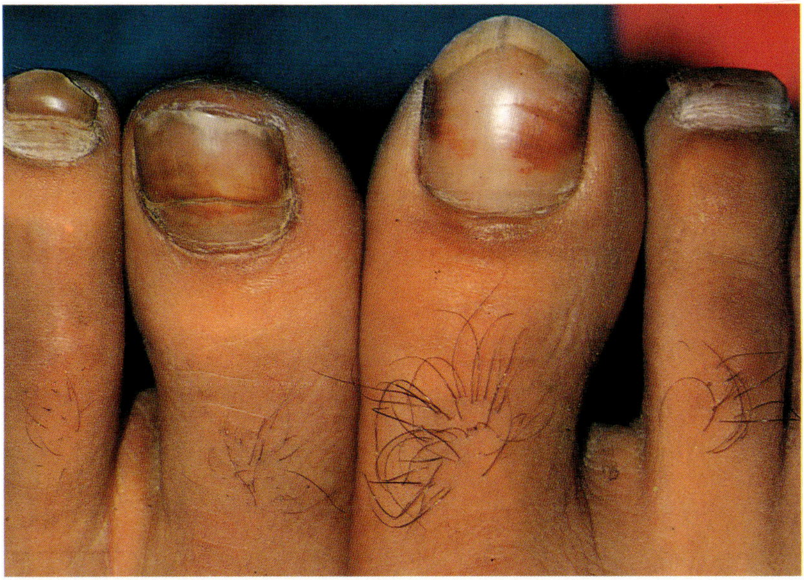

532

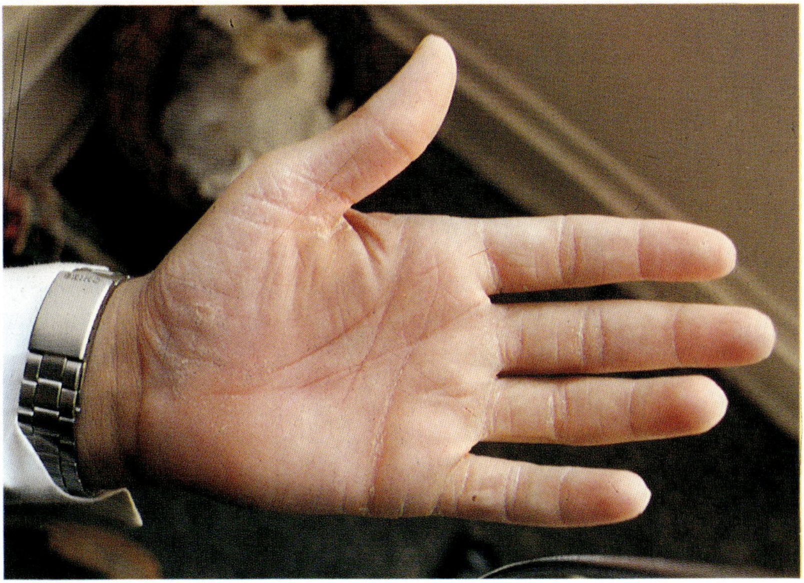

Der Hals

Abb. 533. Schiefhals (Torticollis). Im vorliegenden Fall handelt es sich um einen angeborenen Schiefhals als Folge einer Kontraktur des M. sternocleidomastoideus auf der linken Seite. Es findet sich eine Asymmetrie des Gesichtes. Ein ähnliches Bild entsteht auch bei Vorliegen einer Augenmuskelschwäche mit gestörtem augenmotorischem Gleichgewicht (Torticollis ocularis).

Abb. 534. Kurzer Hals. Bei einem solchen Befund sollte man folgende Fragen stellen: 1. Handelt es sich um ein Klippel-Feil-Syndrom? 2. Handelt es sich wirklich um eine Flughautbildung am Hals (Pterygium colli)? Beim Turner-Syndrom ist auch eine Überstreckung im Ellenbogengelenk, eine Amenorrhoe und begleitend eine Koarktation der Aorta vorhanden. (*Henry Hubert Turner, geboren 1892, Beschreibung 1938.*)

Abb. 535 u. 536. Klippel-Feil-Syndrom. Angeboren abnormes Wachstum des Halses mit Fusion mehrerer Halswirbel, woraus ein abnorm kurzer Hals resultiert. Diese Wachstumsstörung kann zu Druckerscheinungen im Bereich des Rückenmarks oder der zervikalen Nervenwurzeln führen. (*Maurice Klippel, 1858–1942, Beschreibung 1912; André Feil, geb. 1884.*)

533

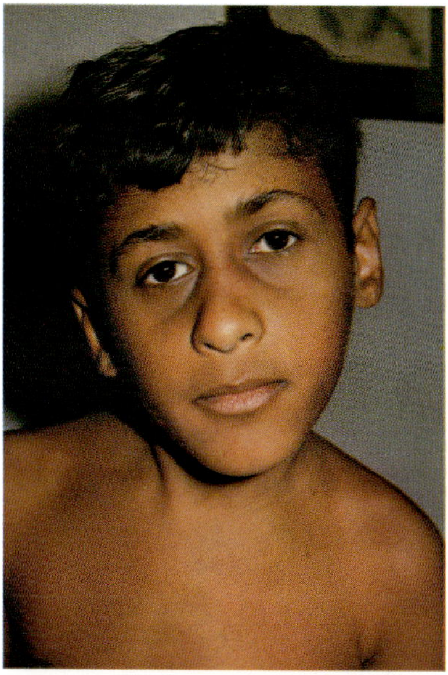

534

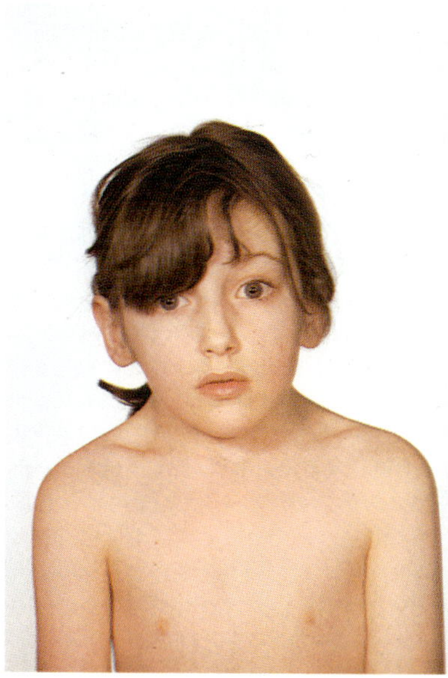

535

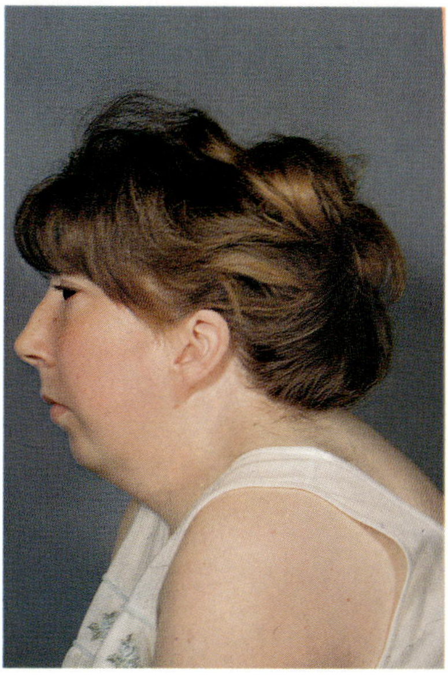

536

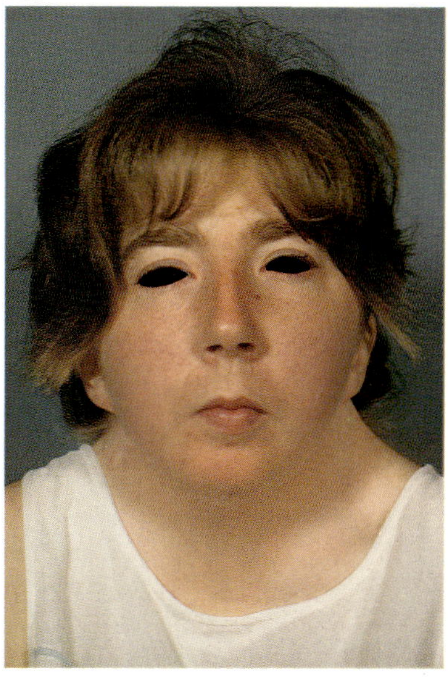

Abb. 537. Rückbeugung des Halses. Sie tritt auf bei Entzündung der Hirnhäute (Meningitis), entweder akut oder chronisch bei der tuberkulösen Meningitis und bei Erkrankungen im Bereich der Ganglien der Hirnbasis. Eine spastische Rückbeugung des Halses tritt beim Tetanus auf. Wenn sie mit einem Koma verbunden ist, sollte man immer an die Möglichkeit einer tuberkulösen Meningitis denken, selbst wenn die Diagnose Schlaganfall offensichtlich zu sein scheint. Auch bei stark erhöhtem Hirndruck kann eine Rückbeugung des Halses auftreten.

Abb. 538. Rückbeugung des Halses bei Tetanus.

Abb. 539. Zungengrundstruma. Während der Entwicklung wandert die Schilddrüse vom Kiemenbogengang, aus dem sie entsteht, längs des Ductus thyreoglossus nach kaudal, um ihre endgültige Lage im Hals einzunehmen. Bei Nichteintreten des Deszensus entwickelt sich eine Zungengrundstruma, bei Nichteintreten der Obliteration des Ductus thyreoglossus kann es zur Entwicklung einer Zyste längs des vorgeschriebenen Entwicklungsweges kommen; es kann auch eine persistierende Fistel im Bereich der Halshaut auftreten.

Abb. 540. Ludwigsche Angina. Entzündlicher Tumor an der Mittellinie des Halses. Die Entzündung geht meist von einer Zahninfektion im Unterkieferbereich aus. (*Wilhelm Friedrich von Ludwig, 1790–1865, Beschreibung 1836.*).

Abb. 541. Halsphlegmone. Eine schmerzhafte, überwärmte Schwellung im oberen Halsbereich. Ausgangspunkt ist meistens eine Zahninfektion.

537

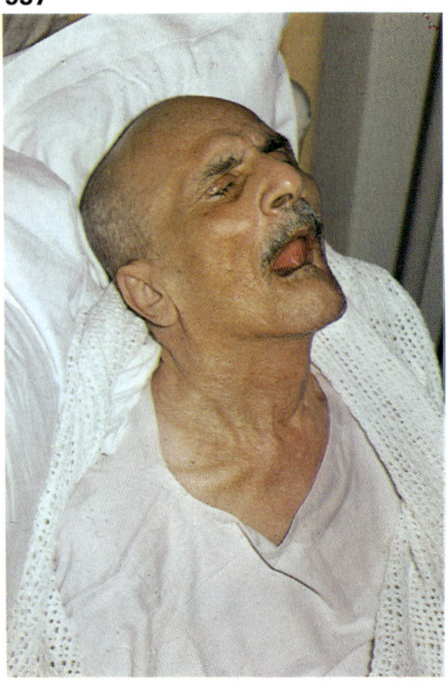

538

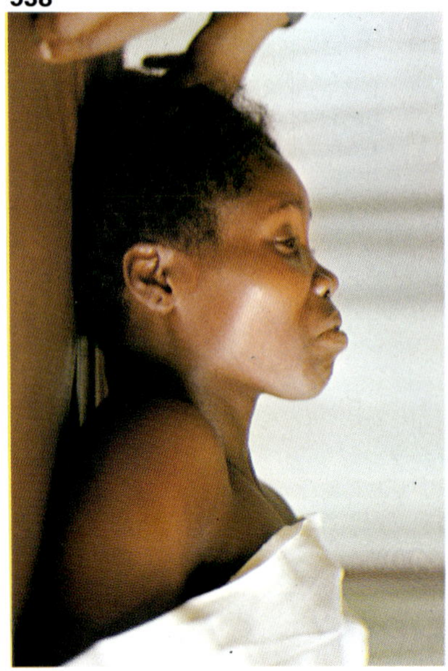

539

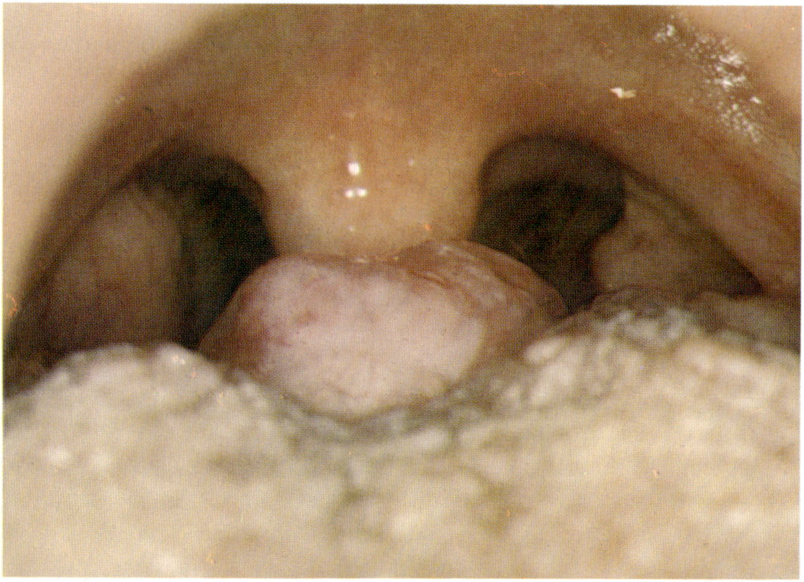

540

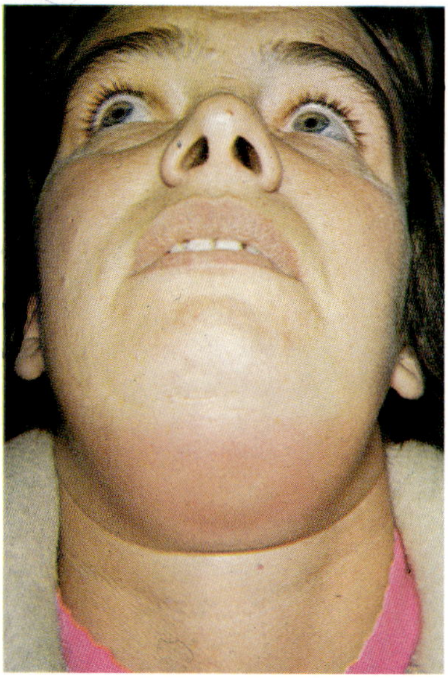

541

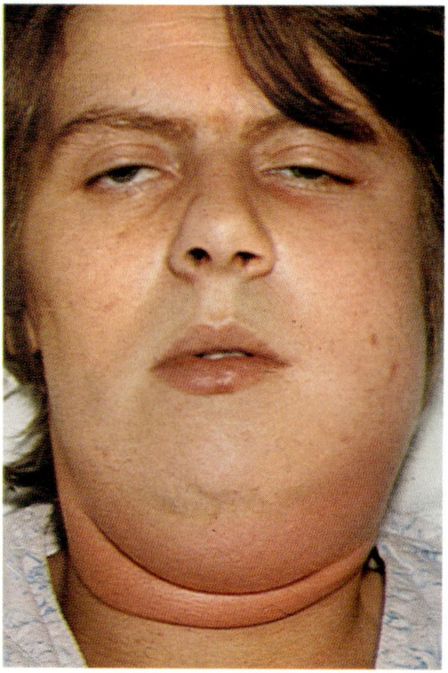

Abb. 542. Katzenkratzkrankheit (Maladie des griffes de chat). Die wesentlichen klinischen Symptome sind: 1. Lymphknotenentzündung in einer begrenzten Region. 2. Vorausgegangen ist eine kleine Verletzung der Haut durch Biß oder Kratzen einer Katze; sie liegt manchmal mehrere Wochen zurück. 3. Granulomatöse Gewebsreaktion im Lymphknotenbereich als Folge einer angenommenen Virusinfektion. Gelegentlich kommt es auch zu eitriger Einschmelzung.

Abb. 543. Seitenansicht eines vergrößerten Lymphknotens im Unterkieferbereich. Er liegt unmittelbar vor dem Zungenbein.

Abb. 544. Entzündliche Schwellungen in der Mittellinie. Vergrößerter submentaler Lymphknoten als Folge einer Hautinfektion im Mundbereich. Im vorliegenden Fall ergab die Gewebsuntersuchung des Lymphknotens multiple Granulome ohne säurefeste Stäbchen. Die submentalen Lymphknoten liegen in der Mittellinie, man kann sie verwechseln mit aberrierendem Schilddrüsengewebe oder einer Zyste im Bereich des Ductus thyreoglossus.

Abb. 545 u. 546. Thyreoglossuszyste. Diese Zyste ist ein Rest des Ductus thyreoglossus, des Gangs, in dem die Schilddrüse vom Zungengrund nach kaudal wandert. Kommt es nicht zur Obliteration, so resultieren Zysten, die überall auftreten können, vom Zungengrund um den Zungenbeinbogen herum bis in den unteren Halsbereich.

542

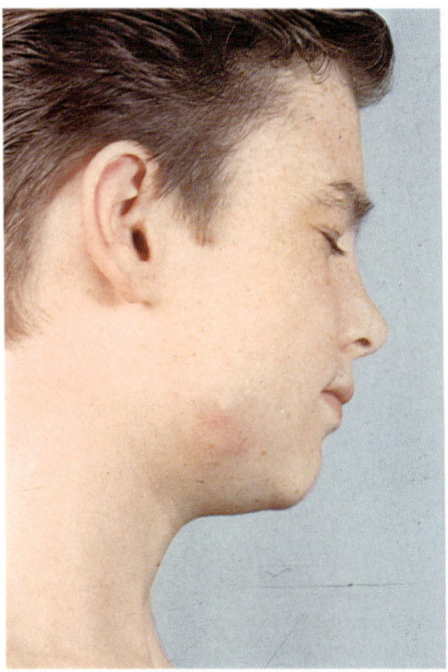

543

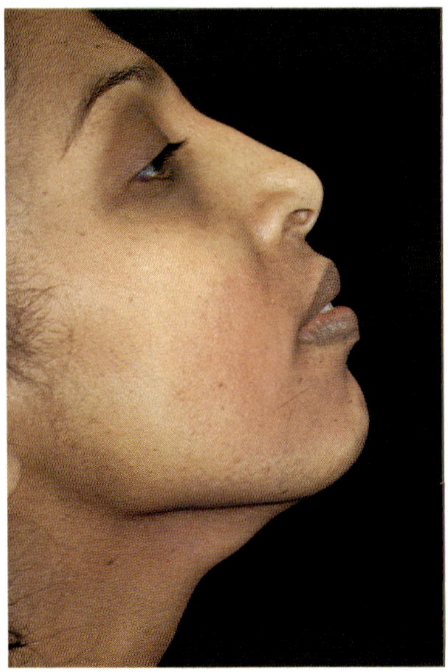

544

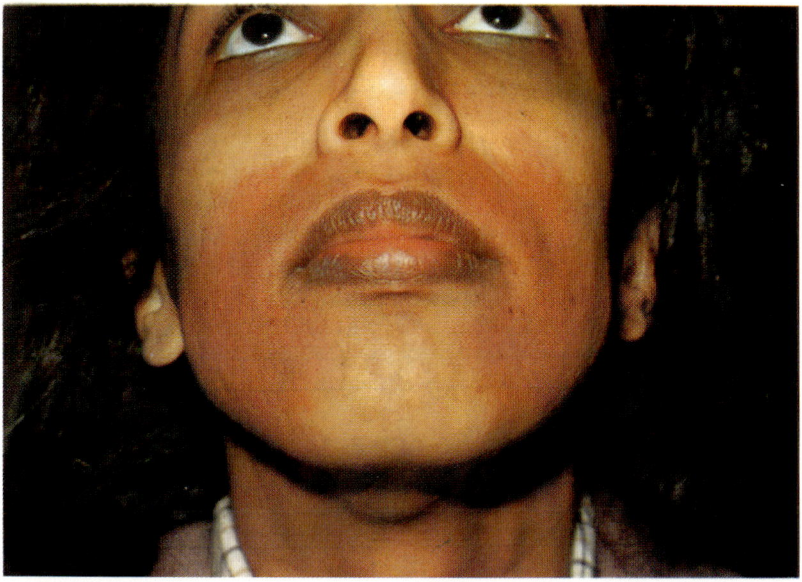

545

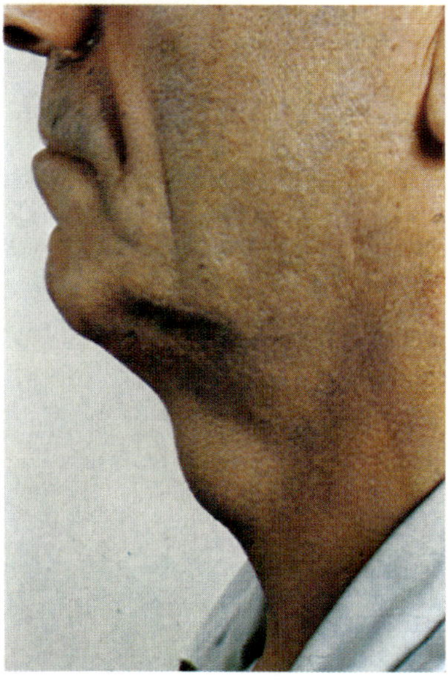

546

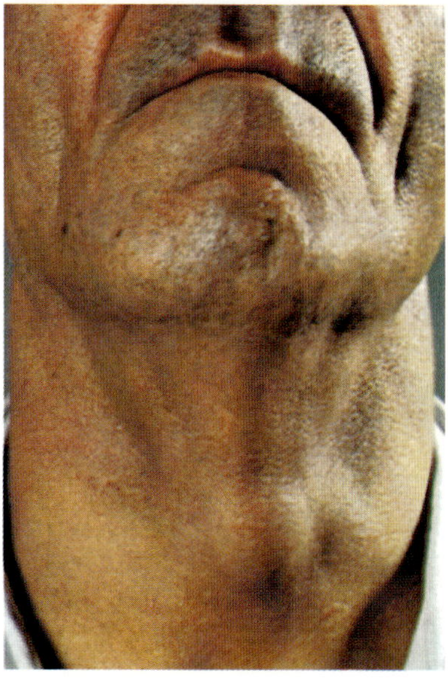

Abb. 547 u. 548. Aberrierende Schilddrüse. Dieser Tumor in der Mittellinie des Halses läßt zunächst an eine Thyreoglossuszyste denken. Das Szintigramm des Halses zeigte jedoch, daß nirgendwo anders noch funktionierendes Schilddrüsengewebe vorhanden war. Vor Exzision einer vermeintlichen Zyste des Ductus thyreoglossus muß man sich vergewissern, daß es sich hier nicht um das einzige Schilddrüsengewebe handelt, das der Patient besitzt.

Abb. 549. Fistel des Ductus thyreoglossus. Die Lokalisation ist dieselbe wie bei der aberrierenden Schilddrüse. Eine sorgfältige Dissektion und Exzision bis zum Zungenbein war erforderlich, um die Fistel zu beseitigen.

Abb. 550. Einfache Struma. Man sieht eine Vermehrung der Halsweichteile im vorderen Bereich des Halses.

Abb. 551 u. 552. Struma. Beim Schlucken sieht man, wie die Schilddrüse sich nach oben bewegt. Die Seitenansicht zeigt die charakteristische »Zweilappung« der vergrößerten Schilddrüse.

547

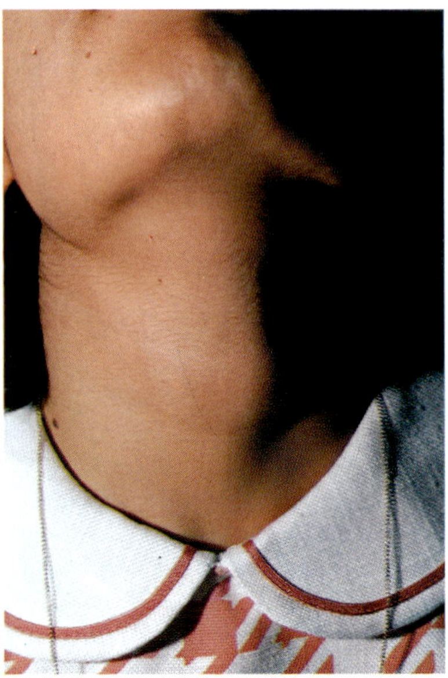

548

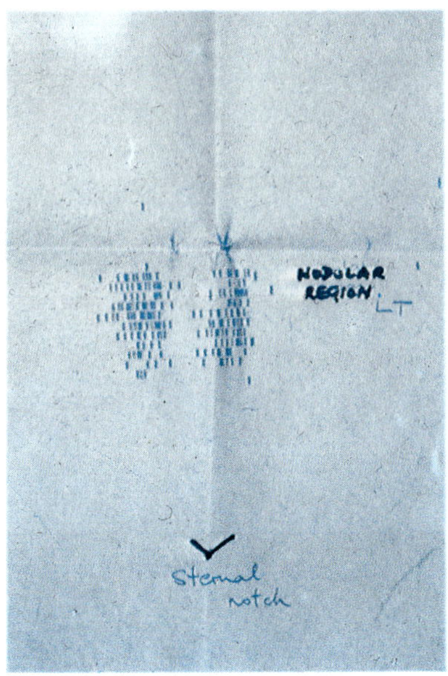

549

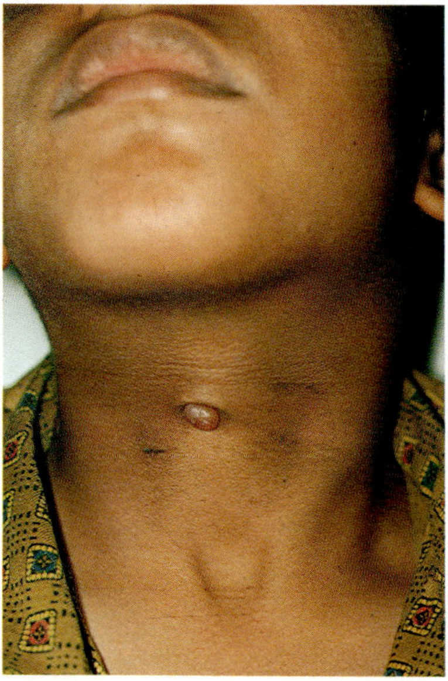

550

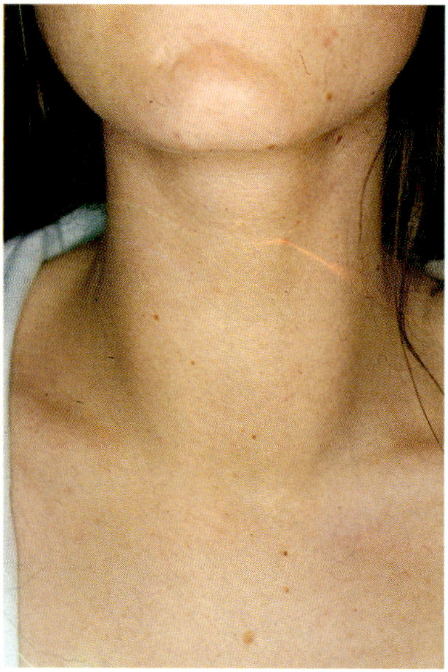

551

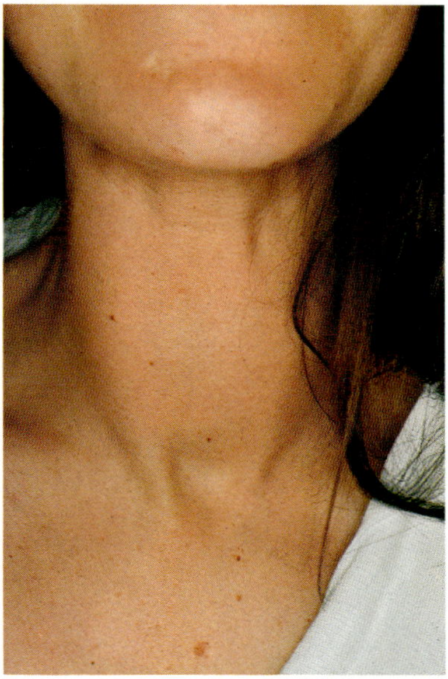

552

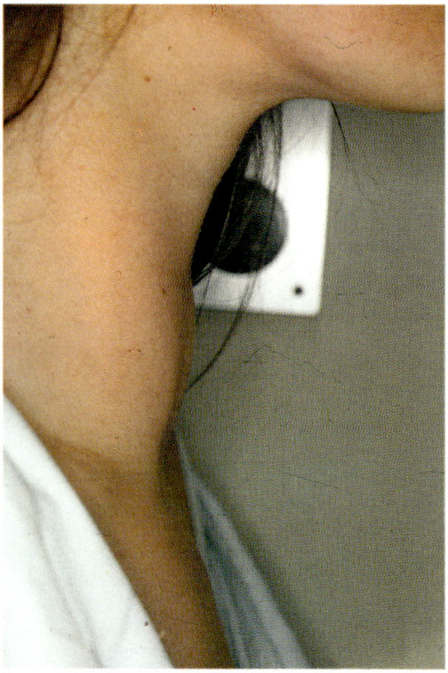

Abb. 553. Schilddrüsenkarzinom. Bei diesem Fall eines Schilddrüsenkarzinoms sieht man eine umfangreichere Vergrößerung der Schilddrüse; die Struma bestand schon seit vielen Jahren. Die Anatomie ist noch erhalten.

Abb. 554. Seitenansicht der vergrößerten Schilddrüse. Die Vergrößerung der Schilddrüse ist Folge eines Karzinoms. Charakteristisch für Schilddrüsengeschwülste ist die Mitbewegung beim Schlucken.

Abb. 555 u. 556. Schilddrüsenknoten. Bei medial oder lateral gelegenen Knoten kann man ihre Beziehung zur Schilddrüse feststellen, wenn sie sich beim Schlukken bewegen. In diesen Bildern bewegt sich ein zentraler Knoten beim Schlucken nach oben (**556**).

553

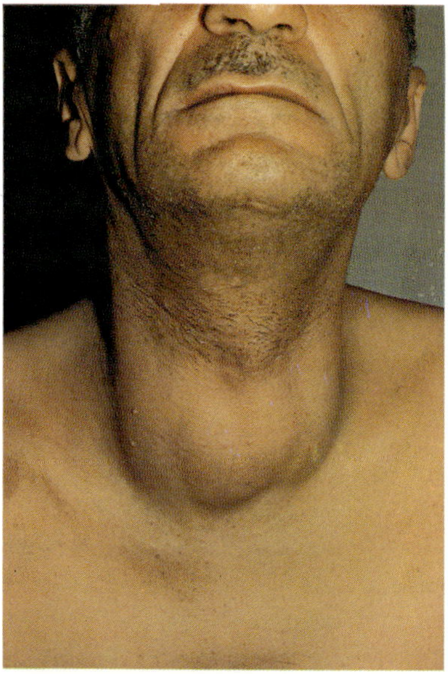

554

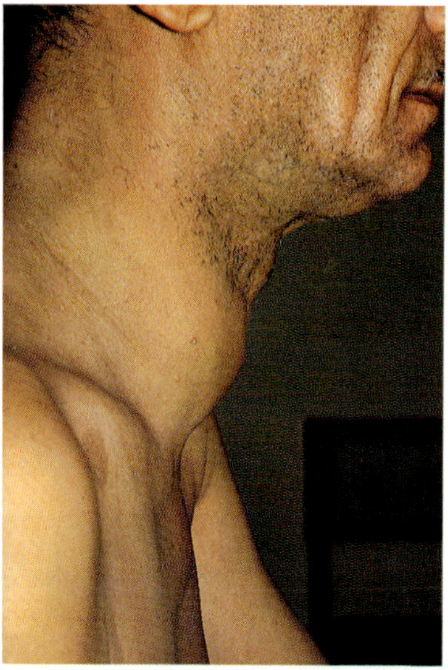

555

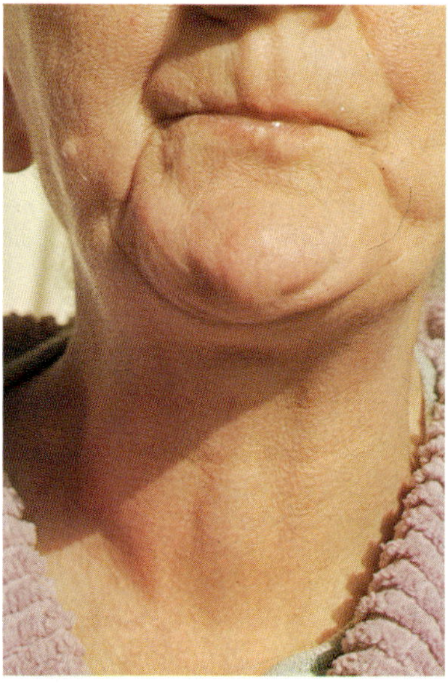

556

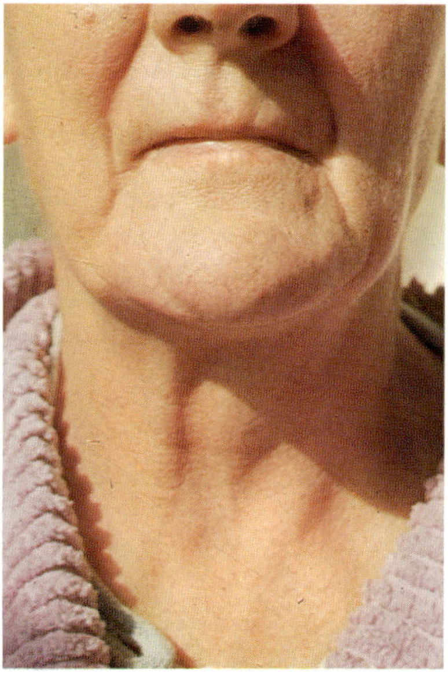

Obstruktion des Mediastinums

Das Syndrom ist Folge einer Behinderung des venösen Rückflusses im oberen Mediastinum (Einflußstauung). Es kann hervorgerufen werden durch einen Tumor, meistens ein Bronchialkarzinom, oder bei einer Erkrankung des Lymphsystems durch vergrößerte Drüsen, welche auf die großen Venen drücken. Dieser Druck führt dann zu den charakteristischen Zeichen im Verteilungsgebiet der Vena cava superior. Wenn die Trachea komprimiert wird, tritt Atemnot auf, Kompression der Lymphwege führt zu weiterem Ödem.

Die äußeren Zeichen sind daher: 1. Plethora (Blutandrang im Gesicht); 2. Gefäßinjektion im Bereich der Augen; 3. Zyanose; 4. Atembeschwerden mit Stridor; 5. Stauungen im Bereich der Halsvenen und der Venen unter der Zunge.

Das Spektrum der Symptome reicht von der frühesten Dilatation der Vena jugularis externa bis zu einem blauen, angeschwollenen Gesicht mit erheblicher Atembehinderung (s. Abb. **557–564**).

Abb. 557. Obstruktion des Mediastinums. Es handelt sich um ein malignes Lymphom mit einer Thyreotoxikose. Eine frühzeitige Verlegung des Mediastinums ist aufgetreten. Beachte das Ödem über der Brust, vor allem über dem Sternum, und die dilatierte Vene im Bereich der rechten Halsseite. Weiterhin findet sich eine Anschwellung im Bereich der linken Halsseite als Folge vergrößerter Lymphknoten, die Augen sind glänzend, es besteht eine geringe Lidretraktion (vgl. Abb. **558** nach Carbimazol-Therapie).

Abb. 558. Obstruktion des Mediastinums. Eine Woche nach Behandlung mit Carbimazol und Strahlenbehandlung. Die Lidretraktion ist jetzt weniger ausgeprägt; die venöse Stauung bessert sich.

Abb. 559. Frühe Obstruktion des Mediastinums. Dieser Mann hatte ein Bronchialkarzinom, wobei vergrößerte Lymphknoten die Vena cava superior komprimierten. Beachte die Narbe im Bereich des Jugulums, die von einer Mediastinoskopie herrührt, und die ausgeprägte Dilatation der Halsvenen. Ein Arcus senilis der Kornea ist auch vorhanden.

557

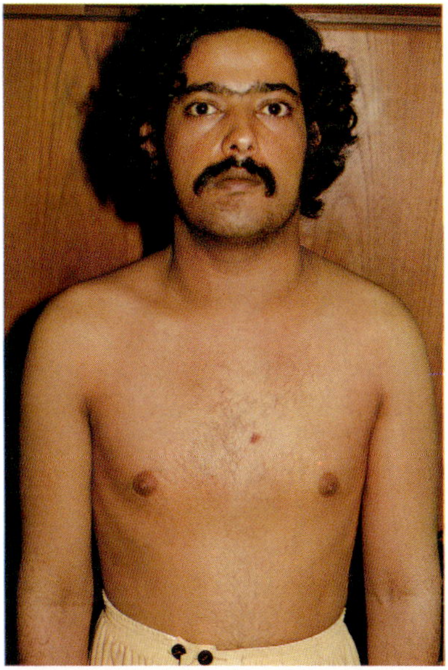

558

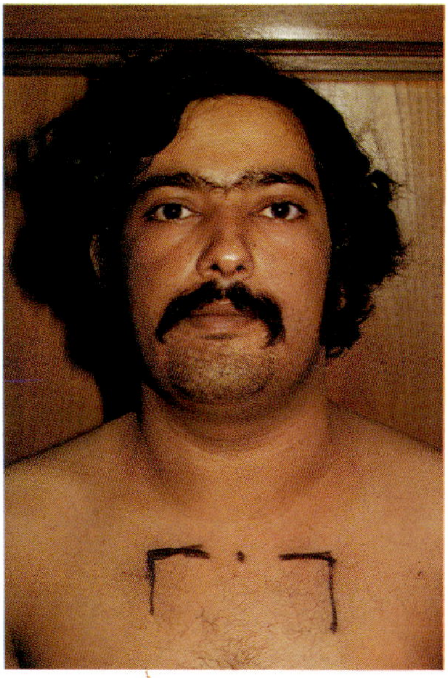

559

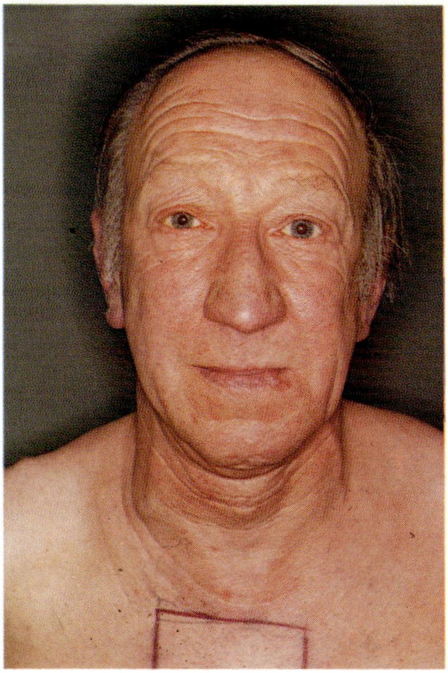

Abb. 560 u. 561. Obstruktion des Mediastinums. Ein späteres Stadium dieses Syndroms, wobei die Drüsen die Vena cava superior komprimieren und die Halsvenen verlegen; allerdings fehlt die Blutfülle im Gesicht. Eine Woche später (**561**) findet sich eine Zunahme der venösen Stauung, Ödem und Blutfülle im Gesicht, Gefäßinjektion im Bereich der Bindehäute und Zyanose.
Abb. 562. Obstruktion des Mediastinums. Diese Frau, bei der eine Mastektomie wegen eines Karzinoms durchgeführt wurde, zeigt das voll ausgeprägte Bild der Obstruktion des Mediastinums. Beachte die Plethora, welche sich von der Region unterhalb der Brüste an über den oberen Teil des Körpers erstreckt, Zyanose, Gesichtsödem, Gefäßinjektion der Bindehäute und erweiterte Venen als Folge der Obstruktion der großen Venen und der Trachea im oberen Mediastinum.
Abb. 563 u. 564. Obstruktion des Mediastinums. Das Endstadium mit Dyspnoe, Gesichtszyanose und Ödem – die Augen zeigen deutlich die Gefäßinjektion im Bereich der Bindehäute. Ein häufiges zusätzliches Symptom ist die Erweiterung der Venen unter der Zunge als Folge der Einflußstauung (**564**).

560

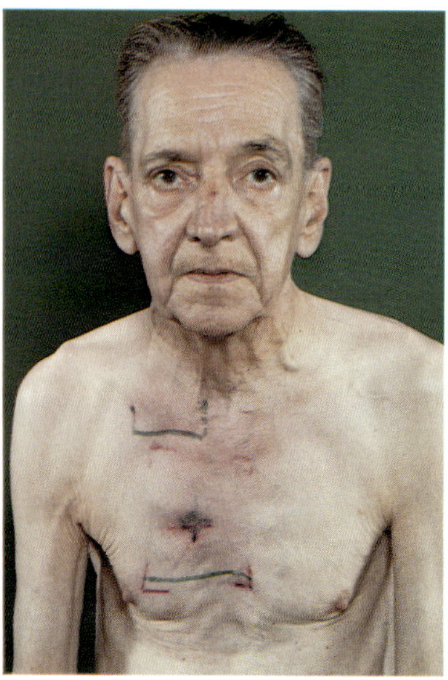

561

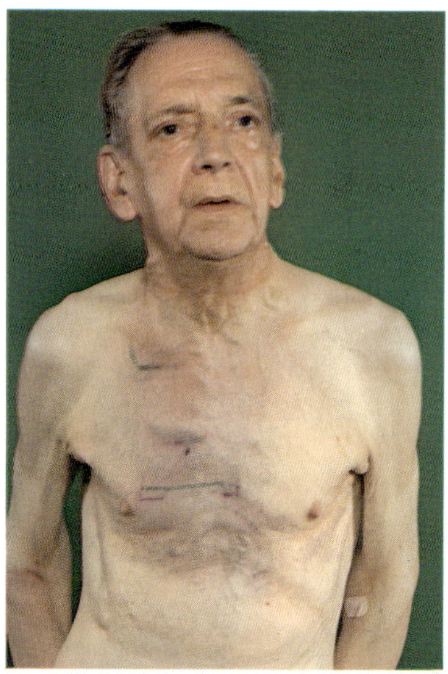

562

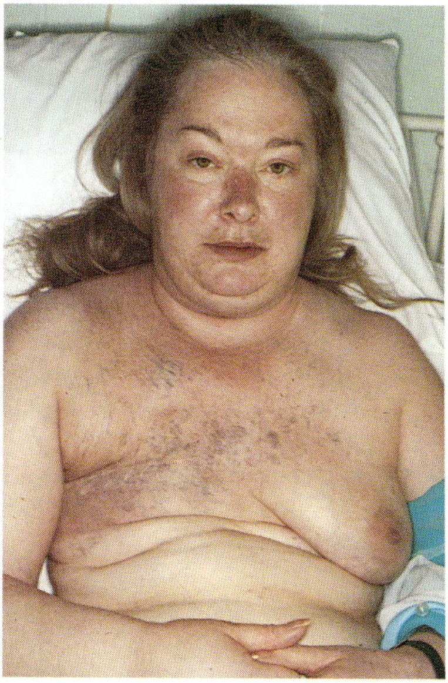

563

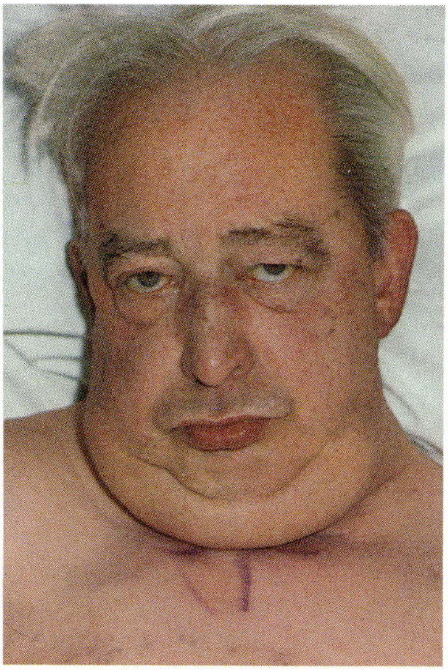

564

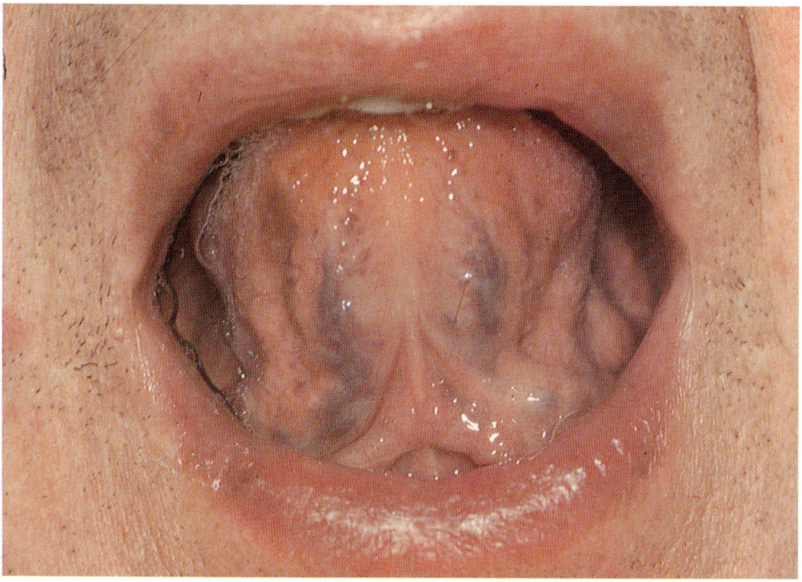

Abb. 565. Obstruktion des oberen Mediastinums. Gelegentlich sieht man bei der Obstruktion im oberen Mediastinum auch eine Erweiterung der Armvenen, wenn der venöse Druck sehr stark erhöht ist. Liegt eine Trikuspidalinsuffizienz vor, so findet sich eine Pulsation im Bereich der erweiterten Armvenen. Um den höchsten Druckwert zu ermitteln, wird der Arm über die Ebene des rechten Vorhofes gehoben.

Abb. 566. Erhöhter Druck im Bereich der Vena jugularis externa. Die obere Grenze der Blutsäule sieht man bei dieser alten Dame mit einer Herzinsuffizienz, hervorgerufen durch ein hohes Herzminutenvolumen als Folge einer Anämie.

Abb. 567. Verdickung von Halsnerven. Eine Verdickung des N. auricularis major im Bereich des M. sternocleidomastoideus sieht man häufig bei der Lepra; dieser Befund sollte nicht mit einer Venenstauung verwechselt werden. Der Winkel, den der Nerv zu diesem Muskel bildet, unterscheidet sich von dem entsprechenden Winkel der Vene, abgesehen von einer anderen Konsistenz bei der Palpation. Im vorliegenden Fall handelt es sich um eine Lepra; eine Hypertrophie kann auch bei Infiltration mit Sarkoidgewebe oder Neoplasma, bei Retikulosen und Amyloidosen auftreten. Andere Ursachen sind hypertrophische Polyneuropathien im Anschluß an ein Trauma und Neurofibromatosen.

Abb. 568. Erweiterung der Halsvenen (Kind). Beim Kind sind Dilatationen der Halsvenen schwer zu sehen; ein deutlicherer Hinweis auf eine Venenstauung ist eine vergrößerte Leber.

565

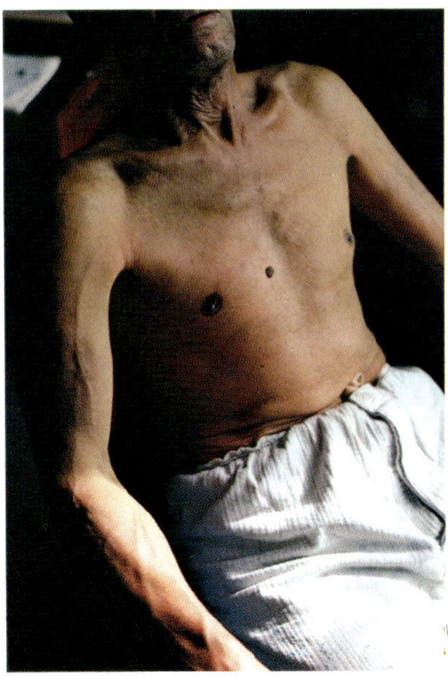

566

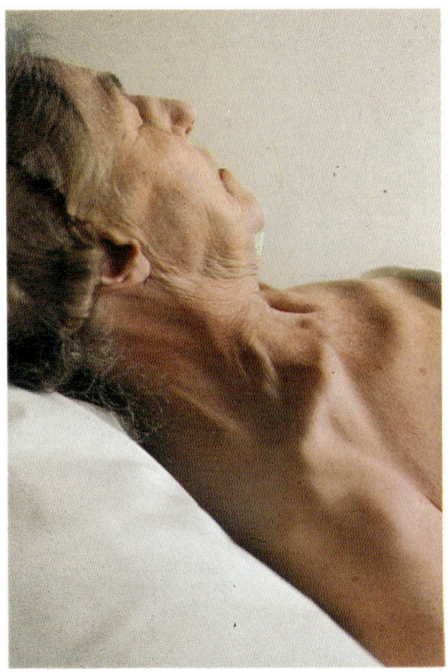

567

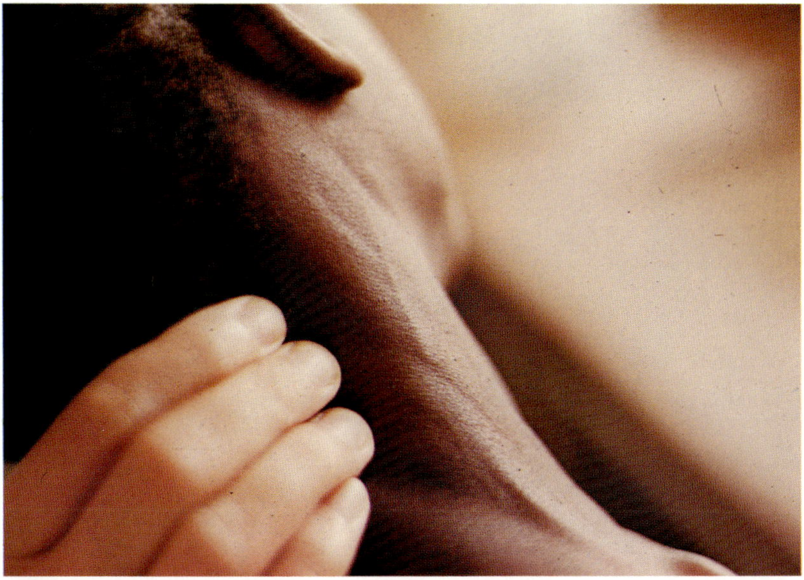

568

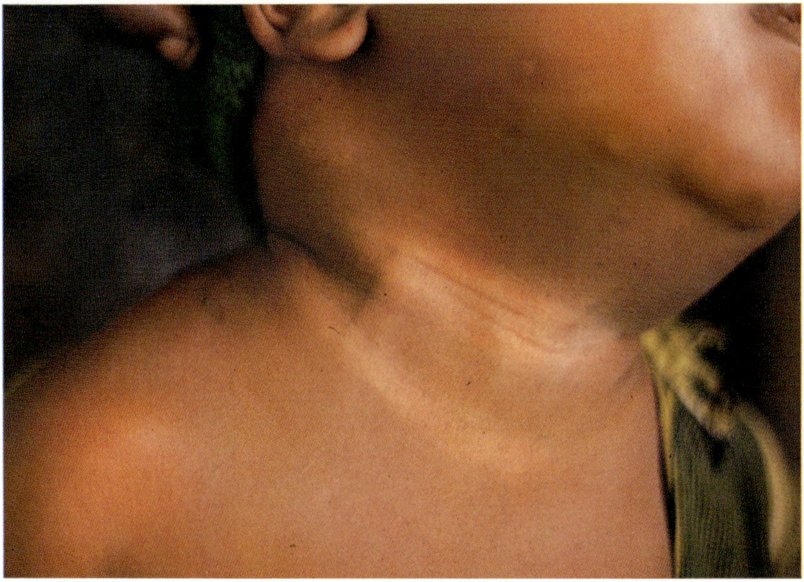

569

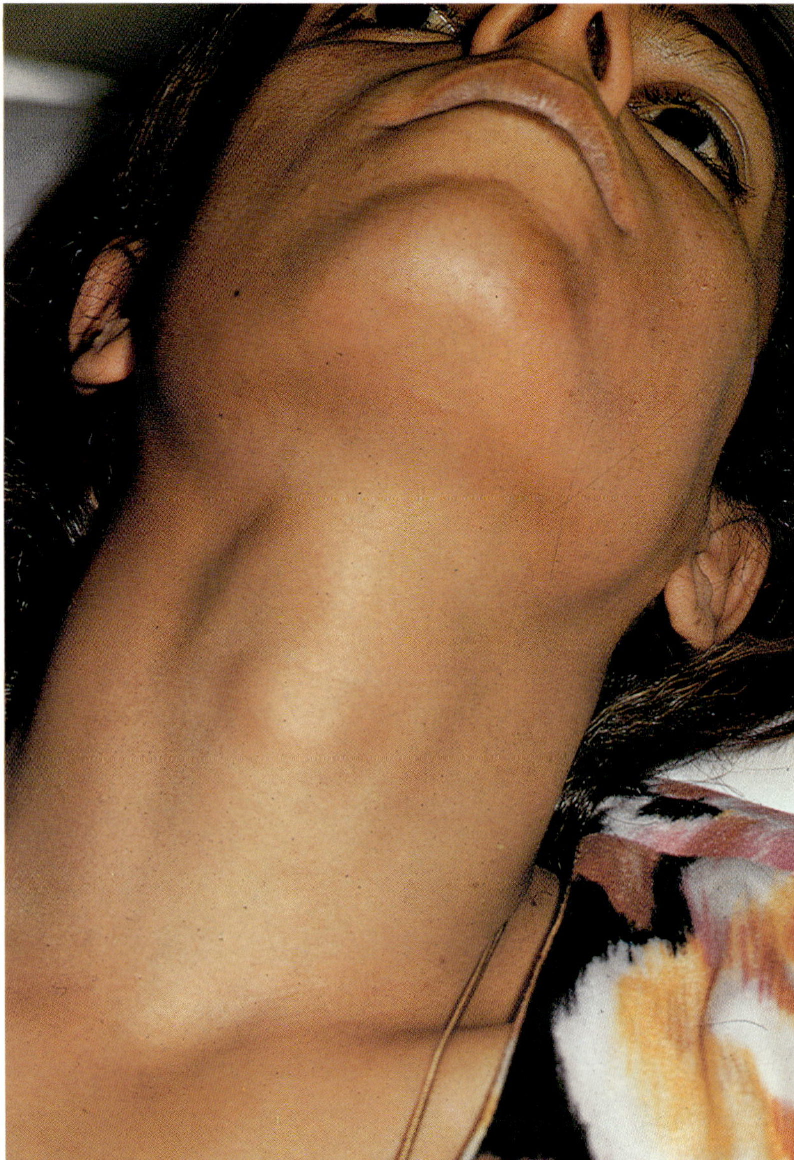

Abb. 569. Erhöhung des Venendrucks im Bereich der V. jugularis interna. Die Spitze der venösen Säule findet sich in der Nähe des Kieferwinkels. Bei Aufrichtung des Oberkörpers um 45° findet sie sich 10 cm oberhalb des Angulus sterni. Sie liegt medial des M. sternocleidomastoideus. Die V. jugularis int. ist das beste Manometer für die Beurteilung des Venendrucks; sie verläuft gerade und hat nur selten Abknickungen, die irreführende erhöhte Werte ergeben. Eine detaillierte Prüfung der venösen Druckwellen ›a‹, ›c‹ und ›v‹ setzt voraus, daß man eine Druckerhöhung festzustellen versteht. Dazu muß man wissen, wo man zu suchen hat, und dann den Nerven, die Vv. jugularis externa und interna und die Arterien lokalisieren durch Betrachten, Palpieren, Feststellung des Venendrucks und Beobachtung des Effektes auf die venöse Säule bei Druck auf die Leber.
Voraussetzungen sind: 1. ein entspannter Patient; 2. Aufrichtung des Oberkörpers gegenüber der Horizontalen um 45°; 3. eine Vene, die freie Pulsation mit der Atmung, dem Druck auf die Leber und dem Herzschlag zeigt; Unterscheidung von einer fixierten Blutsäule bei proximaler Verlegung.

Abb. 570 u. 571. Aneurysma der rechten A. carotis. Keine neurologischen Ausfälle. Der Aneurysmasack kann prädisponieren für Thrombosen und nachfolgende Embolien. Eine deutliche Pulsation der A. carotis am Hals kann Folge sein: 1. von Aneurysmabildung, 2. wesentlich häufiger von einer Abknickung der rechten A. carotis, die man oft bei Frauen findet.

570

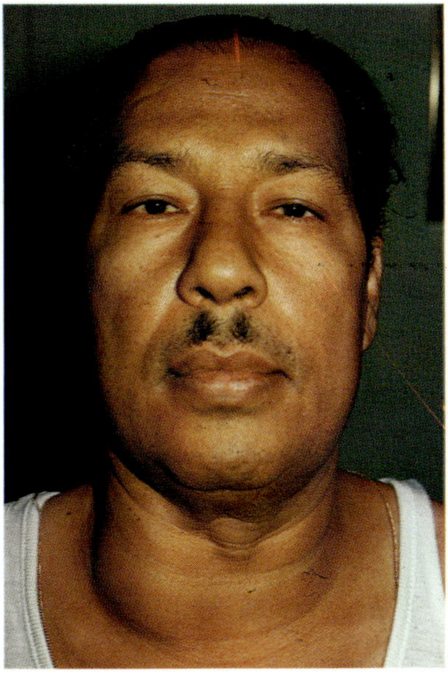

571

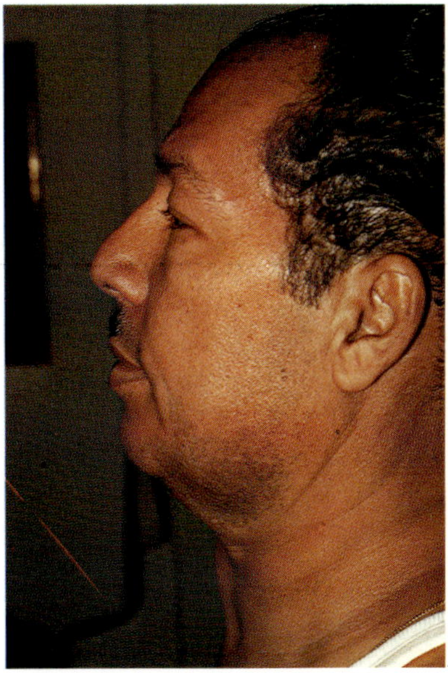

Abb. 572. Tumor des Glomus caroticum. Dieser liegt tiefer als eine Kiemengangzyste und hinter den unteren zwei Dritteln des M. sternocleidomastoideus. Er ist kompakt, schwankt nicht in seiner Größe, muß nicht unbedingt pulsieren und kann gelegentlich ein auskultatorisches Geräusch verursachen. Er bewegt sich nicht in der senkrechten Ebene, kann jedoch in der Horizontalebene verschoben werden.
Abb. 573. Tumor des Glomus caroticum. Arteriogramm.

Lymphknotenvergrößerung im Halsbereich

Abb. 574. Tuberkulöse Lymphadenitis. Vergrößerung der Lymphknoten im oberen Halsbereich müssen unterschieden werden von Tumoren im Ohrbereich, wie Atheromen, Tumoren im Bereich der Karotis etc. Die Lymphknotenvergrößerung sieht man sehr deutlich am oberen Rand des M. sternocleidomastoideus.
Abb. 575. Hodgkinsche Krankheit. Bilaterale Halslymphknotenvergrößerung der oberen Lymphknotenketten und im Bereich der Tonsillen bei einem Patienten mit Hodgkinscher Krankheit. *(Thomas Hodgkin, 1798–1866, Beschreibung 1832.)*
Abb. 576. Kiemengangszyste. Die Kiemengangszyste tritt weiter unten im Bereich des M. sternocleidomastoideus auf, kann sich auch im mittleren Drittel vorwölben und teilweise von dem Muskel bedeckt sein.

572

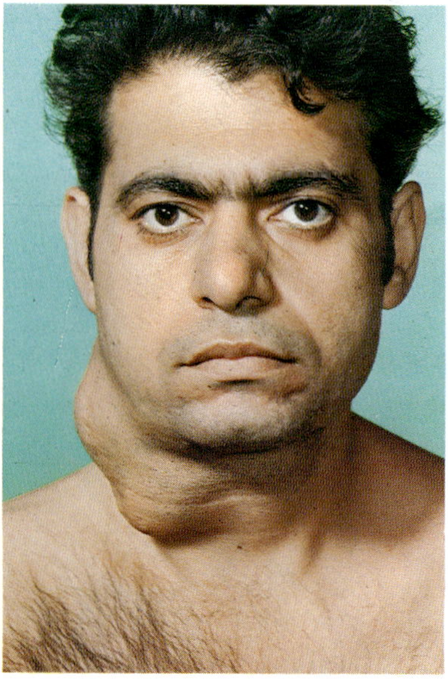

573

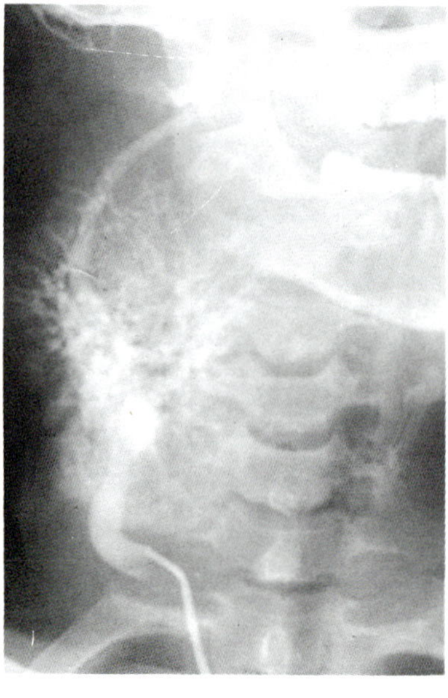

574

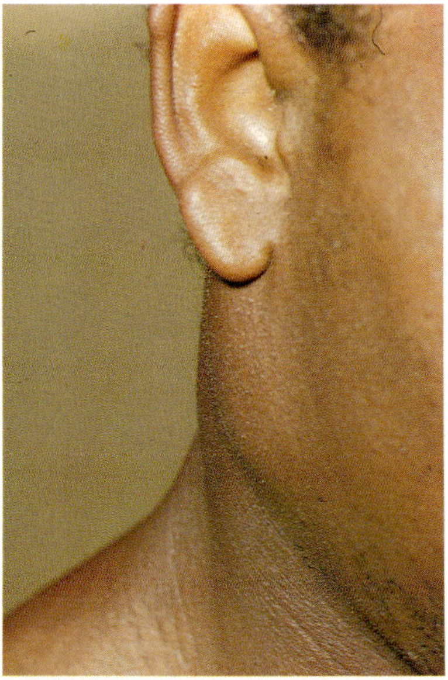

575

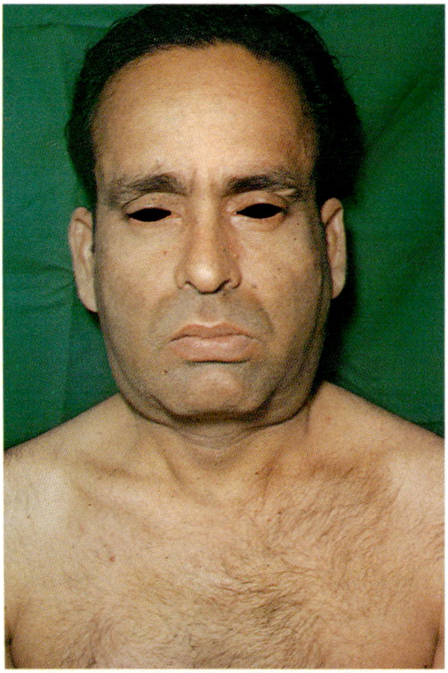

576

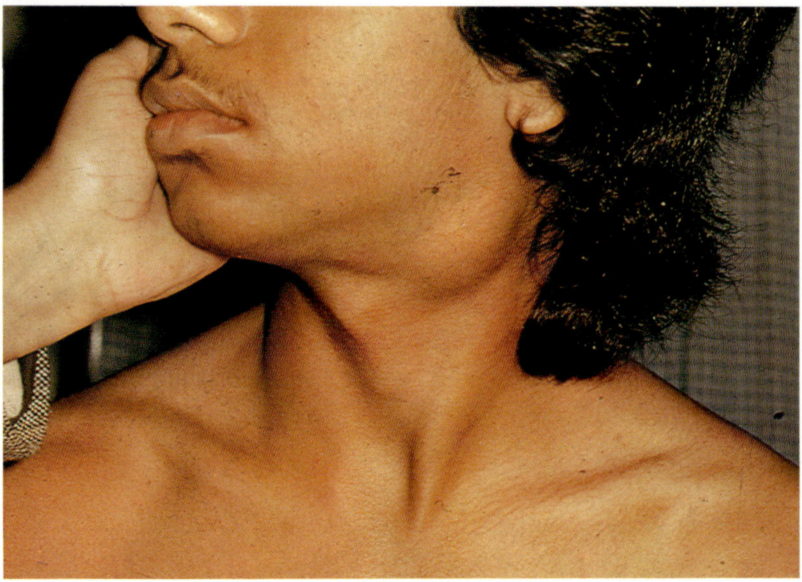

Abb. 577. Tuberkulöse Lymphknoten im Hals. Beginnende Ulzerationen und Fistelbildungen sind typisch für die Tuberkulose.

Abb. 578 u. 579. Halstuberkulose. Die tuberkulöse Lymphadenitis in einem weniger akuten Stadium, in dem Höckerbildung im Bereich der Haut und Fistelbildung auftritt. Die Fistel in der Mitte des Halses steht in Verbindung mit der Veränderung in der Fossa supraclavicularis. Druck auf die Fossa supraclavicularis führt zum Austritt von käsigem Material in der Mittellinie (**579**). Bei der Halstuberkulose findet sich häufig ein oberflächlicher Krankheitsherd, der durch die Faszie mit einem tiefen Krankheitsherd kommuniziert – dem »Kragenknopfabszeß«.

577

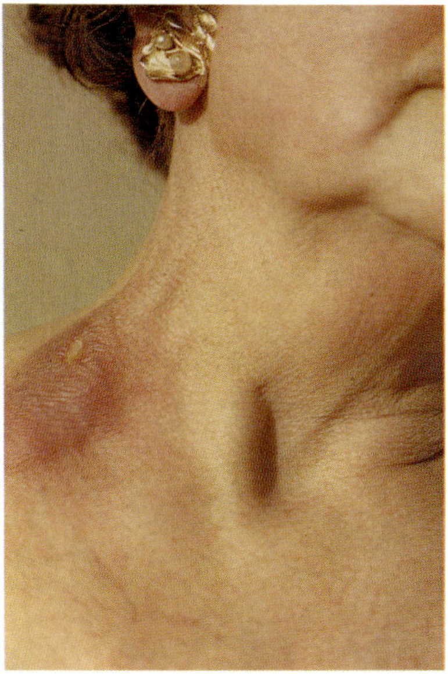

578

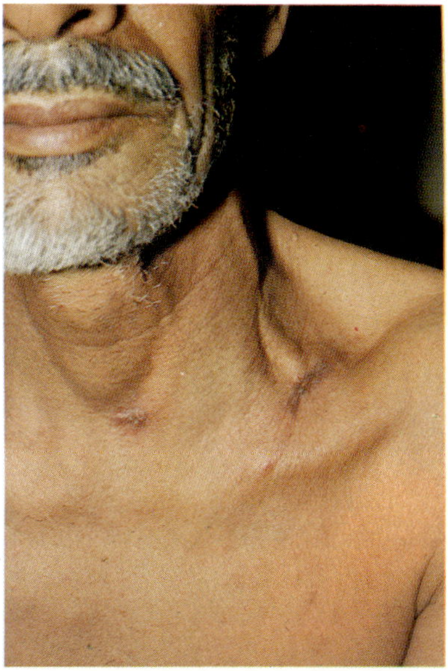

579

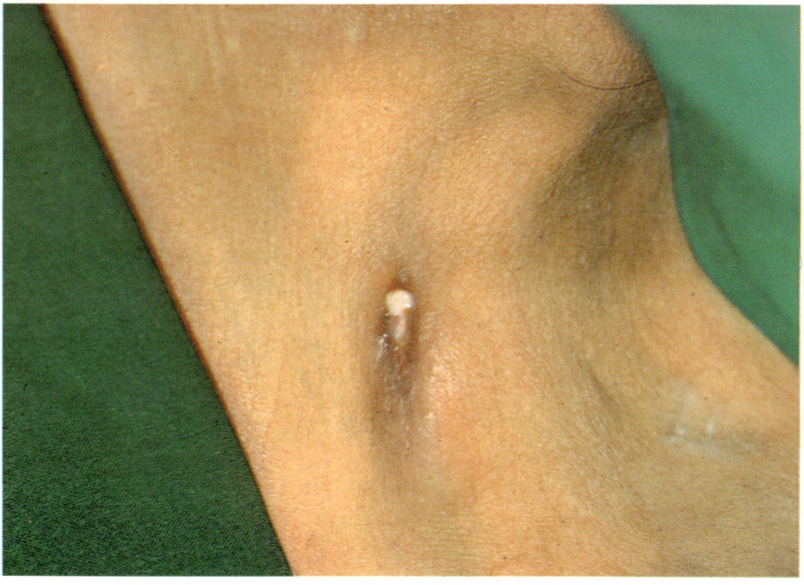

Radiologie des Halses

Dem Medizinstudenten fällt es manchmal schwer, die normale Anatomie des Halses auf dem Röntgenbild zu erkennen. Dies führt zu Schwierigkeiten bei der Interpretation bestimmter Befunde am Hals. Die nächsten drei Röntgenbilder sollen nur die normale Anatomie in den gewöhnlichen Projektionen des Halses demonstrieren.

Abb. 580 u. 581. Schräge Darstellung der Halswirbelsäule. Vor der Halswirbelsäule sieht man im Sinne einer vermehrten Strahlendurchlässigkeit den Schatten der Trachea, davor findet sich der Schatten der Schilddrüse. Es ist wichtig, die normale Anatomie des Halses auf dem Röntgenbild zu erkennen, um die Bedeutung verschiedenartiger Schwellungen zu erfassen. Diese Schräganischt zeigt die Foramina intervertebralia. Wissen Sie, was die symmetrisch angeordneten Verschattungen sind (Pfeile)? Diese sollten regelmäßig angeordnet sein, wenn man vom ersten Halswirbel an nach unten zählt. Es findet sich aber eine Lücke zwischen dem 3. und 4. Wirbel; dann sind die Foramina zwischen dem 4. und 5., 5. und 6., 6. und 7. Halswirbel wieder normal und symmetrisch. Dies weist darauf hin, daß irgendetwas die Querfortsätze auf der anderen Seite arrodiert hat. Das wird bestätigt, wenn man die Schräganischt von der anderen Seite zeigt. Es findet sich ein großes Foramen intervertebrale, ausgeweitet durch ein Neurofibrom.
Abb. 582. Seitenansicht des Halses: Retropharyngealer Abszeß. Man kann die Diagnose stellen, ohne ein ähnliches Röntgenbild vorher gesehen zu haben, lediglich durch Verständnis der normalen Röntgenanatomie des Halses. Die wichtigsten Punkte, die man zu beachten hat, sind: (1) die hintere Zungengrenze; (3) die vermehrte Strahlendurchlässigkeit infolge der Luftansammlung im Pharynx; (4) die hintere Wand des Pharynx; (5) das Zungenbein; (6) diese Luftansammlung stellt den Pharynx dar; (7) die Knorpel des Kehlkopfes; (2) die horizontale Linie zwischen Luft- und Flüssigkeitsspiegel.
Folgerichtig müßte der Flüssigkeitsspiegel hier (2) in den Luftraum überfließen (6); er wird aber daran gehindert durch die hintere Pharynxwand.
Weiterhin ist die normale Krümmung der Halswirbelsäule aufgehoben; daraus kann man folgern, daß die Erkrankung schmerzhaft ist mit einer Flüssigkeitsansammlung hinter der Pharynxwand. Es handelt sich um einen retropharyngealen Abszeß.

580

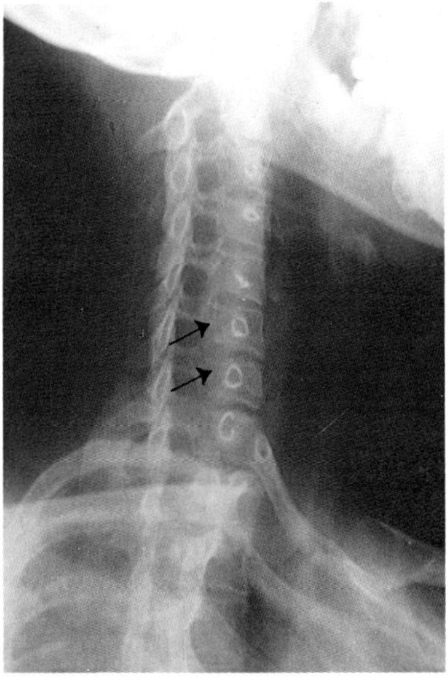

581

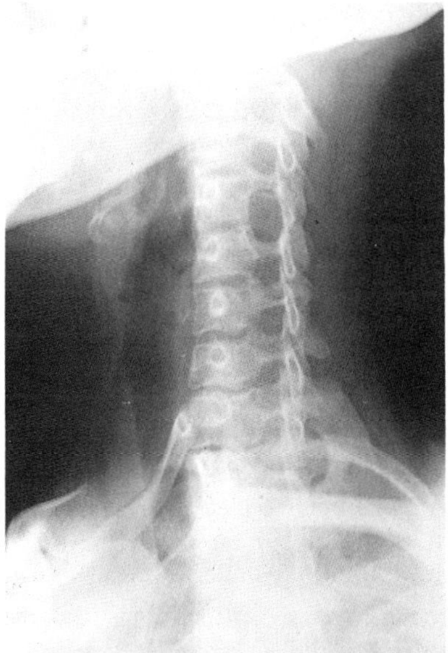

582

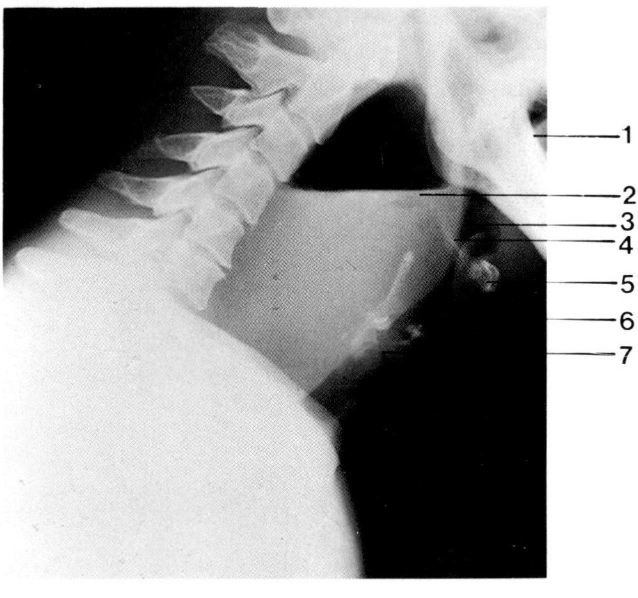

Der Brustkorb

Untersuchung des Brustkorbes

Der Brustkorb wird mittels Inspektion, Palpation, Perkussion und Auskultation untersucht. Einige grundlegende Tatsachen sind wichtig, und was dann folgt, enthält die Punkte, auf die ich persönlich den meisten Wert lege. Brustkorbuntersuchung bedeutet:

Inspektion der *Nägel* auf Ausbildung von Trommelschlegelfingern, auf Blässe oder Zyanose, der *Schleimhäute* auf Blässe oder Zyanose, der *Brustdrüsen* auf Gynäkomastie oder Asymmetrie, der *Form des Brustkorbes* (faßförmig = emphysematös, asymmetrisch = pulmonale Fibrose).

Palpation: 1. Fossae supraclaviculares – Halsrippe, Lymphknoten.

2. Symmetrie der Ausdehnung. Die sorgfältige Bestimmung der Ausdehnung des Brustkorbes bei der Atmung im oberen und unteren Brustbereich kann die Aufmerksamkeit auf Abweichungen von der Norm lenken und damit auf krankhafte Veränderungen hinweisen, nach denen man dann durch Perkussion und Auskultation suchen muß. Die Bedeutung der Untersuchung des fühlbaren Stimmfremitus, besonders um das Vorliegen oder Fortschreiten eines Pleuraergusses zu bestimmen, wird oft vergessen. Tatsächlich ist es manchmal leichter, die mit der Hand gefühlten Vibrationen zu vergleichen und eine Abschwächung zu erkennen, um daraufhin auch die Abschwächungen des Perkussionsschalles über kleinen Flüssigkeitsansammlungen im Pleurabereich zu bemerken.

3. Kräftezustand der Muskulatur. Besonders sollte man sich die Muskulatur des Schultergürtels ansehen, da man dort eine Atrophie am leichtesten bemerkt.

4. Bewegung und Verschiebung des Mediastinums. Eine krankhafte Veränderung im Bereich einer Seite des Brustkorbes beeinträchtigt die Ausdehnung dieser Seite. Eine Veränderung im Volumen einer Pleurahöhle gegenüber der anderen führt zu einer Verschiebung des Mediastinums in Richtung auf das kleinere Volumen. Die betroffene Zone – oberer Thoraxbereich oder unterer – kann man danach bestimmen, ob die Trachea oder der Herzspitzenschlag am meisten verschoben ist. Die Bedeutung kleiner Verschiebungen der Trachea ist zweifelhaft; viel Zeit wird verschwendet, um solche kleinen Verschiebungen zu entdecken. Die Hauptsache ist eine gute Untersuchungstechnik; wenn die Verschiebung nicht sehr stark ausgeprägt ist, sollte man sie vernachlässigen. Ist jedoch die Ausdehnung des Thorax beeinträchtigt, so sollte man sorgfältig nach einer Verschiebung suchen.

Perkussion: Führe die Perkussion vergleichend auf beiden Seiten in gleicher Höhe und auf gleiche Weise durch. Die Qualität des Tones hängt von der Resonanzfähigkeit des darunterliegenden Thorax ab – Wasser: dumpf – Luft: stark resonanzgebend. Zwischen diesen beiden Extremen finden sich alle Varianten, die den Grad der »Luftlosigkeit« im Brustkorb angeben. Geringere Dämpfungen über einem Pleuraerguß werden am besten durch Bestimmung des Stimmfremitus mit der Hand ermittelt, indem man die durch den Kehlkopf hervorgerufenen Vibrationen mit denjenigen vergleicht, die man mit der Fingerspitze erzeugt.
Auskultation: Der Wert der Auskultation hängt von der bewußten Analyse dessen ab, was man hört. Der Vergleich der beiden Seiten des Thorax ist unerläßlich. Die Atemgeräusche werden hervorgerufen durch den Kehlkopf und die großen Luftwege. Sie werden weitergeleitet durch die Luftsäulen in den Bronchien und durch die lufthaltige Lunge bis zur Brustwand, wo sie mit dem Stethoskop aufgenommen werden. Alle Veränderungen in den Atemgeräuschen hängen zusammen mit physikalischen Veränderungen in den Medien, durch welche die vom Kehlkopf und den großen Luftwegen hervorgerufenen Geräusche hindurchgehen. Eine gesunde Lunge gestattet eine ausgezeichnete Übertragung der Geräusche, wenn die Bronchien frei sind, weil der Schall nicht gestreut, sondern voll zur Brustwand geleitet wird, ebenso wie der Schall von der Brustwand zum Ohr gelangt. Befindet sich Flüssigkeit zwischen Lunge und Brustwand, so wird die Schallübertragung in der Übergangszone Lunge/Flüssigkeit auf gleiche Weise blockiert wie die Schallübertragung, wenn das Ohr voll Wasser ist, z. B. nach dem Schwimmen. Findet sich Luft in der Pleurahöhle, so ergibt sich ein physikalischer Befund, wie wenn man das Stethoskop 1 mm von der Brustwand abhebt und dann auf die Atemgeräusche horcht.
Zusätzliche Geräusche hängen von offenen Bronchien ab und werden hervorgerufen nach dem Prinzip der Orgelpfeifen-Schwingung.
1. *Luft* – das Atemgeräusch vermindert sich; 2. *Flüssigkeit* – das Atemgeräusch vermindert sich; 3. *gesunde Lunge mit freien Bronchien* – das Atemgeräusch nimmt zu; 4. *teilweise verlegter Bronchus* – das Atemgeräusch vermindert sich; 5. *Krepitation* – ein tiefer Atemzug und ein kräftiger Hustenstoß lassen die Mehrzahl der nicht krankhaften Krepitationen verschwinden. Die Anwesenheit von Krepitationen nach dem Husten ist ein wichtiges Symptom; die Anwesenheit von Rasselgeräuschen nach dem Husten ist ebenfalls ein wichtiges Symptom. Beide weisen auf krankhafte Veränderungen im Bereich des Thorax hin.

Abb. 583 u. 584. Der faßförmige Thorax. Die Rippen sind in horizontaler Richtung in einer fixierten Inspirationsstellung angehoben, es liegt ein Emphysem vor. Die Atmung erfolgt vorwiegend mit Hilfe des Zwerchfells, die Atemexkursionen sind gering. Die Gebiete der Herzdämpfung und der Leberdämpfung können verkleinert sein, da die voluminösen Lungen das Herz und die Leber bedecken und die Resonanz bei der Perkussion erhöhen.

Abb. 585. Rachitis (Vitamin-D-Mangelernährung). Der klassische rachitische Rosenkranz. Die Vorwölbung, die man an der Brustwand im Bereich des kostokartilaginären Überganges sieht, werden durch die Ausdehnung der nichtverkalkten Knochenmatrix hervorgerufen. Vergleiche damit auch die Handgelenke des Kindes in Abb. **460**; die zugrundeliegende Krankheit ist die gleiche.
Ursachen der Rachitis sind: 1. falsche Ernährung, 2. Malabsorption, 3. Niereninsuffizienz, 4. renale tubuläre Infekte.

583

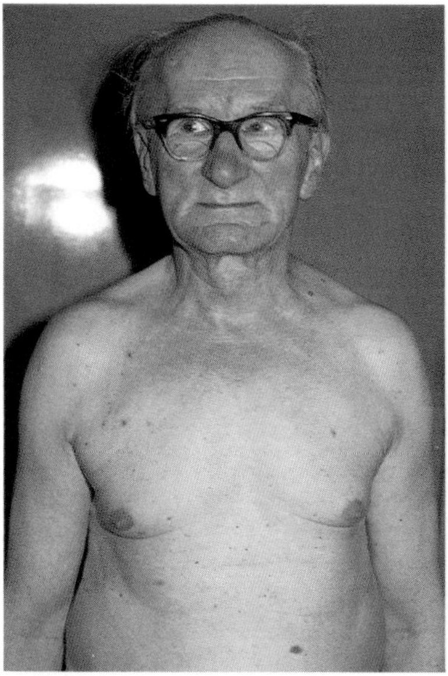

584

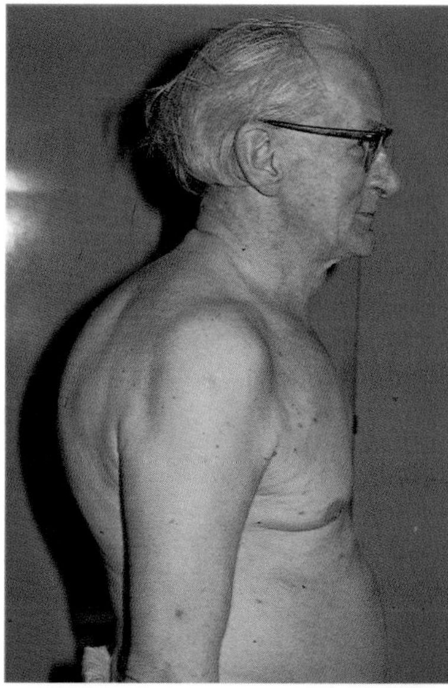

585

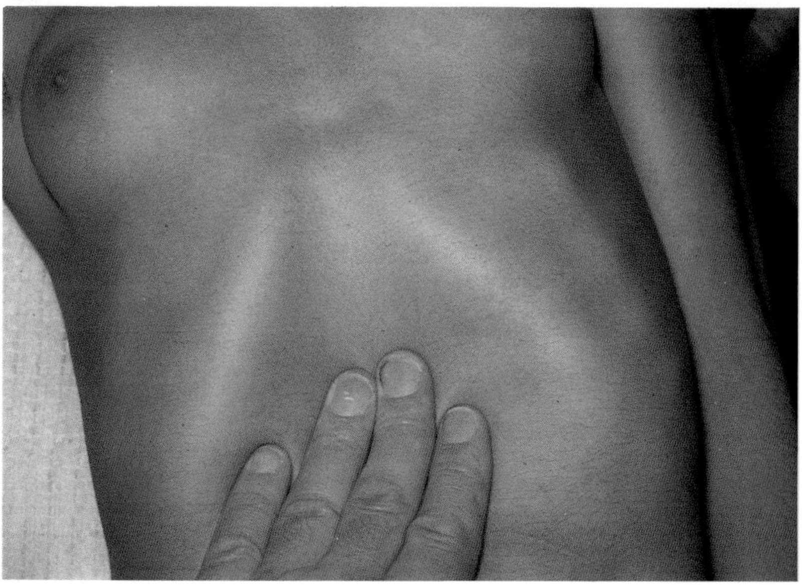

Abb. 586 u. 587. Harrisonsche Furche. Die Furche verläuft lateral und leicht nach unten, entlang der Linie der Befestigung des Zwerchfells an den Rippen, wo also das Zwerchfell die Rippen nach innen ziehen kann. Die Ursachen sind: 1. angeborene Anomalie; 2. Restzustand nach Rachitis; 3. Folge von Asthma; 4. Folge einer chronischen Lungen- und Bronchialinfektion im Kindesalter.
Diese Veränderung kann mit anderen Anomalien kombiniert sein, wie in diesem Fall (Seitenansicht) mit einer leichten Form von Hühnerbrust (Pectus excavatum – das untere Ende des Sternums ist eingedrückt). Diese Anomalie kann zu einer deutlichen Vergrößerung des Herzdurchmessers auf dem Röntgenbild führen, was aber ohne Belang ist, wenn ein geringer ap-Durchmesser in der Seitenansicht festgestellt wird. (*Edwin Harrison, 1779–1847, Arzt am St. Marylebone Krankenhaus, London.*)
Abb. 588. Chronisches Asthma. Die Entwicklung der Pektoralis-Muskulatur und die Prominenz des Brustbeines führt zu früher Entwicklung einer »Hühnerbrust«.
Abb. 589. Der akute asthmatische Anfall. Das Kind versteift den Schultergürtel, indem es die Arme auf das Sofa stützt; dann benutzt es den M. pectoralis major und den M. sternocleidomastoideus als akzessorische Atemmuskeln – daher ihre Hypertrophie und die Ausbildung einer charakteristischen Thoraxform. Beachte auch die Blähung der Nasenflügel, welche ebenfalls als akzessorische Atemmuskeln verwendet werden.

586

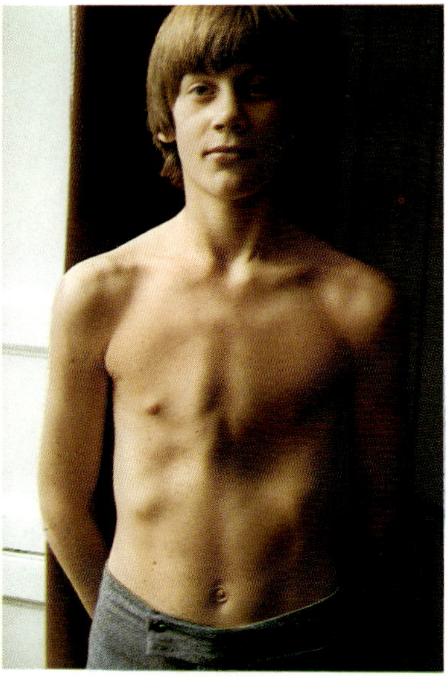

587

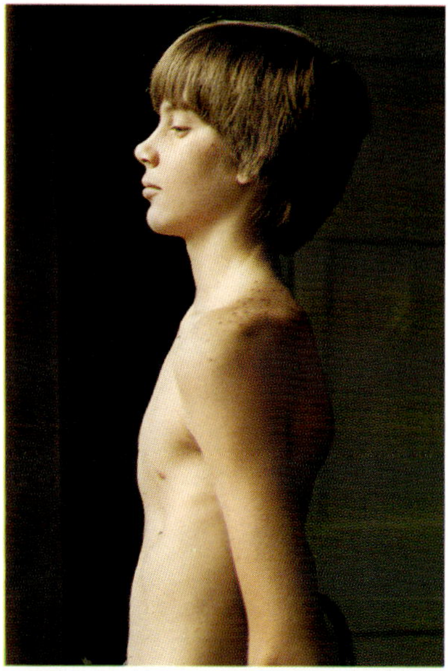

588

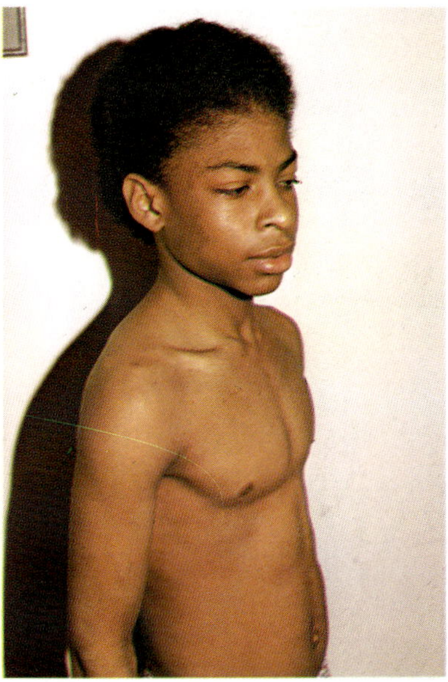

589

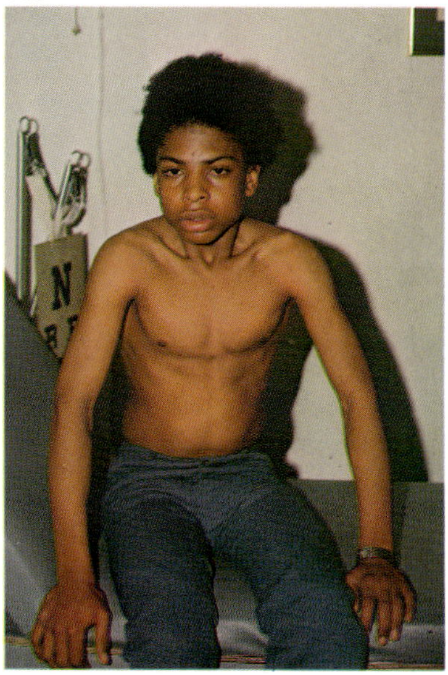

Lungenfibrose

Bei der Untersuchung sollte man die Abflachung der Brust und die Asymmetrie der Atemexkursion beobachten. Dies bemerkt man am besten, wenn man den Patienten auffordert, sich ein Stück vom Bett entfernt aufzustellen und tief einzuatmen.
Die Skoliose der Wirbelsäule läßt einen Teil des Brustkorbes prominent erscheinen, während die Konvexität der Skoliose vorne eine Abflachung hervorruft. Wenn keine Skoliose vorhanden ist, weist die Abflachung des Brustkorbes auf eine chronische einseitige Lungenerkrankung hin. Dabei handelt es sich häufiger um eine seit langem bestehende Lungenfibrose als um einen Lungenkollaps. Die Abflachung geht im allgemeinen mit einer Verschiebung des Mediastinums einher.

Abb. 590 u. 591. Ankylosierende Spondylitis. Die Expansion der Rippen kann vernachlässigt werden wegen des Fehlens der Bewegung in den kosto-vertebralen Gelenken als Folge der Ankylose. Die Kyphose ist fixiert, die Haltung des Mannes ist starr ohne jegliche Bewegung.
Daraus resultiert: 1. Die Prominenz des Abdomens ist nicht nur durch Fettgewebe bedingt, sondern hängt auch mit der Notwendigkeit der Zwerchfellatmung zusammen. 2. Die Kyphose wird verstärkt durch seine berufliche Tätigkeit als Friseur. 3. Die Röntgenaufnahme zeigt eine Verkalkung im Bereich des Ligamentum spinale anterior und Hyperextension zwischen Schädel und Atlas, um die Sehachse horizontal zu halten.
Abb. 592. Fibrose des oberen linken Lungenlappens; sekundär als Folge der Bestrahlung eines linksseitigen Mammakarzinoms. Beachte: 1. Kein Schatten der linken Brust; 2. Trachea nach links verlagert; 3. Verengung der Zwischenrippenräume in der linken oberen Thoraxzone; 4. der linke Hilus ist nach kranial verlagert.
Abb. 593. Narbenbildung als Folge wiederholter Anlage eines künstlichen Pneumothorax. Dies ist ein klinischer Hinweis auf eine überstandene Tuberkulose bei einer Patientin mit Addisonscher Krankheit.

590

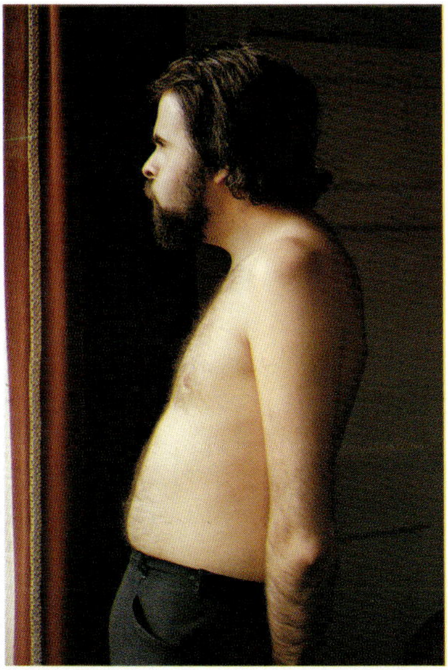

591

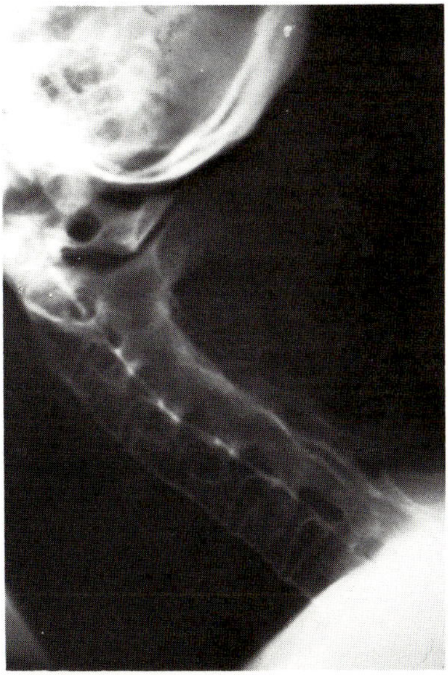

592

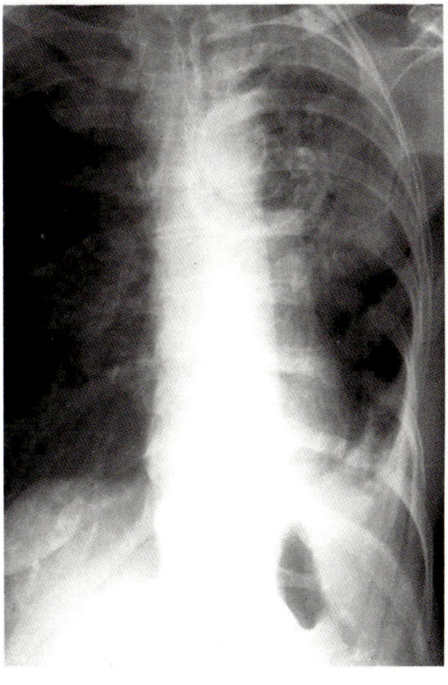

593

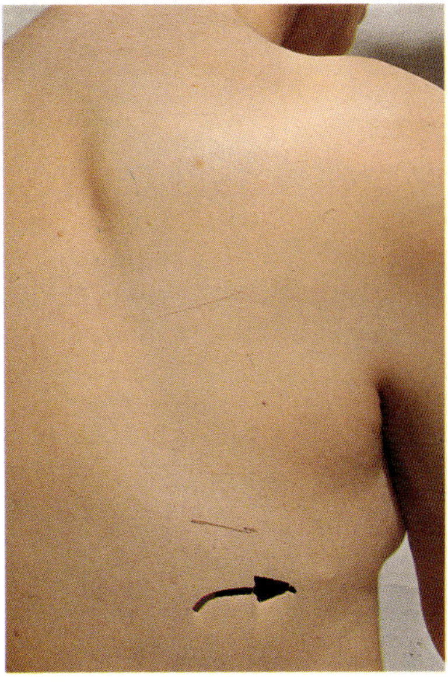

Abb. 594–596. Pottsche Krankheit (Pott-Buckel, Gibbus). Die Brustkorbverformung als Folge des Gibbus der Wirbelsäule reduziert die Vitalkapazität; eine weitere Erkrankung, wie eine Pneumonie oder ein Emphysem, führt dann rasch zu einer kardiorespiratorischen Insuffizienz. Die akute Knickbildung als Folge der Zerstörung des Wirbelkörpers durch die Tuberkulose ist deutlich auf dem Röntgenbild zu sehen. (*Sir Percival Pott, 1714–1788, Beschreibung 1779.*)
Abb. 597 u. 598. Thorakoplastik. Die Rückenansicht zeigt relativ wenig Verformung der Konturen des Brustkorbes. In der Vorderansicht ist die Veränderung in der rechten Axilla jedoch deutlich zu sehen.

594

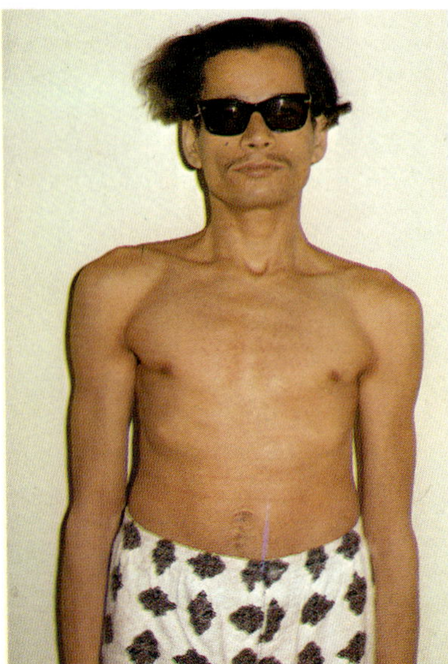

595

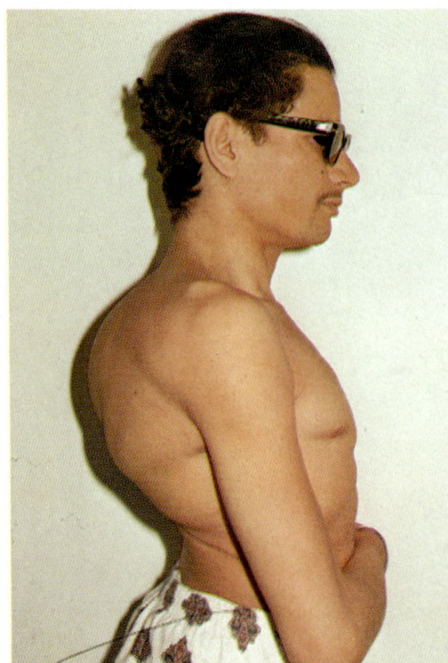

596

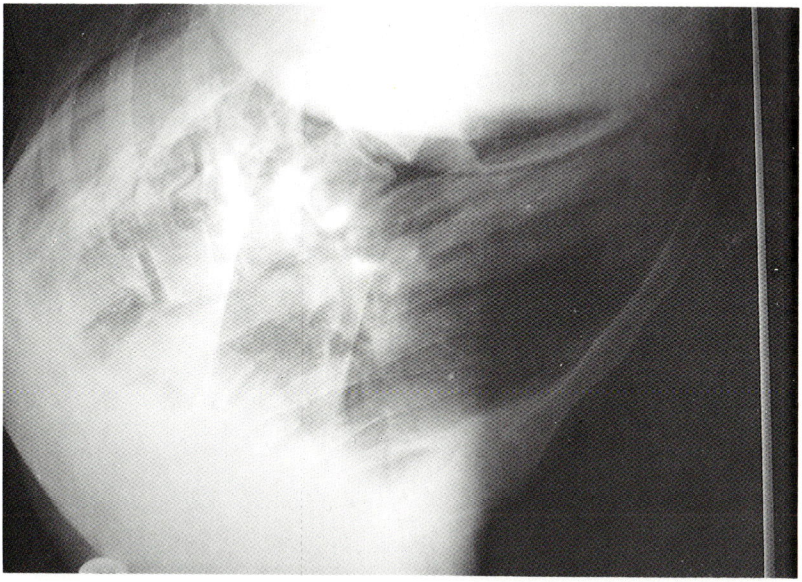

597

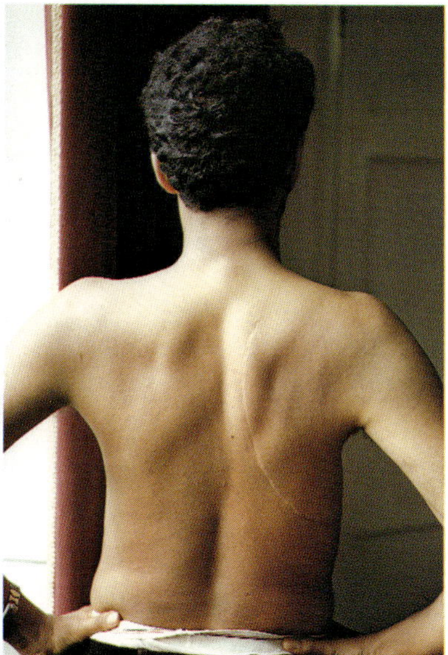

598

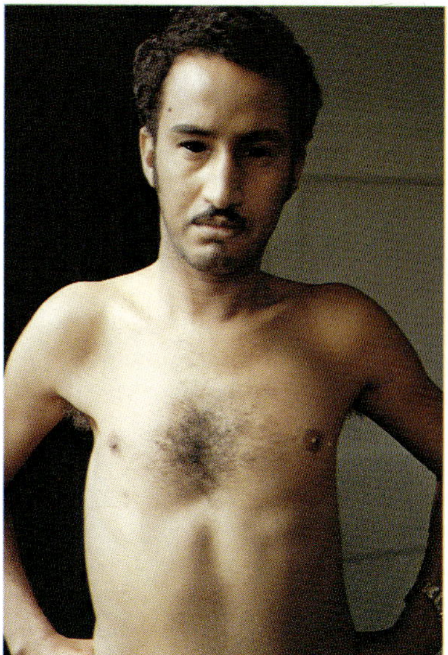

Abb. 599 u. 600. Abmagerung. Rascher Gewichtsverlust ist oft leicht an der Haut über der Brust und an den Armen festzustellen. Sie ist schlaff, läßt sich leicht abheben und bildet Falten.

Abb. 601. Flügelskapula. Schwund und Schwäche der Muskeln des Schultergürtels lassen sich am ehesten feststellen, wenn man den Rücken untersucht. Dabei sind Flügelskapula und Atrophie der Mm. supraspinatus und infraspinatus leicht zu erkennen. Lähmung des M. serratus anterior (C_{5-7}) ist ein nicht seltener Einzelbefund als Folge einer überstandenen Poliomyelitis oder einer neuralgischen Muskelatrophie.

Abb. 602. Campbell-de-Morgan-Flecken. Eine kapilläre Mißbildung ohne Bedeutung; die Flecken bleichen bei Druck nicht aus. Sie dürfen nicht verwechselt werden mit Spider naevi, die auch in dieser Region vorkommen.

599

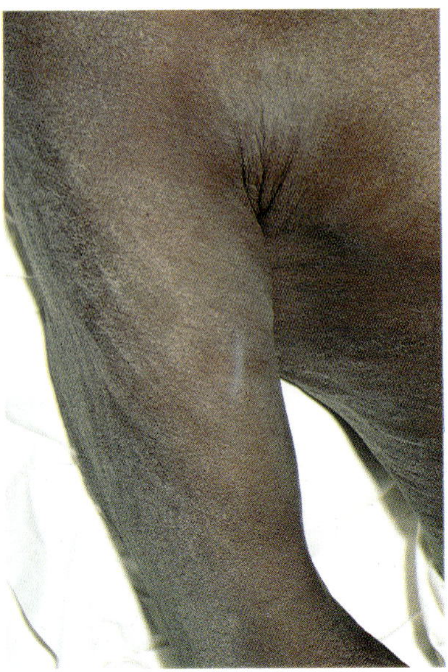

600

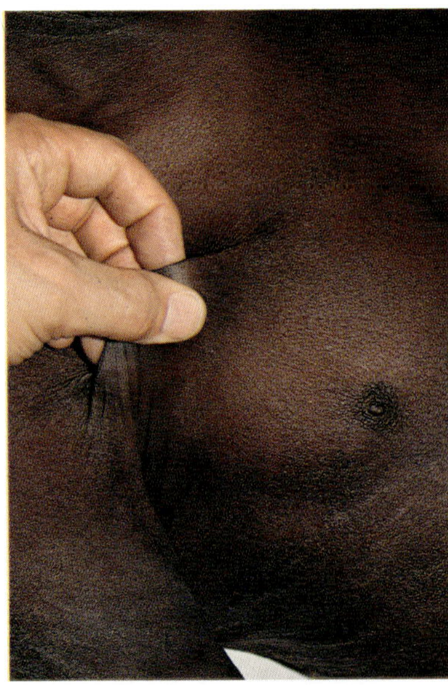

601

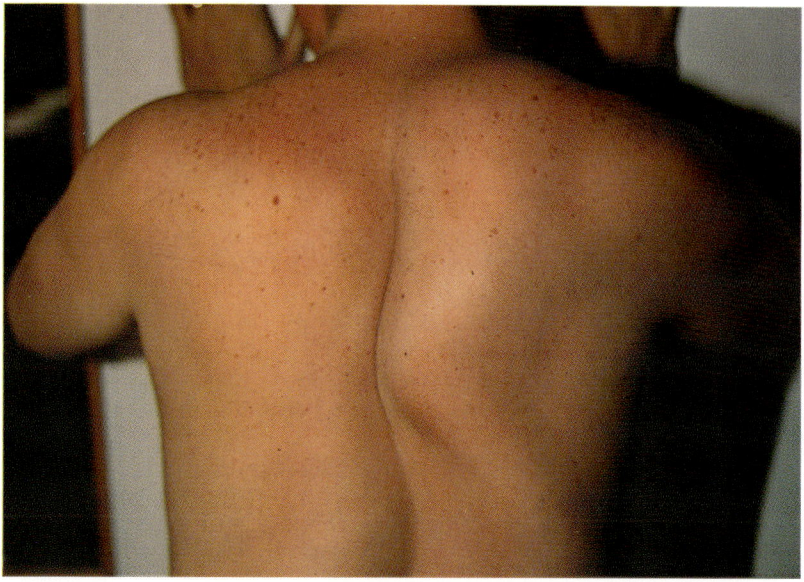

602

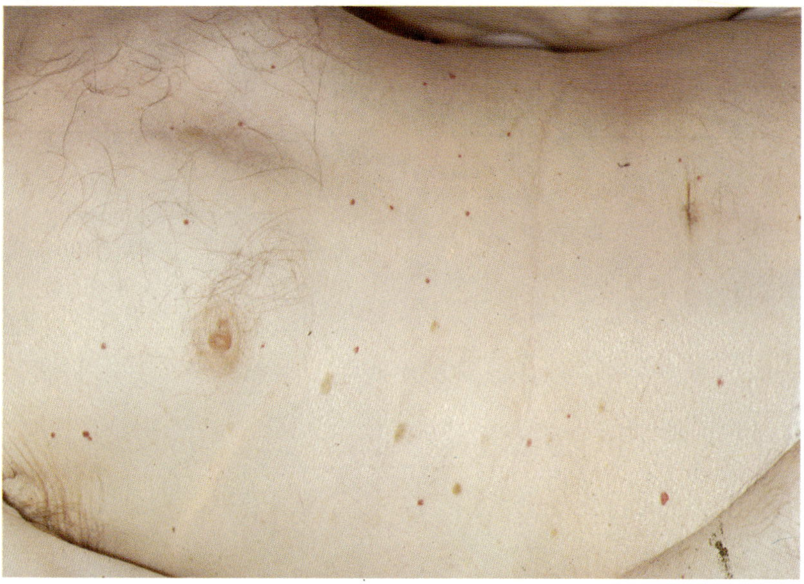

Abb. 603. Recklinghausensche Krankheit (Multiple Neurofibromatose). Dieser Patient zeigt sehr zahlreiche braune Café-au-lait-(Milchkaffee-)Flecken. Normalerweise hat ein gesunder Mensch zwischen 10 und 20 solcher Flecken an seinem Körper. Wenn man Café-au-lait-Flecken bemerkt, muß man nach anderen Manifestationen der multiplen Neurofibromatose suchen: 1. Neurofibrome (**604**); 2. Pseudarthrosen und orthopädische Erkrankungen (**606** u. **607**); 3. Folgeerscheinungen der Neurofibromatose: Akustikusneurinom, Rückenmarkstumor, neuropathische Gelenkerkrankung, Rippeneinkerbungen; 4. Begleiterkrankungen: Phäochromozytom, medulläres Karzinom der Schilddrüse, Gliome, Medulloblastom, Lungenzysten (Honigwabenlunge). (*Friedrich Daniel von Recklinghausen, 1833–1910, Beschreibung 1882.*)

Abb. 604. Recklinghausensche Krankheit. Multiple Neurofibrome sind auf der Haut zu sehen. Am linken Arm findet sich ein großes Liponeurofibrom.

Abb. 605. Neuropathische Kniegelenkserkrankung (Recklinghausensche Krankheit). Folgeerscheinung von Neurofibromen an den Austrittsstellen der Nerven der lumbalen Foramina intervertebralia.

Abb. 606. Recklinghausensche Krankheit. Zusätzlich zu den Milchkaffee-Flekken und den Neurofibromen der Haut hat der Mann eine Pseudarthrose als Folge einer Knochenerkrankung und ein großes Neurofibrom des linken Armes.

Abb. 607. Pseudarthrose bei der Recklinghausenschen Krankheit. Röntgenbild.

603

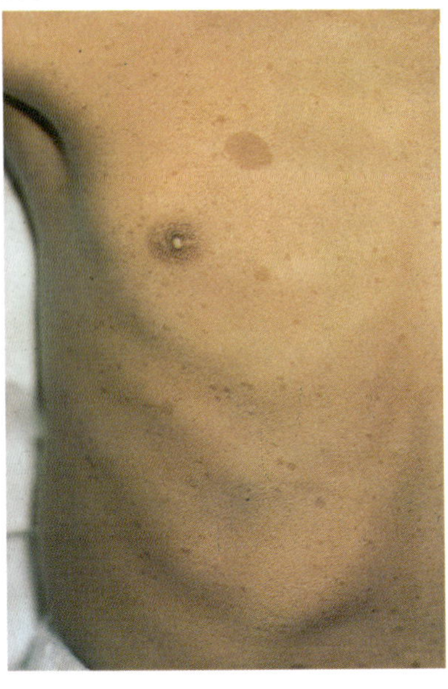

604

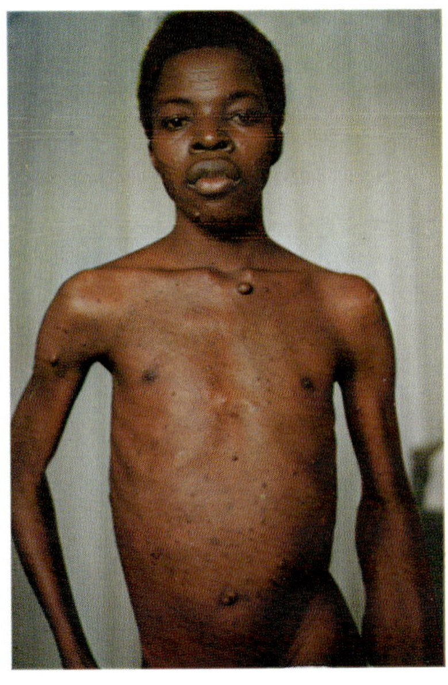

605

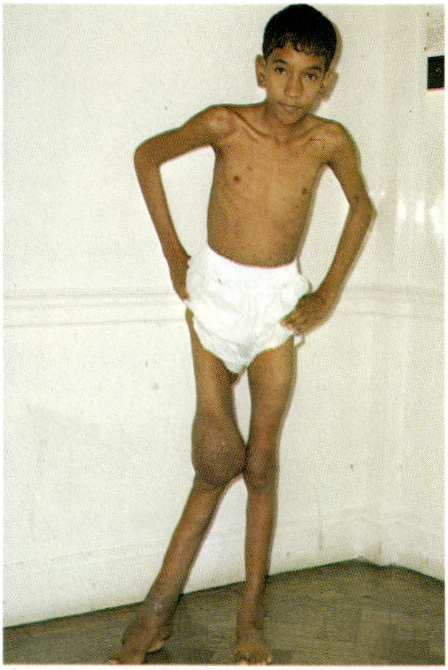

606

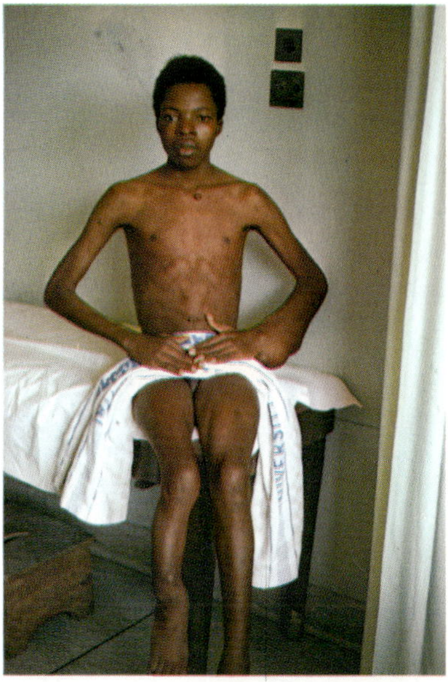

607

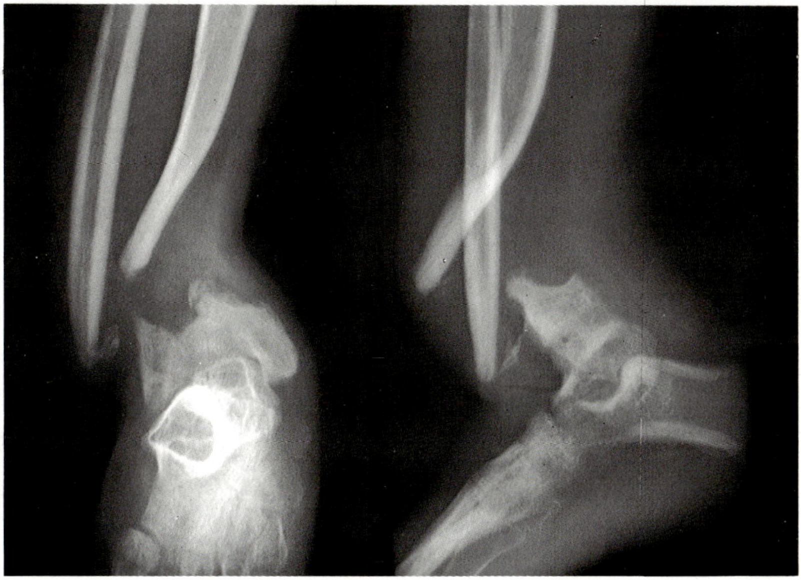

Die Brustdrüsen

Abb. 608. Akzessorische Brustwarze. Solche akzessorische Brustwarzen können überall im Bereich der Milchleiste auftreten; bei der Frau können sie sich zum Zeitpunkt der Menstruation oder der Schwangerschaft vergrößern.
Abb. 609. Fehlende linke Brustwarze. Operationsnarbe nach einer Mastektomie beim Mann wegen eines Karzinoms. Es ist wichtig, die Bedeutung der Narbe zu erkennen, da sie zu gegenwärtigen Beschwerden Beziehungen haben kann.
Abb. 610. Akute Mastitis beim Neugeborenen. Die unter dem Einfluß der mütterlichen Hormone aktive Brust des Neugeborenen ist oft Manipulationen durch eine wohlmeinende Familie ausgesetzt. Dies kann zu einer voll ausgeprägten Mastitis wie bei diesem nigerianischen Kind führen. Ein ähnlicher Mechanismus ist auch für die neonatale Menstruation verantwortlich.
Abb. 611. Neonatale Menstruation. Die Uterusschleimhaut wird durch den hohen Spiegel an mütterlichen Östrogenen sensibilisiert und stößt sich mit der Entziehung der Östrogene nach der Geburt ab; danach hört die Menstruation auf.

608

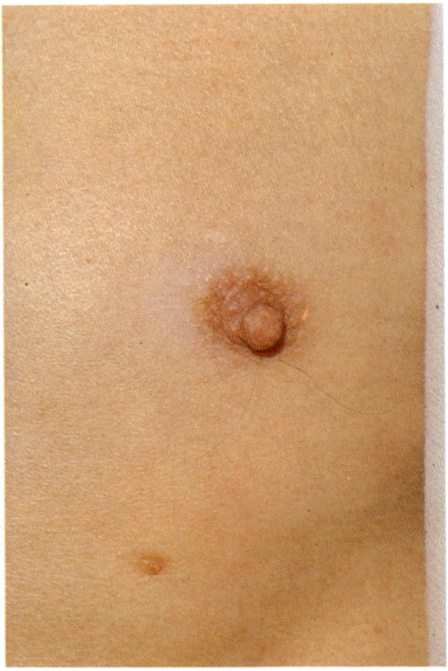

609

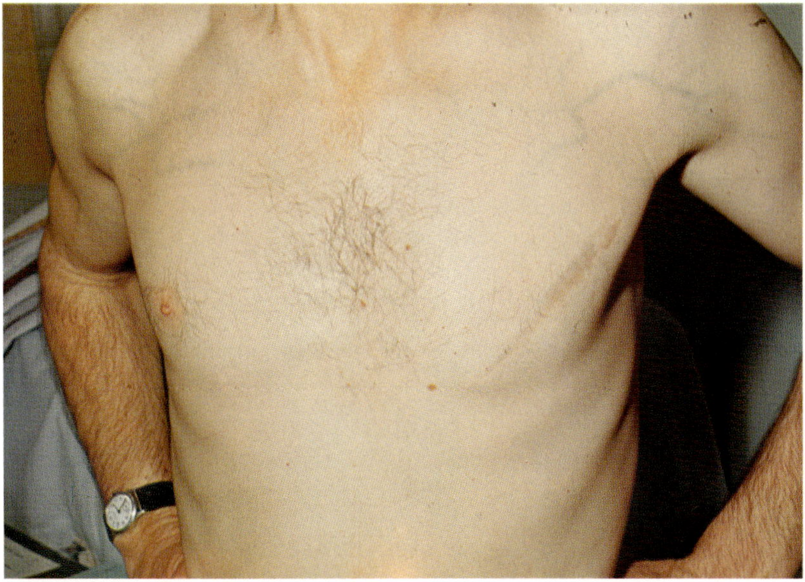

610

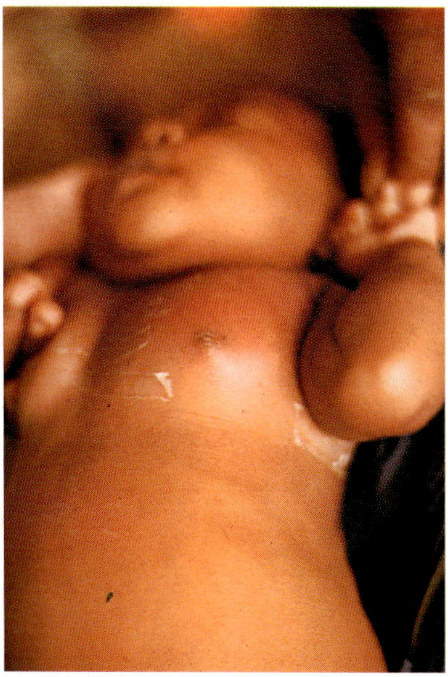

611

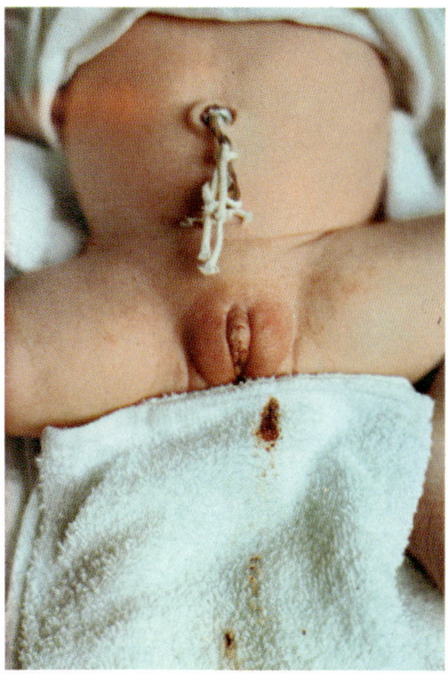

Abb. 612. Galaktorrhoe. Ein Patient mit einer Akromegalie und Hyperprolactinämie: Beachte den Milchaustritt aus der Brust, welcher durch Zusammenpressen der Brustwarze verstärkt wird. Die Galaktorrhoe kann verursacht werden durch: 1. Medikamante – Phenothiazine, orale Kontrazeptiva, Reserpin, trizyklische Antidepressiva; 2. Hypophysen-Tumoren; 3. Erkrankungen im Bereich des Hypothalamus; 4. »ektopische« Prolactin-Produktion – Lungentumoren; 5. primären Hypothyreoidismus; 6. Brustwandverletzung – Trauma, chirurgische Eingriffe, Herpes zoster, durch afferente Reflexstimulation.
Das Brustdrüsengewebe entwickelt sich unter dem Einfluß der Östrogene, dies führt zum Wachsen der Brust in der Pubertät. Zirkulierendes Prolactin führt zu stärkerer Ausbildung der Brustwarze und des Warzenhofes und später zur Sekretion.

Abb. 613. Die Fossa der Hypophyse des Patienten von 612 und eine normale Kontrolle (darunter).

Abb. 614. Gynäkomastie. Ein Patient mit einer Leberzirrhose: Spider naevi finden sich am Arm. Die Gynäkomastie kann einseitig oder beidseitig sein und muß unterschieden werden von der Pseudogynäkomastie bei Fettleibigkeit und bei Tumoren, bei denen es sich nicht um einen wirklichen Zuwachs an Brustdrüsengewebe handelt.
Ursachen: 1. Pubertät; 2. gute Ernährung nach längerer Hungerperiode oder Rekonvaleszenz nach einer schweren Erkrankung – wahrscheinlich als Folge einer Wiederaufnahme der Sekretion von hypophysären Gonadotropinen, deren Ausscheidung während der Krankheit vermindert war; 3. Hypogonadismus – primäre Hodeninsuffizienz, Klinefelter Syndrom; 4. Hodentumoren; 5. Exogene Östrogene; 6. Lebererkrankungen; 7. Medikamente – Spirolactone, Isoniazid, Reserpin u. a.; 8. andere endokrine Störungen – Hyperthyreoidismus, Diabetes; 9. nicht endokrine aktive Tumoren; 10. Hypophysentumoren.

612

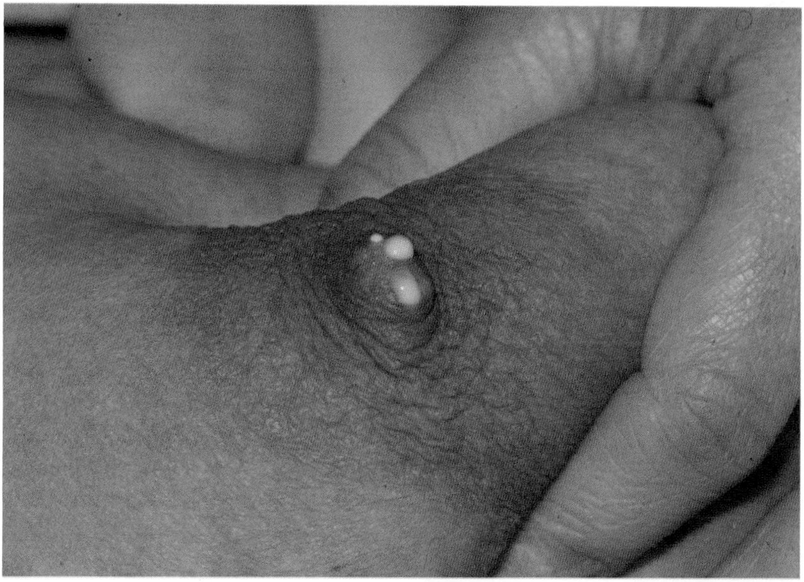

613

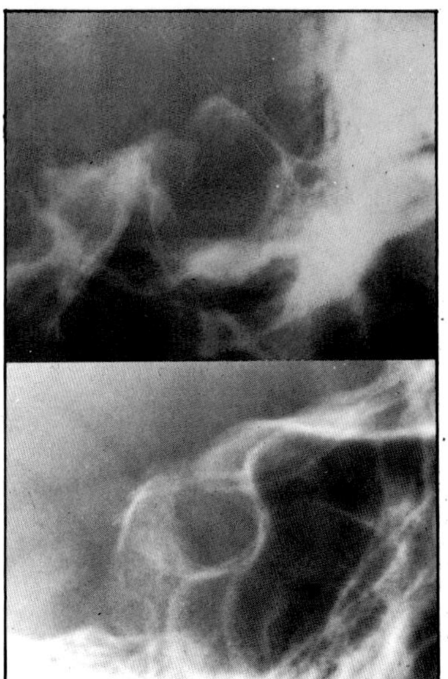

614

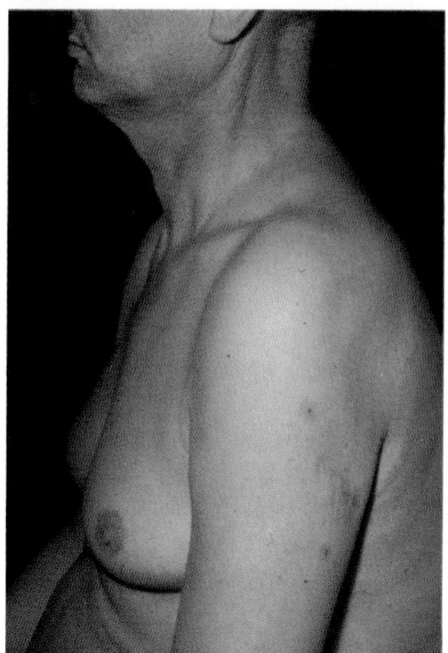

Abb. 615. Einseitige Gynäkomastie. Die Gynäkomastie entsteht physiologisch während der Pubertät mit dem Anstieg der hypophysären gonadotropen Hormone. Beim männlichen Geschlecht hört diese Sekretion dann von selbst auf. Eine Zunahme der Größe tritt auch während Schwangerschaft und Laktation sowie unter der Stimulation von hohen Prolactin-Blutspiegeln bei der Akromegalie auf.
Abb. 616. Klinefelter-Syndrom (Gonadendysgenesie). Brustvergrößerung als Folge eines Hypogonadismus.
Andere klinische Symptome sind: Oft niedrige Intelligenz; kleine, feste (erbsengroße) Hoden; kleiner Penis; schlecht ausgebildete sekundäre Geschlechtsmerkmale. (*Harry Fitch Klinefelter, Jr., geb. 1912, Beschreibung 1942.*)
Abb. 617. Rapider Gewichtsverlust mit Kachexie. Beispiel eines rapiden Gewichtsverlustes bei einem alten Mann infolge einer nicht ausreichenden Nahrungsaufnahme; die Augen sind jedoch klar, und er sieht ganz anders aus als ein kachektischer Patient mit einer malignen Erkrankung (**629**).

615

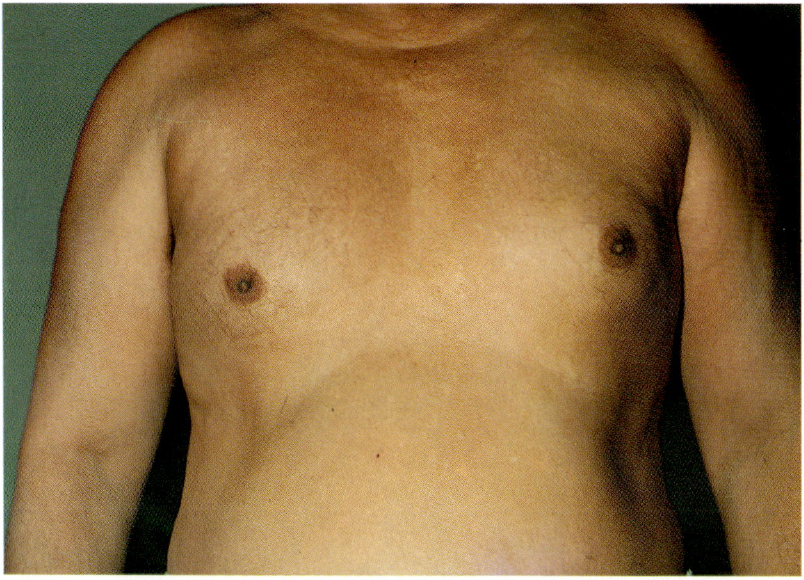

616

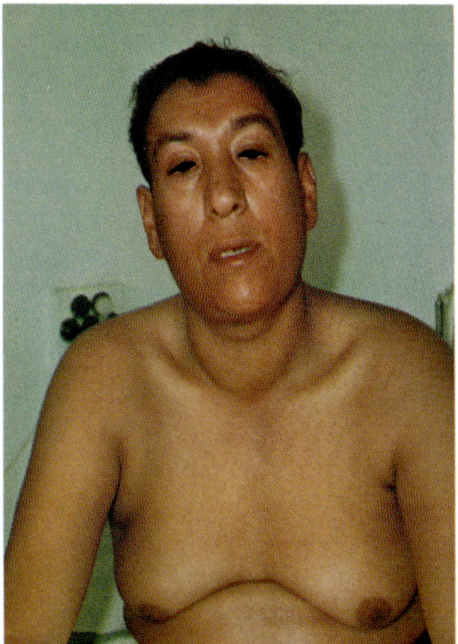

617

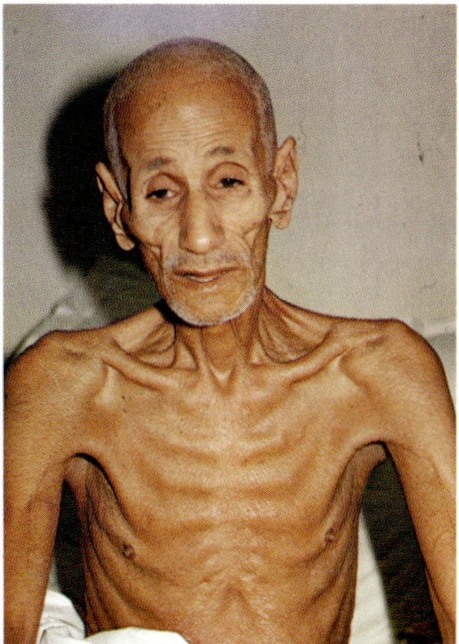

Nachdem man die Vorderseite des Brustkorbes untersucht hat, zieht man im allgemeinen den Oberkörper des Patienten nach vorn und untersucht ebenso methodisch die Rückseite. Gleichzeitig überprüft man auch das Kreuzbein und die Lenden.

Abb. 618. Dekubitus bei Bettlägerigkeit. Ergebnis einer schlechten Krankenpflege bei einem kachektischen Patienten, der auf dem Rücken lag – die Rippen traten hervor und führten zu den Druckgeschwüren. Beachte die Stellen, wo der Dekubitus auftritt. Untersuche immer diese Gebiete, das Sakrum, die Trochanteren, die medialen Kondylen, Femur, Fersen und die Malleolen bei jedem schwerkranken, hinfälligen Patienten – besonders dann, wenn die Besetzung mit Pflegepersonal unzureichend ist. Die frühen Zeichen der Rötung können dann rasch erkannt werden, bevor die Haut aufbricht.

Abb. 619. Ödempolster im Bereich des Os sacrum. Wenn man den Rücken untersucht, bietet sich auch die Gelegenheit, nach eindrückbaren Ödemen über dem Os sacrum zu fahnden. Wenn man den Patienten zuerst in der Praxis oder der Ambulanz sieht, ist er aufrecht und in Bewegung legt man ihn für 24 Std. ins Bett, so kann das Knöchelödem verschwinden; es kann jedoch – wenn man danach sucht! – im Bereich des Os sacrum wiedergefunden werden, wo man seine endgültige Elimination überwachen kann.

Abb. 620. Spina bifida occulta. Das Büschel Haare über einer Spina bifida kann ein Hinweis sein bei Patienten mit neurologischen Symptomen im Bereich der Beine oder Schwierigkeiten mit der Blase, die eine neurologische Beteiligung vermuten lassen.

618

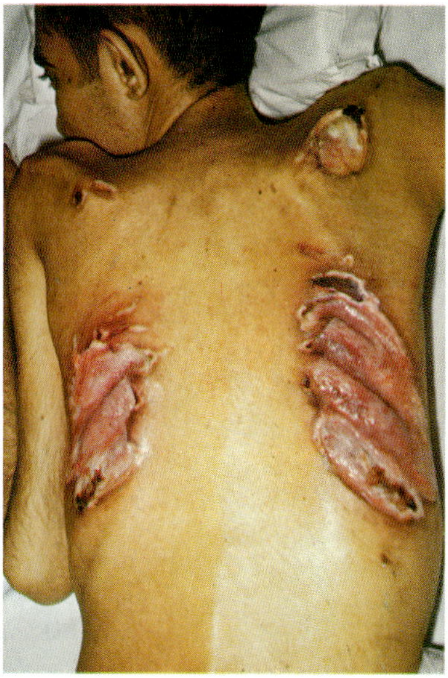

619

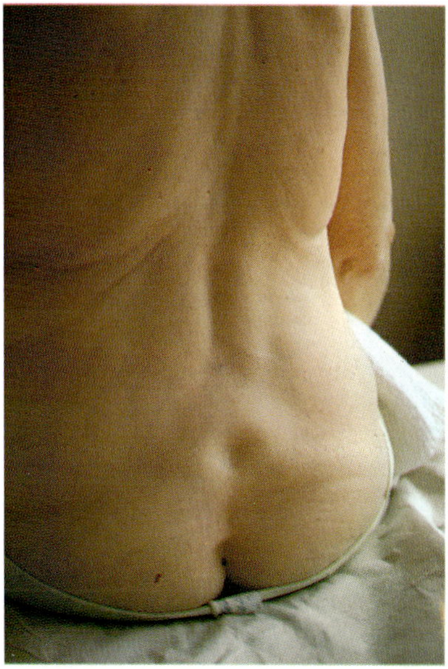

620

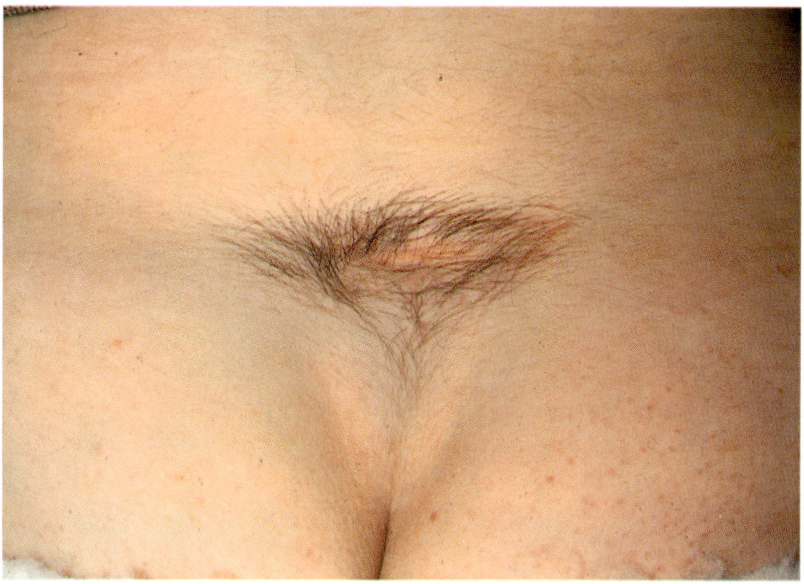

Abb. 621. Steißbeindermoidzyste (Pilonidalsinus). Häufigster Befund ist das überschießende Granulationsgewebe an der Öffnung der Fistel und die starke Behaarung im Bereich der Gesäßspalte.

Abb. 622. Psoriasis. Sie kann auch im Bereich des Sakrums auftreten. Es kann sich dabei um die einzige Stelle der aktiven Erkrankung zum Zeitpunkt der Untersuchung des Patienten handeln.

Abb. 623. Paranephritischer Abszeß. Der Lendenbereich ist ausgefüllt, er wölbt sich vor und zeigt eine deutliche Rötung. Es handelt sich um einen diabetischen Patienten im präkomatösen Zustand.

621

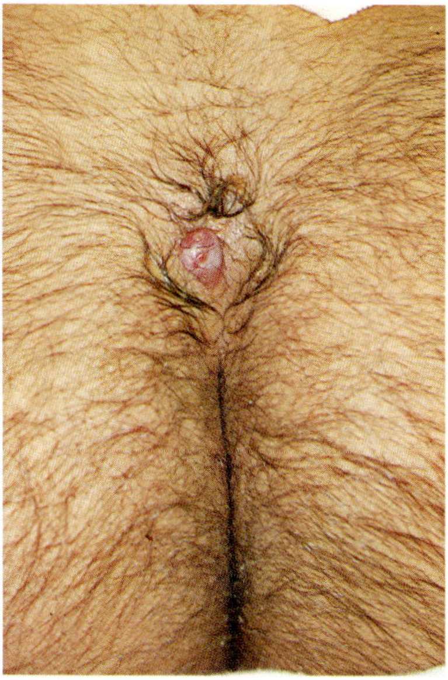

622

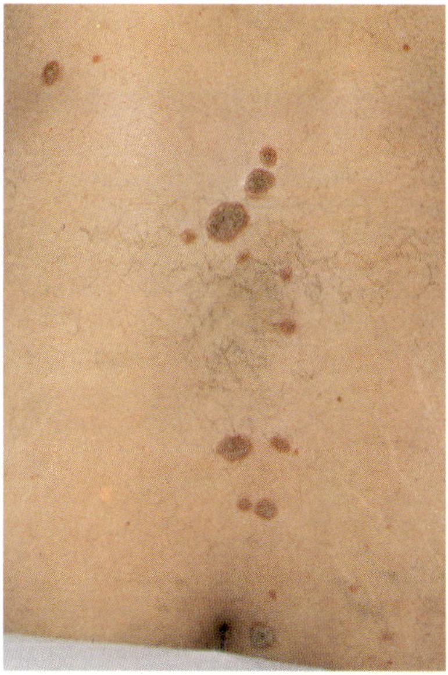

623

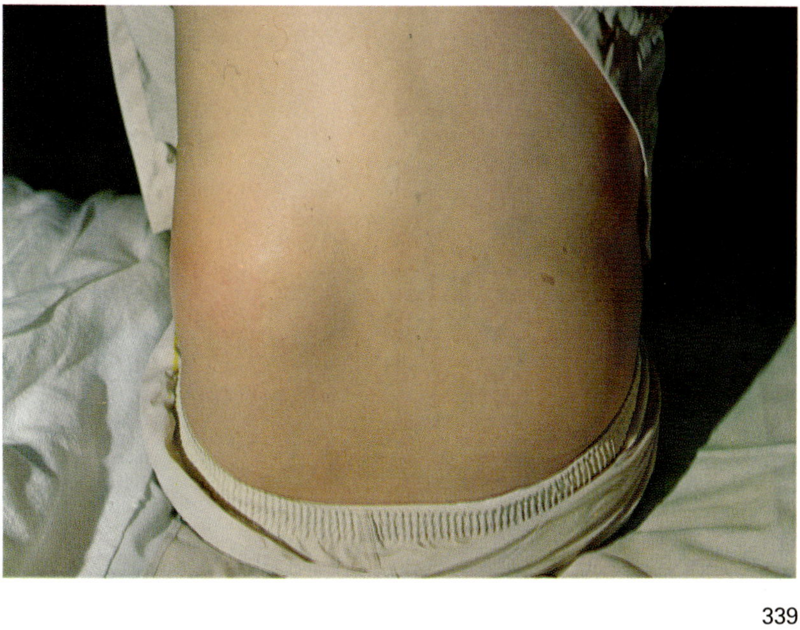

Das Abdomen

Untersuchung des Abdomens

Die Haltung der Hand

Der sensibelste Teil der Hand ist der Bereich der Fingerspitzen. Wenn alle 4 Finger dicht nebeneinander gehalten werden, ist die Sensibilität am größten, da kein sensorischer Zwischenraum besteht, in dem etwas unbemerkt vor sich gehen könnte (**624**). Hand und Unterarm sollten gerade gehalten werden (**625**). Wenn das Handgelenk gebeugt wird und nur die Fingerspitzen verwendet werden, erhält man weniger Informationen. Die Fingerspitzen werden nur dann allein verwendet, wenn man durch Flüssigkeit »taucht«, um ein Organ gegen den Handteller zu drücken und es so zu identifizieren. Ellenbogen und Hand hält man parallel zur Bauchwand, obwohl dies manchmal bedeutet, daß man auf dem Fußboden knien muß, um sicherzugehen, daß man die palmaren Fingeroberflächen verwendet. Man denkt und tastet gleichzeitig und macht sich in seiner Vorstellung ein Bild, das die Fragen beantwortet: Wo ist der Prozeß lokalisiert? Größe? Form? Beweglichkeit? Ränder? Resonanz und Schmerzhaftigkeit?, so daß man nicht ein zweites Mal palpieren muß.

Besondere Gesichtspunkte bei der Palpation

Die Leber. Wahrscheinlich ist sie das Organ, das der Anfänger am leichtesten tasten kann. Wenn sie allerdings weich und nicht fest ist, kann man, falls einem nicht der Rand der Leber über die Finger schnellt, nicht sicher sein, daß sie vergrößert ist; man kann es nur vermuten. Man beginnt mit der Untersuchung immer im rechten Unterbauch, um sicherzugehen, daß man den Leberrand unter die Finger bekommt, wenn er sich nach oben bewegt; man tastet ihn mit der radialen Seite der Fingerspitzen. Naturgemäß bestehen beim Vorliegen einer großen, festen Leber keine Schwierigkeiten; aber das Einhalten der besprochenen Methode ist eine Gewähr dafür, daß man wirklich die Leber tastet. Man darf nicht annehmen, daß alle Resistenzen im rechten Oberbauch von der Leber herrühren; z. B. kann auch die Gewebsmasse über den Nieren nach unten kippen, was differentialdiagnostisch in Erwägung zu ziehen ist.

624

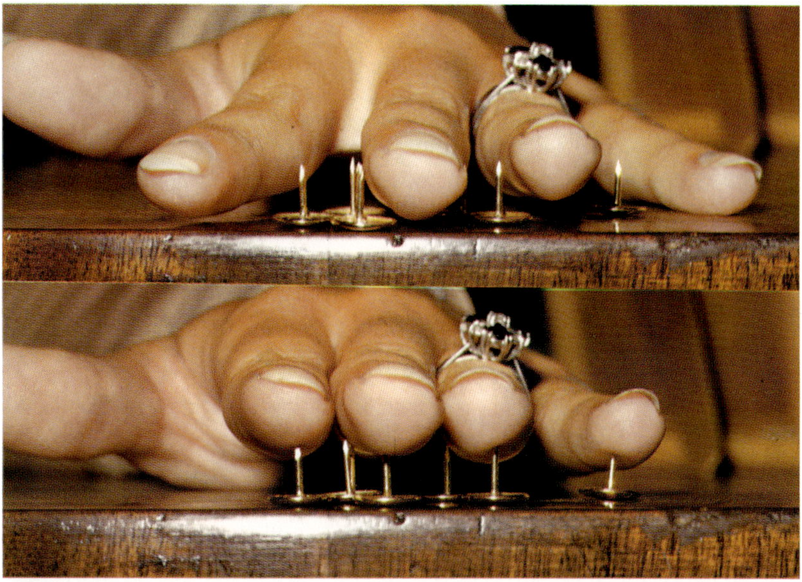

625

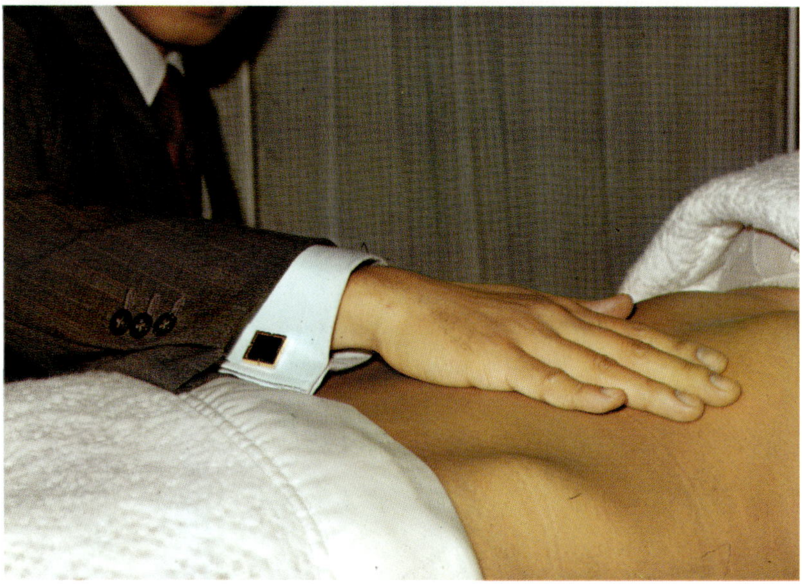

Die Milz (626). Die vergrößerte Milz lugt unter dem linken Rippenbogen zwischen der Medioklavikularlinie und der vorderen Axillarlinie hervor. Beim tiefen Einatmen wird die Milz durch die Zwerchfellkuppel nach unten gedrückt und erscheint dann am Rippenbogenrand. Die Finger (**627**) sollten eine Fortsetzung der Rippen bilden, so daß die nach unten kommende Milz an ihnen entlanggleitet und getastet werden kann. Wenn man zu kräftig palpiert, entgeht einem eine weiche Milz, oder man hält irrtümlicherweise die 11. Rippe oder den Rand des M. obliquus abdominis externus im Kontrakturzustand für die Milz. Leichter Druck läßt eine schmerzhafte Milz besser erkennen. Die andere Hand hält man so, daß die Rippen stabilisiert werden (s. **627**). Viele andere Stellungen sind vorgeschlagen worden, um die Milz zu tasten, z. B. Seitenlage etc.

Zwei zusätzliche Punkte sind zu beachten: Man sollte für eine ausreichende Bewegung des Zwerchfells sorgen, das heißt, man muß den Patienten lehren, wirklich tief unter Betätigung des Zwerchfells einzuatmen (ohne eine Hyperventilationstetanie zu provozieren). Dies ist nicht immer leicht, da häufig erst die letzten 100 ml des Atemzuges eine nur wenig vergrößerte Milz zur Darstellung bringen. Der zweite Punkt ist, den Rippenbogenrand zu perkutieren, wenn man glaubt, man taste die Milz; Dämpfungen im Bereich des Rippenbogenrandes, welche mit der Atmung kommen und gehen, sind weitere Beweise. Schließlich, wenn man die Milz nicht tastet, sollte man sich immer vergewissern, daß sie nicht *sehr* groß ist und sich über das ganze Abdomen erstreckt; man tastet dann vom rechten Unterbauch in Richtung zum linken Rippenbogen – eine sehr große Milz kann man auch irrtümlich für einen Nierentumor halten.

Beachte bei der Milz: 1. Sie tritt unter dem linken Rippenbogen hervor; 2. man kann nicht oberhalb der Milz weiterpalpieren; 3. bei Perkussion ergibt sich eine Dämpfung; 4. sie hat einen eingekerbten medialen Rand.

626

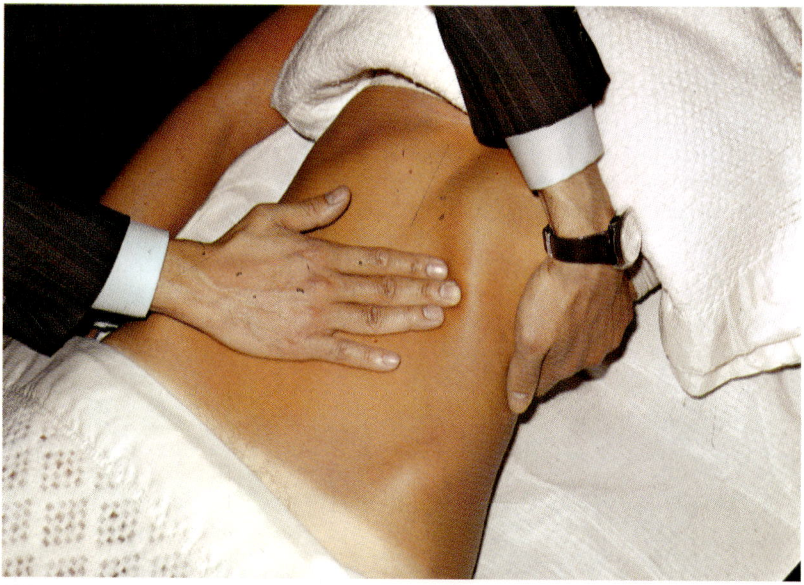

627

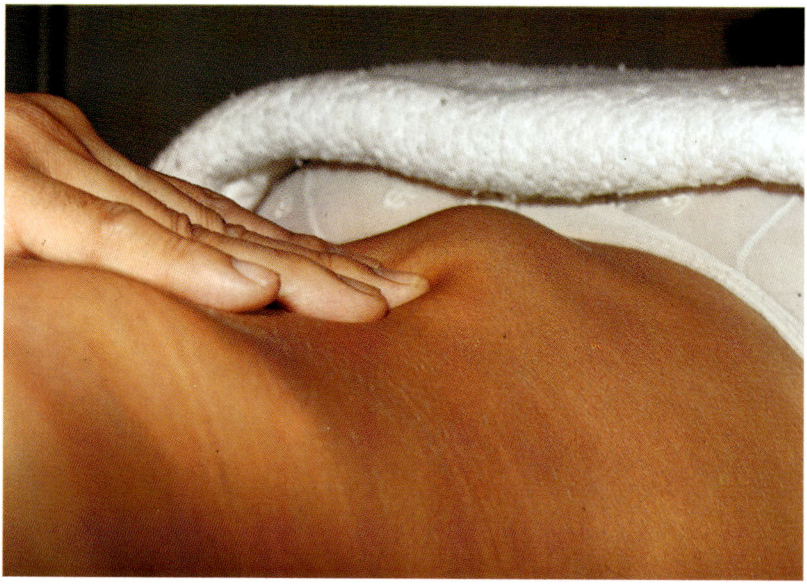

Die Niere. Ein häufiger Fehler ist, daß man nicht grundsätzlich bimanuell palpiert, wenn man routinemäßig das Abdomen untersucht. Die Niere ist wahrscheinlich das Organ, das am schwierigsten zu tasten ist, wenn es nur geringfügig vergrößert ist, wobei es sich sogar als noch schwieriger erweist, die Grenze zwischen normal und anormal festzulegen. Die Nieren bewegen sich mit der Atmung. Die unteren Pole können unter normalen Bedingungen bei einem schlanken Patienten mit guter Zwerchfellatmung getastet werden. Das Wesentliche der Untersuchung (**628**) ist das mit der linken Hand Ertastete, wobei die Hand in der Lende liegt, so daß man die Niere bimanuell untersuchen kann. Folgerichtig müssen die Hände nahe genug gegeneinander gepreßt werden, daß der Abstand zwischen ihnen nur noch der Dicke der Niere entspricht. Um das zu erreichen, muß der Patient völlig entspannt sein. Oft entspannt er sich besser, wenn man ihn zum Sprechen bringt. Die rechte (obere) Hand drückt dann mit jedem Atemzug immer tiefer in den Bauch, so daß sich die beiden Hände mit jeder Inspiration einander weiter nähern.

628

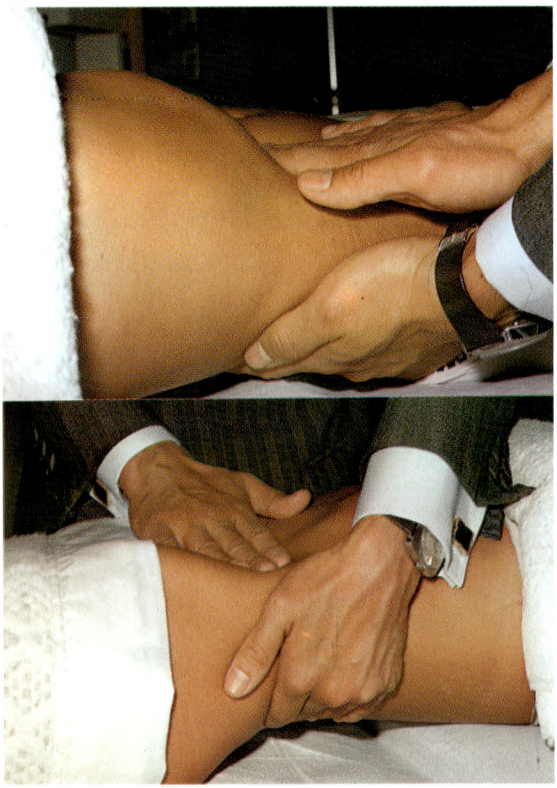

Das Vorgehen bei der Untersuchung des Abdomens

Schauen Sie die Beine an. Findet sich ein Ödem? (Dies kann auf eine Leberzirrhose oder auf Tumoren im Beckenbereich hinweisen.)

Schauen Sie auf die Hände. Findet sich ein Palmarerythem oder eine Kontraktur? Sind die Nägel weiß, braun?

Schauen Sie auf die Haut. Finden sich dort Zeichen einer Lebererkrankung, Gelbsucht, Schwangerschaftsstreifen, Spider naevi?
Untersuchen Sie die Fossa supraclavicularis. Finden sich dort Drüsen? (Die Lymphdrainage vom Magen führt über die linke Fossa supraclavicularis.)
Schauen Sie den Nabel an. Untersuchen Sie ihn auf Ausstülpungen, Hernien und Knotenbildungen.

Schauen Sie die Schattenbildung im Abdominalbereich an. Wenn man schräges Licht auf das Abdomen fallen läßt, kann man das Schattenspiel im Bereich der Abdominalwand sehen und evtl. atemkonforme Veränderungen durch Tumoren, die sich hinter der Bauchwand bewegen, erkennen. Man kann sehr viel sehen, und oft sieht man mehr als man fühlt. Vor allen Dingen soll man die Bewegung der Bauchwand in Beziehung zur Atmung beobachten (sie ist stark reduziert bei Reizzuständen innerhalb der Bauchhöhle): die sich verändernden Schatten bei sichtbarer Peristaltik – ein Spätzeichen bei Ileus, aber ein normaler Befund bei solchen mit einer Rektusdiastase oder einer dünnen Bauchwand. Weiterhin beachte man die Konturen des Bauches: Symmetrie – Flüssigkeit, Flatus, Fötor; Asymmetrie – ein vergrößertes Bauchorgan oder ein Tumor.

Palpation. Wenn man kalte Hände hat, soll man zunächst durch die Decke palpieren. Die Region, wo man den Schmerz vermutet, sollte man als letzte untersuchen, denn wenn man bei dem Patienten gleich am Anfang Schmerz ausgelöst hat, wird er sich aus Angst vor weiterem Schmerz nicht ausreichend entspannen. Man soll den Gesichtsausdruck des Patienten auf das früheste Zeichen einer Schmerzempfindung hin genau beobachten; die Prüfung auf Loslaßschmerz führt man erst am Ende der Untersuchung durch.

Perkussion. Mit ihrer Hilfe kann man die Lebergrenzen (sowohl die oberen, wie die unteren) finden und die Milz, die Blase, den Uterus usw. überprüfen. Es ist am besten, wenn man die Untersuchung im Bereich der guten Klopfschallresonanz beginnt und zum Bereich der starken Dämpfung fortschreitet. Am Anfang sollte man das Abdomen nur leicht abklopfen.

Auskulation. Diese Untersuchung hat nur Sinn, wenn man sie regelmäßig durchführt. Man palpiert stets das Abdomen, warum soll man es nicht auch abhören?

Das Fehlen von Geräuschen kann man dann richtig interpretieren; ebenso kann man normale Darmgeräusche von Überaktivitätsgeräuschen unterscheiden.
Man soll auf folgende Geräusche achten: 1. im Bereich der A. femoralis; 2. im Bereich der Leber – Hepatom; 3. im Bereich der A. coeliaca – es kann normal sein oder ein Hinweis auf eine ischämische Kolitis; 4. im Bereich der A. renalis – bei einer Hypertension soll man das Abdomen und die Nierengegend auskultieren; 5. das plätschernde Geräusch bei einer Pylorusstenose.

Das aufgetriebene Abdomen

Flüssigkeit in der Peritonealhöhle (Aszites). Die Symptome sind: Allgemeine Distension des Abdomens, das sich wie eine »Wärmflasche« anfühlt; Eversion des Nabels; Verschiebung der Dämpfung (man muß erst die Dämpfung im Bereich der Flanken demonstrieren, um die Verschiebung dann auch sicher feststellen zu können); Schwirren der Flüssigkeit – dies weist gewöhnlich auf einen Aszites hin, kann aber auch beweisen, daß es sich bei einem Tumor um eine mit Flüssigkeit gefüllte Zyste handelt.
Schematische Darstellung der Befunde bei Aszites:

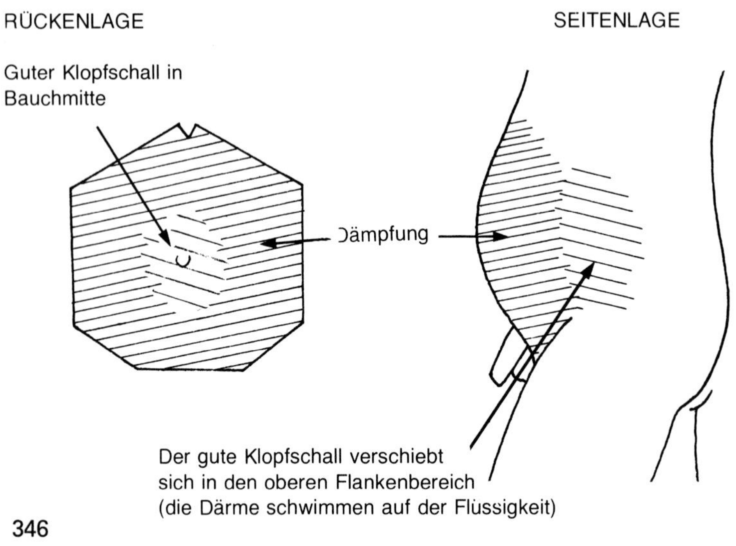

Allgemeine Darmdistension. Die Symptome sind: Zunahme des Bauchumfanges; Klopfschall über dem gesamten Abdomen.

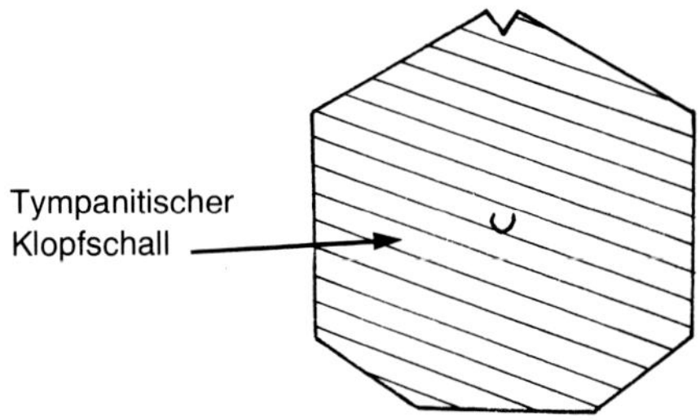

Ovarialzyste / Schwangerschaft und Fibrom / große Blase. Alle zeigen die gleichen physikalischen Symptome. Die Differentialdiagnose sollte aufgrund der Anamnese gestellt werden.
Die Perkussion zeigt, daß der Tumor aus dem kleinen Becken kommt: 1. Er verschiebt sich nicht mit der Atmung; 2. man kann ihn nicht nach unten abgrenzen; 3. deutliche Klopfschalldämpfung; 4. die Existenz des Tumors muß rektal und vaginal bestätigt werden; 5. bewegt der Tumor die Cervix?

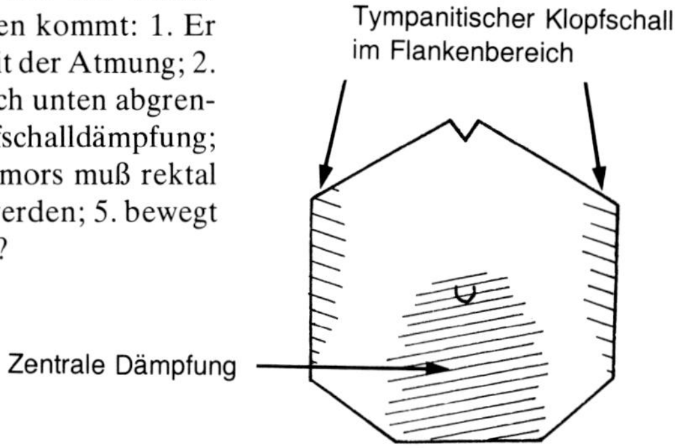

Organmassen, die sich mit der Atmung verschieben

Sie werden entweder durch das Zwerchfell selbst oder durch andere Organe, die ihrerseits vom Zwerchfell bewegt werden, verschoben.

Die Leber. Merkmale: Sie reicht vom rechten bis zum linken Rippenbogen, nach unten bis zur rechten Fossa iliaca; die Ränder sind glatt und regelmäßig; sie bewegt sich mit der Atmung; die Oberfläche ist glatt (bei Zirrhose knotig, bei Metastasen zeigt sie sog. Krebsnabel); beim Palpieren ist die obere Lebergrenze nicht zu tasten.
Merke: Man soll sich nicht zur Diagnose einer großen Leber verleiten lassen, wenn man den Rand des Riedelschen Leberlappens lateral tastet.

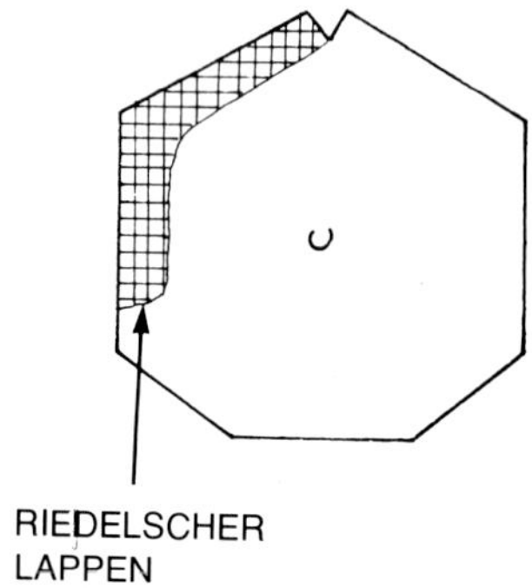

Die Milz. Man muß mit der richtigen Technik an der richtigen Stelle unter dem linken Rippenbogen suchen, im Zweifelsfall mit Hilfe der Perkussion. Man läßt den Patienten mit starker Beteiligung des Zwerchfells durchatmen und überzeugt sich, daß man nicht den M. obliquus abdominis ext. oder die Spitze der 12. Rippe tastet.

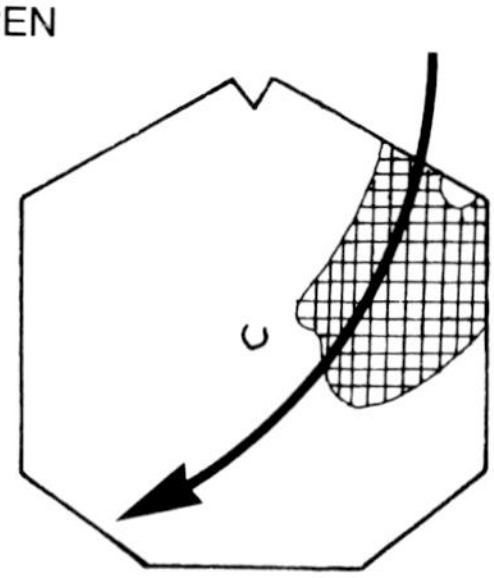

Die Niere. Bei gesunden Personen kann man die unteren Pole tasten. Die Niere wird bimanuell mit der einen Hand an der Lende palpiert, wobei man sich auf die Ergebnisse dieser Hand konzentriert. Außerdem horcht man vorn und hinten auf arterielle Geräusche.

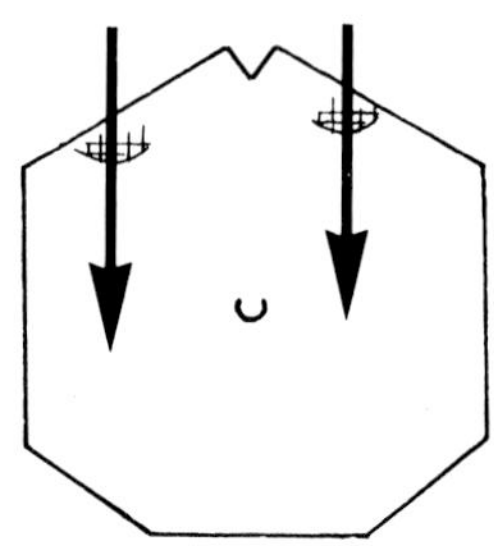

Die Gallenblase. Merkmale: Sie findet sich unter dem rechten Rippenbogen, ist eiförmig und bewegt sich mit der Atmung.

Fäzes. Man kann sie eindrücken, und sie verschwinden nach einem Einlauf.

Resistenzen in der Bauchmitte

Es kann sich dabei handeln um: Lymphdrüsen; eine Pankreaszyste (sie bewegt sich nicht); eine Mesenterialzyste (sie bewegt sich diagonal, entsprechend der Lage des Mesenteriums; s. Abbildung unten); eine zentral an der Wirbelsäule gelegene Masse, über der die Aorta liegt, findet man häufig bei Patienten (die Aorta pulsierend, das Aneurysma mit expansiver Pulsation). Eine Resistenz im Epigastrium kann sein: Magen, Pankreas, Lymphdrüsen oder Leber. Liegt eine Resistenz in der rechten oder linken Fossa iliaca oder in der Peripherie des Abdomens vor, sollte man immer erst einen Einlauf durchführen, besonders wenn man diese Masse eindrücken kann; es handelt sich dann meistens um Fäzes.

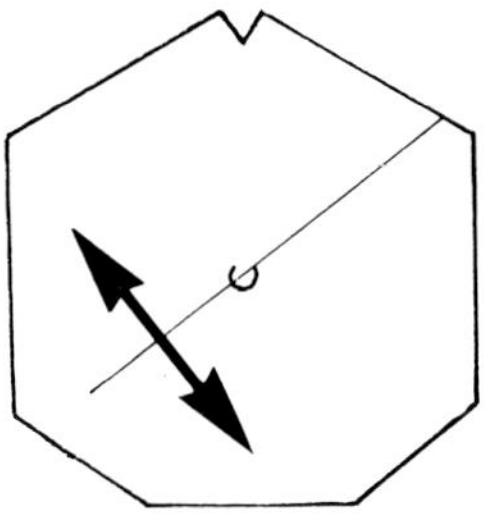

Differentialdiagnose

Große Milz. Sie hat an ihrem medialen Rand eine Einkerbung und reicht vom linken Rippenbogen bis zur rechten Fossa iliaca.

Große Leber. Sie hat einen charakteristischen Rand; man kann sie nach oben nicht abgrenzen.

Große Niere. Man palpiert bimanuell. 1. Die Hand im Rücken fühlt, daß die Niere sich mit der Atmung bewegt, die vordere Hand preßt die Niere nach dorsal gegen die hintere Hand – im genauen Gegensatz zu der Bewegung, mit welcher man ein Stück nasse Seife aus den geschlossenen Händen quetscht. 2. Die Perkussion ergibt einen guten Klopfschall – das Kolon führt über die Niere hinweg.

Großer Tumor. Zunächst untersucht man Milz, Leber und Niere und grenzt diese voneinander ab, um den Ausgangspunkt des Tumors bzw. das befallene Organsystem zu erkennen. Dies ist oft schwieriger als die Diagnose der zugrundeliegenden Erkrankung. Erst wenn man entschieden hat, welches Organ betroffen ist oder in Beziehung zu dem Tumor steht, kann man entscheiden, welche weiteren Untersuchungsmaßnahmen in welcher Reihenfolge durchgeführt werden müssen.

629

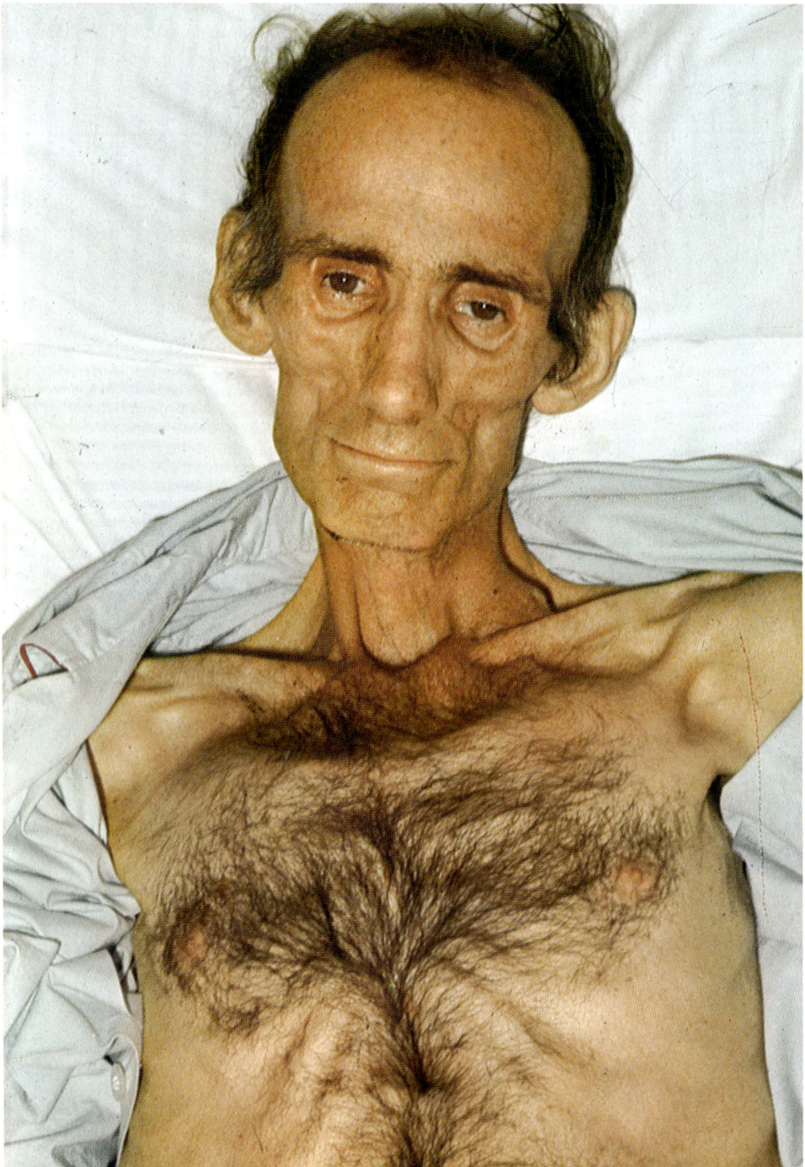

Abb. 629. Troisiersches Zeichen (Virchowsche Drüse). Vergrößerung der Lymphdrüse in der linken Fossa supraclavicularis bei einem Patienten mit Magenkarzinom. Die Drainage vom Magen führt gerade nach oben. Auch wenn man keinen Tumor im Bereich des Magens findet, sollte man immer diese Region abtasten, wenn man den Verdacht auf ein Magenkarzinom hat. (*Charles Emile Troisier, 1849–1919.*)

Abb. 630 u. 631. Das Hauptsymptom war ein Ödem im rechten Bein. Auch geringfügige Beinödeme als Folge des Druckes auf Lymphwege und Venen können auftreten durch einen Tumor im Beckenbereich, der bei der Untersuchung des Abdomens nur schwer zu finden ist.

Dieses junge Mädchen aus Zypern, Arbeiterin in einer Kleiderfabrik, klagte über Schwere im rechten Bein am Ende des Arbeitstages. Sie betrieb ihre Nähmaschine mit dem rechten Fuß. Es fanden sich keine örtlichen Ursachen für das Ödem, das Abdomen war bei der Palpation normal, die rektale Untersuchung unauffällig, sie hatte auch keine Hämoglobinopathie; das einzige andere Symptom waren gelegentliche Schwierigkeiten bei der Miktion. Die Röntgen-Kontrastdarstellung der Nierenhohlsysteme zeigte einen Tumor im Bereich des kleinen Beckens, welcher später auch bei der vaginalen Untersuchung gefunden wurde. Die Lehre, die man aus dieser Geschichte ziehen muß, bedarf keiner weiteren Erklärung.

630

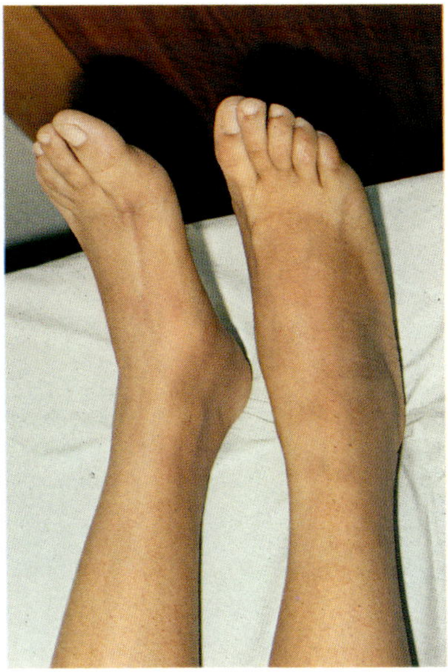

631

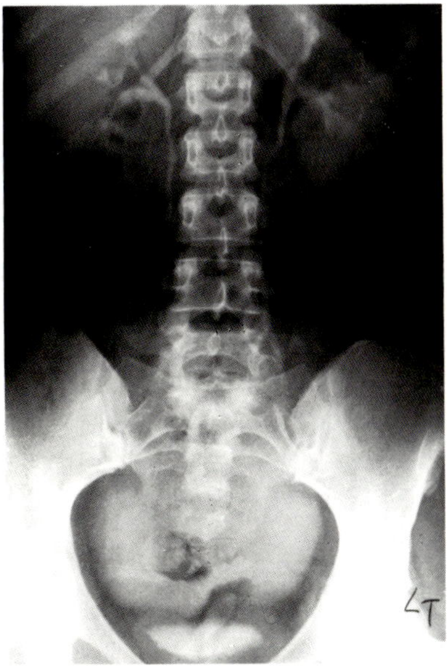

Abb. 632. Striae distensae (Distensionsstreifen). Sie finden sich am Abdomen, am Gesäß, an den Oberschenkeln, den Brüsten und den Oberarmen. Am häufigsten sieht man sie bei: Fettleibigkeit; Schwangerschaft (Striae gravidarum); Cushing-Syndrom; allgemeiner Behandlung mit Steroiden und ACTH; lokaler Anwendung von Steroiden.
Die Farbfolge ist weiß – rosa – rot – tief dunkelrot – weiß. Bei den obengenannten Erkrankungen handelt es sich um eine Veränderung im Bereich der Glucocorticoide der Nebenniere. Sitz und Richtung der Streifen stehen in Beziehung zur mechanischen Spannung der Haut (Spaltlinien) infolge der Gewichtszunahme, ein sehr wichtiger Faktor, zu dem noch die Unterdrückung der Fibroblastenaktivität und eine Veränderung im Verhalten der Kollagensubstanz der Haut kommt. Histologisch fehlen elastische Fasern in der Mitte solcher Veränderungen, am Rand sind sie aufgerollt. Die Dermis ist verdünnt, und die Kollagenfasern weichen auseinander.
Abb. 633. Kauterisation (Verbrennungen). Der Anblick, den dieses Abdomen bietet, sollte nicht verwirren. Er weist hin auf: 1. Bauchschmerzen und zwar 2. generalisierte, 3. wahrscheinlich schon lang bestehende; 4. sie lassen zuweilen nach, aber nur für kurze Zeit; 5. die Tatsache, daß die Patientin Sie aufgesucht hat, zeigt, daß die Therapie nicht erfolgreich war und sie sich dafür entschieden hat, sich dem »Teufel« anzuvertrauen, den sie *nicht* kennt.

632

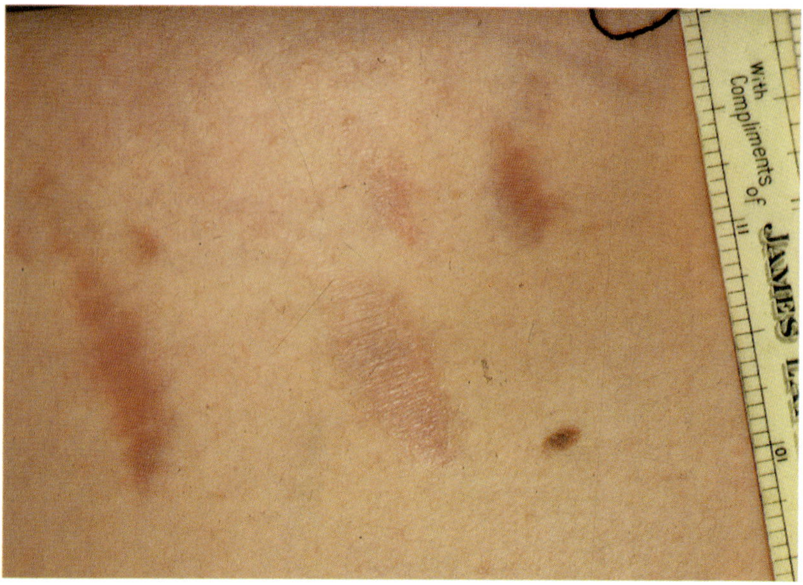

633

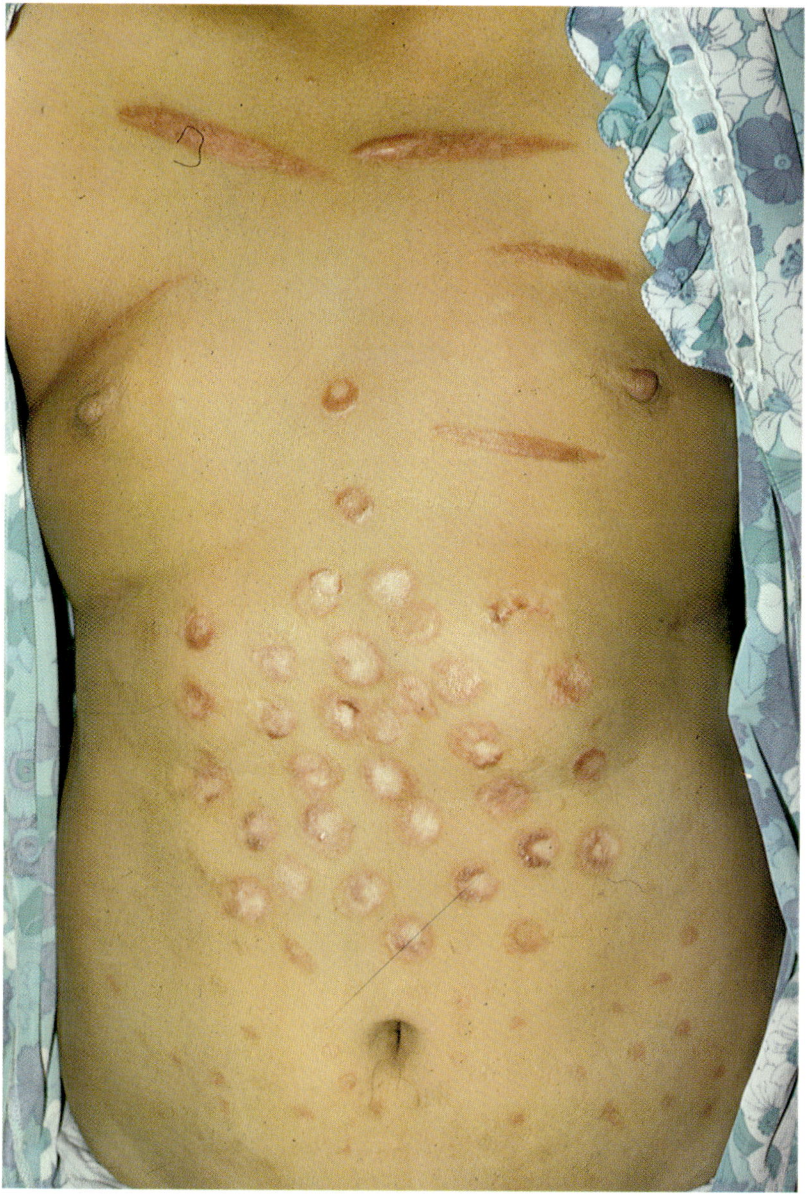

Die Untersuchung des Nabels kann überraschende Hinweise auf eine Erkrankung geben. Akute Entzündung, sekundäre Ablagerungen, Sekretionen als Folge einer mangelnden Körperhygiene oder Erweiterung der Venen (Caput medusae) sind auf einen Blick zu sehen.

Abb. 634. Nabelhernie. Der normale Nabel ist invertiert. Liegt eine Ausstülpung des Nabels vor, so kann dies Folge sein von: 1. Nabelbruch; 2. Zunahme des Bauchhöhleninhalts – Flüssigkeit, Gasansammlungen, Fettansammlung im Eingeweidebereich, Tumor.
Diese Hernie kann verursacht sein durch angeborene allgemeine Gewebsschwäche und tritt häufig auf bei: unterernährten afrikanischen Kindern; Fettleibigkeit, vielleicht verbunden mit einer angeborenen Schwäche im Nabelbereich; Aszites, wobei eine vorher unbemerkte Nabelhernie sich beim Stehen mit Flüssigkeit füllen kann (**650**).
Im vorliegenden Fall wurde die Distension des Abdomens durch eine tuberkulöse Peritonitis mit Aszites hervorgerufen. Der geschlängelte Wurm unter der Haut ist ein Medinawurm (Dracunculus medinensis), welcher steckengeblieben und verkalkt ist (s. **738**).
Abb. 635. Nabelsepsis. Die Nabelschnur wurde mit einer alten, zerbrochenen Rasierklinge durchtrennt und Schmutz und Dung als erste Wundversorgung aufgelegt. Es findet sich eine ausgeprägte Phlegmone der Abdominalwand. Beachte die »Orangenhaut« als Folge der Behinderung der Ausdehnung des Ödems durch die Hautsepten.
Abb. 636. Nabelsepsis. Die Erkrankung findet sich sehr häufig in West-Afrika, wo es Sitte ist, die Nabelschnur mit einem Stück Bambus zu durchtrennen und Kuhmist als Verband aufzulegen. Dies führt zur Sepsis und dient häufig auch als Eintrittspforte für Tetanus beim Neugeborenen.
Abb. 637 u. 638. Sekundäre Ablagerung im Nabelbereich. 1. Korpuskarzinom des Uterus, 2. Ovarialkarzinom. Zellen von Primärtumoren im Abdominalbereich können durch den Nabel sickern und dort zu tastbaren Metastasen anwachsen. Man muß genau hinsehen und abtasten, da die Nabelmetastasen oft tief in der Nabelnarbe sitzen. Bei diesen zwei Patienten war die Nabelmetastase der erste Hinweis auf die Erkrankung.

634

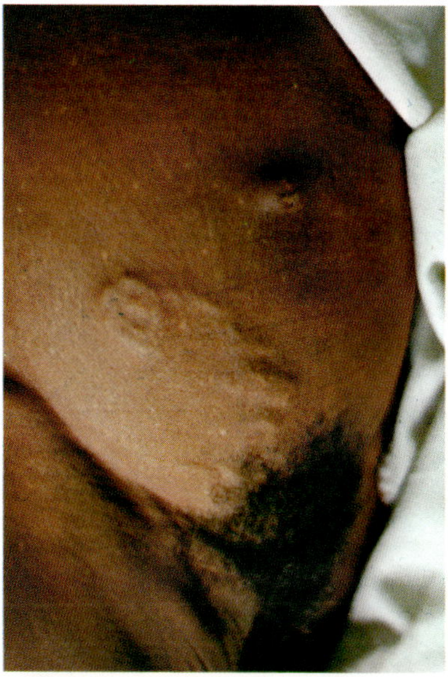

636

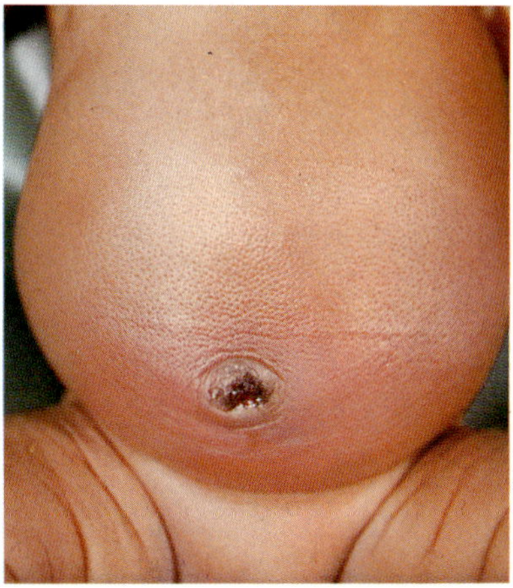

637

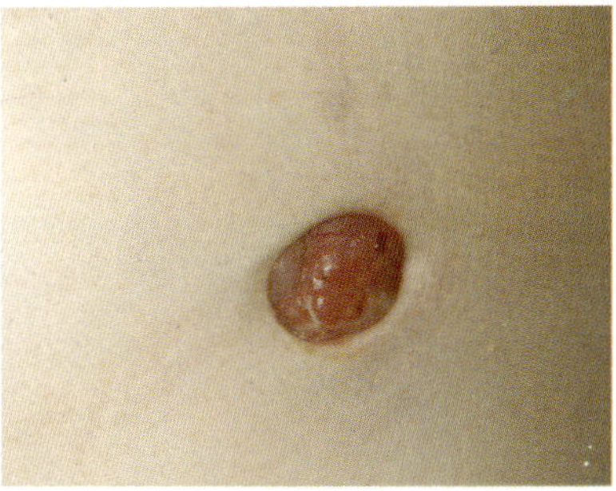

635

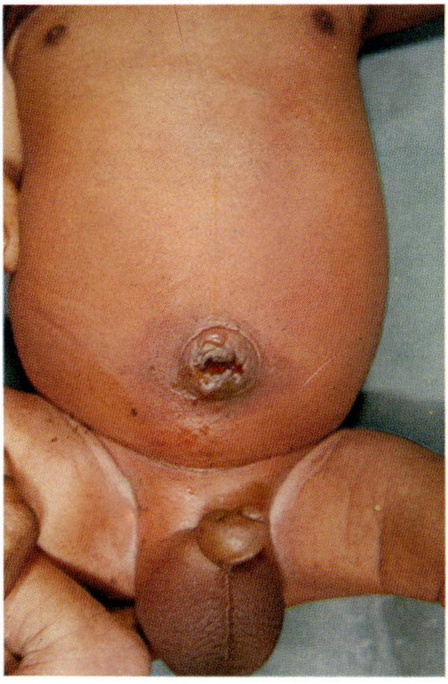

638

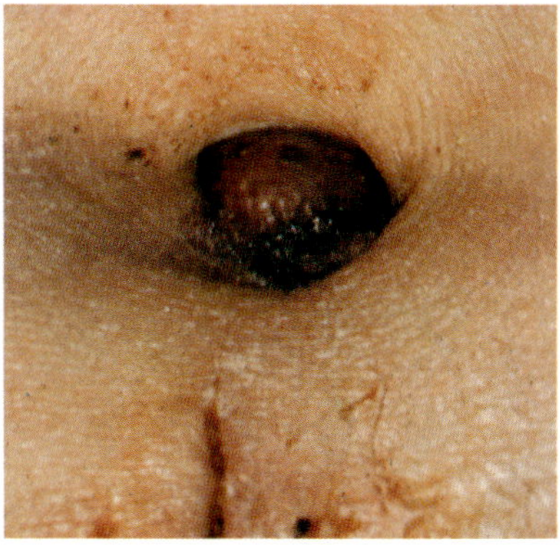

639

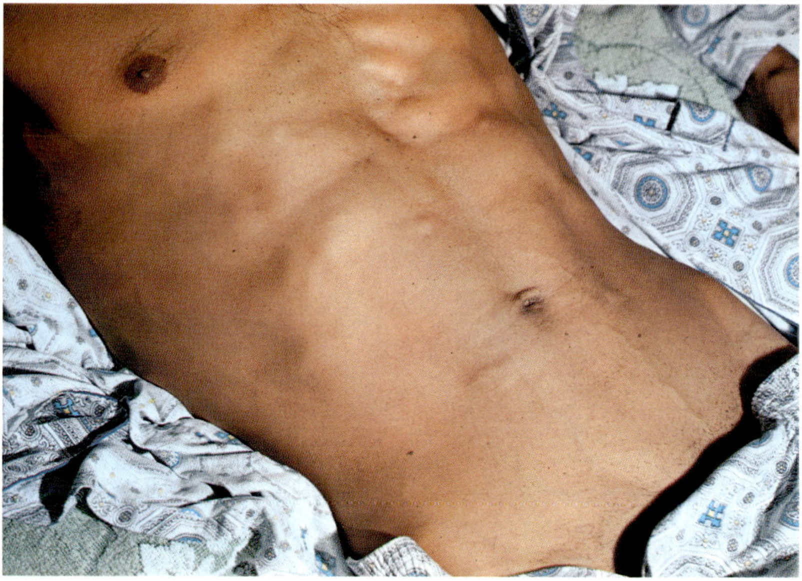

640

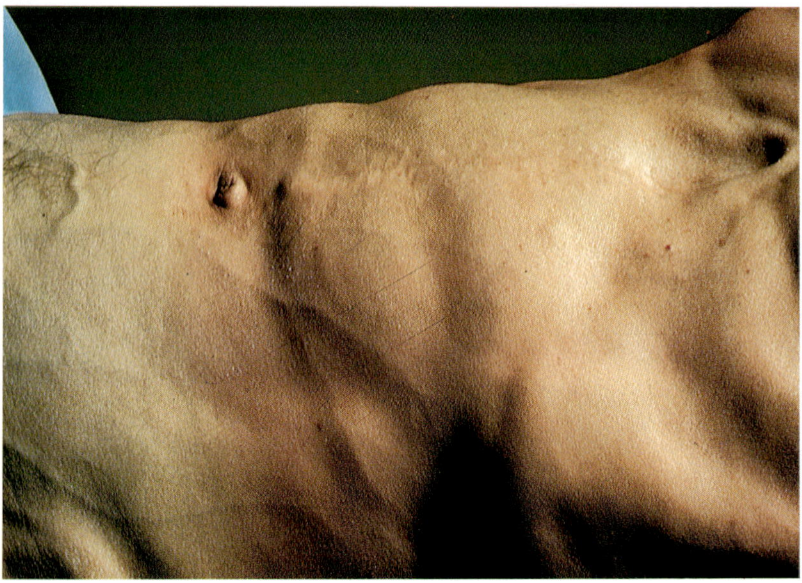

Venenerweiterung im Bereich des Körperstammes können hervorgerufen werden durch: 1. Blockade oder Kompression der V. cava; 2. Portale Hypertension; 3. Thrombose der Pfortader.
Die Folgen sind: Varizen, Splenomegalie, Erweiterung der oberflächlichen Venen (Kollateralen), therapieresistende Hämorrhoiden.

Abb. 639. Verlegung der V. cava inferior (schräge Beleuchtung). Stark erweiterte Venen, deren Abfluß nach oben geht, findet man im Unterbauch und in der mittleren Axillarlinie. Einen Knoten in der Leber, welcher sich mit der Atmung bewegt, sieht man rechts der Mittellinie des Epigastriums.
Abb. 640. Ösophaguskarzinom und Lebermetastasen (schräge Beleuchtung). Über dem Abdomen findet sich ein ausgeprägtes kollaterales Venennetz – der Abfluß führt nach kranial, um die verlegte V. cava inferior zu umgehen. Beachte die stark vergrößerte Leber, deren Rand man gerade oberhalb des Nabels rechts und links der Mittellinie sehen kann.
Abb. 641. Paraaortale Metastasen, ausgehend von einem Blasenkarzinom, welche zur Kompression der V. cava inferior und zur Ausbildung ausgeprägter Kollateralen geführt haben. Ein besonders gut ausgeprägtes Beispiel. Abfluß nach kranial.

641

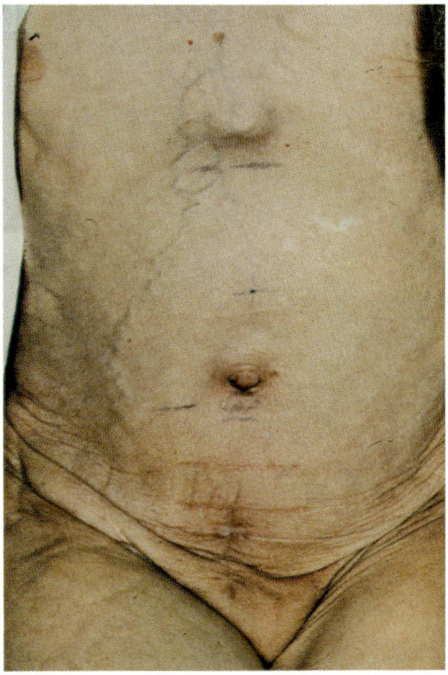

Vorgewölbtes Abdomen – aufgetriebener Bauch

Meistens findet sich eine Eversion des Nabels (**634**). Das Abdomen hat ein besonderes Aussehen (**651**), selbst wenn nur wenig Flüssigkeit anwesend ist. Drückt man auf die eine Bauchseite, so fühlt man, wie die Flüssigkeitsschwingungen auf die andere Seite hinübergehen – wie bei einem gefüllten Wassersack.
Ein aufgetriebenes Abdomen kann Folge sein von:

1. großen Narbenhernien 2. Darmgas, Meteorismus 3. Flüssigkeit	*Dies alles verursacht generalisierte Anschwellung und spezifische Symptome*

4. Eingeweide: Leber, Milz, Niere, Pankreas – lokalisierte Schwellung und spezifische Symptome.
5. Tumor – überall im Bauchraum, vielerlei Symptome.
6. Schwellungen, die sich aus dem Becken entwickeln – ähnliche Symptome. Durch direkte Befragung muß differentialdiagnostisch entschieden werden: große Blase, große Ovarialzyste, Uterus in der Schwangerschaft.
7. Vorfall des Abdomens oder »hysterisches Aufgeblähtsein«.

Abb. 642 u. 643. Vorfall des Abdomens. Eine häufige Ursache für vorübergehende abdominelle Vorwölbung und Gefühl der Distension. Die Symptome können rasch auftreten, der Patient ist gezwungen, lockere Kleidung zu tragen. Dieser Befund wird nur selten diagnostiziert, und man sucht auch nur selten danach. »Nun zeigen Sie mir einmal, wie das aussieht!« – Der Patient kann oft die Veränderung in den Konturen des Bauches während der Untersuchung demonstrieren (indem er durch die Einatmung das Zwerchfell nach unten bringt und darüber hinaus die lumbale Lordose verstärkt). Es handelt sich fast immer um die Manifestation eines »Stress«; ist der Befund chronisch vorhanden, so handelt es sich um eine sog. Pseudoschwangerschaft.

642

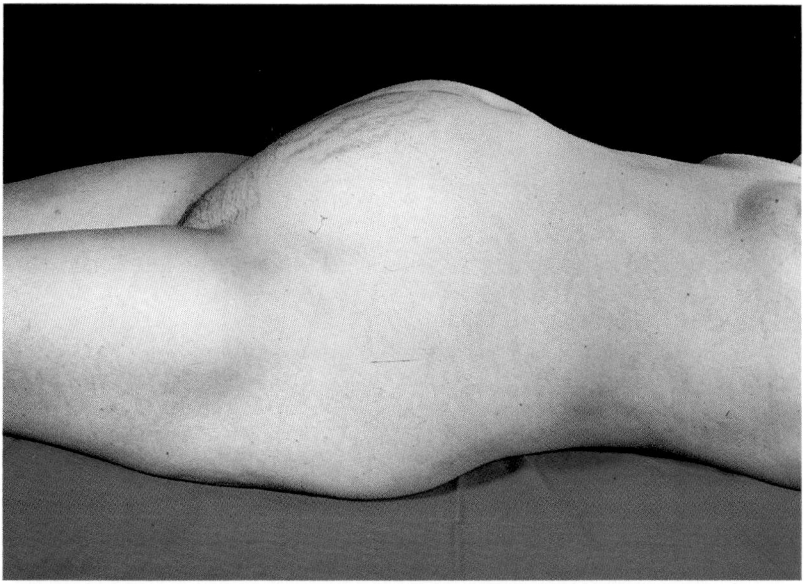

643

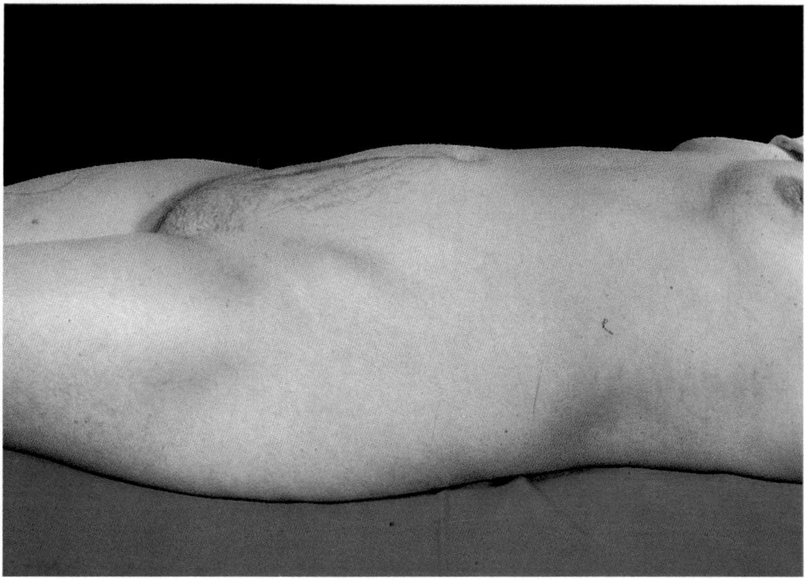

Abb. 644. Hernie. Eine große Narbenhernie bei einem Patienten mit einer chronischen Bronchitis, der an einem Duodenalulkus operiert worden war. Die Wunde wurde infiziert und gab dem Innendruck nach.

Abb. 645. Der Kahnbauch (Skaphoid-Abdomen). Der Name rührt her von der Konkavität des Abdomens, wie man es bei Gewichtsverlust und Deyhdratation findet – gelegentlich verbunden mit Starre ohne Mitbewegung beim Atmen. In der Mittellinie sieht man eine Metastase eines Lebertumors, die sich mit der Respiration bewegt. Ähnlich sieht eine epigastrische Hernie in der Linea alba aus, es besteht aber keine atemkonforme Bewegung.

Abb. 646. Peritonitis. Das aufgetriebene Abdomen im Spätstadium einer Peritonitis hat eine charakteristische Form, welche im Gegensatz steht zum Abdomen beim Aszites (**650**) und dem Kahnbauch bei Gewichtsverlust oder Bauchdeckenstarre. Dieser Patient wurde an einem Magenkarzinom operiert. Postoperativ entwickelte er eine schleichende Peritonitis als Folge einer Anastomoseninsuffizienz. Die Verschlechterung des Befundes entwickelte sich unter der Medikation von Analgetika.

644

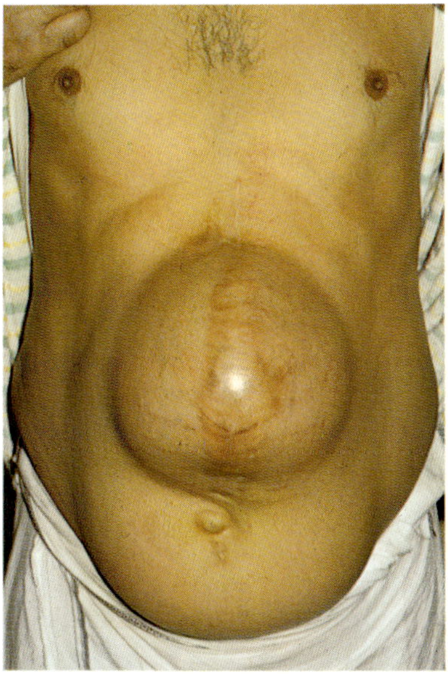

645

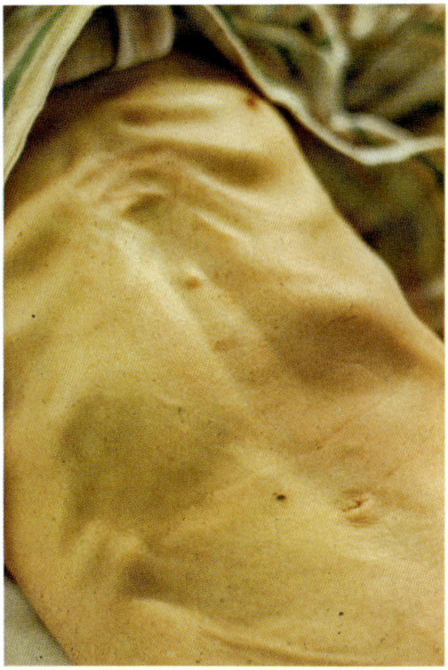

646

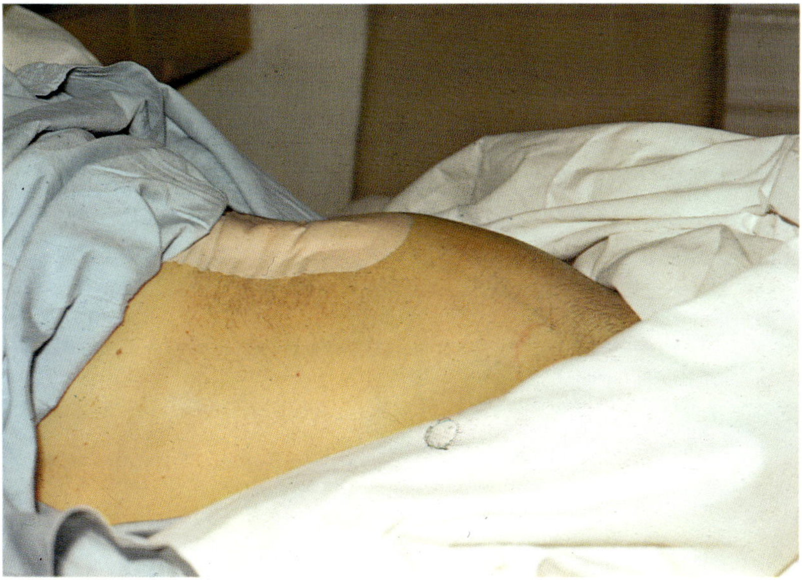

Aszites

Es muß mindestens 1 Liter Flüssigkeit im Bauchraum vorhanden sein, bevor man einen Aszites klinisch entdeckt. Das Abdomen ist aufgetrieben, die Volumenvergrößerung des Abdomens ist generalisiert, der Nabel ist evertiert, die Flanken ergeben bei der Perkussion eine Dämpfung, der Mittelbauchanteil zeigt eine Resonanz; in diesem Fall kann man die Verschiebung der Dämpfung demonstrieren, indem man den Patienten auf die Seite legt: die vorherige Region der Dämpfung ergibt nun einen Klopfschall.
Ein »Flüssigkeitschwirren« kommt nur vor, wenn die Flüssigkeit unter Spannung steht. Es findet sich, wenn offensichtlich Aszites vorhanden ist, und stellt dann nur einen zusätzlichen Hinweis dar. Bei geringer klinischer Erfahrung kann man das »Flüssigkeitsschwirren« mit dem »Fettschwirren« bei reichlich vorhandenem Fettgewebe verwechseln. Das Symptom des »Flüssigkeitsschwirrens« ist von größerem Wert, wenn man nachweisen will, daß ein großer Tumor Flüssigkeit enthält.

Abb. 647. Tuberkulose des Peritoneums. Beachte die Distension des Abdomens, die Eversion des Nabels und die Vergrößerung der Lymphdrüsen in der linken Leiste. Beim ersten Anblick könnte man meinen, es handle sich bei der Anschwellung im Bereich der linken Leiste um einen Psoasabszeß.
Abb. 648. Stark ausgeprägter Aszites. Beachte die völlige Eversion des Nabels und die allgemeine Kachexie. Über der Abdomenmitte findet sich ein tympanitischer Klopfschall, weil die mit Darmgas gefüllten Darmschlingen auf der Flüssigkeit schwimmen. Zeichen des »Flüssigkeitschwirrens« und der sich verschiebenden Dämpfung bei Seitenlagerung waren vorhanden; die mit Darmgas gefüllten Darmschlingen schwimmen nach oben, wenn der Patient sich auf die Seite legt, so daß der tympanitische Klopfschall sich immer an der höchsten Stelle befindet und die Dämpfung sich verlagert hat.
Abb. 649. Stark ausgeprägter Aszites (Tuberkulose). Kachexie; peripheres Ödem; mit Flüssigkeit prall gefüllter Bauch. Generalisierte Anschwellung des gesamten Abdomens. Beachte die Halsvenen, suche ferner nach einem Pulsus paradoxus, um eine konstriktive Perikarditis auszuschließen.
Abb. 650. Leberzirrhose. Beachte die ikterischen Augen, das durch Aszites aufgetriebene Abdomen, den ausgefüllten Nabel und die Gynäkomastie. Andere Symptome, nach denen man fahnden soll, sind: Gelbsucht (**37**); weiße Fingernägel (**45**); glänzende und durchscheinende Fingernägel (**555**); Palmarerythem (**44**); »Leberfüße« (**796**); Spider naevi (**41**); Kratzspuren (**658**); Ödem (**649**); Troisiersches Zeichen (Virchowsche Drüse) (**629**); palpable Gallenblase (**654**); Gynäkomastie (**614**); Dilatation der Venen (**639**).

647

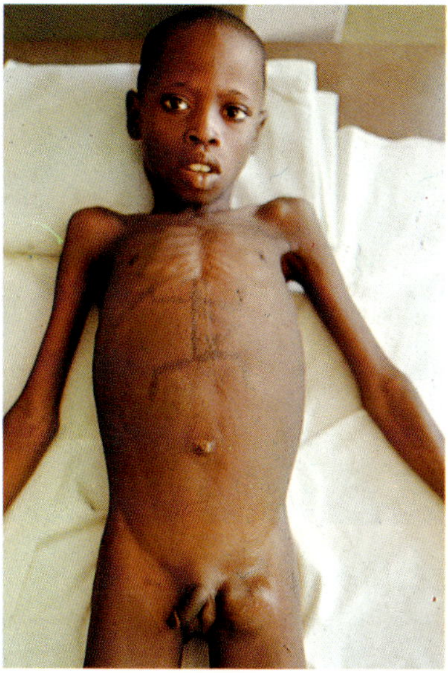

648

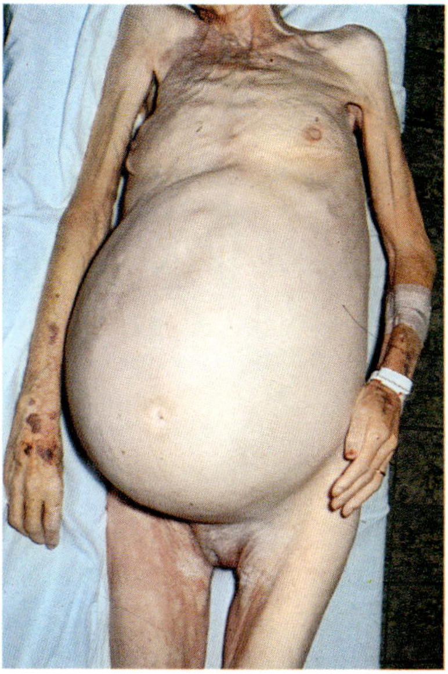

649

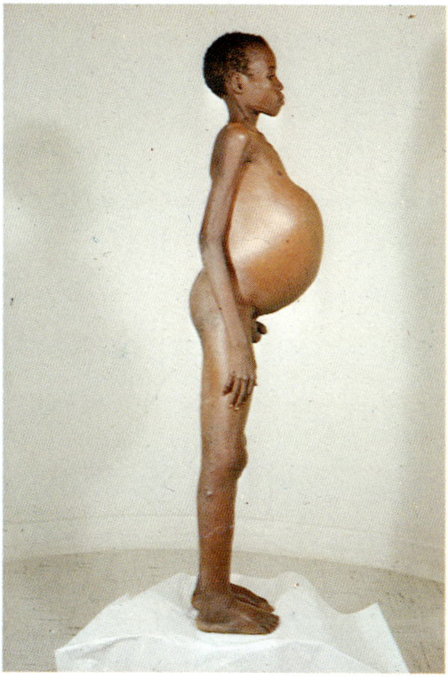

650

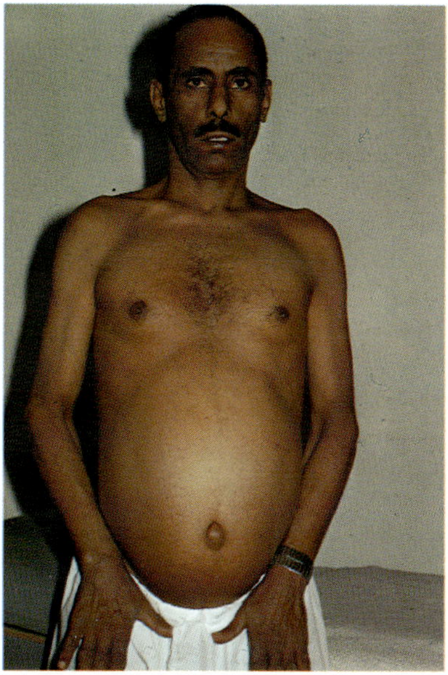

Abb. 651. Leberzirrhose. Beachte den »leeren Nabel«, nachdem der Patient sich niedergelegt hat (vgl. **560**), die bilaterale Gynäkomastie und das aufgetriebene Abdomen (Aszites).
Abb. 652. Hämochromatose (Hepatosplenomegalie). Beachte die graue Farbe der Haut und das Fehlen von Haar im Bereich der Brust und der Achselhöhlen.
Abb. 653. Hämochromatose (Zirrhose). Beachte: Gynäkomastie, Spider naevi und den Verband, der von einer Leberpunktion herrührt. Ein Hinweis ist auch der spärliche Haarwuchs im Bereich der Axilla; man sollte dann immer die Genitalien untersuchen.

651

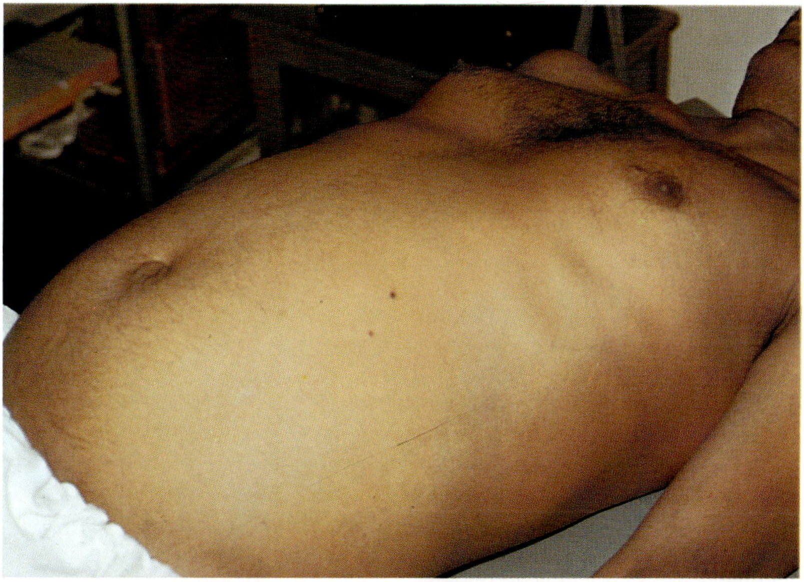

652

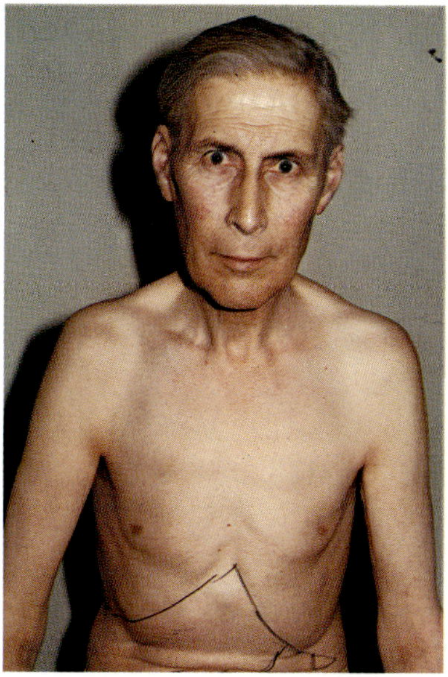

653

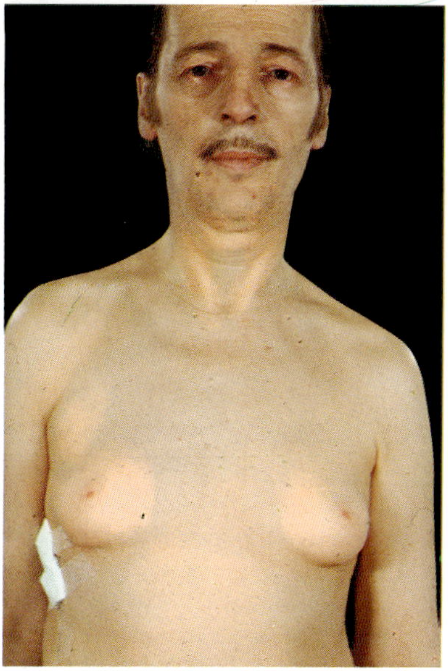

Abb. 654. Die palpable Gallenblase. Man kann sie manchmal bei schräger Beleuchtung bereits sehen. Sie bewegt sich mit der Atmung und liegt weiter lateral, als üblicherweise gelehrt wird, d. h. am lateralen Rand der Rektusmuskulatur. Man sieht leicht, wie die falsche Wahl einer Stelle für die Leberpunktion – zu weit vorn – einen in gefährliche Nähe zur Gallenblase bringen kann.
Als allgemeine Regel gilt, daß beim Vorliegen eines Verschlußikterus und einer palpablen Gallenblase der Verschluß sich im Bereich des Ductus choledochus befinden muß. Ein Stein im Ductus cysticus und einer im Ductus choledochus sind Ausnahmen.
Abb. 655. Ikterus, Pankreaskarzinom. Beim Ikterus soll man sich auch die Nägel betrachten: Wenn die Spitzen der Fingernägel spiegelblank abgeschliffen sind, hat der Patient einen therapieresistenten Hautjuckreiz und kann einen Ikterus haben. Suche nach Kratzspuren; kann man die Gallenblase tasten?
Abb. 656 u. 657. Juckreiz, Skabies (Krätze). Wenn die Fingernägel abgeschliffen sind und kein Ikterus vorliegt, sollte man im Bereich der Zwischenfingerfalten und der Handgelenksfalten nach Milbengängen einer Krätze suchen. Vergiß nicht, daß Krätze in allen Gesellschaftsschichten vorkommen kann.
Juckreiz führt zu folgenden Symptomen: Abgeschliffene Fingernägel, Exkoriationen und Lichenifikation der Haut, Pigmentierung. All diese Veränderungen variieren je nachdem, wie der ursprüngliche Hautausschlag oder die Hautveränderung aussieht. Stark infizierte Skabies sieht nicht aus wie **656**; man muß schon einen starken Verdacht haben, um sie zu entdecken.

654

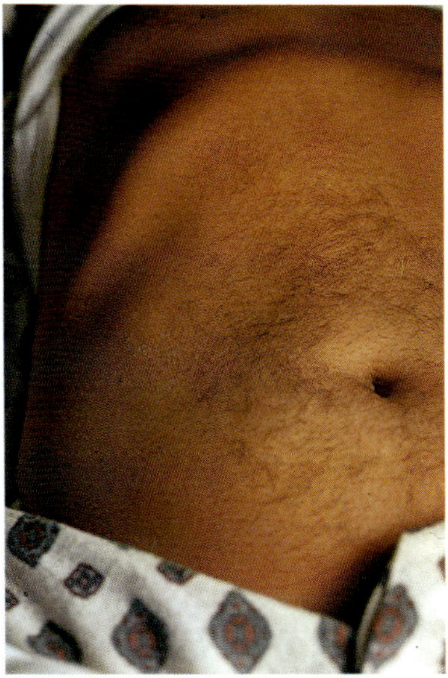

655

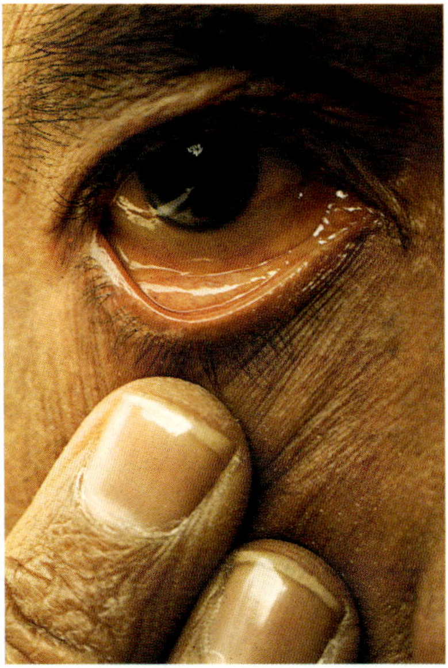

656

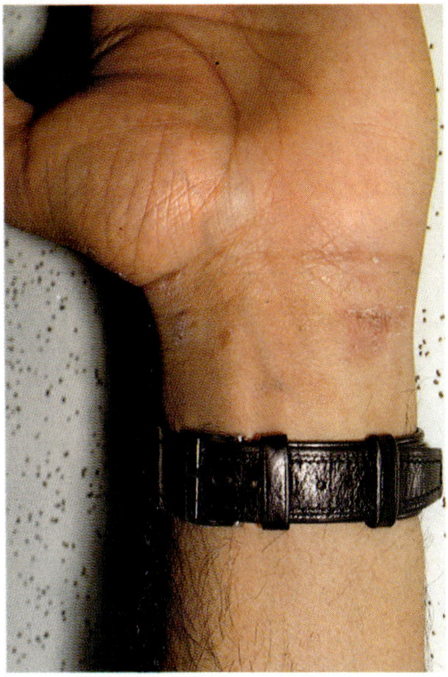

657

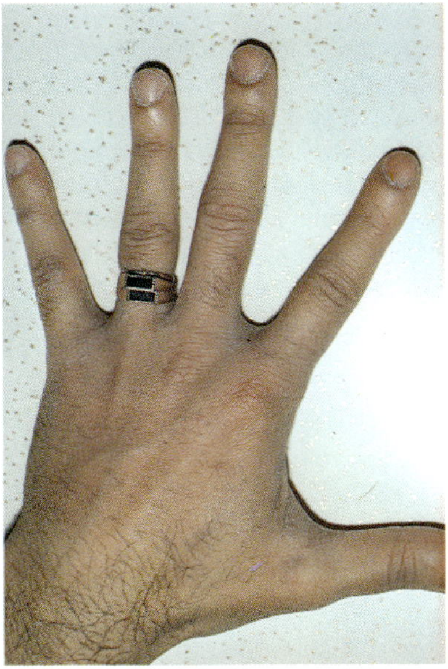

Abb. 658. Exkoration am Rücken, hervorgerufen durch Juckreiz. Der Patient hatte einen Verschlußikterus. Vor Auftreten der Gelbsucht entwickelt er intensiven Juckreiz. Beachte, daß die durch Kratzen hervorgerufenen Hautveränderungen sich in dem Gebiet befinden, wo die linke Hand die rechten Rückenpartien erreichen kann. Auf dem Teil des Rückens, den der Patient nicht erreichen kann, war die Haut unversehrt.

Abb. 659 u. 660. Onchozerkose (Gesäß). Infektion mit Parasiten ist eine häufige Ursache von Juckreiz; das Kratzen führt zu sekundären Hautveränderungen mit Lichenifikation (Flechtenbildung) oder Infektion. Im vorliegenden Fall handelt es sich um eine Infektion mit Onchocerca volvulus (Knäuelfilarie), einen Wurmbefall, der in Westafrika häufig auftritt, aber auch bei Touristen beobachtet werden kann.

Der Wurm kapselt sich in einer Zyste unter der Haut ab und führt zu intensivem Juckreiz mit Lichenifikation und Knötchenbildung der Haut. Es ist von Bedeutung, daß man den Juckreiz nicht fälschlich als Skabies ansieht und daß die Vitiligo, welche dabei auftreten kann, nicht fälschlich zum Verdacht auf Lepra führt. Die Augenerkrankung bei der Onchozerkose (River blindness) kann verwechselt werden mit einer einfachen Konjunktivitis, aber auch mit einem Trachom. Die Diagnose ist leicht, wenn man ein Stückchen Haut mit einer Nadel anhebt, eine kleine Gewebsprobe entnimmt und diese, wie hier geschehen, unter dem Mikroskop untersucht.

Abb. 661. Juckreiz. Hautinfiltration bei der Hodgkinschen Krankheit. Generalisierter Juckreiz kann symptomatisch für eine Hauterkrankung oder auch eine Systemerkrankung sein. Die Ursachen sind: 1. *Nerven* – Neurodermatitis; 2. *senile Hautatrophie* – der Juckreiz beim hochbetagten Menschen kann therapieresistent sein; 3. *Parasiten* – die Laus auf der Haut, Krätze in der Haut, Onchozerkose unter der Haut; 4. *Lebererkrankung* – wahrscheinlich Folge der Gallensäurensalze, entweder beim Verschlußikterus oder als vorausgehendes Symptom bei der Entwicklung eines Ikterus bei der chronischen aktiven Hepatitis oder als ein Symptom bei der primär biliären Zirrhose; 5. *bösartige Tumoren* – Hautinfiltrationen (Hodgkinsche Krankheit, Lymphome); 6. *Hautallergien nach Medikamenten*; 7. *Ekzem*; 8. *Diabetes*; 9. *Urämie*. Syphilitische Hautausschläge jucken im allgemeinen nicht. (*Thomas Hodgkin, 1798–1866, Beschreibung 1832.*)

658

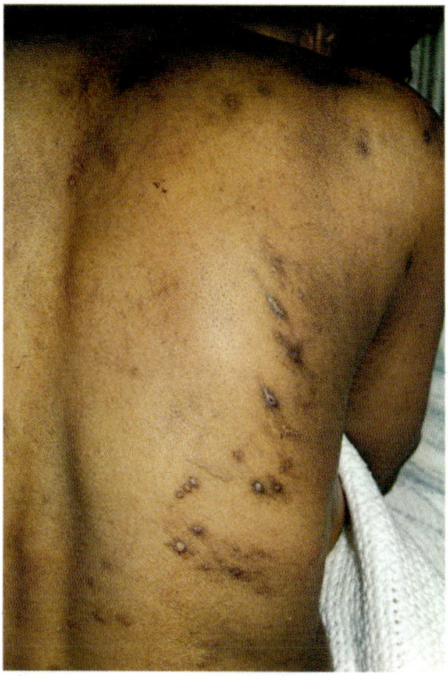

659

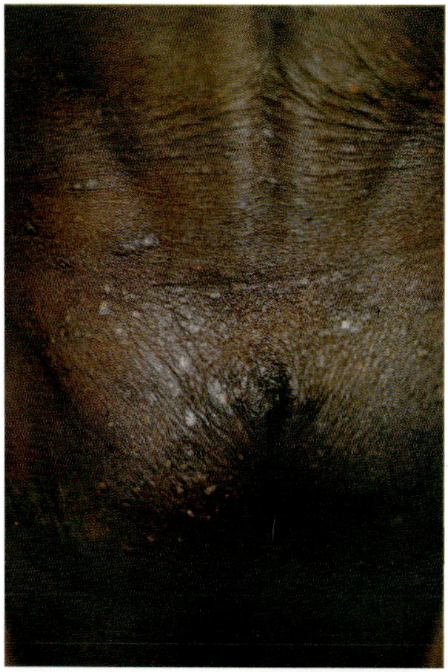

660

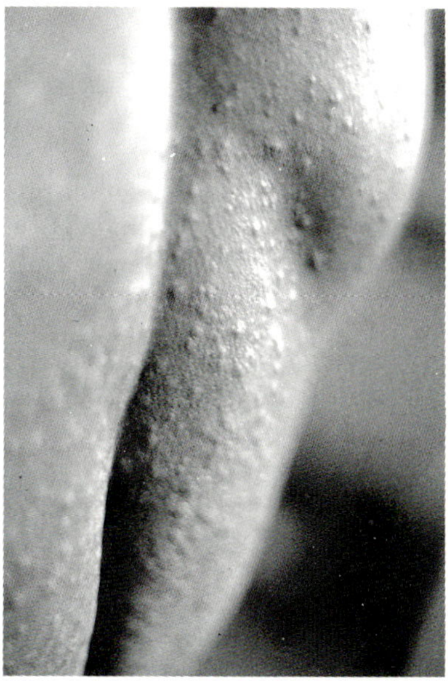

661

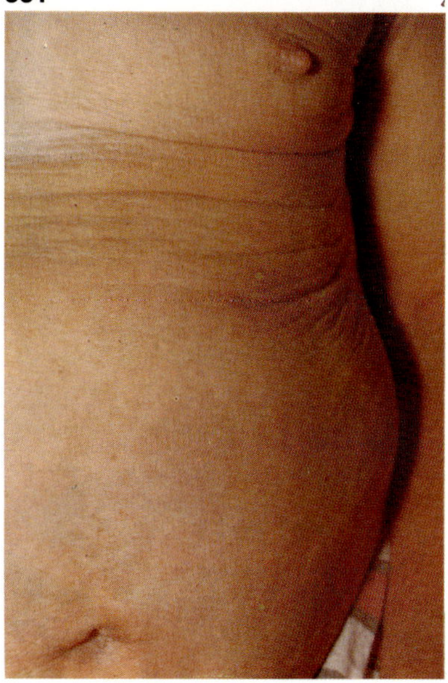

Der Anus und die Exkremente

Abb. 662. Silberstuhl. Das Auftreten einer Steatorrhoe zusammen mit einer leichten Blutverlust, z. B. beim Karzinom der Rektumampulle.

Abb. 663. Steatorrhoe. Bei einer latenten Steatorrhoe kann der Stuhl geform sein. Der fettbeladene Stuhl ist gewöhnlich voluminös, obenschwimmend, übel riechend und schlecht wegzuspülen. Normaler Stuhl, der sehr viel Gas enthält schwimmt allerdings auch oben.

Abb. 664. Selbst-herbeigeführte Diarrhoe. Denke immer daran, daß der Patien auch falsche Aussagen machen kann: Die selbst-herbeigeführte Diarrhoe wurde diagnostiziert, indem man dem Stuhl Ätznatron (Natriumhydroxid) zusetzte – es wurde eine mißbräuchliche Phenolphthalein-Einnahme aufgedeckt.

Abb. 665 u. 666. Chronisches Medikamentenexanthem; ein Hinweis auf den Dauermißbrauch von Laxantien. Dieser Patient hatte einen Hautausschlag, der immer dann auftrat, wenn er phenolphthaleinhaltige Laxantien einnahm. Es handelt sich um ein gutes Beispiel der postentzündlichen Hyperpigmentierung, welche nicht mehr verschwindet. Solche Hautreaktionen können auch bei der Einnahme von Barbituraten und Sulfonamiden auftreten. Charakteristisch für diese chronische, medikamentös bedingte Hautreaktion ist, daß der Hautausschlag immer an derselben Stelle auftritt, wenn diese Medikamente eingenommen werden.

662

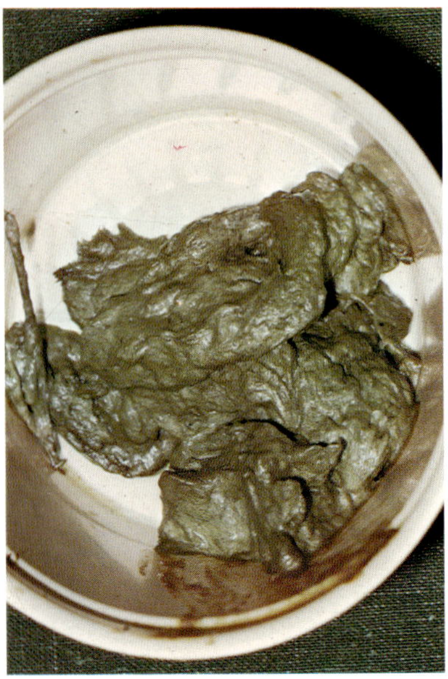

663

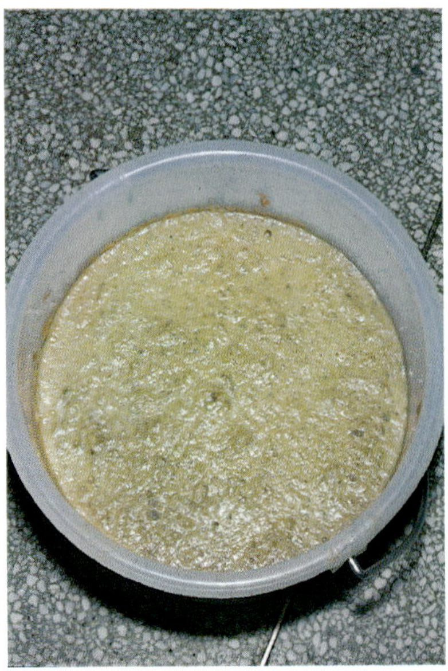

664

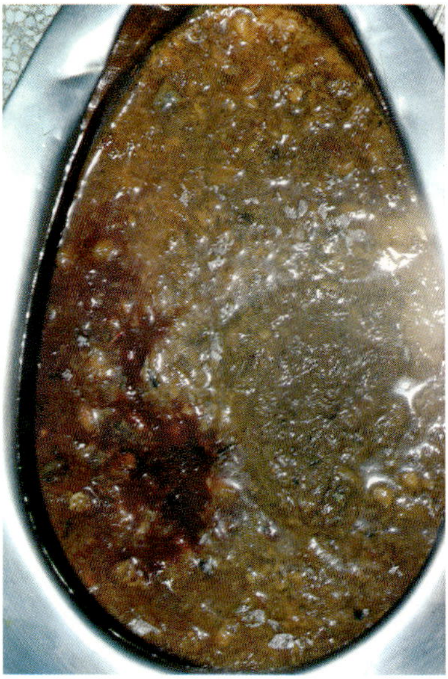

665

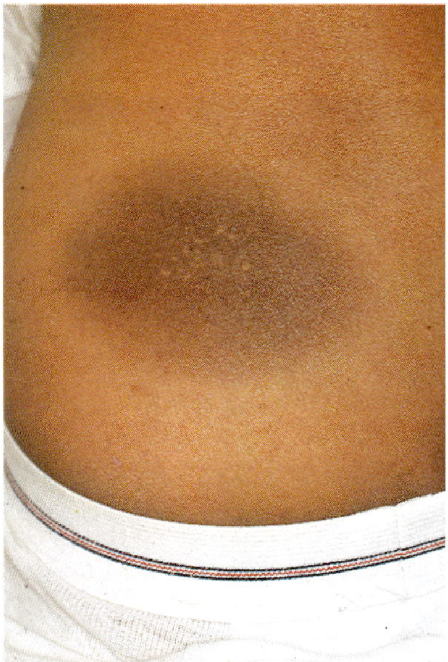

666

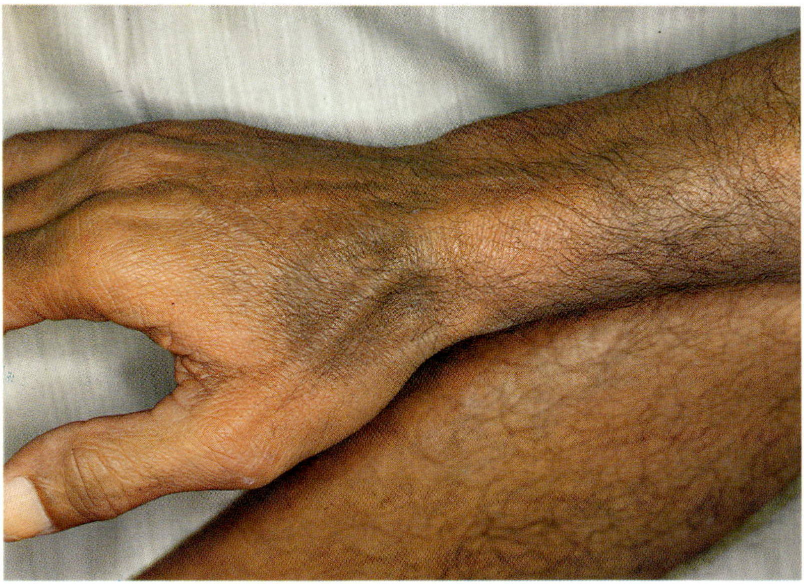

Abb. 667 u. 668. Colitis ulcerosa und die Haut. Die erste Hautveränderung ist eine umschriebene Hautrötung (**667**). Diese entwickeln sich zu einer sterilen eitrigen Blase (**668**). Vergleiche die Abbildungen zu Cancrum oris **(388–392).**
Abb. 669 u. 670. Pyodermie. Wenn es sich um eine ernste Hauterkrankung handelt, die sich jeglicher Therapie entzieht (**669**), besteht die Indikation zur Kolektomie, die zu rascher Ausheilung führt. **670**: Zwei Wochen nach der Kolektomie.

667

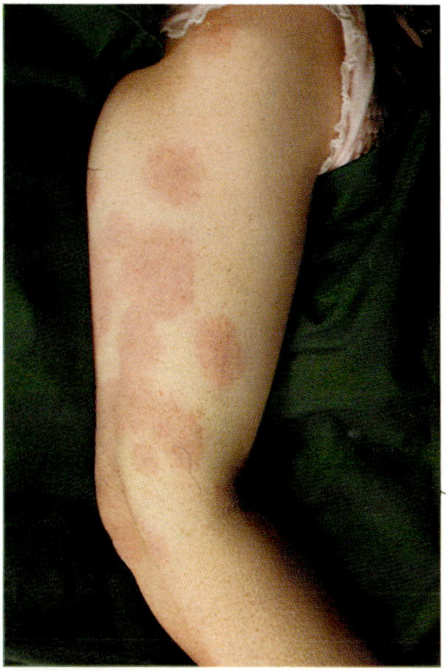

668

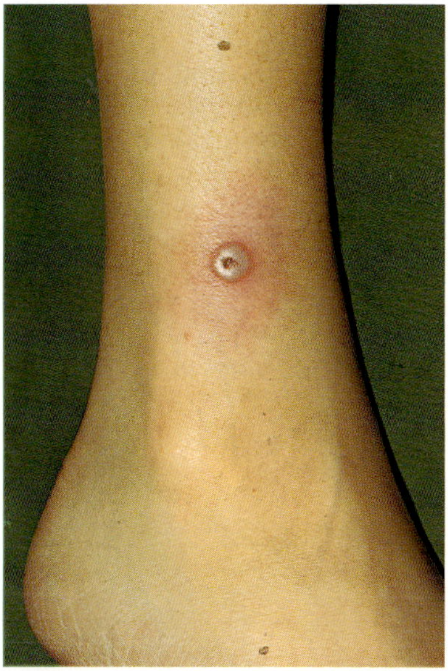

669

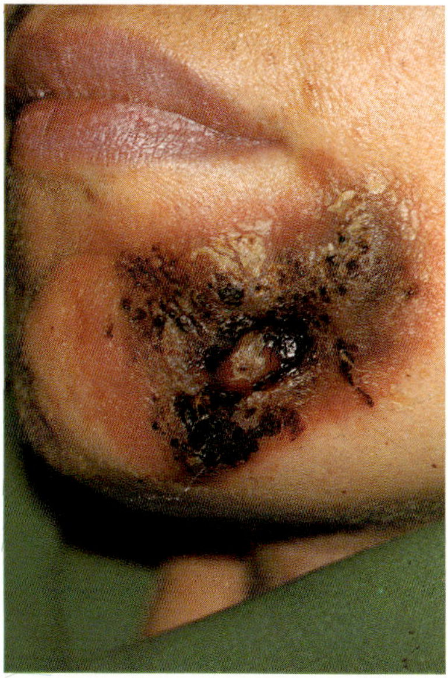

670

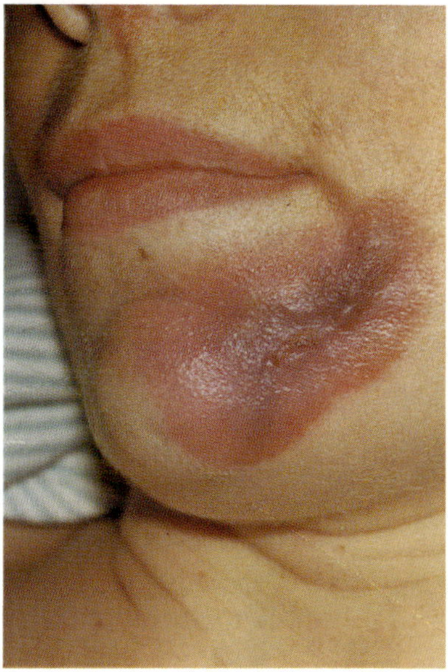

Abb. 671. Rektumprolaps bei Diarrhoe. Es handelt sich um einen häufigen Befund in Fällen von schwerer Diarrhoe, besonders bei Kindern. Eine manuelle Reposition kann die einzige erforderliche Maßnahme sein.

Abb. 672. Pruritus ani (Afterjucken). Die lichenifizierten rosa-weißen Hautveränderungen sind typisch für den chronischen Juckreiz. Die ursprüngliche Ursache ist meistens längst überwunden, es verbleibt ein Circulus vitiosus von Jucken – Kratzen – Jucken. Bei Kindern muß man immer an Fadenwürmer (Oxyuris vermicularis) denken, die ihre Eier im Bereich der analen Umschlagfalte ablegen und den therapieresistenten Juckreiz hervorrufen. Man sieht ferner Hautzipfel, Reste von thrombosierten äußeren Hämorrhoiden.

Abb. 673. Akute thrombosierte äußere Hämorrhoiden. Eine sehr schmerzhafte Erkrankung, die sich von selbst reguliert.

671

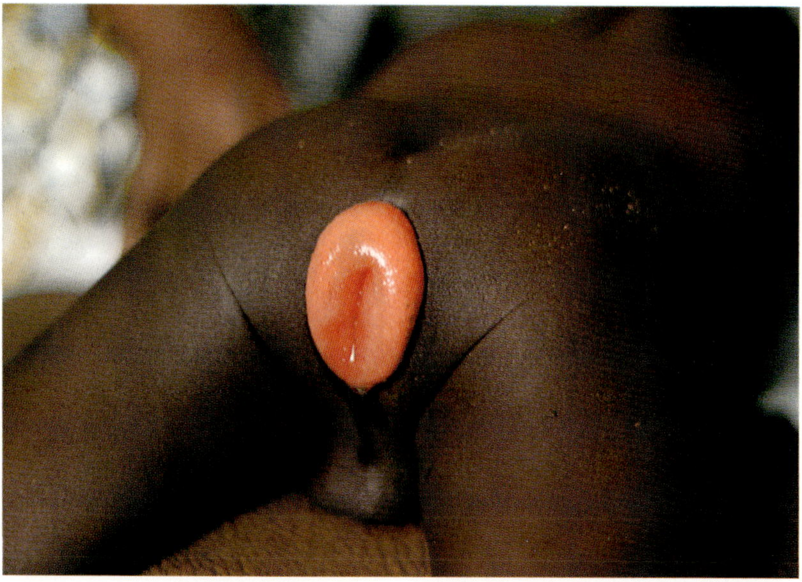

672

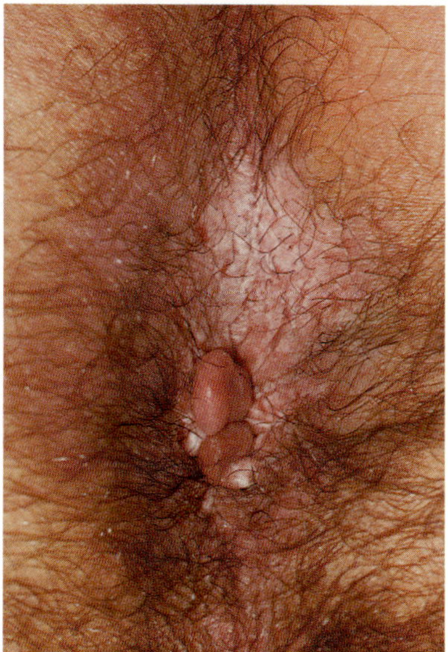

673

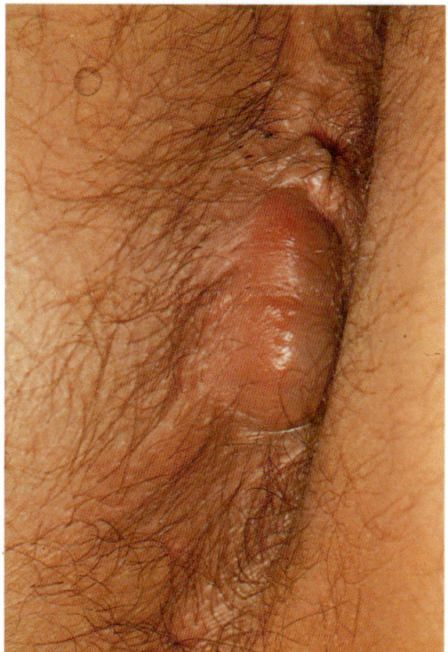

Abb. 674. Innere Hämorrhoiden, dargestellt mit dem Proktoskop, während der Patient preßt. Beim Zurückziehen des Proktoskopes prolabieren die Hämorrhoiden und werden im Bereich des Analsphinkters eingeklemmt. Eine häufige Ursache von rektaler Blutung und schleichender Anämie; man sollte sie aber nie automatisch für die alleinige Ursache von Blutabgang halten.

Abb. 675. Akute Analfissur und solitärer Hämorrhoidalknoten. Sehr schmerzhafte Erkrankung. Wenn man die Hautfalten auseinanderhält, tritt die Spitze der Fissur ins Blickfeld, auch dann, wenn die digitale Untersuchung schwierig ist. Den solitären Hämorrhoidalknoten sieht man am äußeren Rand, mit der scharlachroten Farbe der Analfissur in der Tiefe.

Abb. 676. Die Analfistel (Crohnsche Krankheit = Enteritis regionalis). 25% der Patienten mit einer intestinalen Crohnschen Krankheit haben Analveränderungen während ihrer Erkrankung. Es kann sich um das vorherrschende Symptom handeln und in vielen Fällen der abdominellen Erkrankung lange vorausgehen. Die Biopsie ist wichtig, um andere Ursachen auszuschließen: Tuberkulose, einfache Fistel etc.

674

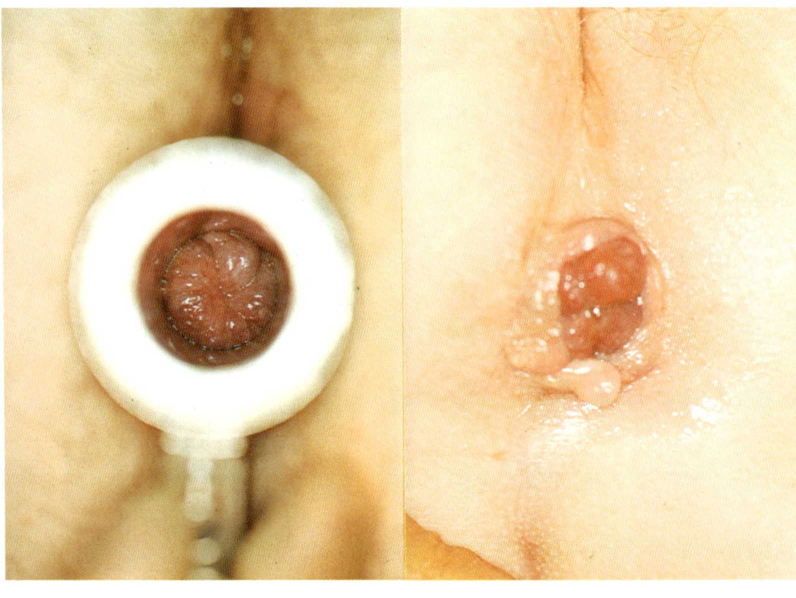

675

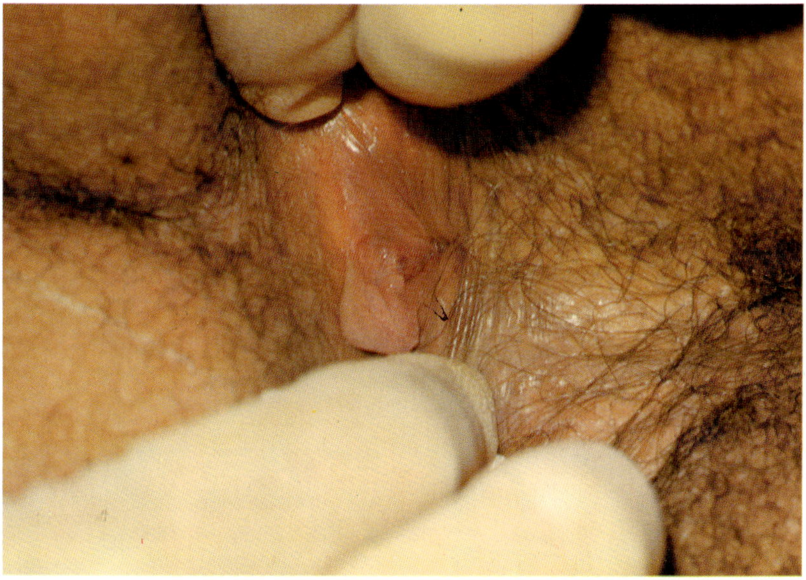

676

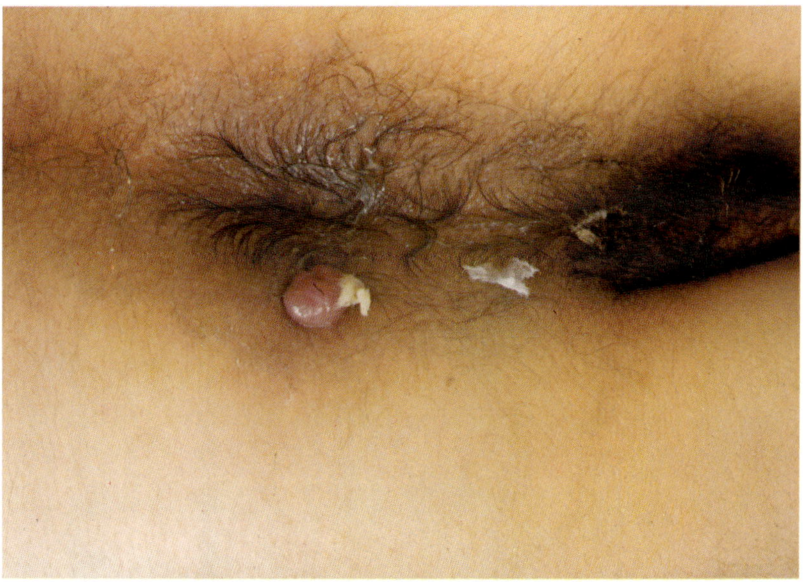

677

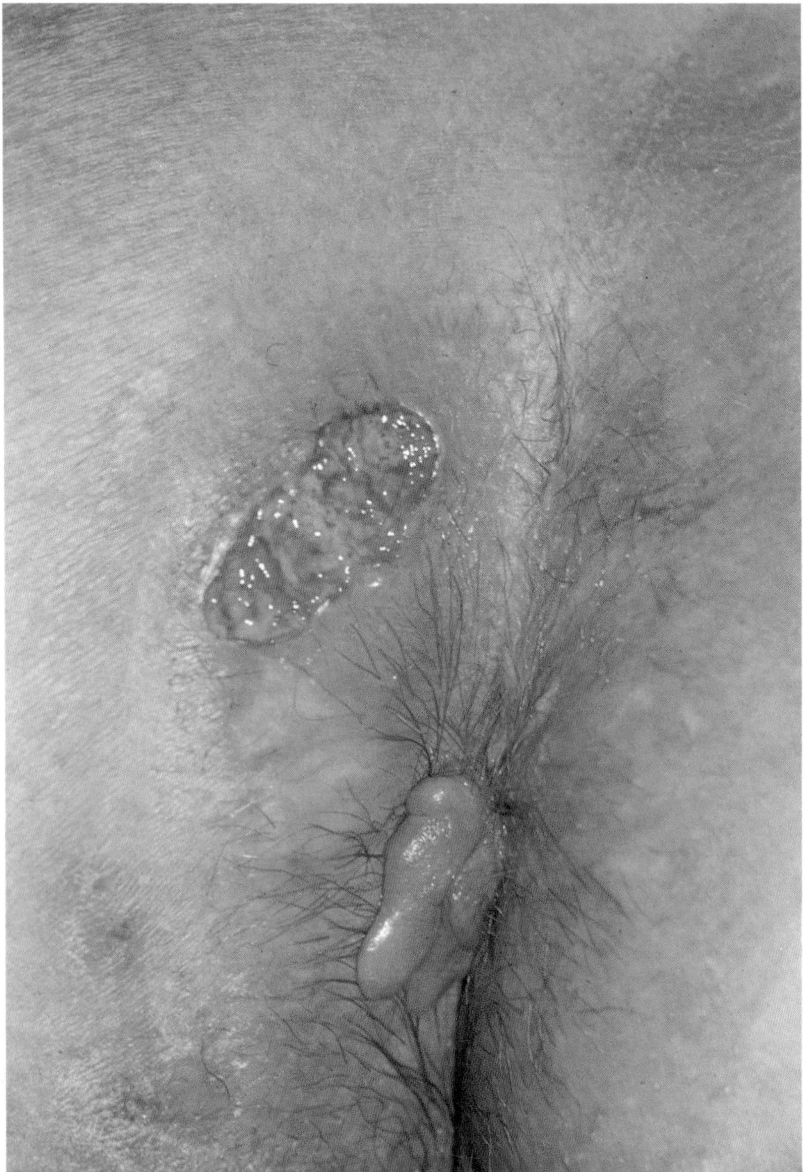

Abb. 677. Analfistel und anale Hautzipfel (Crohnsche Krankheit). Es können viele Fisteln vorhanden sein – oft erstaunlich symptom- und schmerzlos. Die Hautzipfel sehen succulent, saftig und weich aus, sind aber von sehr fester Konsistenz; das dunkel bläuliche Aussehen ist charakteristisch. Die Biopsie zeigt das charakteristische Gewebsbild. (*Burril Bernard Crohn, geboren 1884, Beschreibung 1932.*)

Abb. 678. Geschwollener Hoden und Fistelbildung. Bevor man die Untersuchung des Abdomens beendet, palpiert man auch die Hoden; Rektum und Genitalien sind zwei Lokalisationen, wo besondere Aufmerksamkeit bei der Untersuchung sich bezahlt machen kann.
Dieser Patient kam nach England, um Ärzte zu konsultieren; er kam zu einer »Generaluntersuchung«. Am Ende der Untersuchung des Abdomens, welche keinen pathologischen Befund ergab, wurden die Genitalien untersucht. Es fand sich eine Hodenschwellung mit Fistelbildung (Pfeil). Als man dem Patienten zum Vorwurf machte, daß er auf diesen krankhaften Befund nicht hingewiesen hatte, sagte er, dies sei der Grund gewesen, warum er nach England reiste. Er wollte sehen, ob der Doktor diesen Befund aufdecken würde, weil er dann das Gefühl haben würde, ordentlich untersucht worden zu sein und mit ruhigem Gewissen seine Sorgen in die Hände des Arztes legen zu können. Die Methode eines Patienten, die Qualität des Arztes zu kontrollieren!

678

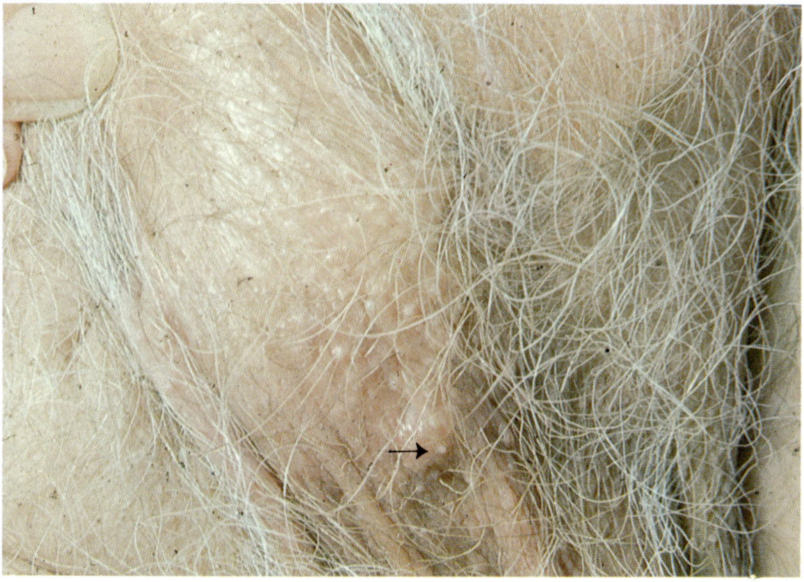

Die unteren Extremitäten

Abb. 679. Allgemeine Fettleibigkeit, fettbedingte Grübchenbildung und Ödem. Das Ödem kann nicht eingedellt werden. Das Ödem kann auch Folge des bloßen Körpergewichtes sein, welches den venösen und lymphatischen Rückfluß, wie man an den Füßen sieht, beeinträchtigt. Ein solches Ödem zeigt Dellenbildung.
Abb. 680–682. Ödem. Eine Delle kann durch Fingerdruck hervorgerufen werden, indem die extrazelluläre Flüssigkeit durch den Finger weggeschoben wird. Dieser Druck muß oft sehr fest sein und für mindestens 30 Sekunden anhalten, um die charakteristische Eindellung hervorzurufen.
Dieser Mann hatte eine tiefe Venenthrombose des Beines. Beachtenswert ist der Verlust der knöchernen Konturen, die Glanzhaut und die Druckmarke, hervorgerufen durch die Kompressionsstrümpfe am Fuß. Der Finger wird auf dem Fuß aufgesetzt (**681**), übt 30 Sekunden lang Druck aus und wird dann weggenommen (**682**). Es hinterbleibt die charakteristische Eindellung, welche durch die Verschiebung der extrazellulären Flüssigkeit hervorgerufen wird; man sieht sogar den Fingerabdruck. Die klinischen Zeichen sind dieselben ohne Rücksicht auf die Ursache des Ödems, sei es entzündlich, sei es durch Eiweißmangel bedingt oder auf Herzversagen oder Natriumretention zurückzuführen, mit Ausnahme des angeborenen Lymphödems, bei dem das Ödem von kräftiger Konsistenz sein kann und es schwierig ist, durch Druck Dellen hervorzurufen.

679

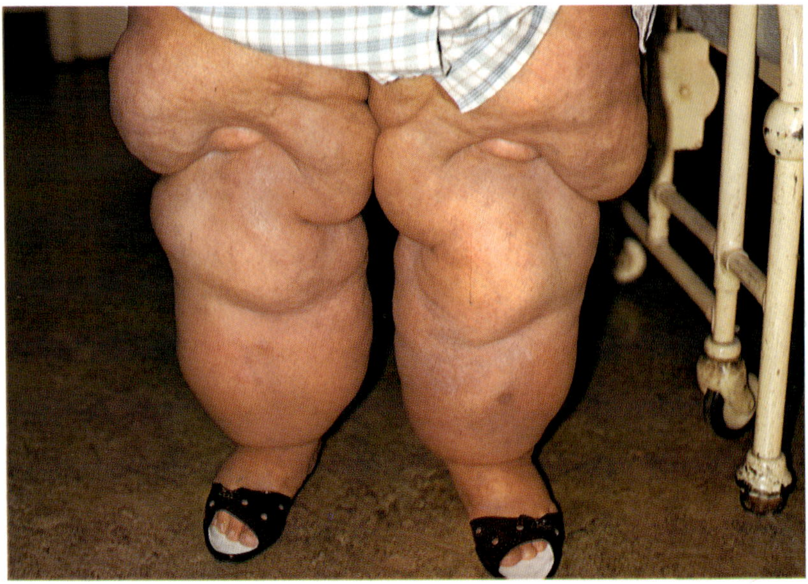

680

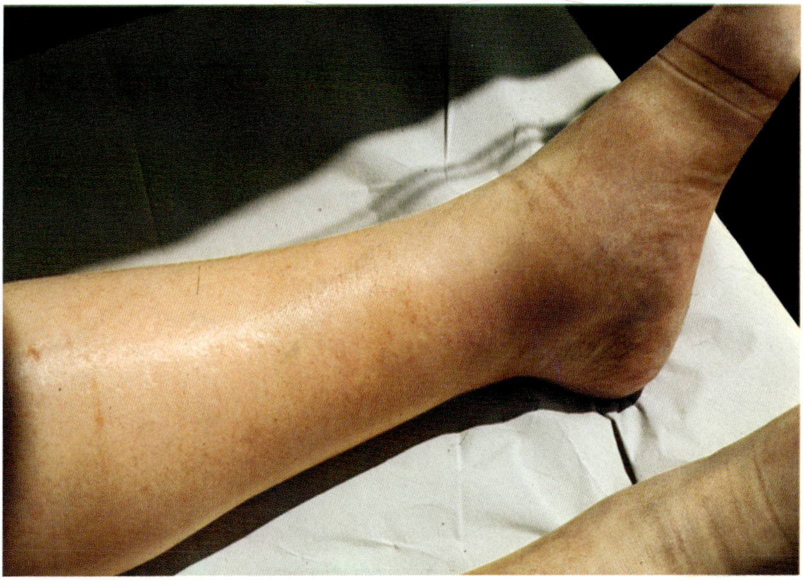

681

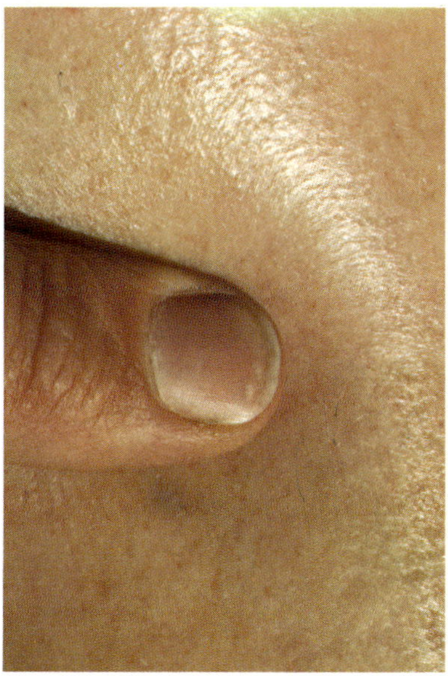

682

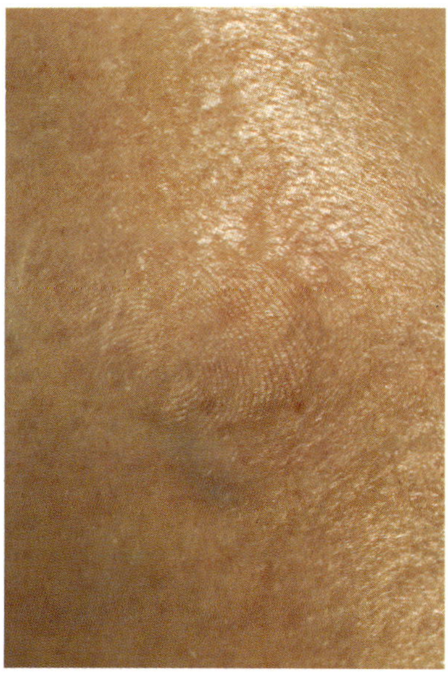

Abb. 683. Nonne-Milroy-Syndrom (Chronisches hereditäres Trophödem); Blokkade des Abflusses der Lymphgefäße. Es handelt sich um ein chronisches, dauerhaftes Ödem mit starker Verdickung des Subkutangewebes. Bei dieser angeborenen Erkrankung der Lymphwege ist das Ödem fester, es kann weniger leicht weggedrückt werden und hinterläßt bei Druck nicht so leicht eine Eindellung. Ulzerationen können auftreten. (*Max Nonne, Neurologe, 1861–1959, Beschreibung 1891, Hamburg; William Forsyth Milroy, 1855–1942, Beschreibung 1892, New York.*)
Abb. 684. Filariasis des Beines; parasitär bedingte Abflußbehinderung der Lymphwege. Das Ödem ist hier zurückzuführen auf eine Lymphblockade, wobei ein dauerhaftes, festes Ödem, vergleichbar mit dem des Nonne-Milroy-Syndroms, entsteht. Die Filarien (Fadenwürmer) blockieren die Lymphabflußwege.
Abb. 685. Rachitis, aktiv. Es findet sich eine Schwellung im Bereich des epiphysär/metaphysären Überganges am Knie als Folge eines vermehrten Wachstums des osteoiden Gewebes.

683

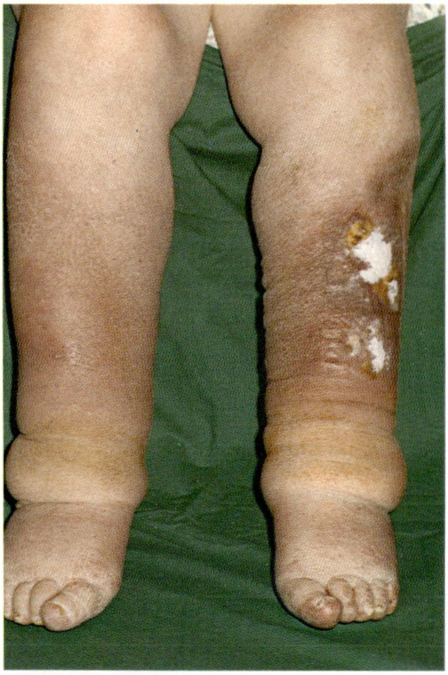

684

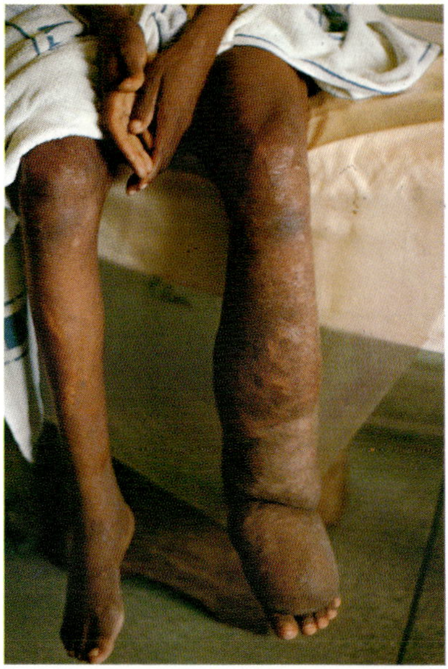

685

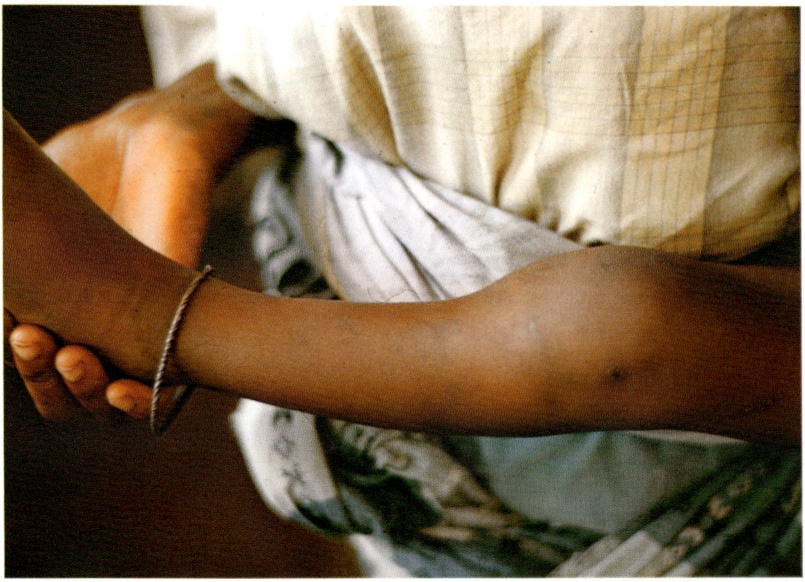

Abb. 686 u. 687. Rachitis, aktiv. Diese Schwellung kann man im Röntgenbild (**686**) sehen; die Veränderung im Verlauf der Ausheilung der Rachitis mit Kalzifikation sieht man im nachfolgenden Röntgenbild. Beachte, daß die Varus-Deformität im Kniegelenksbereich verschwunden ist.

Abb. 688–690. Rachitis. Das weiche Osteoid, das nicht verkalkt, kann durch die Schwerkraft deformiert werden und führt zur Verbiegung, zum X-Bein (Genu valgum) oder anderen bizarren Deformierungen der Gliedmaßen.

686

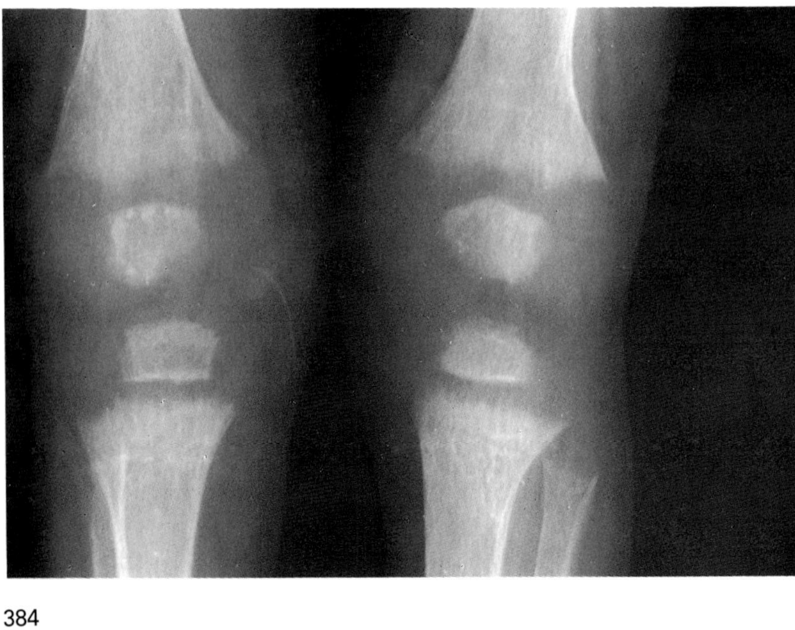

687

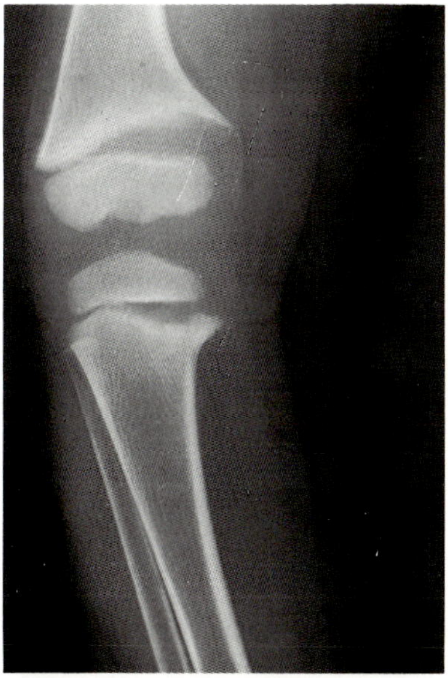

688

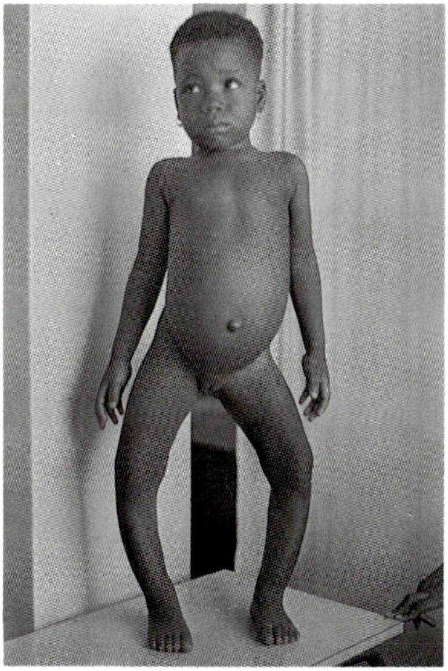

689

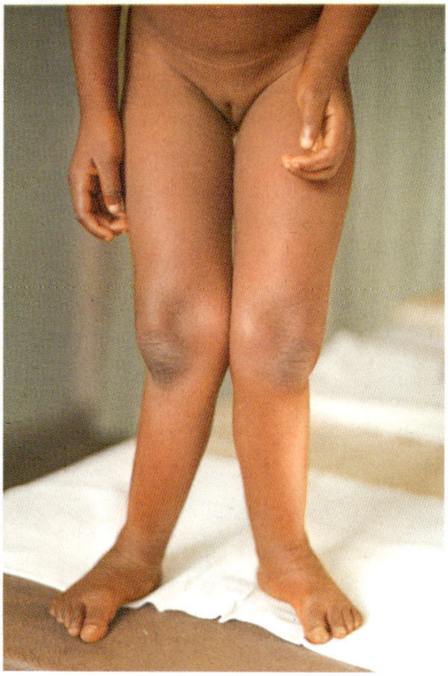

690

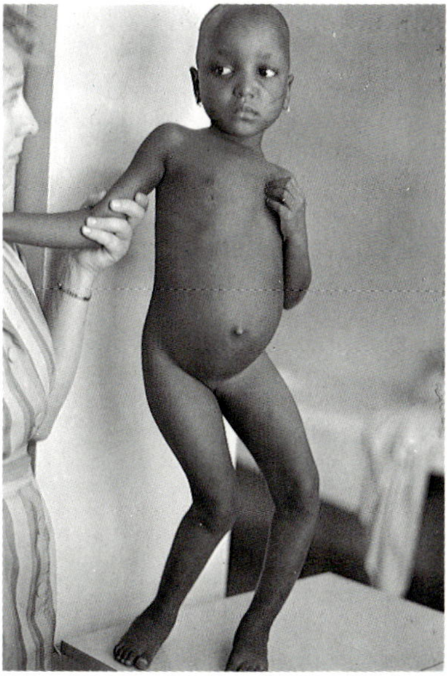

Abb. 691 u. 692. Verbiegung der Tibia (tertiäre Frambösie). Die Verbiegung nach vorne oder säbelähnliche Deformierung der Tibia ist hier Folge einer Periostitis (s. a. Röntgenbild). Das Bein selbst bleibt gerade, die Verdickung findet sich nur im vorderen Bereich des Knochens. Ein ähnliches Aussehen kann auch bei einer syphilitischen Periostitis auftreten. Man soll diese Krankheit nicht verwechseln mit der Verbiegung der Tibia, bei der die Krümmung im Knochen selbst liegt, der verdickt und warm ist. Dies kommt bei der Pagetschen Krankheit vor.
Abb. 693 u. 694. Pagetsche Krankheit (Osteitis deformans). Ausdehnung und Verbiegung der Tibia. (*Sir James Paget, 1814–1899, Beschreibung 1877.*)

691

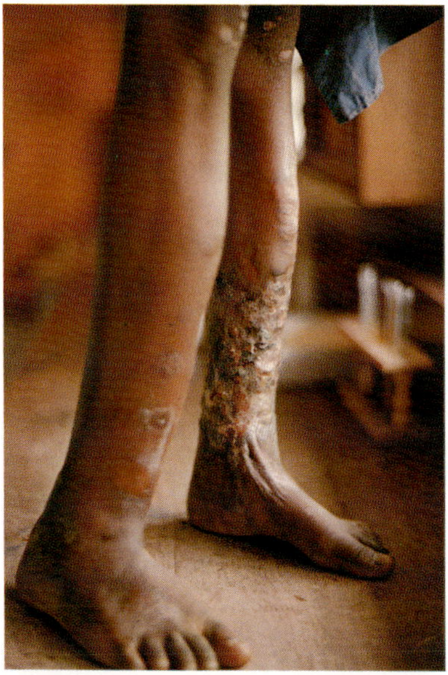

692

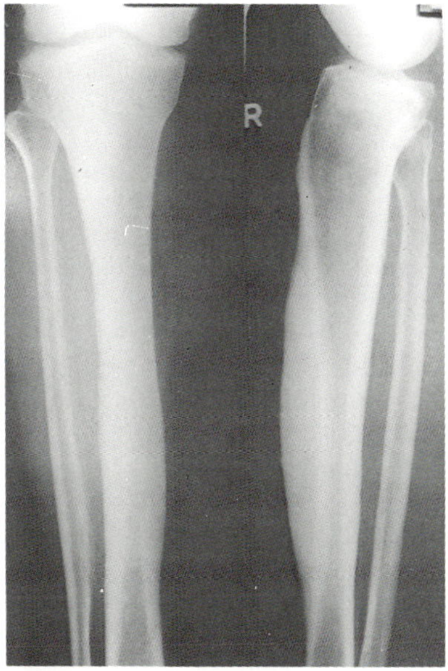

693

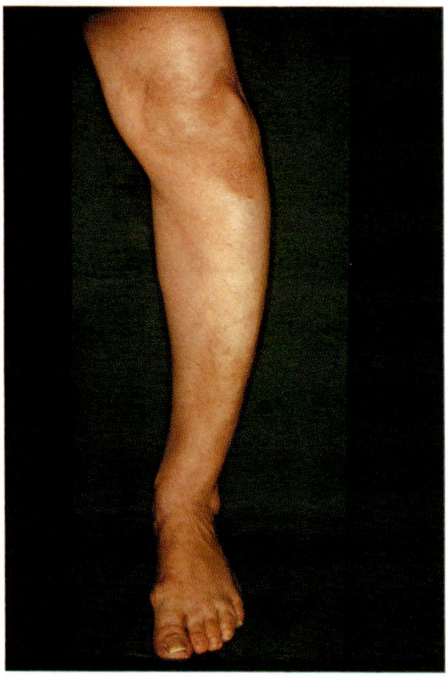

694

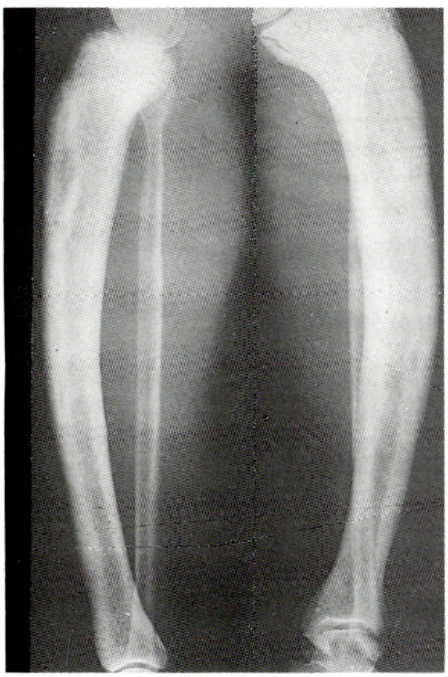

Abb. 695. Osteoarthritis, Bakersche Zyste. Die Ausbeulung der hinteren lateralen Knieregion wird durch eine Gelenkhernie, die Synovia enthält, hervorgerufen. Man kann es oft nur sehen, wenn das Knie gestreckt ist. Schmerzen können vorhanden sein, wenn die Zyste rupturiert. (*William Morrant Baker, 1839–1896, Beschreibung 1885.*)

Abb. 696–698. Kallöse Verschwielung der Knie. Das Gewicht liegt beiderseits auf den Höckern der Tibia beim Knien auf hartem Steinboden: eine fromme russische Dame (**696**). Das Gewicht liegt auf der Patella und darüber (**697**) beim Knien und beim Vorwärtsbewegen, wenn der Fußboden geschrubbt wird. Dies führt zur Bursitis praepatellaris (»Dienstmädchenknie«). Beide Befunde sieht man bei Liebhabern von überdimensionalen Messinggegenständen (vom Knien und Reinigen des Messings). Der obige Befund muß differentialdiagnostisch unterschieden werden von der Psoriasis (**698**); bei dieser Erkrankung sind auch die Knie eine besondere Prädilektionsstelle.

695

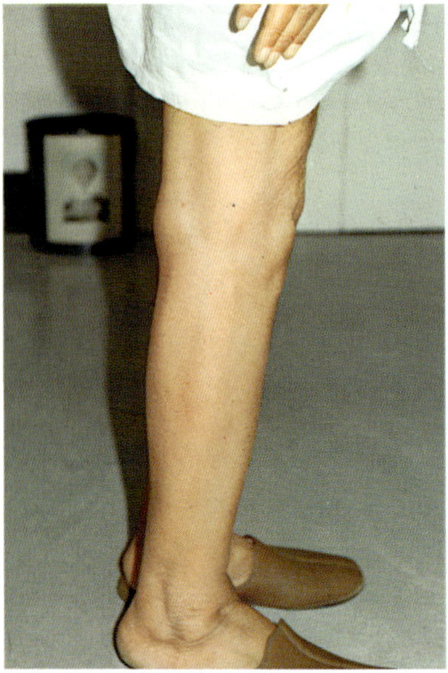

696

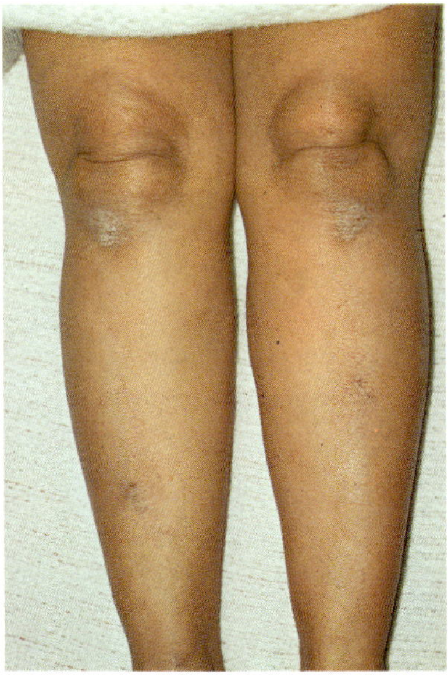

697

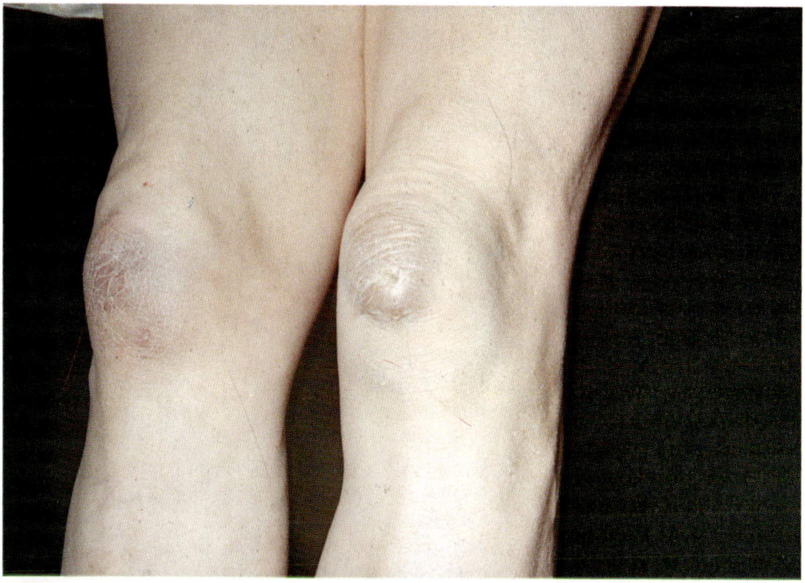

698

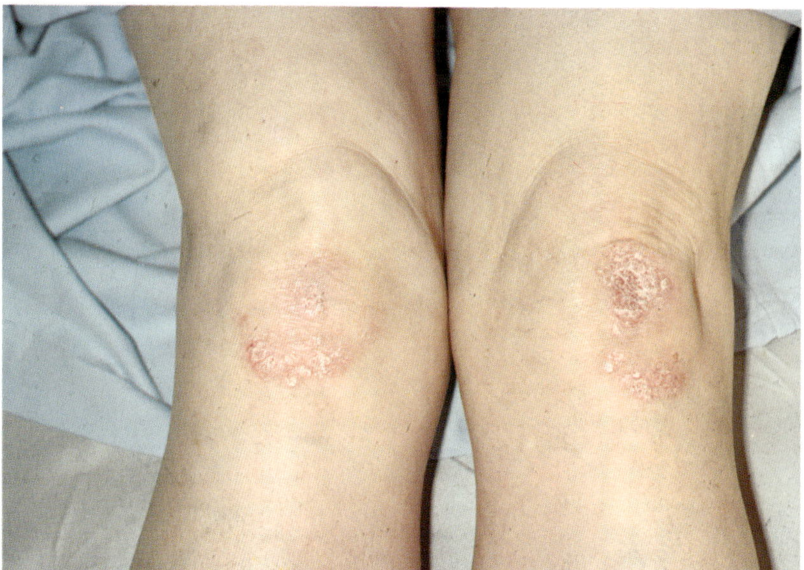

699

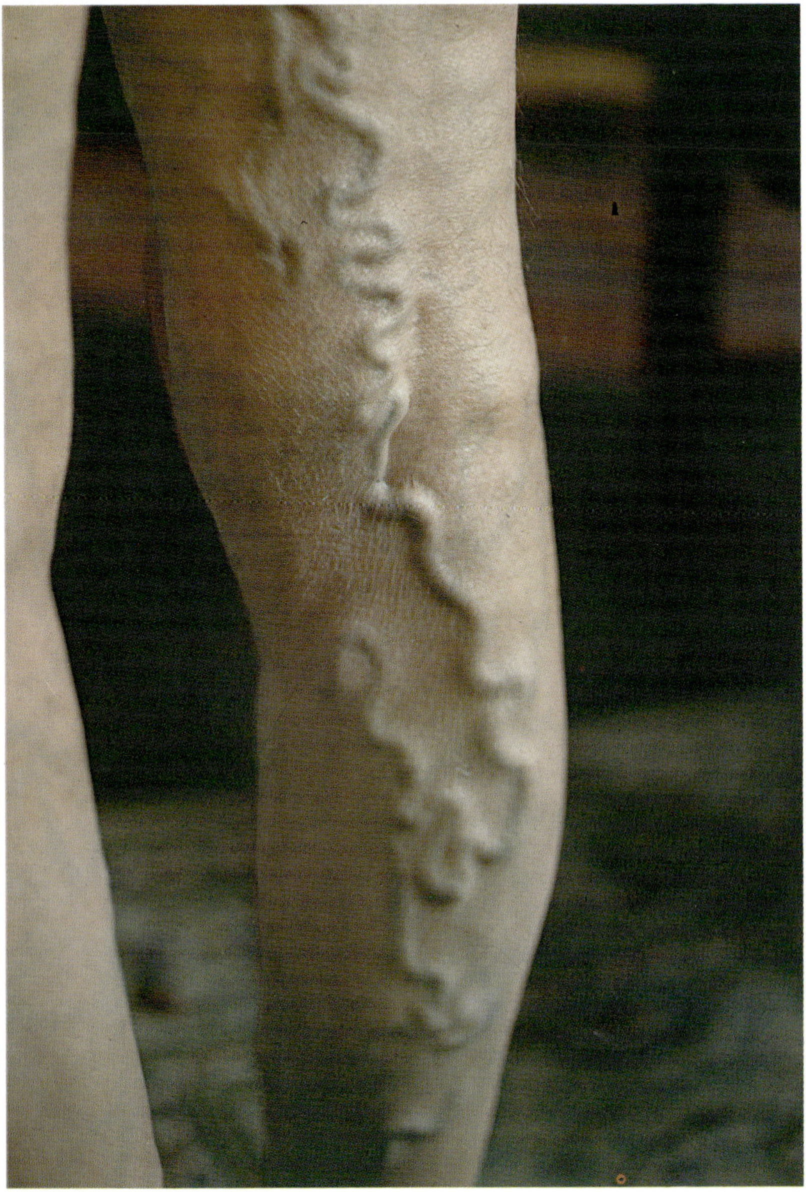

Abb. 699. Varizen. Schlängelung der Venen als Folge einer Distension und Klappeninsuffizienz. Dies führt zu Abb. **700**, einem chirurgischen Problem.
Abb. 700. Variköses Ekzem. Der vermehrte Innendruck im Kapillarbereich führt zu sekundärem Juckreiz und Kratzen und zur Entstehung eines varikösen Ekzems. Die Pigmentierung ist auf die Ablagerung von Hämosiderin in den Geweben zurückzuführen.

700

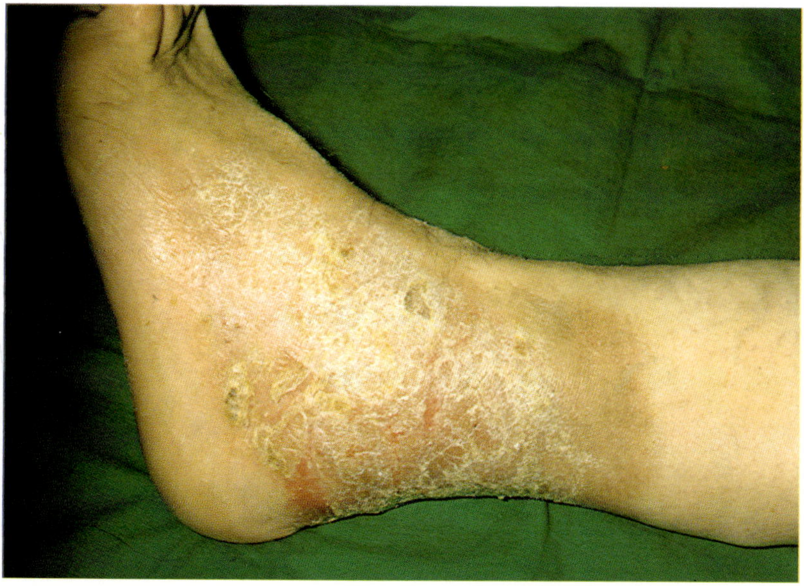

Abb. 701. Variköses Ulkus (Ulcus cruris). Gelegentlich bricht die Haut im Bereiche des Ekzems auf und führt zu einem charakteristischen Ulkus, gewöhnlich im unteren Drittel des Beines. Beachte die varikös veränderten Venen, das Ekzem in der Umgebung des Ulkus und das leichte Ödem des Beines. Das Ulkus ist sauber, mit einer sehr ausgeprägten Granulation und einem scharfen Rand, welcher nicht aufgewulstet ist. Die Pigmentierung ist Folge der Bandagierung des Beines, die vor der Aufnahme durchgeführt worden war.

Differentialdiagnosen bei Ulzeration im Bereich des Beines schließen ein: 1. tropisches Ulkus, – meist im mittleren Drittel des Unterschenkels; 2. kongenitale hämolytische Anämie; 3. syphilitische Gumma; 4. Hämoglobinopathien – Sichelzellenanämie; 5. ödematöse Zustände mit Stasis; 6. arterielle Insuffizienz; 7. Neuropathie; 8. Colitis ulcerosa; 9. Diabetes.

Abb. 702. Venöse Stauung. Diese Frau hatte einen großen Tumor im Becken, welcher die Venen komprimierte und ein leichtes Ödem des rechten Beines hervorrief. Diese Abbildung zeigt das Aufgedunsensein des rechten Fußes im Vergleich zum linken. Eine venöse Blockade geringeren Ausmaßes im Becken kann ein leichtes Ödem des Beines und des Fußes hervorrufen; die Differentialdiagnose zwischen einer tiefen Venenthrombose und einem Tumor im Bereich des Beckens kann nur nach sehr sorgfältiger Untersuchung gestellt werden.

Abb. 703. Tiefe Venenthrombose. Geringes Aufgedunsensein des Beines mit Erweiterung der oberflächlichen Venen als Sekundärfolge.

701

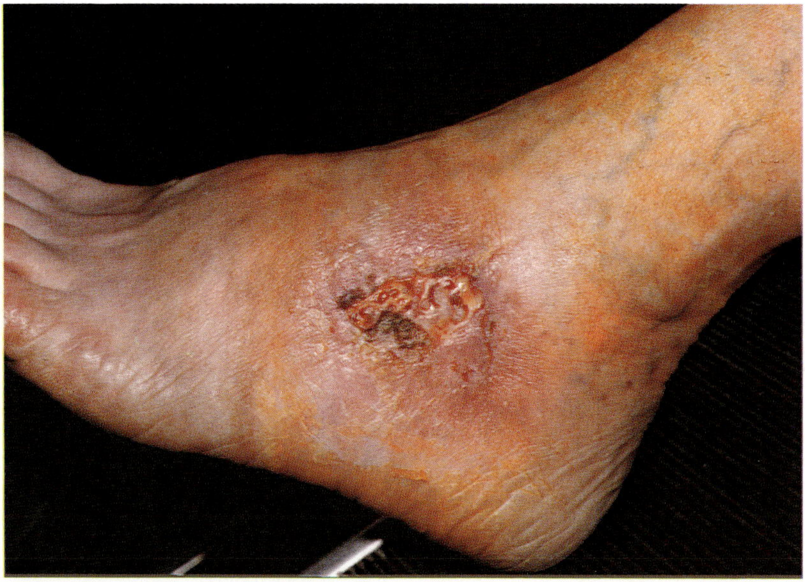

702

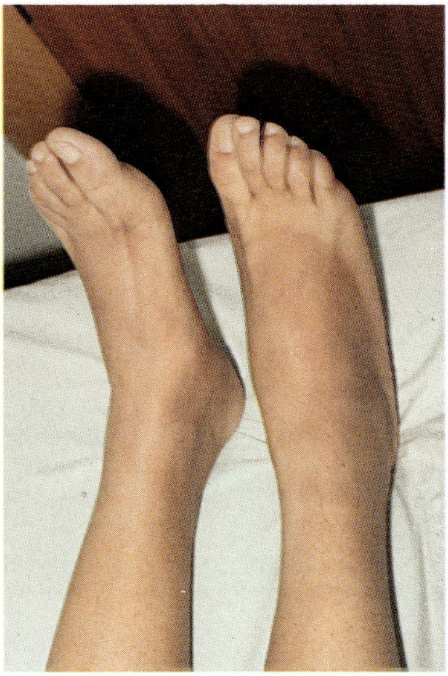

703

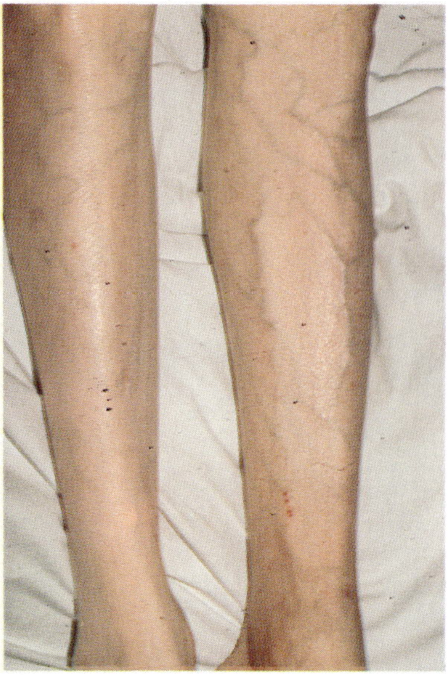

704

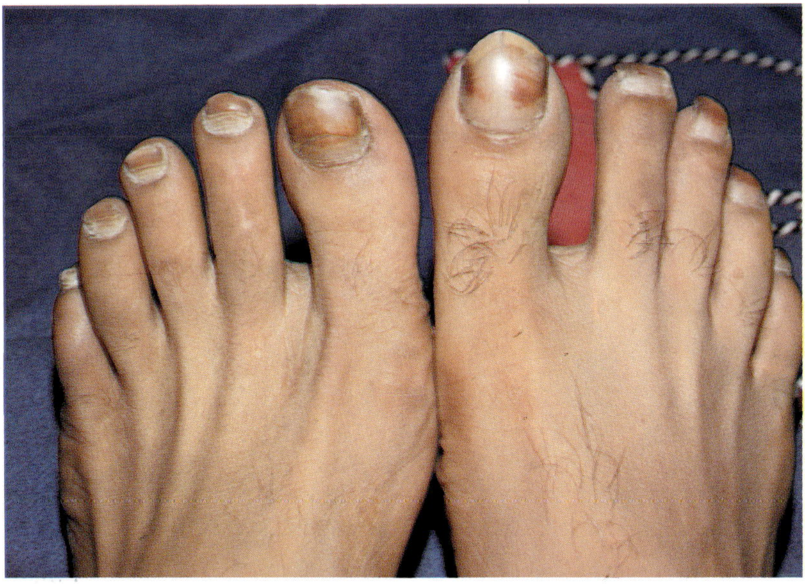

705

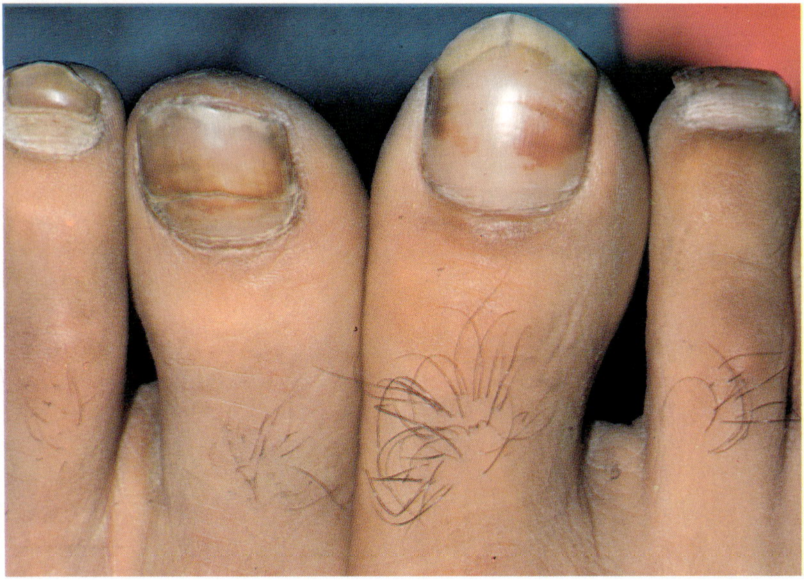

Abb. 704 u. 705. Arterielle Insuffizienz im Fußbereich. Vor der Entwicklung offensichtlicher Zeichen der Ischämie wird als erstes die Ernährung der Hautanhangsgebilde beeinträchtigt. Die Behaarung wird spärlich, und Defekte im Nagelwachstum treten auf. Die linienförmigen Eindellungen quer über den Nagel wurden zuerst durch Beau 1846 beschrieben: Sie sind Folge der Beeinträchtigung der Ernährung im Nagelbettbereich mit nachfolgender Verminderung des Nagelwachstums. Die Ursache kann auf die Extremität beschränkt sein oder auch zu einer generalisierten Erkrankung in Beziehung stehen. Ausführlichere Besprechung s. Abb. **531**.

Abb. 706. Gangrän der Zehe. Sobald der Gewebstod eingetreten ist, verfärbt sich das Gewebe; die Demarkationslinie ist durch ein Erythem gekennzeichnet. Im vorliegenden Fall handelt es sich um ein häufiges Bild bei einer diabetischen Arteriopathie.

706

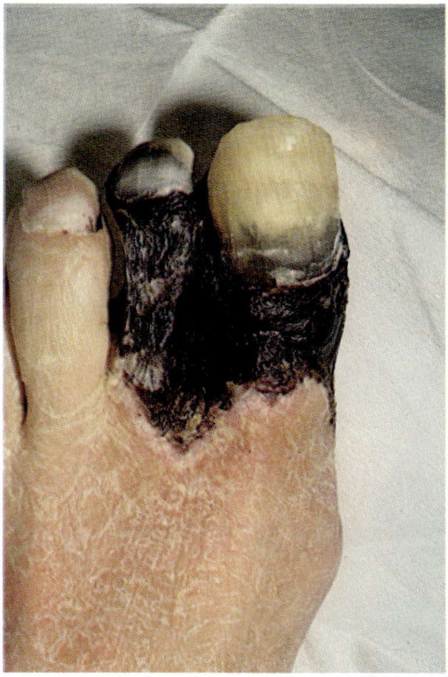

Abb. 707. Erfrierung. Gangrän aller Zehen als Folge einer Kälteexposition. Dieser Mann verbrachte eine Nacht schlafend am Kai des Londoner Hafens im Freien. Es entwickelten sich Erfrierungen des Fußes mit Gangrän aller Zehen. Das Trauma wurde noch verstärkt durch eine bereits vorher beeinträchtigte arterielle Zirkulation. Die Demarkationslinie mit dem Erythem kann man besonders im Bereich des rechten Fußes sehen. In der Folge verlor er alle Zehen, die Funktion des Restfußes blieb jedoch erhalten.

707

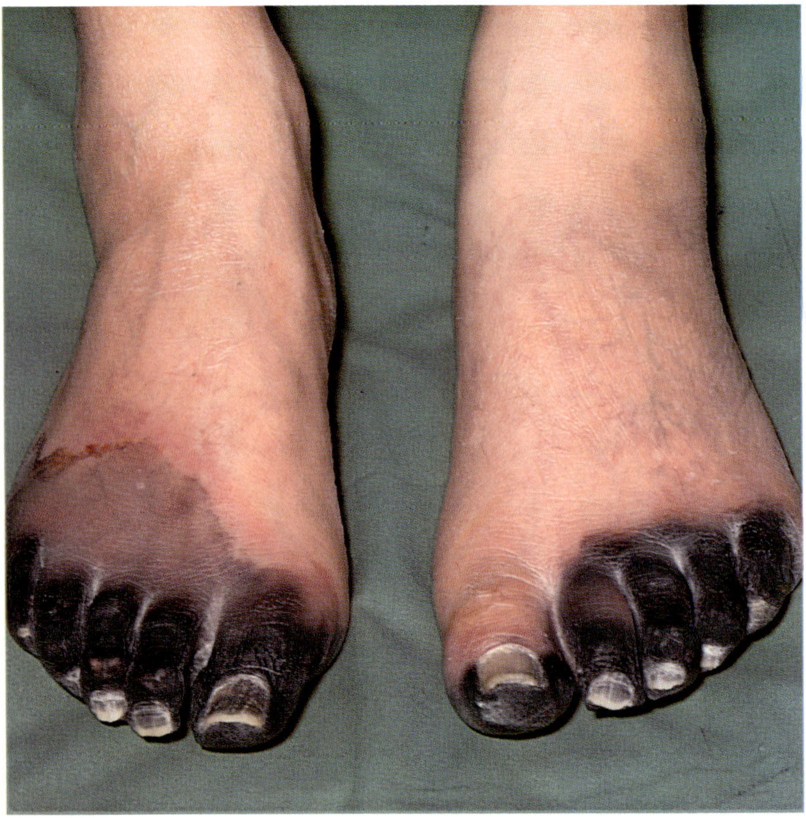

Abb. 708. Winiwarter-Buerger-Syndrom im Bereich der Hände und Füße. Dieser jugendliche männliche Raucher litt an peripherer arterieller Insuffizienz und Thrombophlebitis mit Raynaudscher Krankheit im Bereich der oberen Extremitäten. Er hat bereits die große Zehe des linken Fußes verloren. Es finden sich weiterhin trophische Veränderungen im Bereich der Füße sowie im Bereich der Nägel und ein ähnlicher Verlust von Fingern an den Händen als Folge einer arteriellen Durchblutungsstörung. S. Abb. **457**. *(Felix v. Winiwarter, 1848–1917, Beschreibung 18791; Leo Buerger, 1879–1943, Beschreibung 1908.)*

708

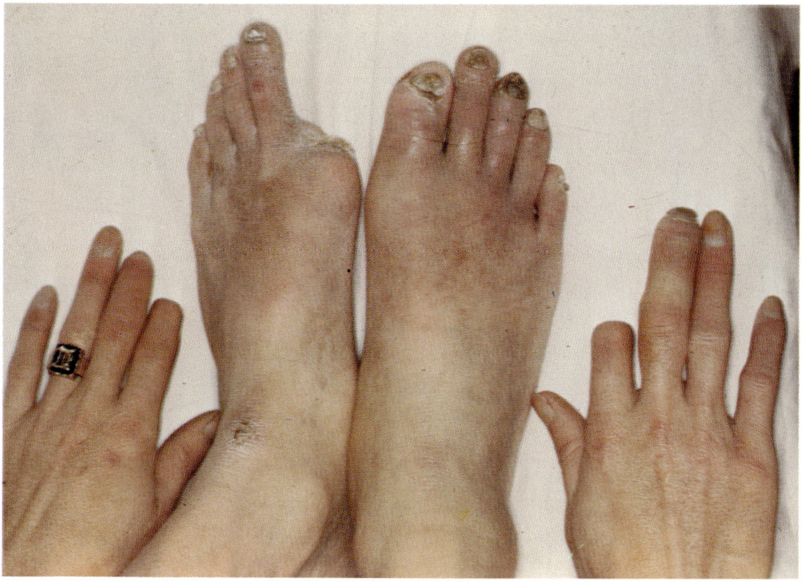

Abb. 709. Diabetische Gangrän. Eine typische Lokalisation beim Diabetiker. Die Gangrän ist gelegentlich nur durch eine einfache arterielle Insuffizienz bedingt, häufiger aber durch eine Kombination von schlechter Blutversorgung, Infektion und Neuropathie (schlechte Sensibilität), wobei eine dieser Komponenten dominierend ist.

Abb. 710. Infizierte diabetische Gangrän. Wenn die Infektion überwiegt, geht die Zehe verloren und die Infektion breitet sich auch auf dem Fuß aus.

Abb. 711. Infizierter diabetischer Fuß. Es findet sich keine ausgeprägte Gangrän, dagegen eine Fistelbildung und ein chronischer Abszeß im Zwischenzehenraum.

Abb. 712. Diabetische Gangrän, Infektion und Neuropathie. Alle Komponenten im selben Fuß vorhanden.

709

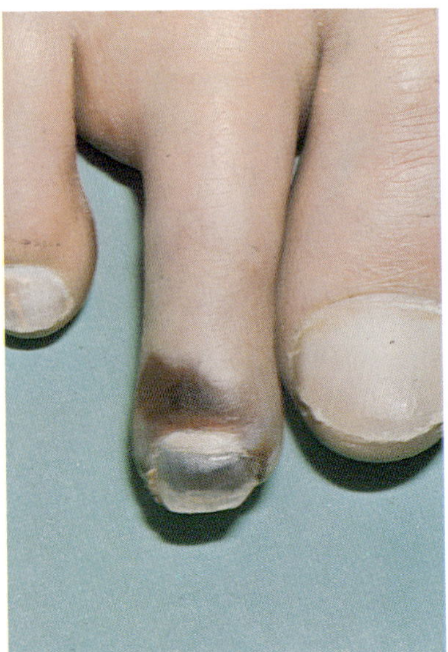

710

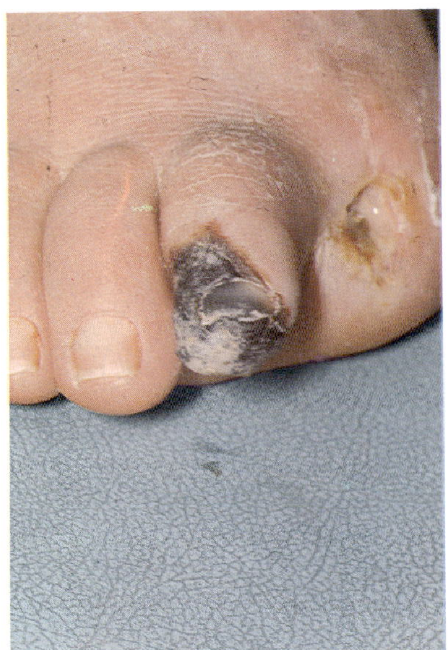

711

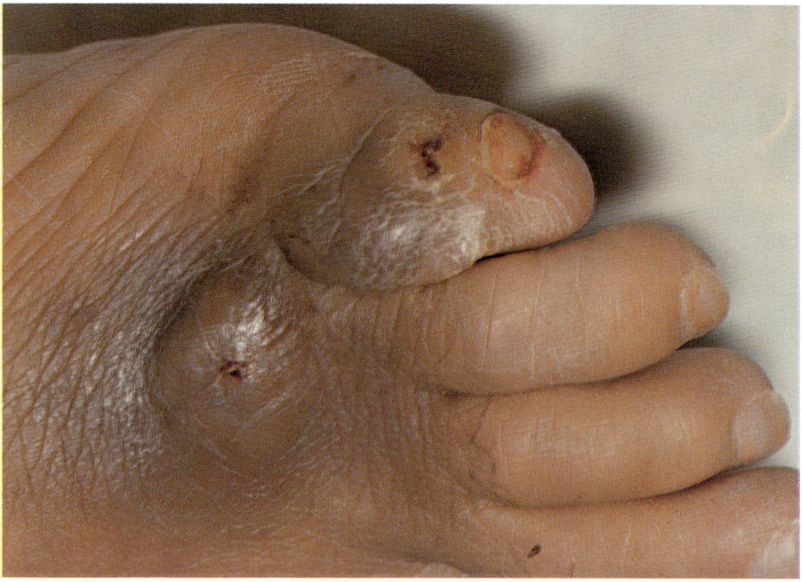

712

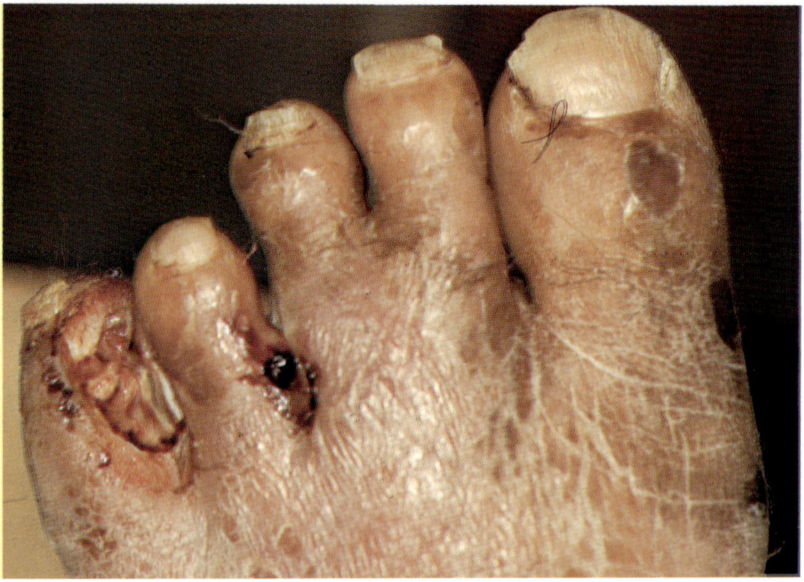

Abb. 713. Perforierendes (penetrierendes) Ulkus des Fußes (Malum perforans pedis): es handelt sich um eine trophische Veränderung im Fuß oder im Bereich der Ferse bei Verlust der Sensibilität. Ein perforierendes Ulkus arbeitet sich tief in den Fuß hinein. Oberflächlich sieht man manchmal nicht viel (**714**). Ein perforierendes, ausgestanztes Ulkus entsteht bei Einbeziehung von Nerven in die Erkrankung, wie bei Diabetes, Lepra und Tabes dorsalis.
Dieser Patient litt an einer tuberkuloiden Lepra. Zusätzlich zu dem perforierenden Ulkus hatte er palpable Nerven am Hals und am Handrücken (s. **567** und **178**).
Abb. 714. Perforierendes Ulkus (**Diabetiker**). Dieser Mann litt an einer peripheren Neuropathie und hatte keinerlei Schmerzempfindung. Eine leichte, infektionsbedingte Schwellung entstand am Fuß, aber er lief weiter auf diesem kranken Fuß. Nachdem die harte Haut an der Zehenbasis entfernt war, sah man ein tiefes penetrierendes Ulkus, welches bis in den Bereich der knöchernen Phalanx reichte. Beachte die trockene Gangrän an der Spitze der 2. Zehe.
Abb. 715. Fußphlegmone (Diabetiker). Die Durchblutung ist gut, aber es finden sich eine Neuropathie und eine Infektion. Der rechte Großzehennagel zeigt die sog. Beauschen Linien. Eine oberflächliche Gangrän hat sich zwischen dem 4. und 5. Zehenstrahl entwickelt. Mitursache war auch der Druck schlechtsitzender, spitzer Schuhe, welche die Zehen aneinanderpreßten.
Abb. 716. Arterielle Embolie. Embolie in der A. poplitea. Zunächst wird das Bein schmerzhaft, blaß, paretisch und dann pulslos. Der Gewebsuntergang schreitet fort bis zur Gangrän, wie hier im Bild.

713

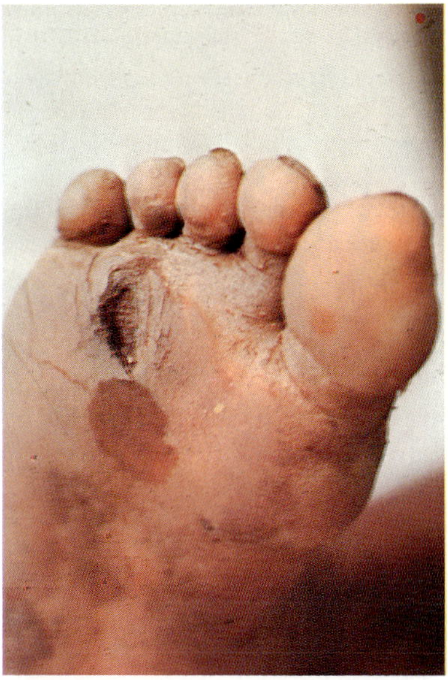

714

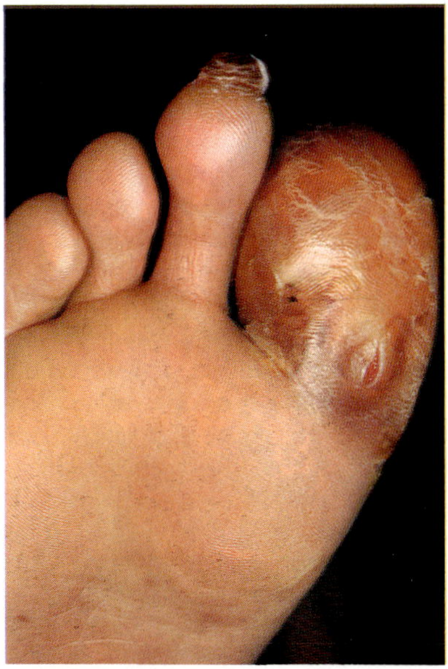

715

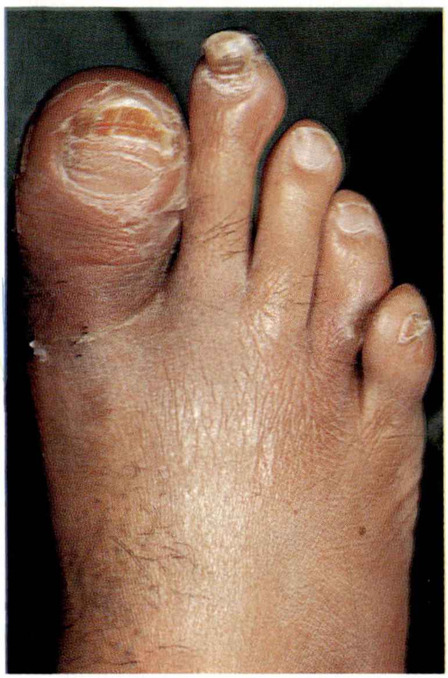

716

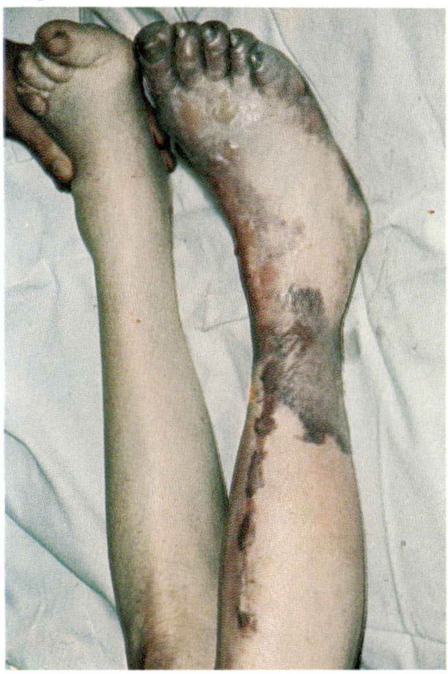

Abb. 717. Reitender Embolus (Sattelembolus) im Bereich der Aortenbifurkation (Gasgangrän). Keine arteriellen Pulse unterhalb der Aorta. Gasansammlung findet sich in der Muskulatur und zeichnet die Septen ab, wodurch ein »gefiedertes« Aussehen entsteht. Ein junger Nigerianer wurde von seinen Freunden in die Notaufnahme gebracht. Er konnte nicht laufen und war sehr krank und ängstlich. Zwei Tage vorher hatte er plötzlich Schmerz und Parese in den Beinen entwickelt. Ein eingeborener Medizinmann wurde gerufen, welcher die Gliedmaßen aufschürfte und mit einer Mischung von Mist, Erde und Blättern einrieb. Der Zustand des Patienten verbesserte sich nicht, und er suchte als letzte Zuflucht das Krankenhaus auf. Er starb.

Abb. 718. Bakterielle Endokarditis. Kleine Emboli in der Haut. Emboli dieser geringen Größe sind nur schwer von einer Purpura zu unterscheiden.

Abb. 719. Druckgeschwür an der Ferse. Dieses Geschwür bei einem Diabetiker wurde durch den Druck zu enger Schuhe hervorgerufen: Die Reibung führte zur Ulzeration.

Abb. 720. Dekubitus. Beachte die Lokalisation des Dekubitus über der Rundung der Ferse, da der Druck auf das Bett zurückzuführen ist. Vergleiche diesen Befund mit dem der vorhergehenden Abbildung, wo der Druck über dem Ansatzpunkt der Achillessehne durch den Rand des Schuhes ausgeübt wurde.

Die frühen Zeichen eines Dekubitus sind: zuerst Rötung, welcher Stase und Verfärbung aufgrund der Beeinträchtigung der Zirkulation folgen. Ein Dekubitus kann sich innerhalb einer Nacht entwickeln, wenn der Fuß nicht regelmäßig bewegt wird. Weitere typische Lokalisationen von Dekubitus sind über dem Abschnitt des Trochanter major, zwischen den Knien, über dem Os sacrum und dem Gesäß und im Dorsalbereich der Rippen (**618**).

717

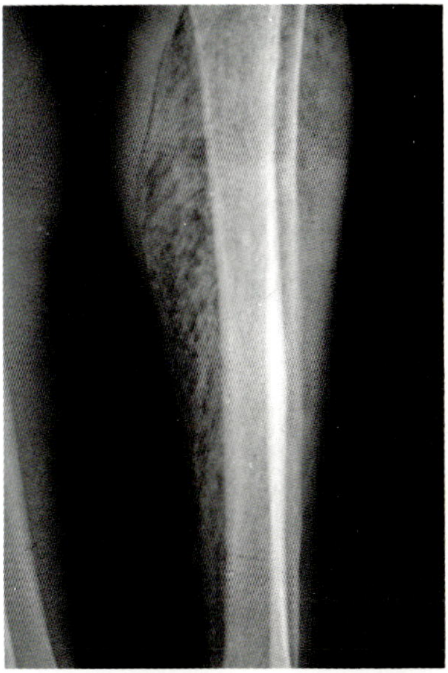

718

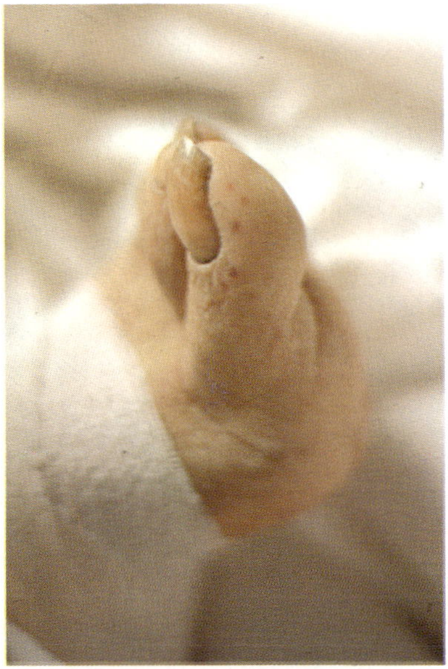

719

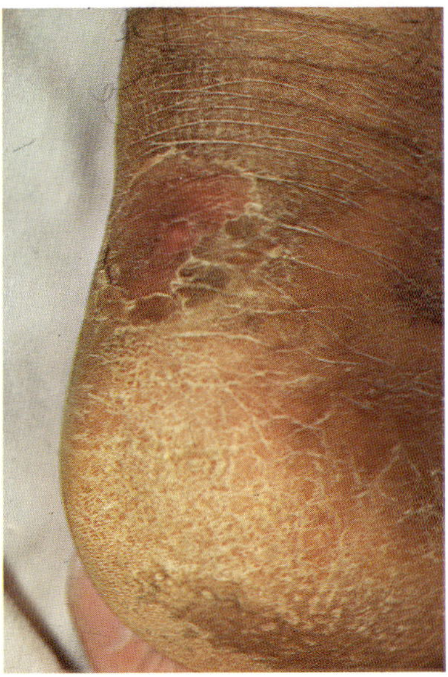

720

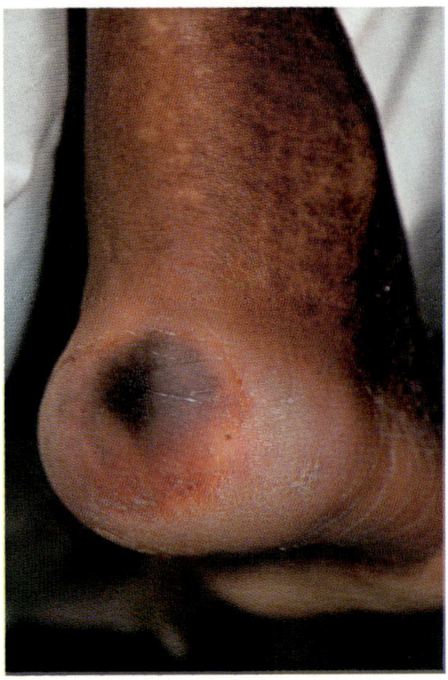

Abb. 721. Atrophie des M. quadriceps (Poliomyelitis). Muskelatrophie ist ein allgemeines, sehr wichtiges Zeichen für Inaktivität. Sie tritt auf: sehr rasch bei Bettruhe, selbst von kurzer Dauer, und ist dann symmetrisch; nach einer Verletzung, auf der betroffenen Seite; nach Denervation, z. B. im Bereich der unteren motorischen Neuronen, wie bei der Poliomyelitis. Im Vergleich dazu führen Läsionen im Bereich der oberen motorischen Nerven kaum zur Atrophie.
Eine Läsion der unteren motorischen Neuronen in der Kindheit führt zur Beeinträchtigung des Wachstums und zum ungleichen Längenwachstum der Extremitäten.

Abb. 722. Poliomyelitis im Bereich des rechten Beines. Beachte die Differenz im Extremitätenumfang, die asymmetrische Muskelatrophie und die Kürze des Oberschenkels.

Abb. 723 u. 724. Tabes dorsalis, neuropathische Gelenkerkrankung. Es findet sich eine asymmetrische Atrophie des M. quadriceps als Folge der Inaktivität und ein Charcotsches Gelenk (Arthropathia tabica) im linken Knie. Die Funktion des Beines wurde durch einen Gehapparat unterstützt. Das Knie war schmerzlos und wies (**724**) einen abnormen Bewegungsumfang auf. Neuropathische Gelenkerkrankungen können bei allen Zuständen auftreten, in denen die Schmerzempfindlichkeit verringert oder verschwunden ist. Diabetes, Lepra und Tabes dorsalis sind die häufigsten Ursachen. Infektion und Fistelbildungen können hinzukommen. (*Jean Martin Charcot, 1825–1893, französischer Neurologe, Beschreibung 1868.*)

721

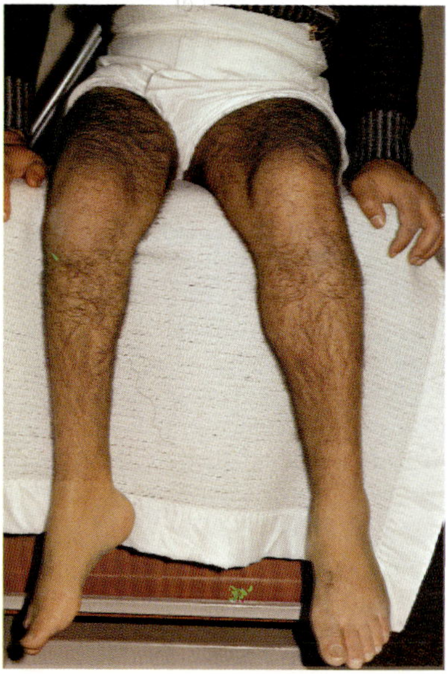

722

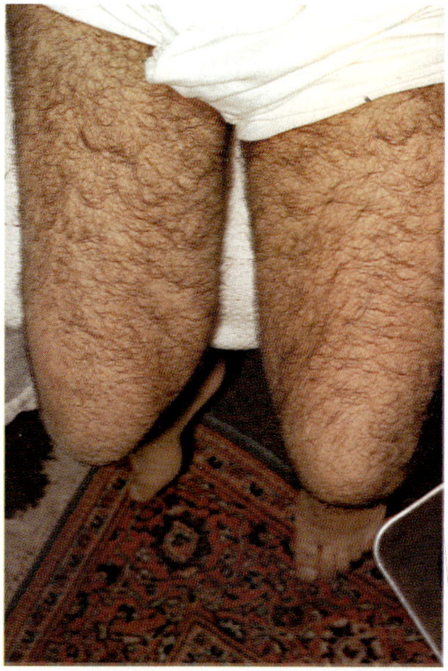

723

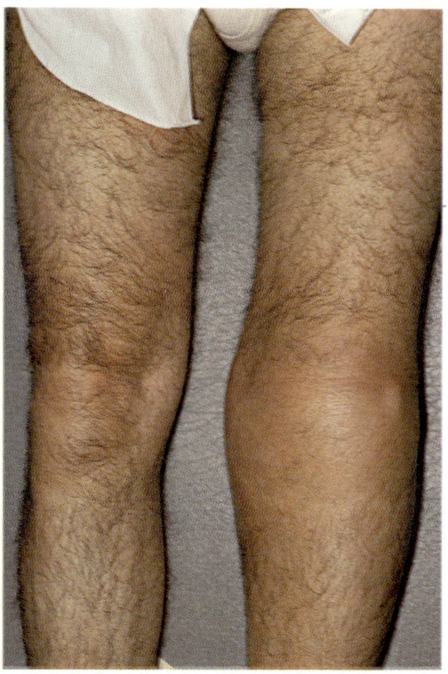

724

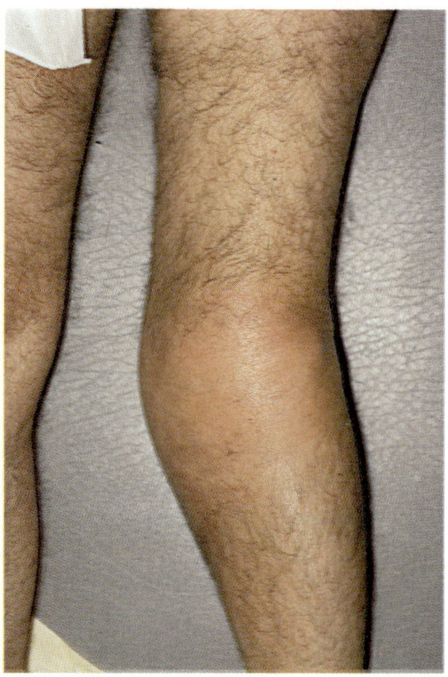

Abb. 725. Tabes dorsalis. Verminderte Schmerzempfindlichkeit. Die Patientin wurde krankengymnastisch behandelt, um die Muskelkraft zu verbessern; außerdem erhielt sie Wärmeapplikationen als Placebo für ihre anfallsartig lanzierenden Schmerzen. Sie überredete den Krankengymnasten, ihr mehr und mehr Wärme zu applizieren; sie empfand die Wärme, aber nicht den Schmerz, und erlitt eine Verbrennung. Patienten mit einer Neuropathie sind stark gefährdet bei Anwendung von Wärmflaschen und allen anderen Vorrichtungen, die Wärme abgeben.

Abb. 726. Krallenbildung der Zehen. Folge einer Störung des Muskelgleichgewichtes im Bereich des Fußes. Dieser Befund kann auftreten beim Hohlfuß, er kann familiär gehäuft und bereits bei der Geburt vorhanden sein. Es besteht eine Kombination mit der Friedreichschen Ataxie und der Atrophie der Fibularis-Muskulatur. (*Nikolaus Friedreich, 1825–1882, Beschreibung 1863.*)

Abb. 727. Krallenbildung der Zehe. Der Gedankengang sollte folgender sein: Findet sich eine Familienanamnese von Ataxie oder liegt eine Kyphoskoliose vor? = Friedreichsche Ataxie. Findet sich eine doppelseitige Spitzfußbildung oder eine Atrophie bis zu den Knien? = Atrophie der Fibularis-Muskulatur.

Abb. 728. Hallux valgus. Die Abweichung der großen Zehe nach lateral mit der Prominenz des Metakarpophalangealgelenks auf der medialen Seite des Fußes kann zu Schmerzen mit Schwellung und zu Unbehagen führen, besonders wenn, wie im vorliegenden Fall, sich eine chronische Bursitis ausgebildet hat. Differentialdiagnostisch muß man auch an eine akute Monoarthritis denken.

725

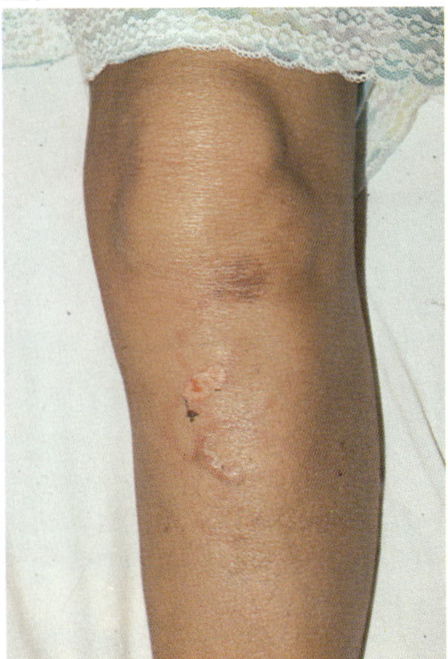

726

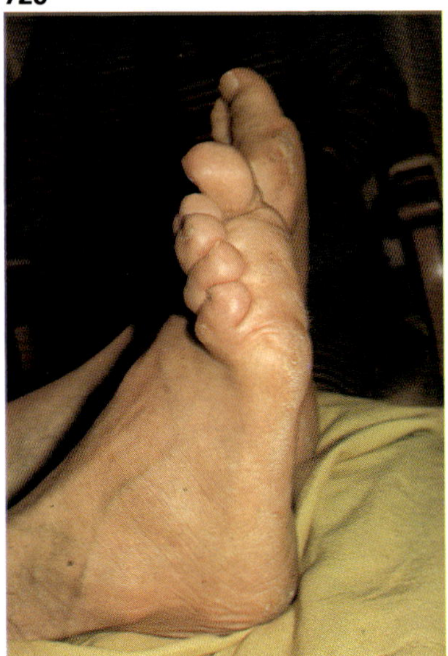

727

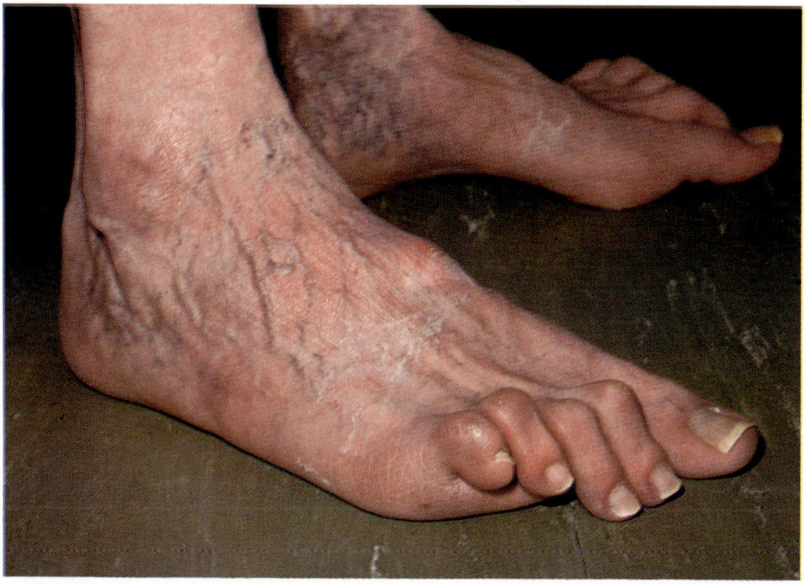

728

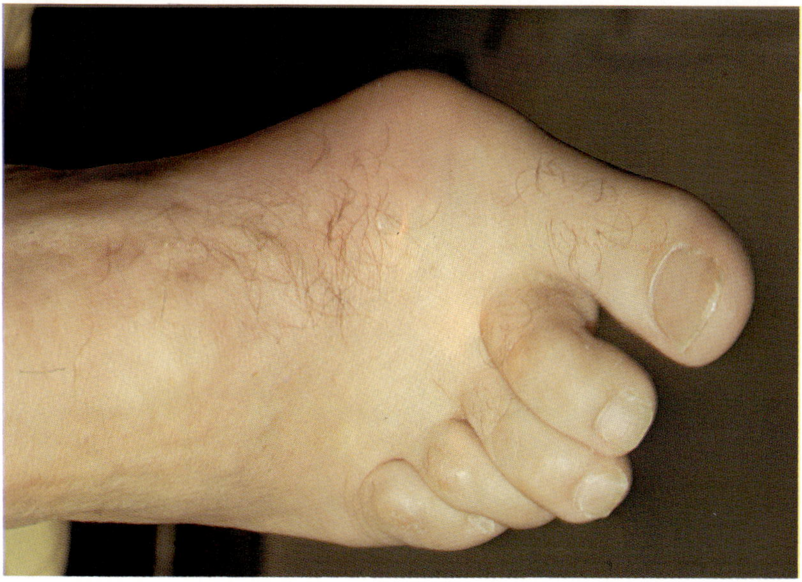

Abb. 729. Babinski-Reflex (Großzehenzeichen). Das klassische Symptom einer Läsion im Bereich der oberen motorischen Neuronen. Man muß verdachtsweise daran denken, wenn man den Muskeltonus durch Rollen des Beines (Außen- und Innenrotation im Hüftgelenk) untersucht. Ausgelöst wird der Reflex mit einem Gegenstand, der ein schmales, aber stumpfes Ende hat – z. B. einem Schlüssel –, mit dem man fest am lateralen Fußrand entlangstreicht (der Patient muß darauf vorbereitet sein). Nun ist sorgfältige Beobachtung erforderlich: Bei einer frühen krankhaften Veränderung erscheint die Dorsalextension der Großzehe nur ein- oder zweimal; dann befindet man sich in dem zweifelhaften Gebiet der »Ausgewogenheit der plantaren Muskulatur«. Der ausgeprägte Babinski-Reflex wird in diesem Bild gezeigt. Er kann auch ausgelöst werden durch festen Druck auf das Schienbein und kräftiges Streichen des Fußes (Oppenheimsches Zeichen). Der Babinski-Reflex bedeutet eine Läsion im Bereich des Traktus pyramidalis. Als nächstes muß man nach der Höhe der Läsion fahnden und sich dabei vor Augen halten, daß die Schädigung sich irgendwo zwischen den motorischen Zellen der Hirnrinde und den Vorderhornzellen befinden kann. Man soll nicht als erstes die Lendenwirbelsäule röntgen; der Traktus pyramidalis endet im Bereich des 1. Lendenwirbels. Erst schaut man nach anderen Reflexänderungen – wenn die Achillessehnenreflexe fehlen, muß die Rückenmarksläsion mit einer Neuropathie kombiniert sein. Negativer Achillessehnenreflex mit positivem Babinski-Reflex der Großzehe tritt ein bei: 1. Tabes dorsalis, 2. Friedreichscher Ataxie, 3. subakuter kombinierter Degeneration des Rückenmarks, 4. Erkrankung im Bereich des Conus oder des unteren Abschnittes des Rückenmarks. Im Gegensatz dazu bedeuten fehlender Achillessehnenreflex und Plantarflexion der Zehen eine Neuropathie oder eine Läsion im Bereich von L5–S1. (*Joseph Francois Felix Babinski, 1857–1932; Hermann Oppenheim, 1858–1919.*)

Abb. 730. Hyperkeratose der Füße (Practolol). Dies kann sein: 1. Folge von Reibung und Barfußlaufen; 2. Teil eines Tylosis-Syndroms (Schwielenbildung), einer angeborenen Defekterkrankung mit Hyperkeratose der Hohlhand und Ösophaguskarzinom; 3. Reaktion auf bestimmte Medikamente, z. B. Practolol; 4. Psoriasis.

Abb. 731. Melanom bei einem Araber. Ein Melanom findet man beim Europäer überall; es kann primär pigmentiert oder auch nicht pigmentiert sein. Bei der arabischen Bevölkerung sind andere als subunguale oder plantare Melanome außerordentlich selten.

729

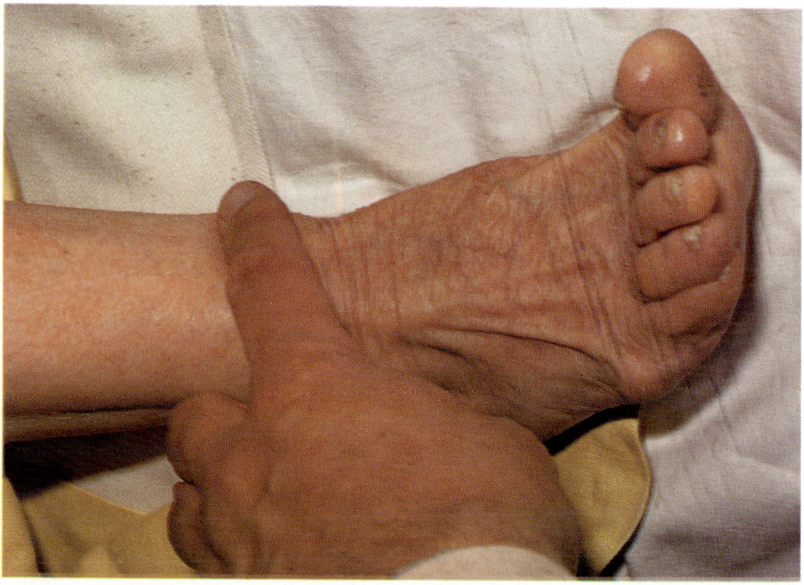

730

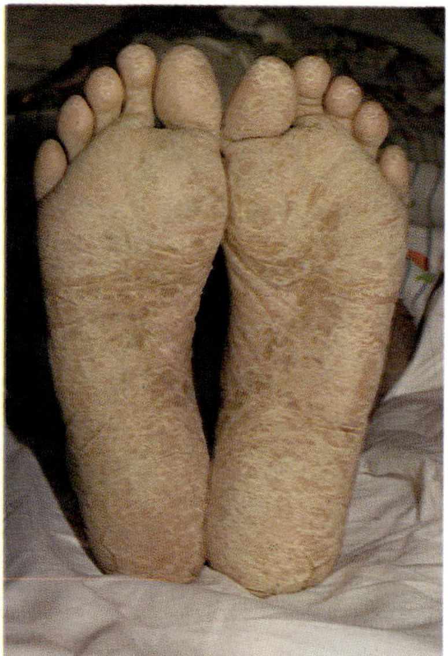

731

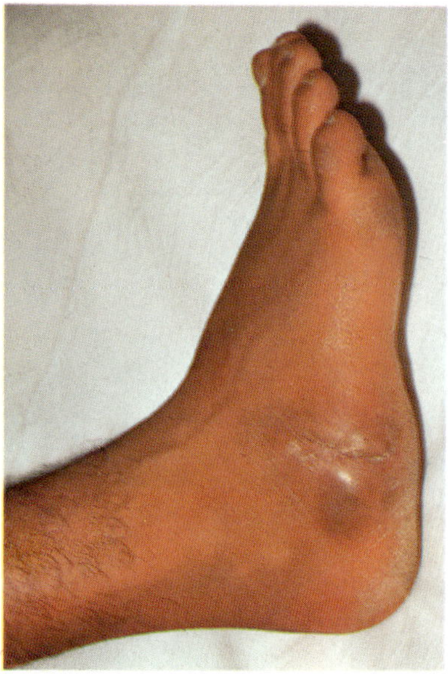

732

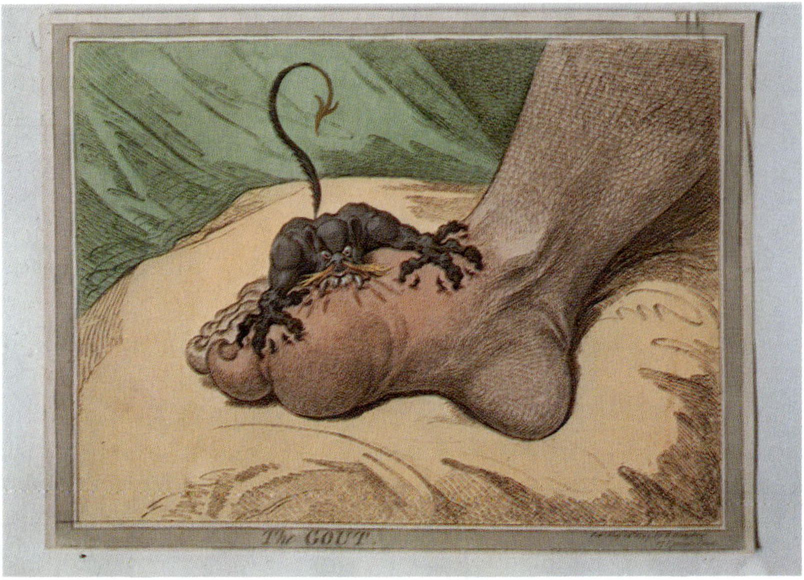

733

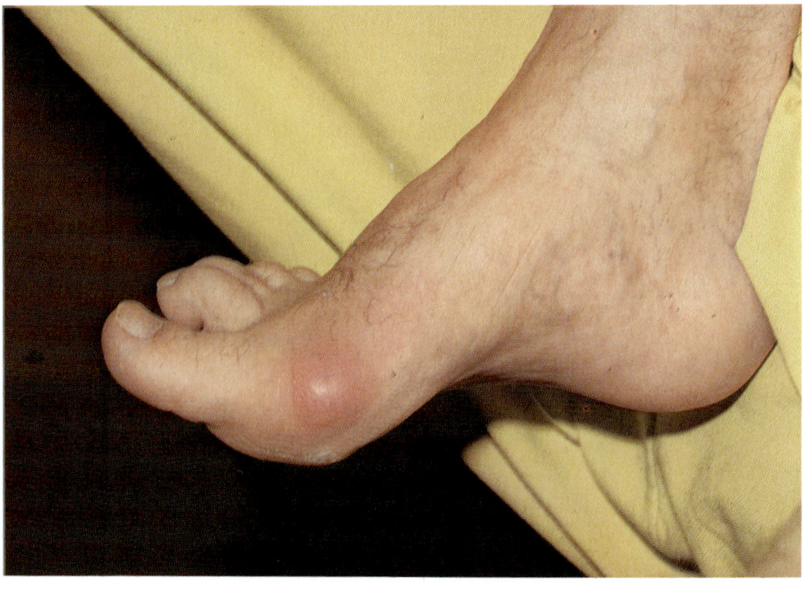

Abb. 732. Gicht und die Füße (Podagra); (griech. podos, Fuß; agra, Falle). Das klassische Krankheitsbild der Gicht, hier dargestellt in einer Karikatur von James Gilray aus dem späten 18. Jahrhundert, später in Karikaturen des 19. und frühen 20. Jahrhunderts, auf denen fette alte Männer gezeigt waren, die in ihrem Club ihren Portwein trinken, während ihr dick verbundener Fuß auf einem sog. Gichtstuhl ruht. Die Gicht befällt jedes Gelenk, gewöhnlich als Monarthritis – Daumen, Handgelenk oder Knie, ebenso wie als Prädilektionsstelle die große Zehe, die andererseits aber auch sehr leicht durch ein Trauma oder eine frühe Osteoarthritis erkranken kann.

Abb. 733. Akute Gicht. Ein heißes, gerötetes, sehr schmerzhaftes Metakarpophalangealgelenk der großen Zehe, das sich bei einem Mann nach einer Laparotomie plötzlich und akut entzündete. Die akute Gicht hat eine gewisse Neigung, postoperativ aufzuflackern. Eine Bursitis bei einem Hallux valgus kann ähnlich aussehen. Im vorliegenden Fall nahm die Schwellung im Bereich des Fußes noch mehr zu und erst nach 2 Tagen langsam ab.

Abb. 734. Gicht. Am Ende eines langdauernden Gichtanfalls kann die Haut sich abschälen.

Abb. 735. Chronische, tophöse (knotige) Gicht. Oberflächlich ähnelt sie einer akuten Infektion.

734

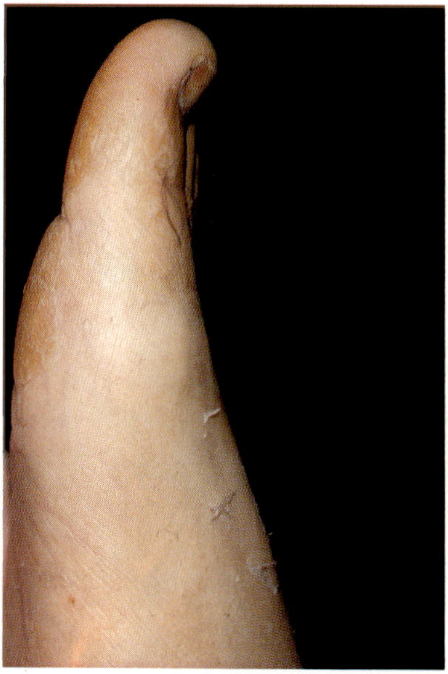

735

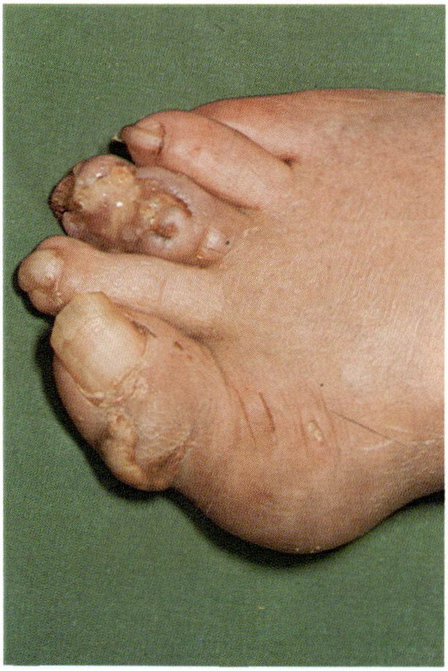

Abb. 736. Schwarze Nägel (»Onychia nigra«). Das Rotlackieren der Nägel (»Onychia rubra«) rührt ursprünglich davon her, daß die Frauen dem Mann zeigen mußten, welche von ihnen zur Verfügung standen und welche ihre Menstruation hatten. Schwarze Fußnägel entstehen, wenn Fußbäder, welche Kaliumpermanganat enthalten, genommen werden.
Dieser Mann (ein Gastwirt, der in exzessiven Mengen Alkohol trank) entwickelte »brennende Füße« und eine alkoholbedingte Leberschädigung (**796**). Sein Arzt vermittelte einen Untersuchungstermin für 3 Wochen später in einer Leberspezialklinik. In der Zwischenzeit wurde das Fußleiden unerträglich; er saß jeden Abend, reichlich Alkohol trinkend, im Stuhl und hatte seine Füße in einem Fußbad. Das Kaliumpermanganat reagierte mit dem Keratin und färbte auch die Haut dunkelbraun. Vor dem Untersuchungstermin schrubbte er die Farbe von der Haut, konnte das Kaliumpermanganat aber nicht aus den Nägeln entfernen; daher die »Onychia nigra«.
Eine lächerliche Geschichte – aber der Patient wurde beim Staatsexamen den Prüflingen vorgeführt. Obwohl das Abdomen eine Hepatosplenomegalie und die Punktionswunde von einer Leberpunktion zeigte, verursachten die schwarzen Nägel den Examenskandidaten viele angstvolle Augenblicke. Man sollte immer das Vertrauen des Patienten gewinnen, dann wird er einem die richtigen Antworten geben.
Abb. 737. Ainhum-Syndrom (tropischer Gliederverlust, Daktylosis spontanea). Ätiologie unbekannt. Eine in Westafrika häufige Erkrankung bei denjenigen Eingeborenen, die barfuß gehen. Eine anfängliche Striktur an der Basis der kleinen Zehe zieht sich mit der Zeit wie eine Tourniquet-Schlinge zusammen. Schließlich fällt die Zehe ab oder wird abgeschlagen. Die Behandlung besteht in der Amputation; evtl. ist auch die nächste Zehe befallen. Pathologisch-anatomisch handelt es sich nur um Vermehrung des Bindegewebes an der Zehenbasis. Es finden sich keine neurologischen, vaskulären oder Systemerkrankungen.
Abb. 738. Medinawurm (Guineawurm, Dracunculus medinensis). Der weibliche Wurm hat sein Lebensziel erreicht und kommt zu dem Punkt des Eierlegens. Eine Blase bildet sich am Fuß, rupturiert, und als Reaktion auf Kontakt mit Wasser entleert sich eine weißliche Flüssigkeit – die Larven. Diese treten dann in den Zwischenwirt, das Krustentier Cyclops ein, und der Kreislauf beginnt wieder. Die Würmer können sich auch verschlüpfen und finden sich dann aufgerollt und kalzifiziert auf dem Röntgenbild; man kann sie auch unter der Haut tasten (**634**). Sie haben die Neigung, aus solchen Hautabschnitten herauszukommen, welche sich im Kontakt mit Wasser befinden. Die Behandlung besteht darin, daß man sie ganz langsam auf ein Holzstäbchen wickelt, wobei man diese Prozedur durch ein Wasserbad fördert. Wenn so ein Wurm abreißt – sie können bis zu 1 m lang werden – entwickelt sich eine akute Entzündung. Orale Niridazolapplikation erleichtert die Entfernung des Wurmes erheblich.

736

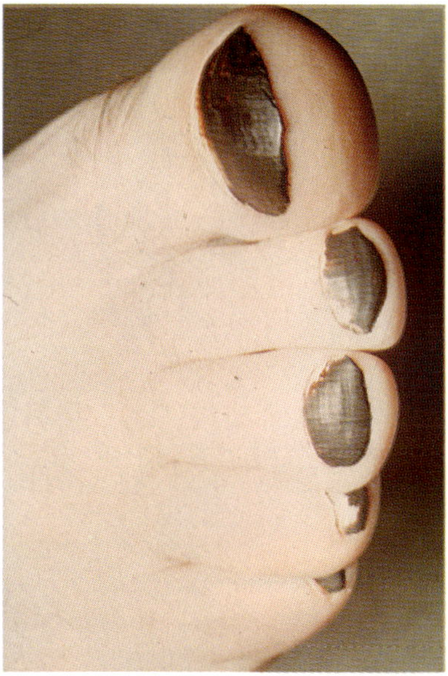

737

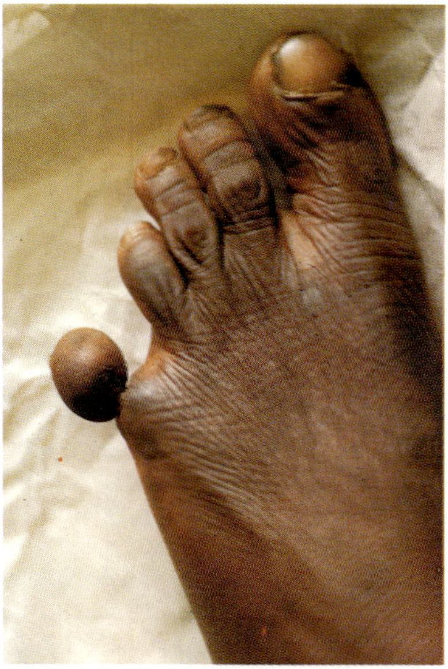

738

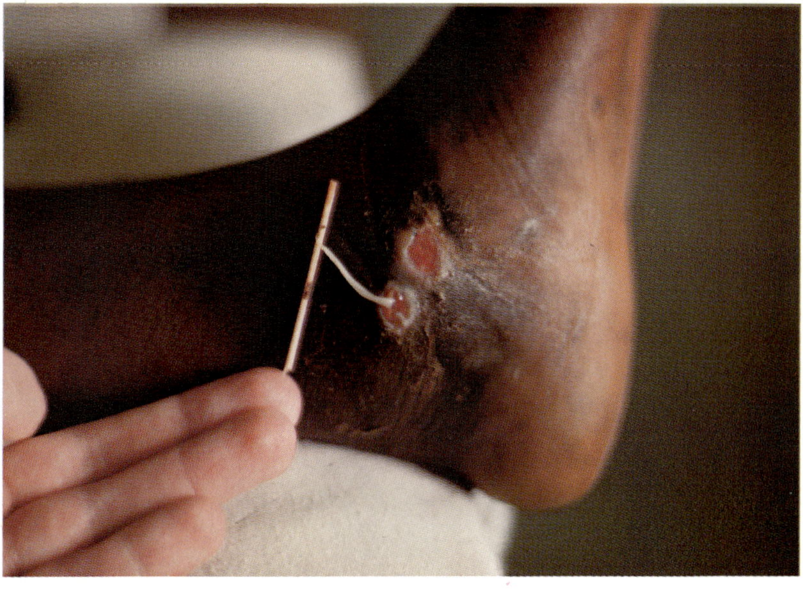

Dermatologie und Allgemeinmedizin

Es wurde nicht der Versuch gemacht, das ganze Gebiet der Dermatologie zu erfassen; nur einige häufige Hautveränderungen sind hier abgebildet.

Abb. 739. Windpocken (Varizellen, Wasserpocken). Auf der Brust des Kindes findet sich ein Hautausschlag: kleine Flecken, Papeln, Blasen und Schorfe. Der Ausschlag befindet sich also in unterschiedlichen Entwicklungsstadien, d. h. er ist polymorph. Der Ausschlag ist gleichmäßig über die ganze Brust verteilt, weniger auf die Gliedmaßen, d. h. er ist zentripetal. Bei der weißen Substanz handelt es sich um Calamin-Lotion.

Abb. 740. Windpocken. Die Verteilung des Hautausschlages neigt zur zentripetalen Ausbreitung über den Rumpf. Das Erscheinungsbild kann sich jedoch ändern, da der Hautausschlag am stärksten dort auftritt, wo die Haut entweder wärmer, feuchter oder weniger dem Licht ausgesetzt ist. Bei diesem Kind findet sich der Hautausschlag am stärksten im Bereich der Windeln. Es handelt sich aber nicht eigentlich um einen Windelausschlag, da er auch die Hautfalten betrifft, welche normalerweise vor der Windel und ihren chemischen Abfallprodukten geschützt sind. Der Hautausschlag ist generalisiert, obwohl man nur spärliche Flecken im Bereich des Körperstammes sieht. Alle Stadien von der Makula bis zur Vesikula sind vorhanden.

Abb. 741. Windpocken-Enanthem. Die Windpockenbläschen können auch im Mundinneren auftreten, in Form von kleinen Aphthen.

739

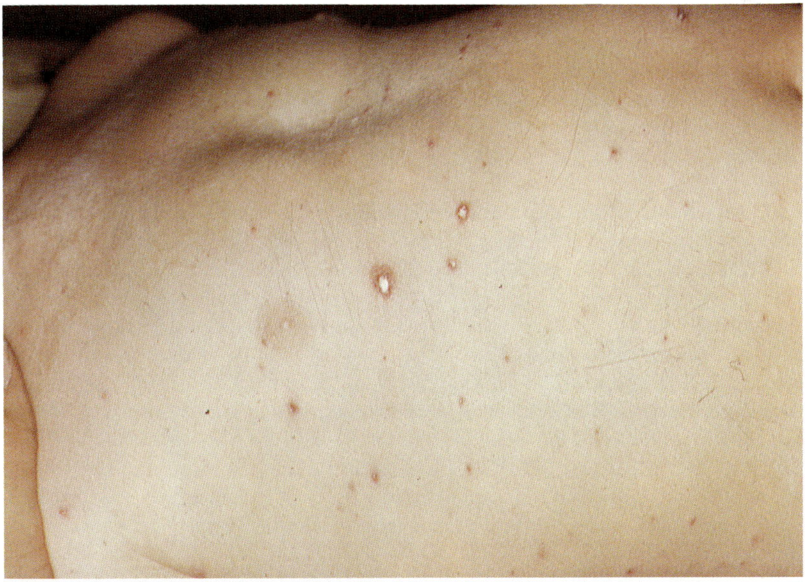

740

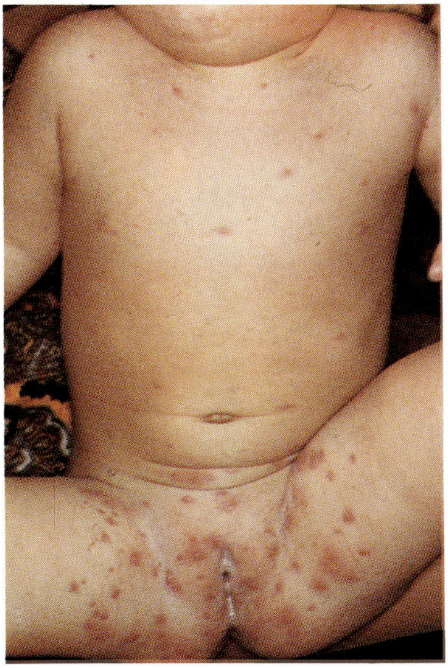

741

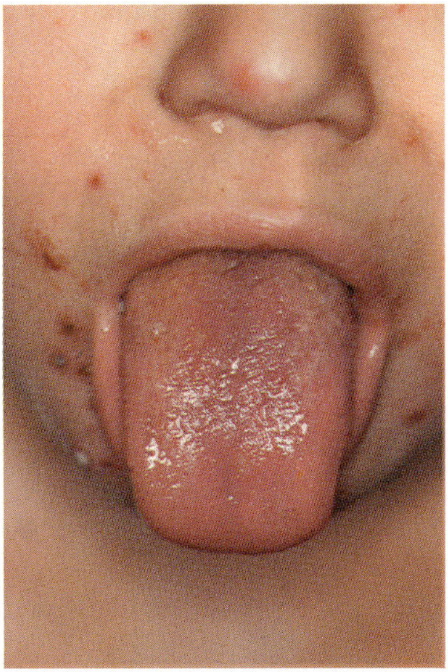

Abb. 742. Windpocken. Die wichtigste Differentialdiagnose gegenüber den Windpocken sind die echten Pocken. Die echten Pocken kann man aber nicht mit den Windpocken verwechseln. Wesentliche Unterschiede sind: 1. *die Verteilung,* 2. *die Geschwindigkeit der Entwicklung des Hautausschlages*. Grübchenbildung und Ausschlag in den Handflächen sind unzuverlässige differentialdiagnostische Hinweise. Der wichtigste Punkt ist die Tatsache der Verteilung über den ganzen Körper, auch wenn es nur wenige Flecken sind.
Auf der Schulter dieses afrikanischen Kindes finden sich Bläschen, Flecken, Papeln und eine Verschorfung. Ein polymorpher Ausschlag ist hochgradig verdächtig auf Windpocken; um aber die Diagnose zu stellen, muß man die Verteilung des Hautausschlages über den ganzen Körper berücksichtigen. Man sollte immer bedenken, daß die Windpocken bevorzugt Gebiete befallen, die Licht und Luft ausgesetzt sind, und daher über Knochenvorsprüngen, so der Haut im Knöchelbereich, den Supraorbitalrändern und der Nase, besonders ausgeprägt sind.
Abb. 743. Pocken (Blattern). Der klassische Ausschlag: bläschenförmig, profus, fast zusammenfließend mit deutlicher Grübchenbildung. Alle Bläschen befinden sich im selben Stadium der Entwicklung. Beachte die Zunahme des Ausschlages auf dem Gesicht und den Armen; die relativ geringe Verteilung über den Körper sieht man in der rechten unteren Ecke der Abbildung. Diese Verteilung ist das wichtigste Kriterium für die Diagnose.

742

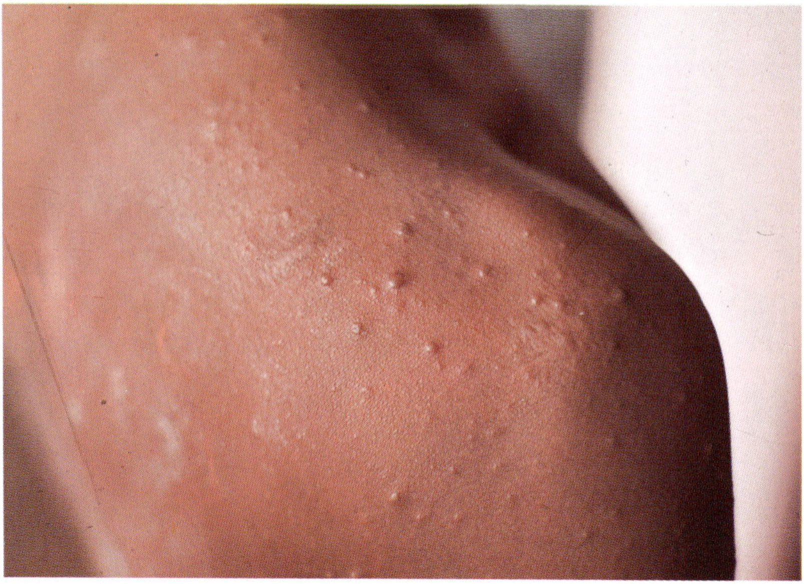

743

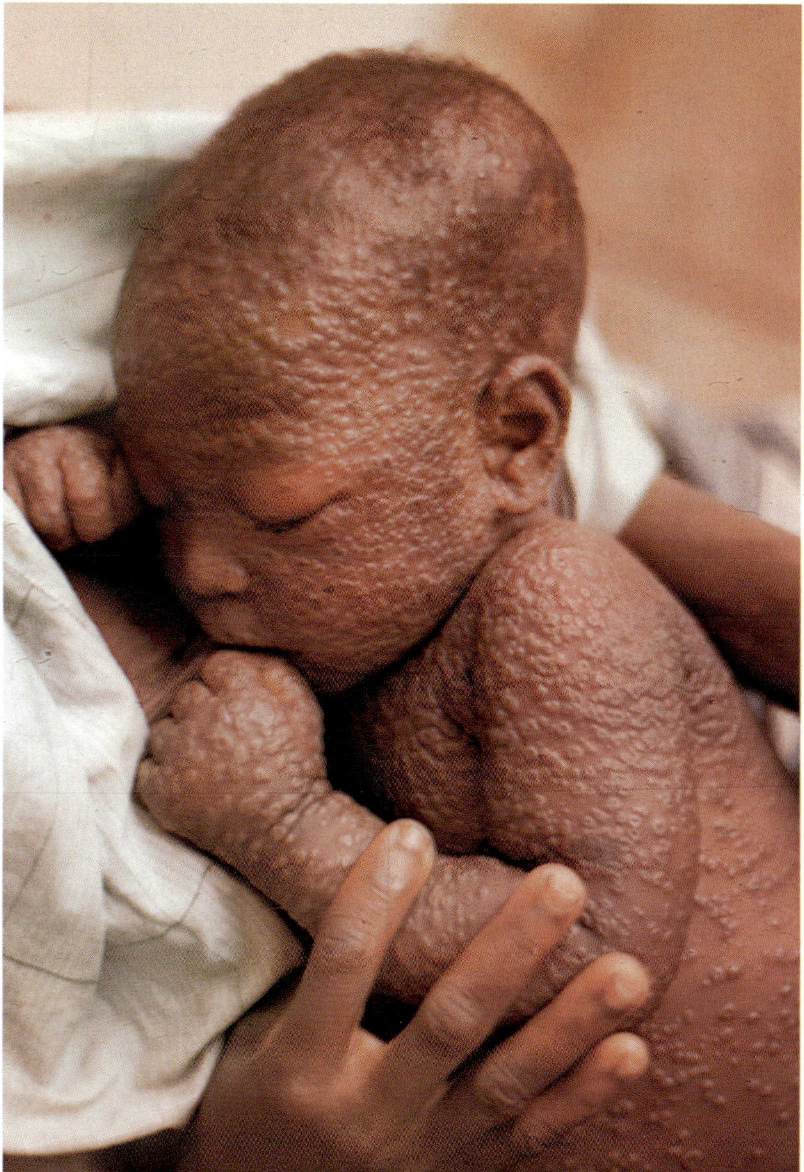

Abb. 744. Die Verteilung bei leichter Form der Pocken. Die Verteilung der spärlichen Flecken sieht man am Körperstamm, stärker ausgeprägt an den Extremitäten, wo sie sich vorwiegend im gleichen Entwicklungsstadium befinden. Ein geringer Hautausschlag fand sich auch im Gesicht; aber das Kind bewegte sich gerade, als die Aufnahme gemacht wurde.

Abb. 745. Leichte Form der Pocken. Der Hautausschlag findet sich auf dem Gesicht, dem Körperstamm und den Armen in allen Stadien der Entwicklung, obwohl das frühe Bläschenstadium vorherrscht. Der Ausschlag ist stärker ausgeprägt über dem Gesicht; besonders über der Nase, dem Kiefer- und Wangenbereich, während die Umrandung der Augen und die Axillen ausgespart bleiben.

Abb. 746. Leichte Form der Pocken. Beachte den Ausschlag im Augenbrauenbereich und den Nasenrücken entlang, wobei die Innenseite des Augenwinkels ausgespart bleibt. Weiterhin ist das Kinn befallen, nicht aber die Oberlippe.

Abb. 747. Pocken, ausgeheilt. Dieser Zustand nach Ausheilung eines Pockenausschlages zeigt ein Charakteristikum des Krankheitsbildes: die Axilla bleibt verschont.

Abb. 748. Milde Form von Pocken. Ein pleomorpher Ausschlag.

744

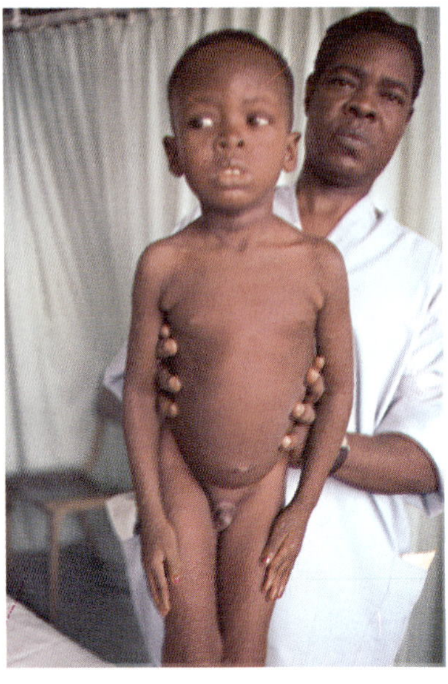

745

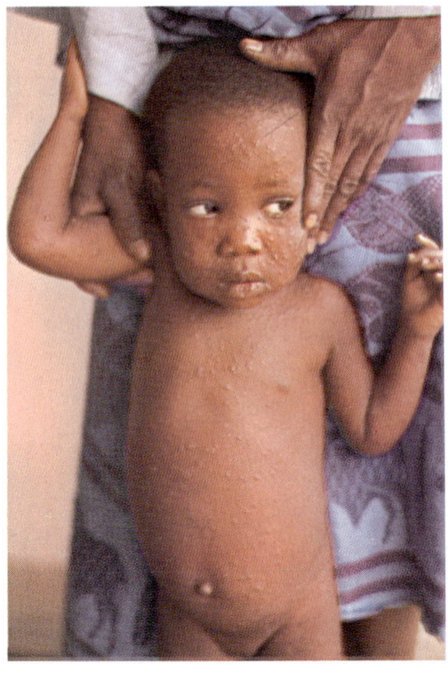

746

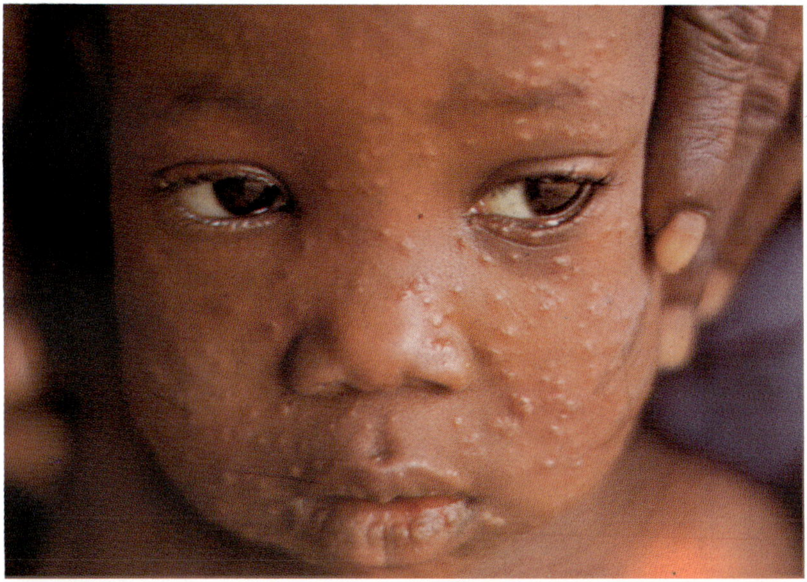

747

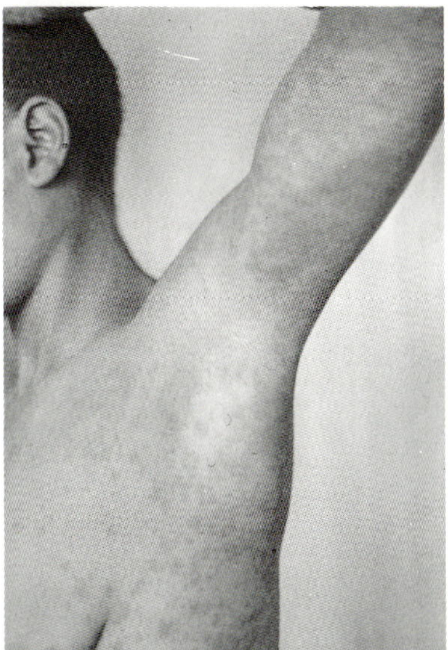

748

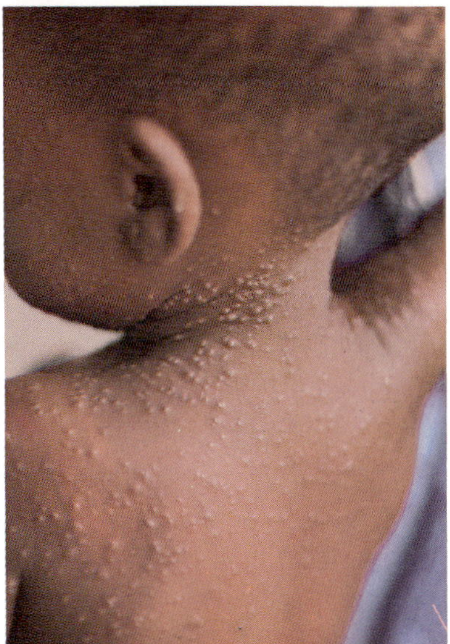

Abb. 749. Pockenschutzimpfung. Es handelt sich um eine gute, saubere primäre Vakzination, gerade im Beginn der Schorfbildung.
Die Pockenwiederschutzimpfung schützt gegen drei Kennzeichen der Erkrankung: Toxinämie, die Zahl der Flecken und deren Charakter. Ihre Entwicklung wird verändert, nur eines bleibt sich meist gleich, das Verteilungsmuster. Man sollte daran denken, daß die Impfnarben auch bei modifizierter Pockenerkrankung auftreten können. Es ist wichtig, die Art der Verteilung und die Geschwindigkeit der Entwicklung zu berücksichtigen; im Zweifel sollte man immer lieber die Diagnose Pocken als Windpocken stellen.
Abb. 750. Pockenschutzimpfung. Der rote Streifen der Lymphangitis am Oberarm und Ellenbogen. Es findet sich ein ausgedehnter, geröteter ödematöser Bezirk um die Impfstelle. 5 Jahre zuvor wurde die erste Impfung durchgeführt.
Abb. 751 u. 752. Pockenschutzimpfung bei einer Patientin unter Cortison-Therapie. Die Entwicklung im Verlauf der Impfung. Beachtenswert ist die Ausbreitung über den Brustkorb und die Brust. Es ist wichtig, die Kontraindikation einer Impfung zu kennen, bevor man eine Wiederimpfung durchführt. Absolute Kontraindikationen sind: 1. Ekzem, 2. Blutkrankheiten, 3. Immunosuppression, 4. Steroidbehandlung.

749

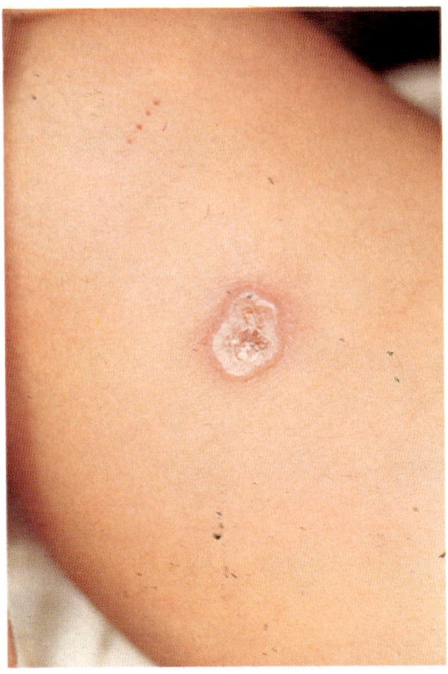

750

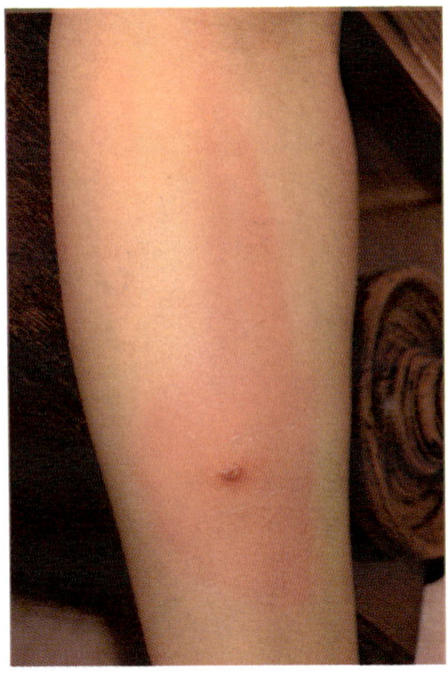

751

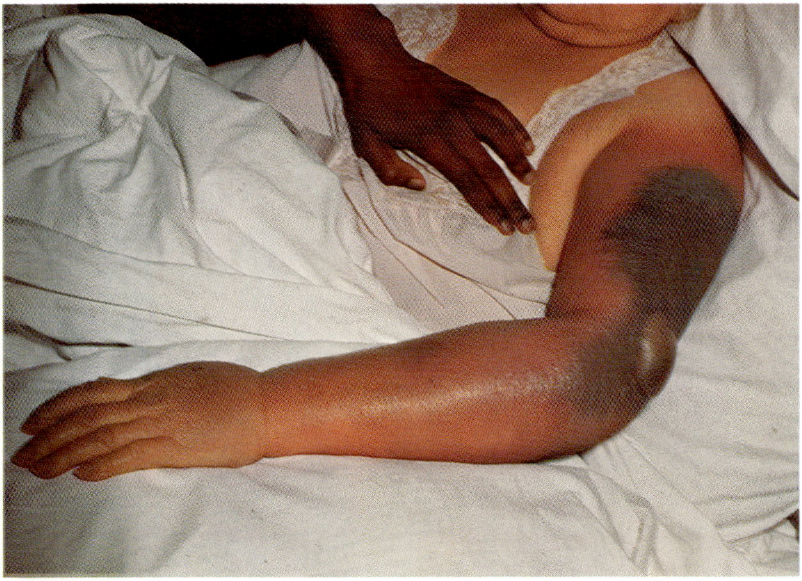

752

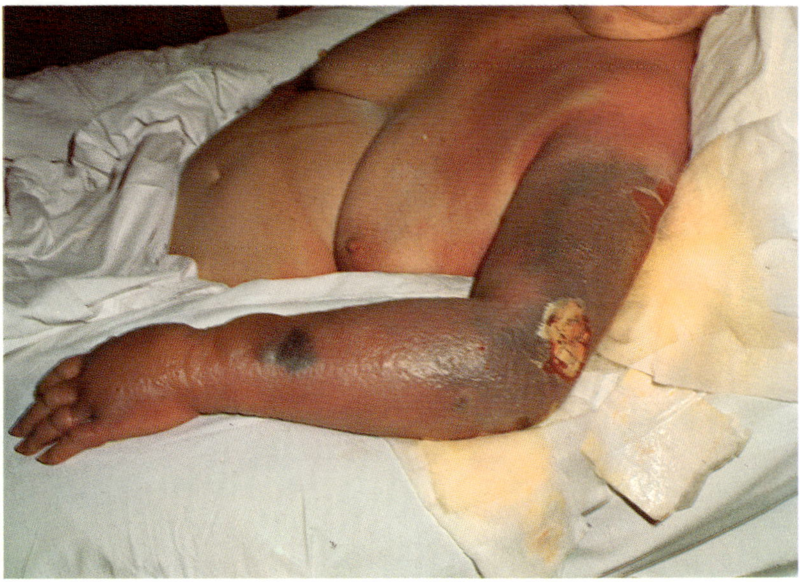

Abb. 753. Masern (Morbilli). Das Kind fühlt sich elend und unglücklich, es wendet sich wieder der Mutterbrust zu und saugt daran. Zu sehen ist eine leichte Form der Bindehautentzündung und ein früher makulo-papulärer Ausschlag, der gerade an der Stirne herauskommt.
Abb. 754. Koplikscher Flecken. Im Mund sieht man diese Flecken als weiße, körnige Gebilde auf einem roten Untergrund.

753

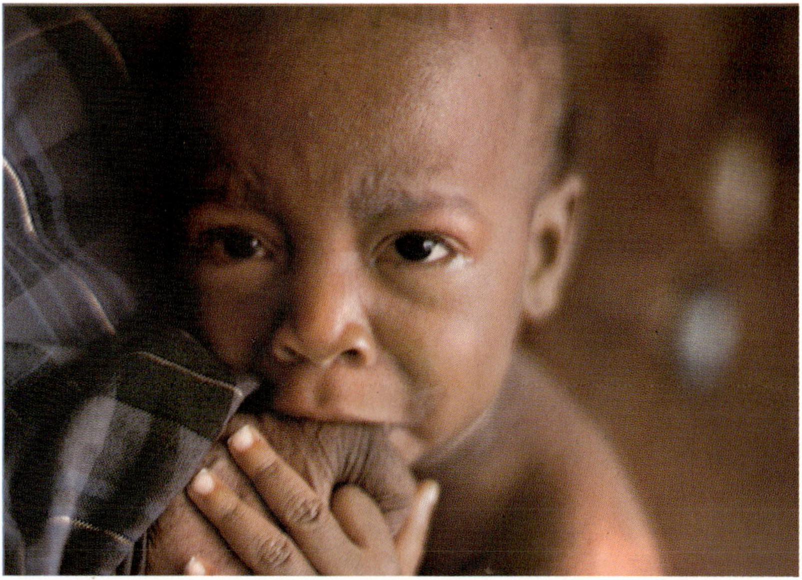

754

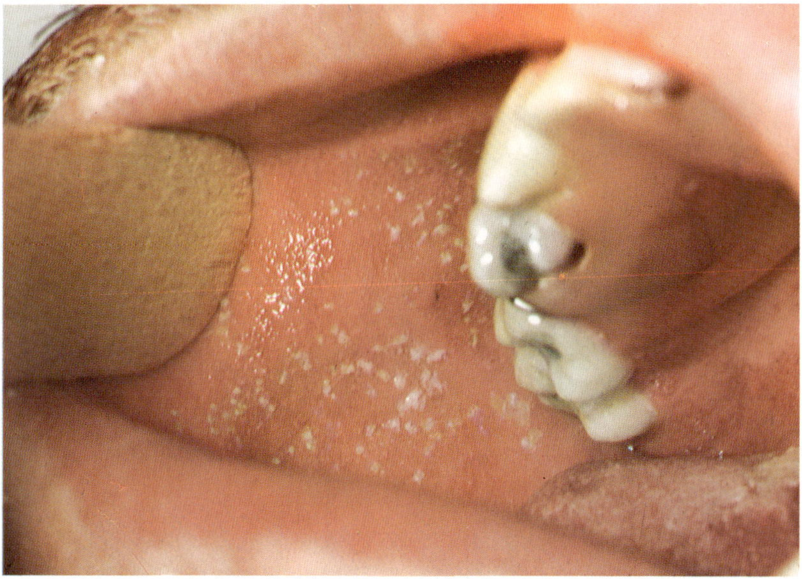

755

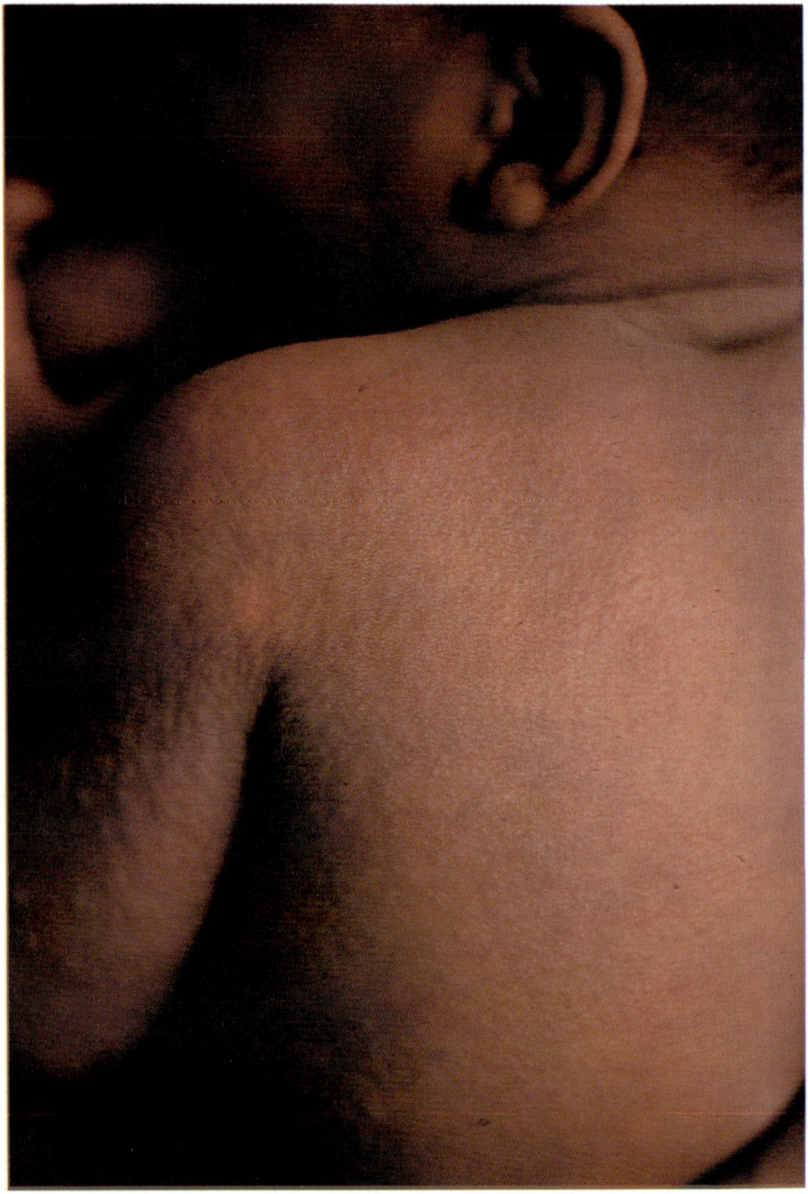

Abb. 755. Masern. Den profusen makulo-papulären Ausschlag sieht man auf dem Rücken. Die Papeln fließen zusammen und verleihen der Haut ein dickes, pelzähnliches Aussehen mit einer dunkelroten Verfärbung, welche die normale Hautpigmentierung übertönt. Im unteren Teil des Rückens kann man zwischen dem Ausschlag auch normale Hautpartien sehen.
Abb. 756. Masernausschlag, Europäer. Die Abbildung demonstriert die Farbe des Ausschlages bei einem Kind mit Masern.

756

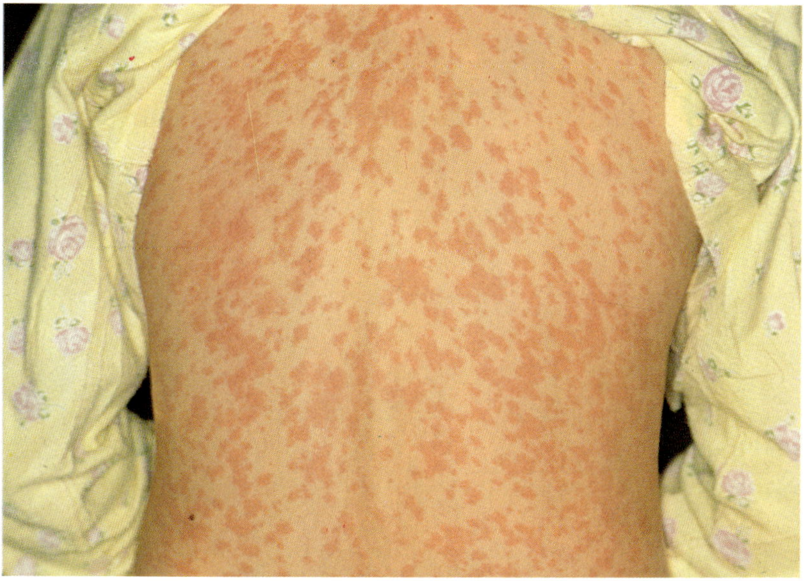

Abb. 757. Schälung der Haut bei einem Masernausschlag. Ein extremes Beispiel.
Abb. 758. Masern. Nach 5 oder 6 Tagen beginnt der Ausschlag Schuppen zu bilden, und bräunliche Hautfetzen lösen sich ab. Wenn dieser Schälprozeß sehr stark ausgeprägt ist, können große Hautabschnitte abgestoßen werden. Beachte die vorhandene Stomatitis angularis.
Abb. 759. Röteln (Rubeola). Alle Hautausschläge, die durch eine Virusinfektion hervorgerufen werden, sehen ähnlich aus. Man kann die Röteln leicht mit einer anderen Virusinfektion sowie z. B. mit der infektiösen Mononukleose verwechseln. Wenn komplizierend eine Arthritis hinzutritt, kann man die Röteln mit Mumps oder mit einer Virushepatitis verwechseln. Der Hautausschlag ist makulo-papulär mit spärlichen Flecken von 1–4 mm Durchmesser. Er entsteht zunächst an den Wangen und verbreitet sich auf den Rumpf und die Gliedmaßen, ist aber im ganzen wenig auffällig. Eine begleitende Lymphknotenvergrößerung findet sich stets, während die Schleimhäute des Mundes gesund sind, im Gegensatz zu der Rötung, die man bei Masern findet. Wenige Exsudatflecken sind auf den Tonsillen zu finden. Die Bindehäute der Augen zeigen ein schwaches Rosa im Vergleich zu der akuten Konjunktivitis der Masern.

757

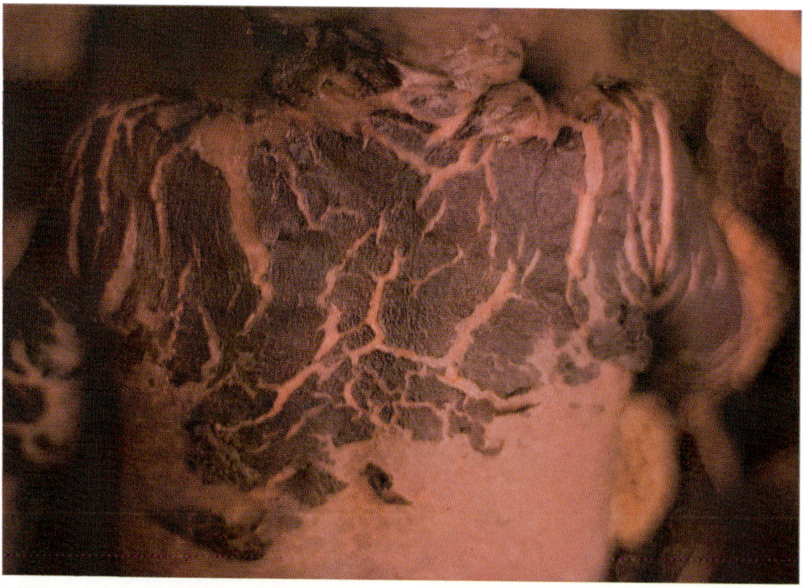

758

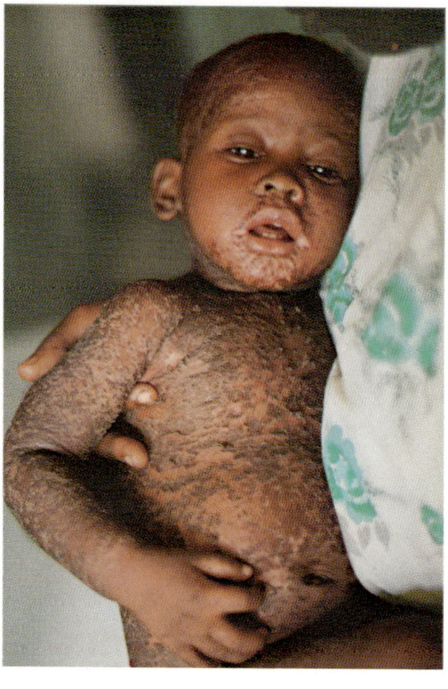

759

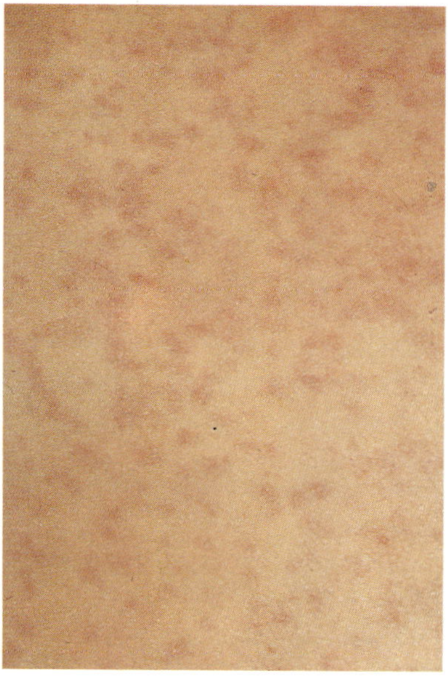

760

761

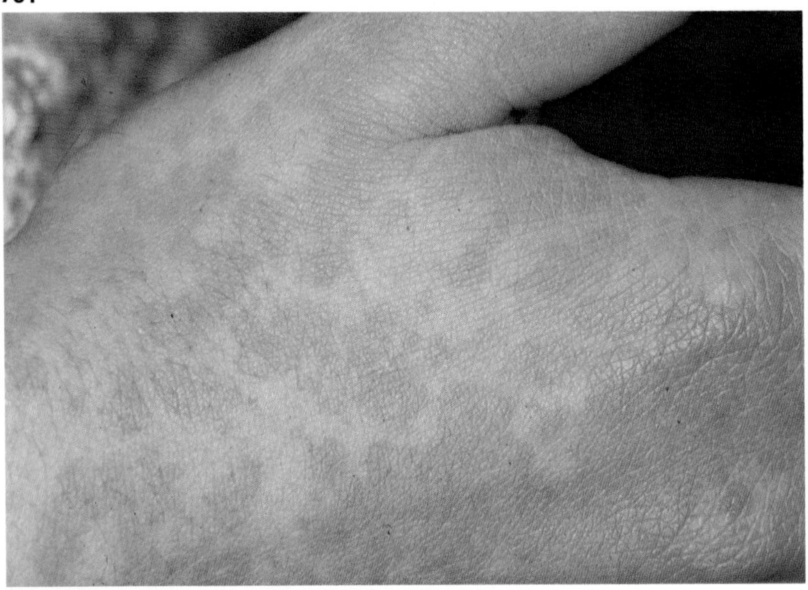

Abb. 760. Röteln. Größere Flecken und Papeln im Bereich der Extremitäten.
Abb. 761. Infektiöse Mononukleose. Die Hautreaktion, hervorgerufen durch Ampicillinbehandlung bei der infektiösen Mononukleose, im Vergleich mit den Hautveränderungen bei den Röteln. Es ist sehr leicht, die infektiöse Mononukleose und die Röteln miteinander zu verwechseln.
Abb. 762 u. 763. Polyarthritis bei Röteln. 15% der Erwachsenen, die an Röteln erkranken, können eine Gelenkentzündung entwickeln, die eine Woche nach Auftreten des Hautausschlages auftritt. Befallen sind Finger, Handgelenke, Ellenbogen- und Kniegelenke ohne starke Systemstörungen. Die schmerzhaften Anfälle können bis 28 Tage lang andauern. Sie gehen von selbst vorbei und hinterlassen keine Folgeerscheinungen. **763**: Hand und Handgelenk eine Woche später. Viruserkrankungen, wie Denguefieber, Mumps, Windpocken und Virushepatitis, sowie Virusvakzine können ähnliche Gelenkerkrankungen hervorrufen.

762

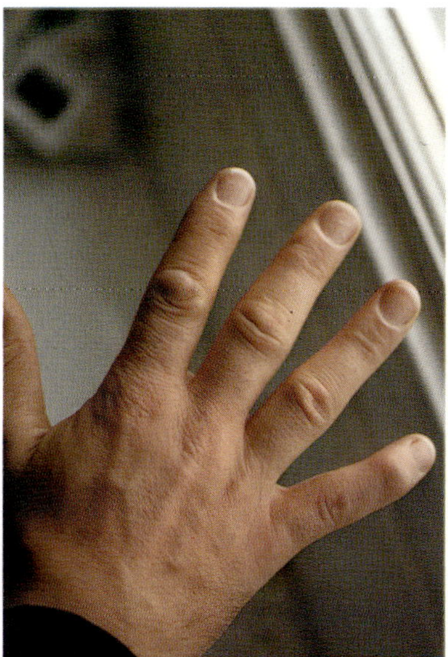

763

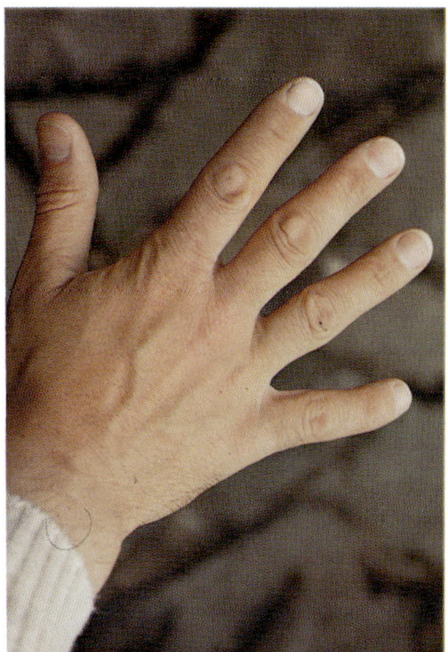

Abb. 764. Senile Hyperkeratose. Es handelt sich um braune, erhabene, stark pigmentierte Flecken, die im hohen Alter und in Verbindung mit Sonnenexposition entstehen. Man muß daran denken, daß in den hyperkeratotischen Bezirken Basalzellkarzinome entstehen können. Die senile Keratose selbst ist eine nichtmaligne Erkrankung und der häufigste gutartige Hauttumor beim älteren Menschen.
Abb. 765. Feuererythem (Erythema ab igne). Man sieht dies im Winter gewöhnlich bei Frauen und kann daraus ableiten, auf welcher Seite des Feuers die Patientin sitzt. Es handelt sich um ein Erythem, kombiniert mit einer bräunlichen Verfärbung, welche in Beziehung zur Veränderung des Hämoglobingehaltes der Haut steht. Hält man sich der Wärmequelle fern, verschwinden allmählich die Hautveränderungen.

Pityriasis

Es finden sich vier häufige Hautkrankheiten, die durch eine kleieähnliche Abschuppung (pityron: griech. Kleie) charakterisiert sind: Pityriasis rosea, Pityriasis capitis (Kopfschuppen), Pityriasis rubra (Dermatitis exfoliativa) und Pityriasis versicolor (Tinea versicolor).

Abb. 766 u. 767. Pityriasis versicolor (eine Hefepilzinfektion). Diese Hautinfektion findet sich sehr häufig und zeigt sich vorwiegend während der Sommerzeit. Die erkrankte Haut ist dann blasser als die normale Haut. Die Flecken können jahrelang anhalten; bei näherer Betrachtung sieht man, daß sie in ihrer Verteilung perifollikulär angeordnet sind. Die Flecken können auch zusammenfließen und haben oft eine samtartige Oberfläche mit Schuppen, die abgekratzt werden können. Die Erkrankung darf nicht verwechselt werden mit der Vitiligo. Die Pityriasis versicolor juckt, die Vitiligo nicht.

764

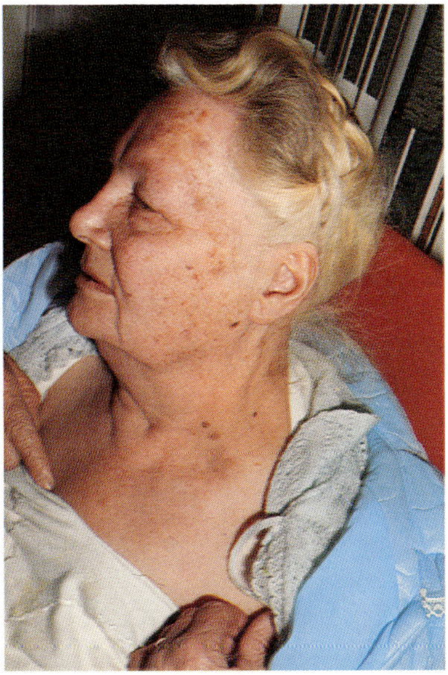

765

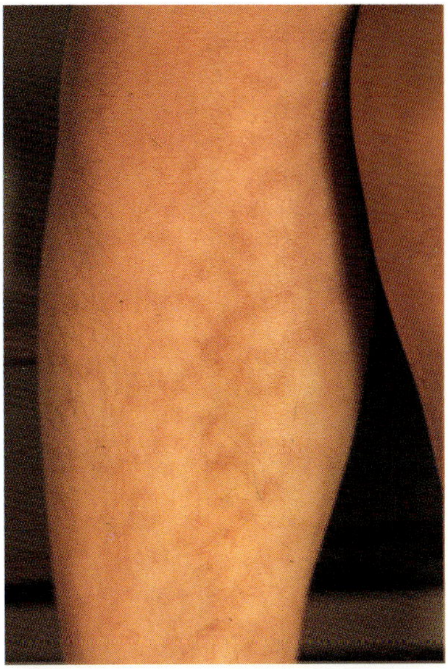

766

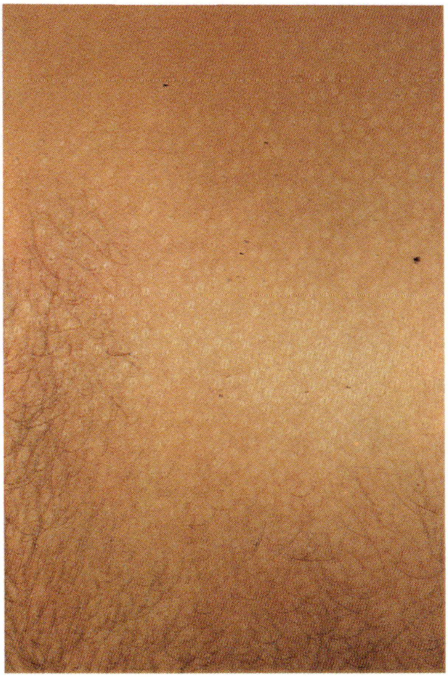

767

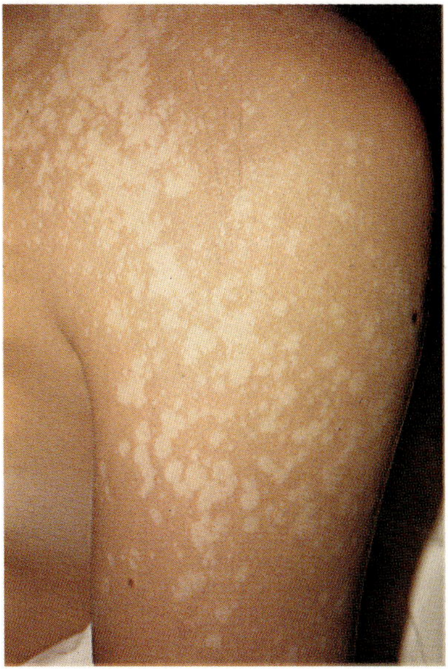

Abb. 768–771. Pityriasis rosea. Dieser makulo-papuläre Hautausschlag ist im allgemeinen auf den Körperstamm begrenzt. Ein initialer, sehr großer »Herold«-Flecken kann dem eigentlichen Hautausschlag eine Woche bis 10 Tage vorausgehen (**768**). Die Hautveränderungen sind rund und münzenförmig und haben einen erythematösen Rand mit zentraler, kleieähnlicher Abschuppung (**769**, **771**). Sie haben eine Tendenz, den Spaltlinien der Haut zu folgen (**770**). Die Erkrankung dauert etwa 6 Wochen und geht spontan vorüber.

768

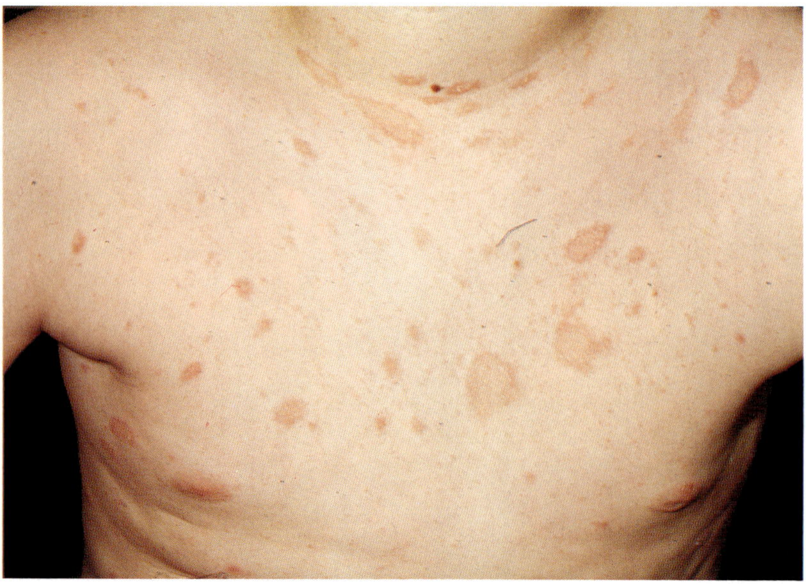

769

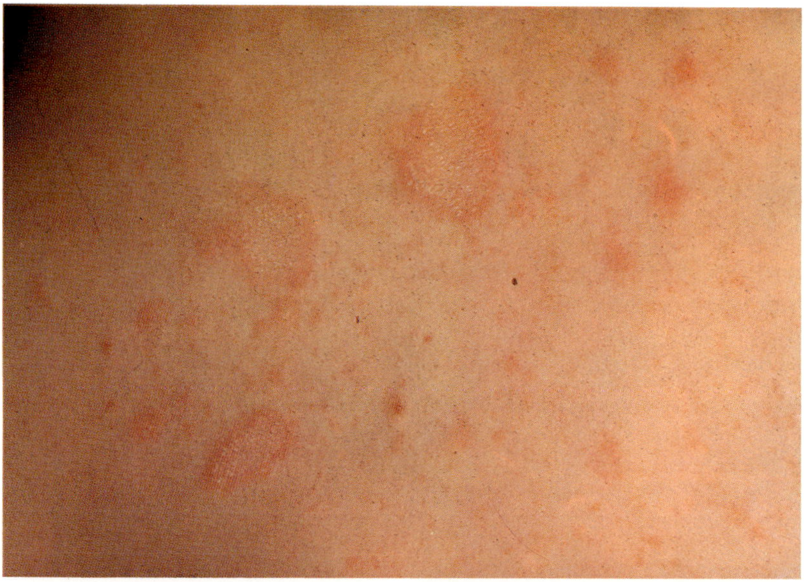

770

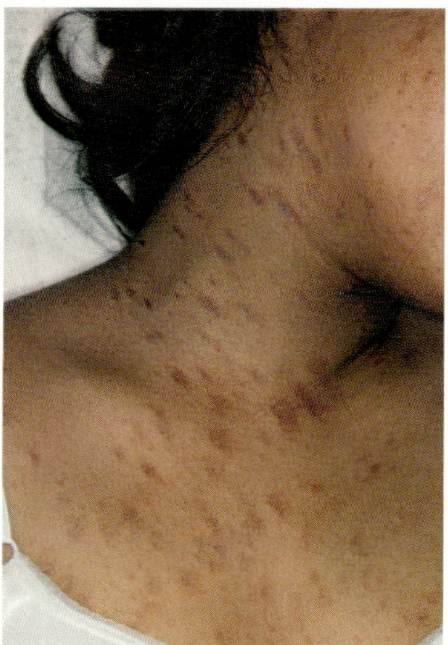

771

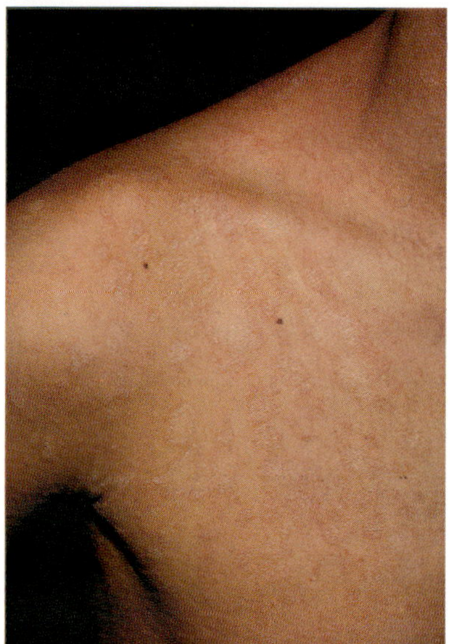

Erythema exsudativum multiforme

Eine sehr häufige Hauterkrankung. Sie beginnt als ein erythematöser Flecken, 0,5–1 cm im Durchmesser, welcher in eine Blase übergeht (Ursache unbekannt), oft mit einer Streptokokkeninfektion verbunden. Gelegentlich findet sich auch eine zugrundeliegende bösartige Erkrankung. Diese Hautkrankheit kann auch nach Herpes-simplex-Anfällen wieder auftreten. Manchmal macht man auch ein Medikament dafür verantwortlich. Kleinere Anfälle gehen spontan vorüber, schwerere Erkrankungsformen können jedoch toxische Erscheinungen verursachen und erfordern eine Steroidbehandlung. Eine Variante dieser Erkrankung mit Beteiligung der Schleimhäute tritt besonders bei Kindern auf: das Stevens-Johnson-Syndrom. (*Albert Mason Stevens, Kinderarzt in New York, 1884–1945, Beschreibung 1922; Frank Chambliss Johnson, 1894–1934.*)

Abb. 772. Erythema exsudativum multiforme (Scheibenrose). Charakteristische, zielscheibenförmige Läsionen oder Erythema iris. Zwei Wochen zuvor hatte der Mann eine Herpes-simplex-Infektion im Bereich des Penis (s. **239**).

Abb. 773. Erythema exsudativum multiforme (Scheibenrose). Zielscheibenförmige Läsionen oder Erythema iris – eine zentrale Blase mit einem klaren Gebiet und einem erythematösen Ring darum. Die Läsionen können variieren von Bläschen, Blasen bis zu Flecken und Papeln. Das Erythema multiforme hat eine gewisse Neigung, sich so darzustellen; aber im allgemeinen ist der Begriff »multiform« etwas irreführend.

772

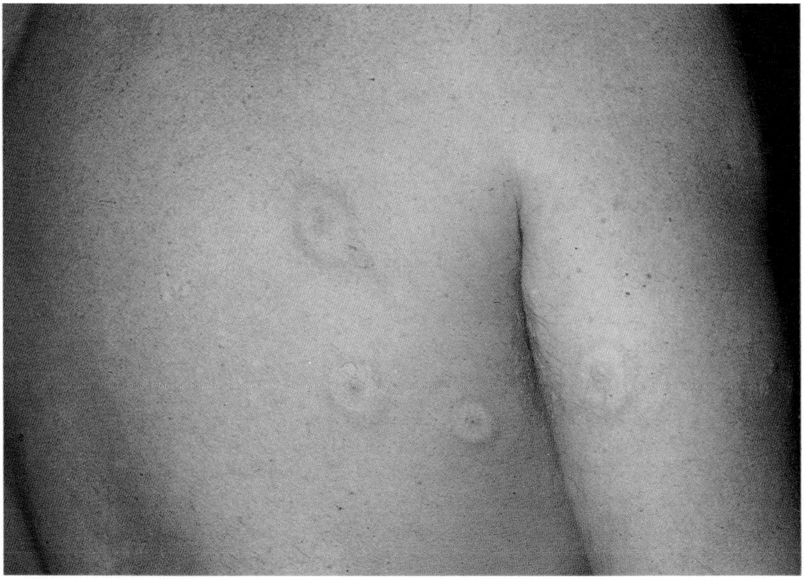

773

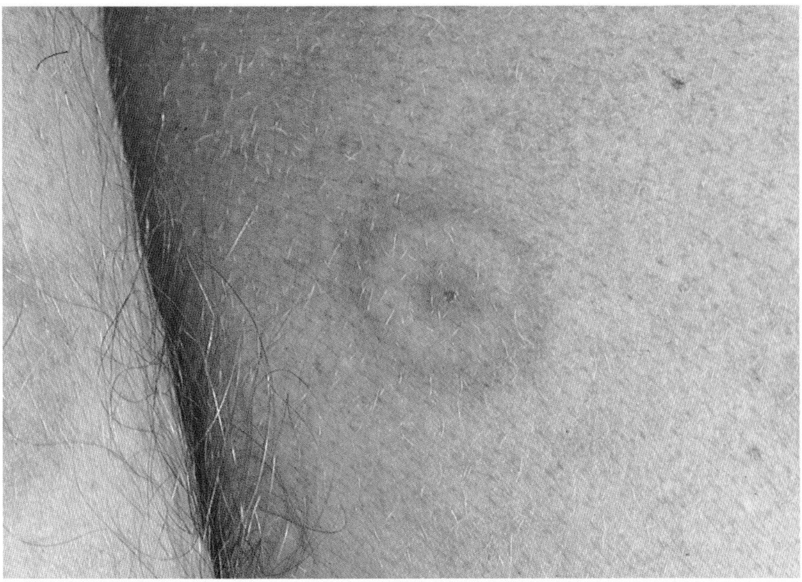

Abb. 774. Erythema exsudativum multiforme. Eine Hautveränderung beim Erythema multiforme im Spätstadium mit etwas Blutung in die Bläschen.
Abb. 775. Stevens-Johnson-Syndrom. Ein Erythema exsudativum multiforme, das die Haut und die Schleimhäute befällt, kann lebensbedrohend sein; es kann sämtliche Schleimhäute befallen.

Hauterkrankungen, die auf eine zugrundeliegende bösartige Erkrankung hinweisen: 1. schweres, therapieresistentes Jucken (Prurigo); 2. Urticaria; 3. Dermatitis herpetiformis (**776**); 4. Acanthosis nigricans (**777**); 5. Erythema exsudativum multiforme (**774**); 6. Hyperkeratosis palmaris (**532**).
Abb. 776. Dermatitis herpetiformis. Anhäufungen kleiner, juckender Bläschen, oberflächlich dem Herpes simplex ähnelnd, treten im Gesicht, an den Schultern, in der Steißbeingegend, an Ellenbogen und Knien auf. In Verbindung mit einem Malabsorptionssyndrom und hohem Alter muß man an eine zugrundeliegende bösartige Erkrankung denken.

774

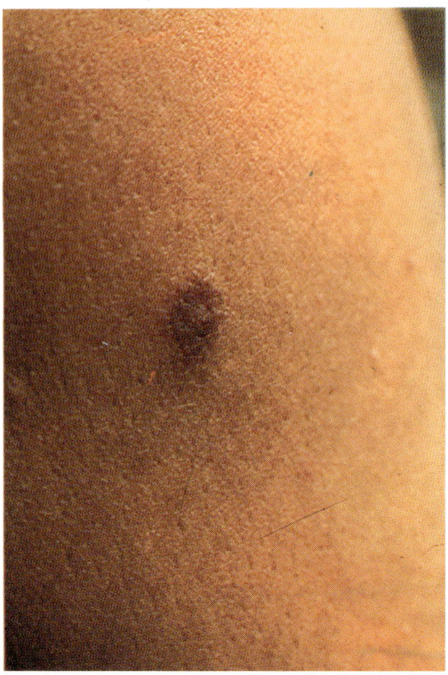

775

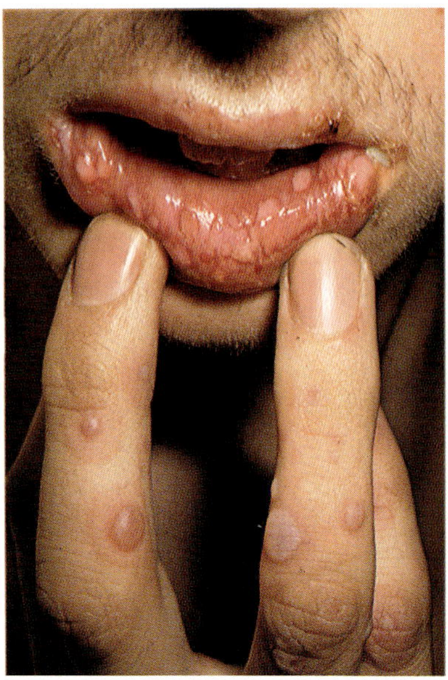

776

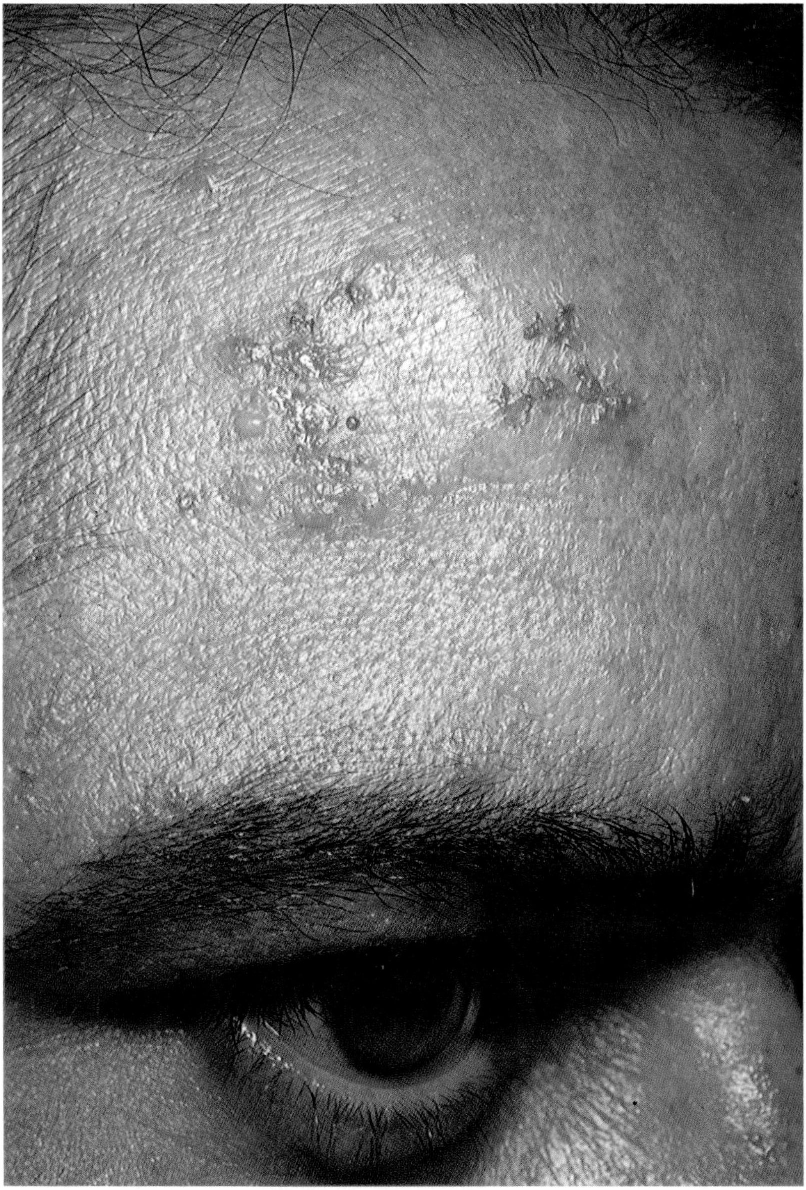

Abb. 777. Acanthosis nigricans. 1. Jugendlicher Typ: keine Verbindung mit einer bösartigen Erkrankung. 2. Erwachsenen-Typ: in Verbindung mit einer bösartigen Erkrankung. Die Haut ist graubraun bis dunkelbraun gefärbt und wird dick, faltig und von samtartigem Aussehen. Sie kann jucken; warzige Tumoren variieren von Stecknadelkopf- bis zu Erbsengröße. Sie befallen vorwiegend den Nacken, die perianalen und genitokruralen Flexuren.

Abb. 778. Dermatomyositis. Klassische heliotrope Farbe im Bereich der Augenlider. Man nimmt eine Verbindung mit einer malignen Erkrankung an.

Abb. 779. Erythema nodosum. Bei den Knötchen im Bereich der Vorderfläche der Oberschenkel und Unterschenkel handelt es sich um erhabene rote, schmerzhafte Verdickungen von 2–4 cm Durchmesser, welche allmählich abflachen und dann das ganze Farbenspektrum eines »blauen Fleckens« von rot über blau, gelb, grün oder schwarz bis zur normalen Farbe durchlaufen. Begleiterscheinungen können Gliederschmerzen und Fieber sein. Das Erythema nodosum findet sich bei einer akuten Streptokokkeninfektion, beim Gelenkrheumatismus, bei der primären Tuberkulose, der akuten Sarkoidose, bei der Applikation von Sulfonamiden und während der Schwangerschaft.

Abb. 780. Erythema nodosum. Verschiedene Entwicklungsstadien: Beachte die Hautveränderungen im unteren Drittel des rechten Beines und im mittleren Drittel des linken Schienbeines.

777

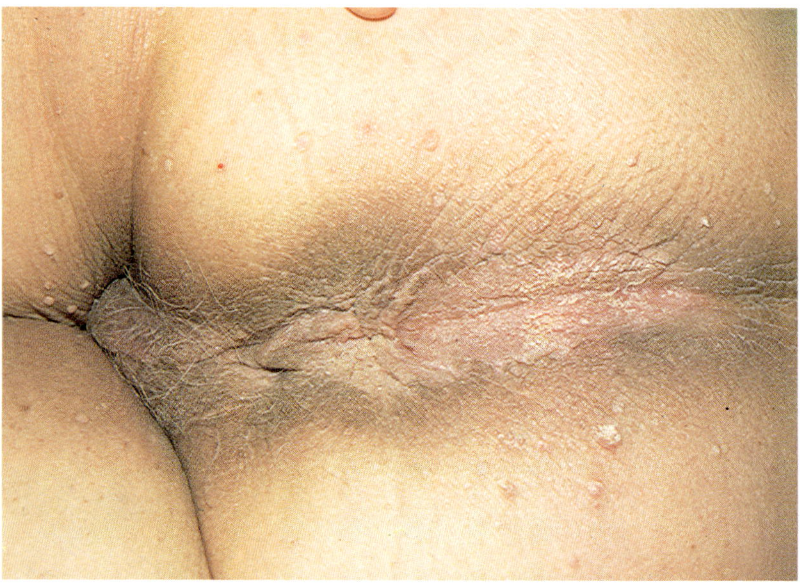

778

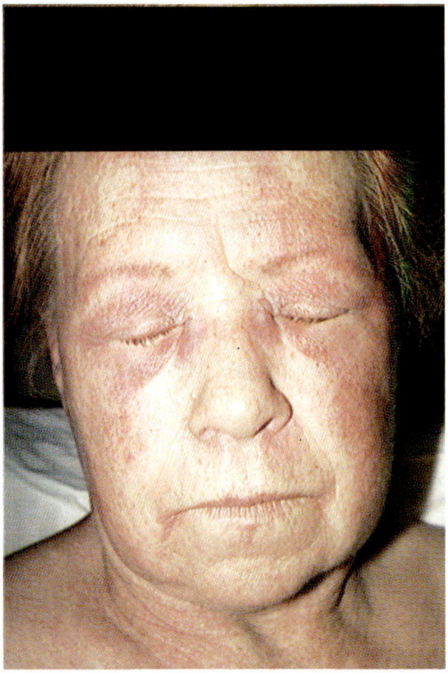

779

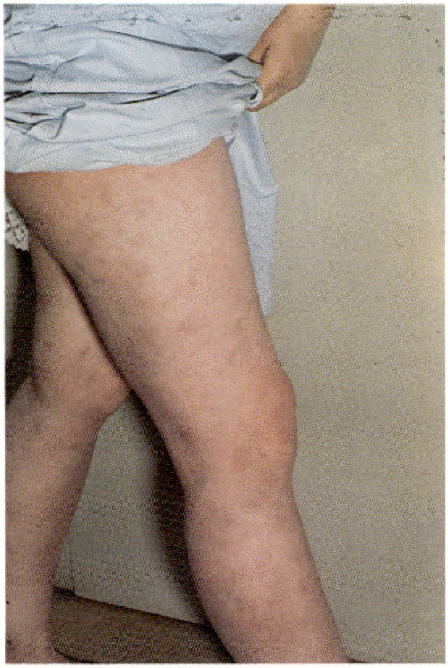

780

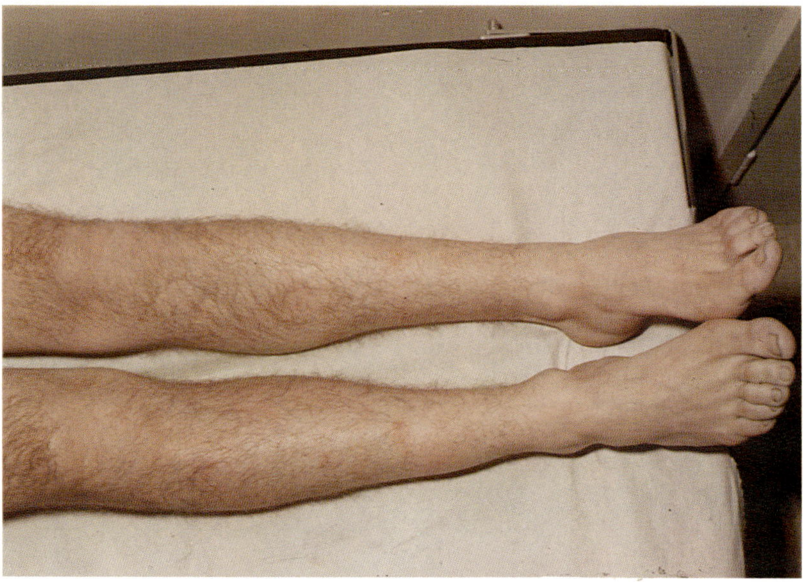

Abb. 781–784. Purpura. Diese Erkrankung ist charakterisiert durch Blutansammlungen in der Haut, welche zu violettroten Flecken von Stecknadelkopfgröße (Petechien, **781**) bis zu großen Flecken (**782**) führt. Die Purpura kann auf einen Mangel an Thrombozyten = thrombozytopenische Purpura (**783**) oder auf Defekte im Bereich der kleinen Kapillaren, wie bei der Henoch-Schönleinschen Purpura, zurückgehen. Morphologisch finden sich keine Unterschiede, bei beiden handelt es sich um Blutansammlungen in der Haut.
Die Purpura bleicht nicht aus bei Druck. Eine Purpura tritt auch auf beim Skorbut (Brüchigkeit der Kapillaren), bei älteren Menschen (unelastische Haut) sowie bei Patienten während einer Steroid- oder Antikoagulantien-Behandlung. Sie findet sich häufiger an den Beinen (erhöhter hydrostatischer Druck – ein physiologischer Tourniquet-Test, **784**). Abb. **784** zeigt eine große subkutane Hautblutung (Ekchymose) bei einem Patienten während einer Antikoagulantien-Behandlung. (*Heinrich Eduard Henoch, 1820–1910, Beschreibung 1868; Johann Lukas Schönlein, 1793–1864, Beschreibung 1832.*)

781

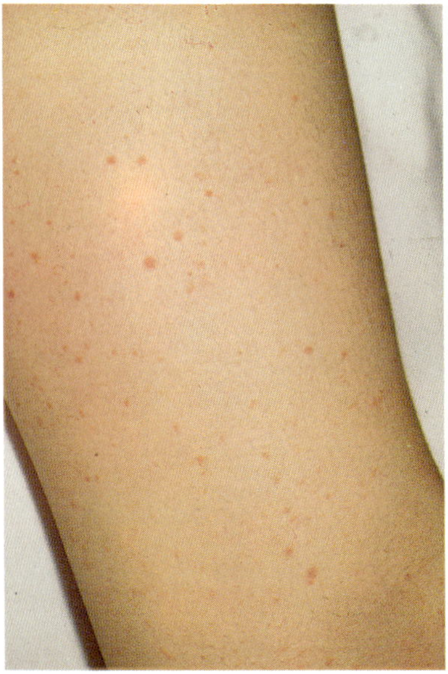

782

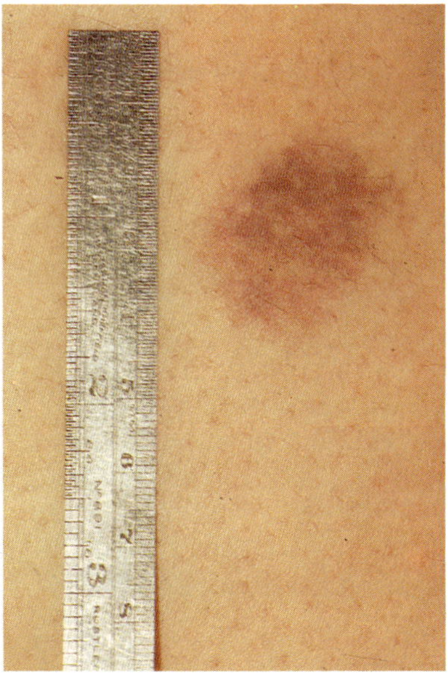

783

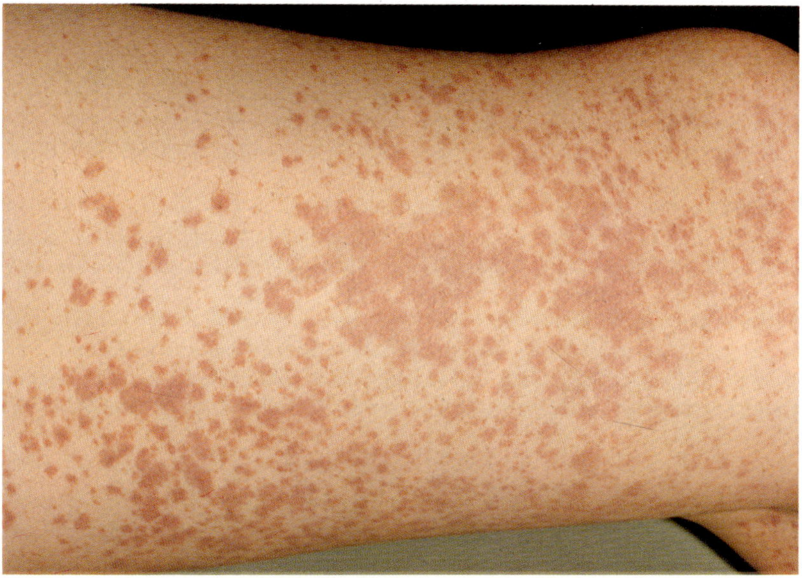

784

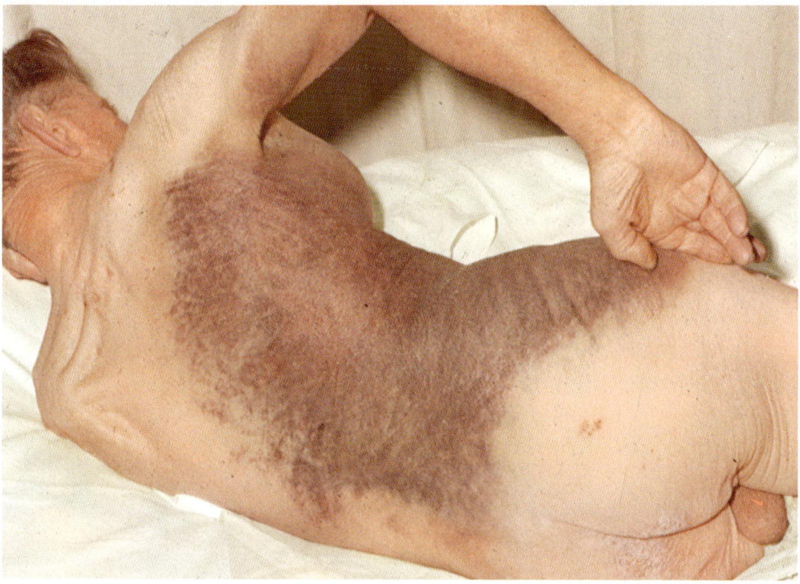

Anhang: Die Bedeutung von Schwielen, Verbrennungen und Tätowierungen

Dieser Abschnitt wurde in das Buch aufgenommen, um das Interesse an Hautveränderungen zu wecken, die Hinweise auf eine Erkrankung oder Einsicht in Beruf oder Gewohnheiten eines Patienten bringen können.

Abb. 785 u. 786. Beschäftigungsbedingte Schwielen an den Händen. Sie können im Gegensatz zu der allgemein hornigen, harten Hohlhand des Handarbeiters individuelle Erkenntnisse und Informationen vermitteln. Viele sind schon beschrieben worden, hier werden nur zwei dargestellt.

Es findet sich eine Plaque verhärteter Haut an der Außenseite des terminalen Interphalangealgelenks des Ringfingers (Pfeil). Dieser Mann war Kaufmann, verrichtete also keine Handarbeit. Er war jedoch ein leidenschaftlicher Golfspieler, und die Hornhautplaque war Folge des Griffs am Golfschläger, wie ihn Abb. **786** zeigt.

Abb. 787. Gitarrenkallus. Kallöse Veränderungen der Fingerspitzen bei einem professionellen Gitarrenspieler. Sie sind Folge des Druckes der Finger auf die Gitarrensaiten.

Abb. 788. Gebetskallus. Ein Moslem-Priester betet eifrig mehrere Male am Tag. Zu dem Gebet gehört auch die Berührung des Bodens mit der Stirn. Dieser Mann, Mitglied einer Reisegruppe, die unser Land besuchte, hatte ebenso wie seine Kollegen eine verhornte Stelle auf der Stirn (Pfeil), die von langjährigen Gebetsübungen herrührte.

785

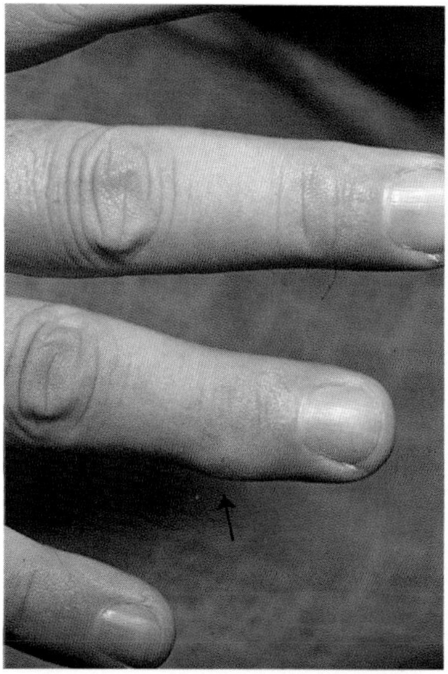

786

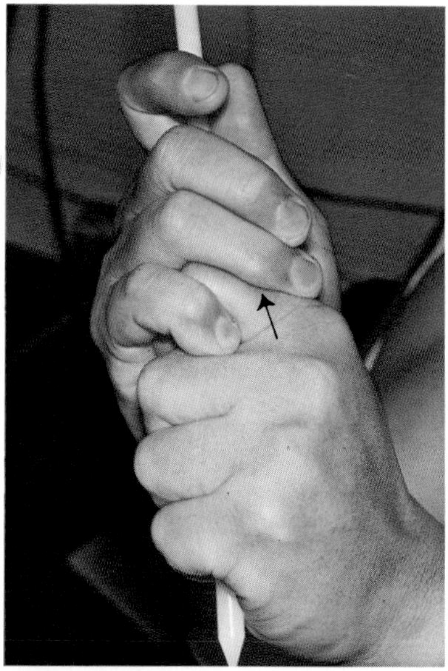

787

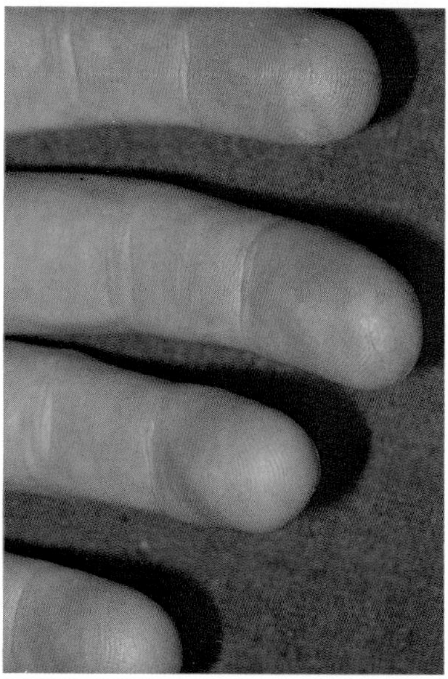

788

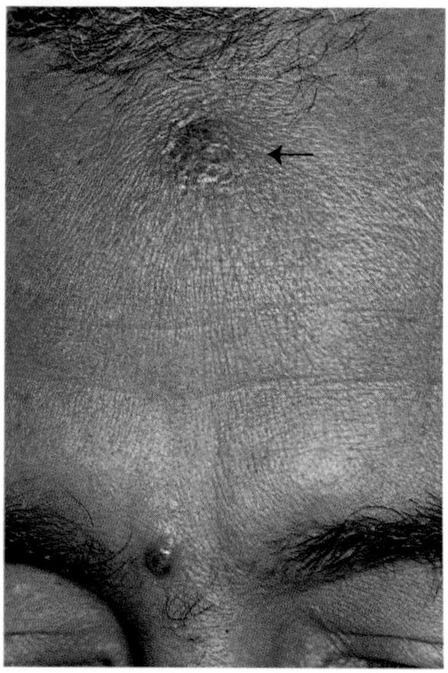

Abb. 789. Kallus über dem Malleolus. Im Mittleren Osten sind Hornhautbildungen am äußeren Fußrand und am Außenknöchel sehr häufig. Sie sind hervorgerufen durch die Gewohnheit, mit gekreuzten Beinen auf dem Boden zu sitzen, wobei die Füße unter den Oberschenkeln vom Körpergewicht gegen den Boden gepreßt werden.
Abb. 790. Beruflich bedingte Hornhautbildung. Ständig wiederholte Dorsalflexionen des Fußes beim Chauffeur, wobei Hornhautbildung dadurch hervorgerufen wurde, daß die Zunge seines Schuhes ständig rieb.
Abb. 791. Tätowierungen und Drogensucht. Wiederholte Venenpunktionen führen zu Tätowierungen der Haut über den Venen der Hand und der Handgelenke bei einem Heroinsüchtigen. Tätowierungen der Haut aus dekorativen Gründen können eine erhöhte Anfälligkeit für Hepatitiserkrankung, Hautallergien gegenüber dem Pigment und spezifische Erkrankungen mit sich bringen.
Abb. 792. Kohlenbergbau. Dieser Mann stellte sich vor mit Husten und Atemnot. Die intradermalen Ablagerungen von Kohle bei dem Mann, der lange schon den Beruf des Bergmannes aufgegeben hatte, war ein Hinweis auf seine frühere Beschäftigung (Pfeil).
Abb. 793. Alkoholismus. Klassische Zigarettenverbrennungen, nachdem der Patient in einen tiefen, alkoholbedingten Schlaf gesunken war.

789

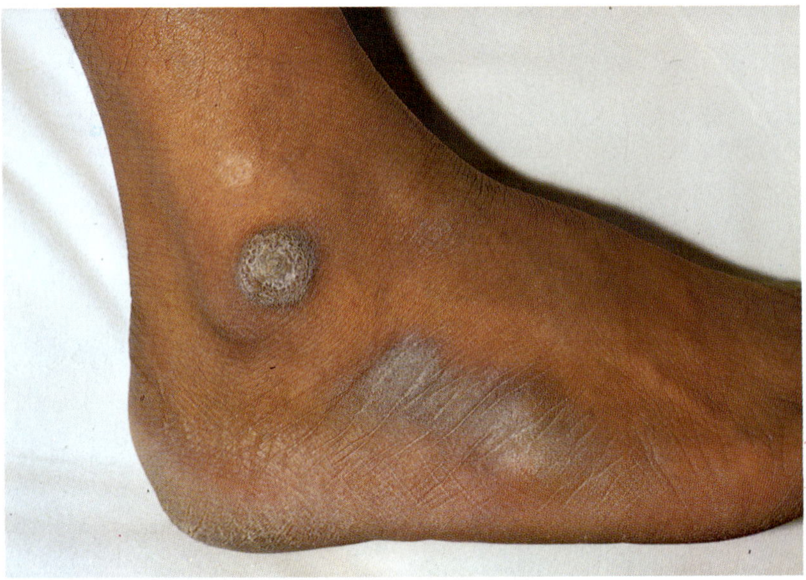

790

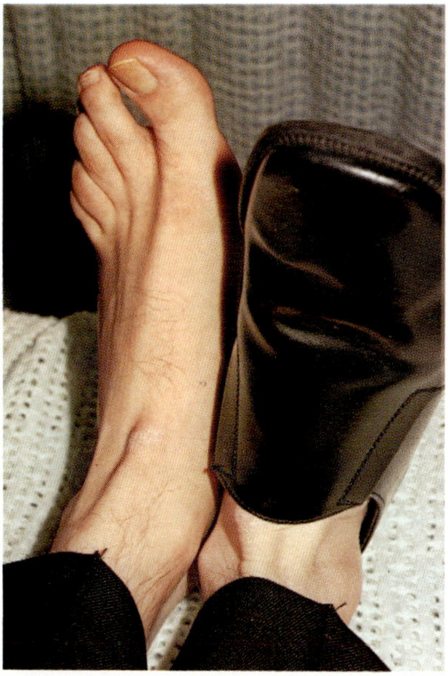

791

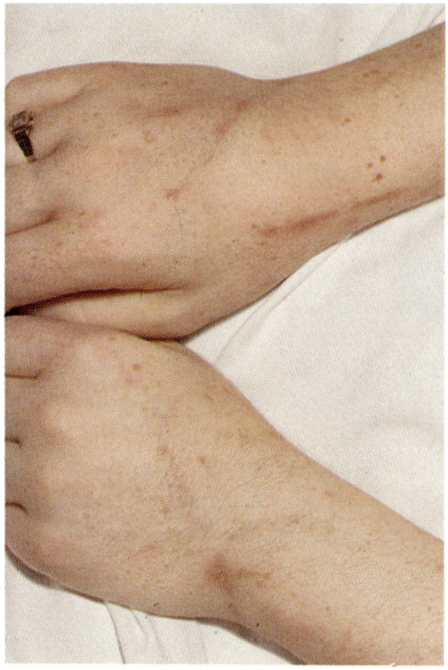

792

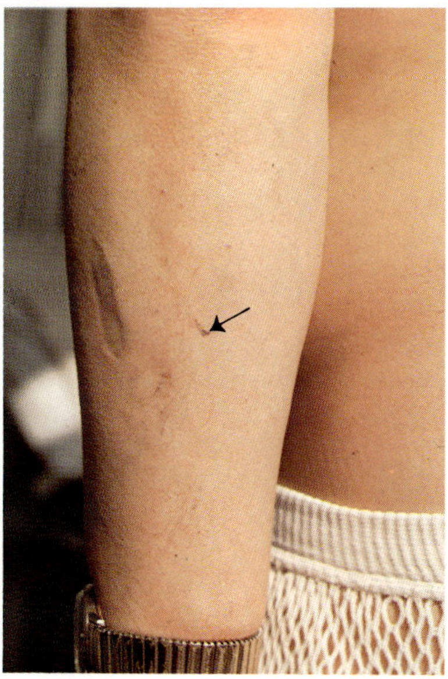

793

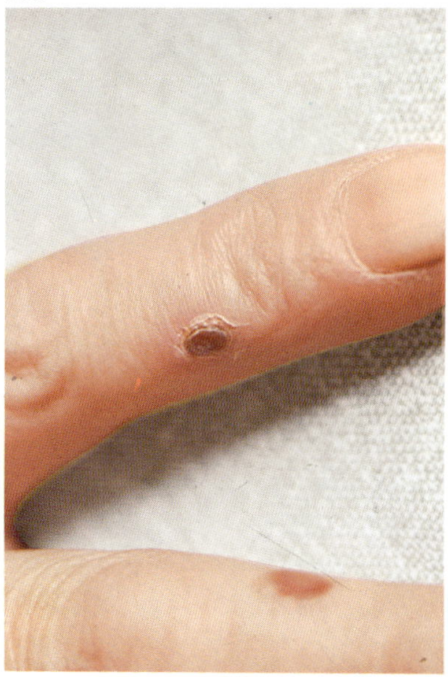

Abb. 794 u. 795. Alkoholismus. Ein anderes Beispiel einer Zigarettenverbrennung bei einem Alkoholiker. Dies kommt beim Alkoholismus häufig vor und sollte eine diagnostische Assoziation hervorrufen. Beim Umwenden der Hand zeigten sich die fleckförmigen Palmarerytheme. Der Mann klagte über »brennende Füße«; er hatte Erythromelalgie und »Leber-Fußsohlen« (**796**).

796. Alkoholbedingte Leberzirrhose. Beachte das Erythem an den Füßen, analog dem Palmarerythem.

Abb. 797. Henna-Verfärbung der Hand. Siehe unten.

Abb. 798 u. 799. Zigarettenrauchen. 60 Zigaretten am Tag führen zu einer sehr deutlichen Verfärbung; sogar bei nur 5–10 Zigaretten am Tag kann man an den Fingern den Geruch warhnehmen. Verfärbung der Hohlhand tritt bei Zigarettenrauchern besonders dann auf, wenn die Zigarette so zwischen den Fingern gehalten wird, daß sie mit dem brennenden Ende in die Hohlhand weist, wobei der Rauch an der Handfläche entlangstreicht. Eine ähnliche Handflächenverfärbung sieht man nach der Verwendung von Henna als Kosmetikum (**797**). Dabei kann es sich um ein bewußtes Färben der Hände aus kosmetischen Gründen handeln oder um die Folge des Auftragens von Henna auf die Haare, bevor sie in der Sonne getrocknet werden. Auch wenn man die Hände wäscht, bleibt immer noch eine gelbliche Verfärbung zurück (s. Karotinverfärbung, **54**).

794

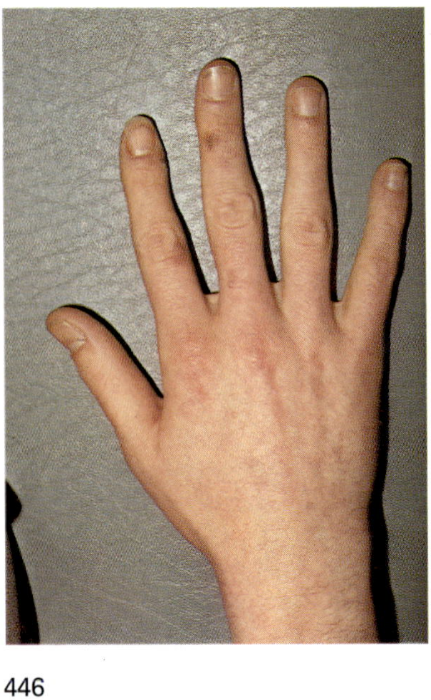

795

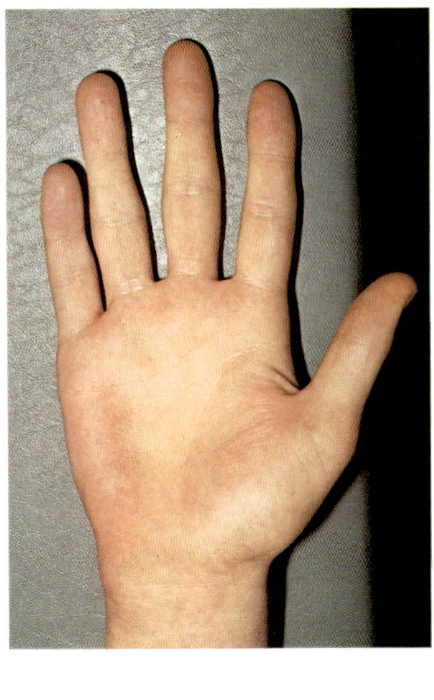

796

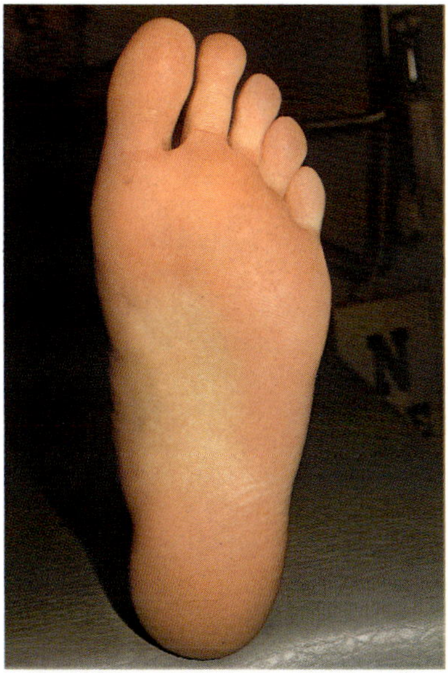

797

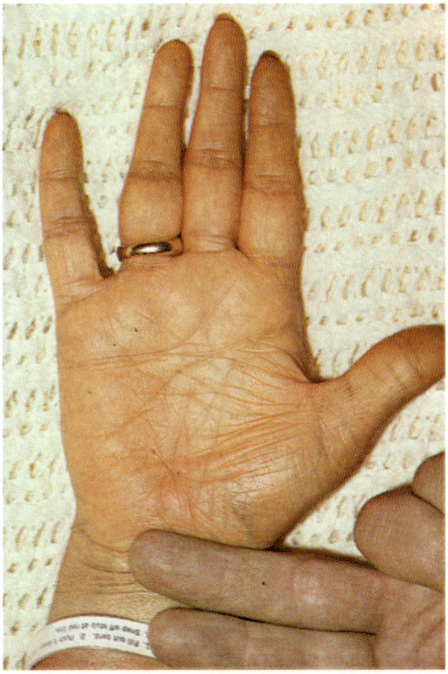

798

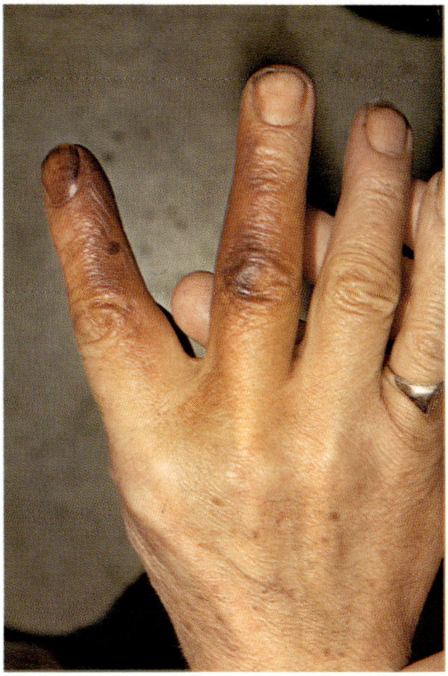

799

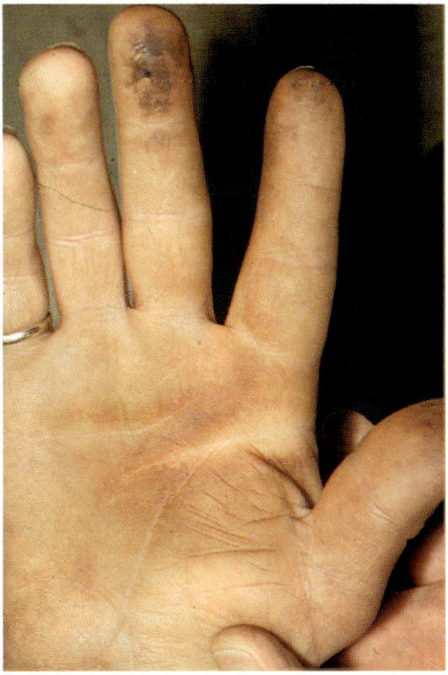

Abb. 800. Kauterisation (als starker Gegenreiz angewandt). Die Hand ist eine typische Lokalisation für die Berührung mit dem glühenden Stab in der primitiven Medizin. Als erstes fällt die Verbrennungswunde oder -narbe über dem Ort des maximalen Schmerzes auf, wo diese Methode als Gegenreiz angewendet wurde. Sie weist also auf vorhandene oder frühere Schmerzattacken hin. Häufig findet man sie auch am Kopf oder an den Gliedmaßen kleiner Kinder, bei denen auf diese Weise Fieberanfälle bekämpft wurden. Zeichen für diese Behandlung kann man heute in der ganzen Welt zu sehen bekommen, wenn Einwanderer und Besucher, die vor Jahren eine solche Behandlung durchgemacht haben, jetzt ihre Ärzte aufsuchen. Diese Narben können bei den Ärzten aber auch zu Verwirrung führen. Eine Kauterisationsnarbe muß man als solche erkennen und darf sie nicht mit einem Plattenepithelkarzinom verwechseln (s. **801**).

Abb. 801. Plattenepithelkarzinom. Ein Plattenepithelkarzinom der Haut bei einem australischen Ingenieur, dessen Hand auf seinen Dienstfahrten immer der Sonne ausgesetzt war.

Abb. 802. Kauterisationsnarbe. Eine kreuzförmige Verbrennungsnarbe auf dem Schädeldach, entstanden bei der Behandlung schwerer Kopfschmerzen und Fieberzustände in der Kindheit.

800

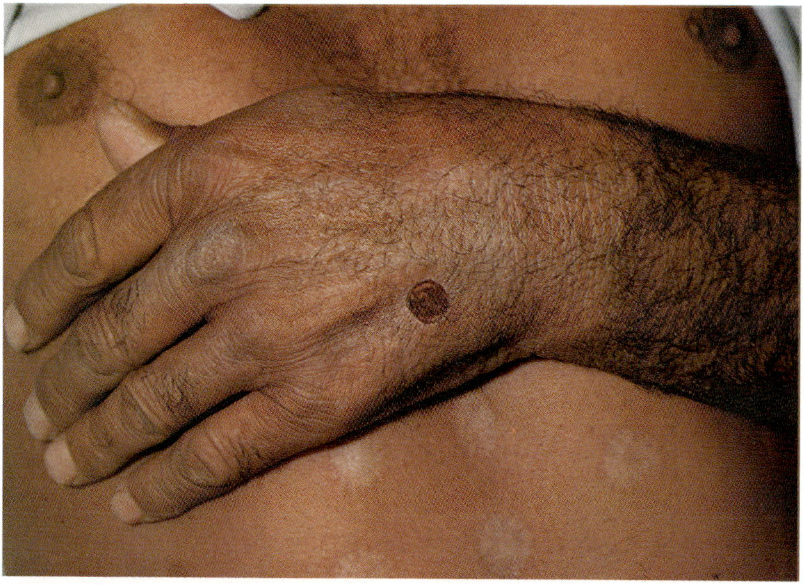

801

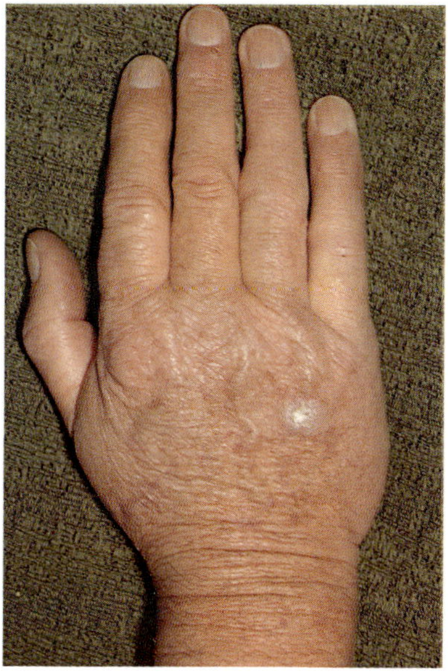

802

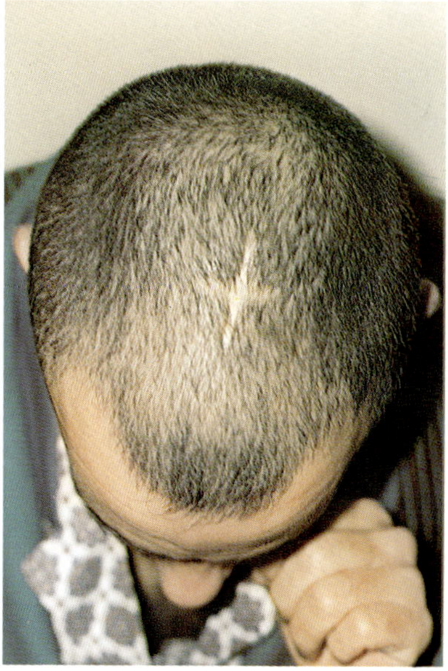

Abb. 803. Gallenblasenbeschwerden. Folgen der Wärmeanwendung am rechten Oberbauch wegen abdomineller Schmerzen (Gallensteine).

Abb. 804. Chronische Cholezystitis bei Cholelithiasis. Ein ähnliches Ergebnis bei einer Frau, die eine heiße Wärmflasche als Gegenreiz zu ihren Gallenblasenschmerzen verwendete; sie zog sich Verbrennungen zu.

Abb. 805. Kauterisation bei Reizzuständen des Darmes. Rezidivierende kolikartige Abdominalbeschwerden, in London untersucht und konservativ behandelt. Der Patient reagierte nicht auf die Behandlung und unterwarf sich nach seiner Rückkehr der Kauterisation, worauf die Symptome verschwanden!

Abb. 806 u. 807. Kauterisation bei Rückenschmerzen (L4/5-Bandscheibenvorfall). Solche durch Kauterisation hervorgerufene Hautveränderungen sind sehr häufig, da der Schmerz chronisch ist und der schmerzgeplagte Patient alles versucht, was ihm vielleicht helfen könnte. Da seine Rückenschmerzen kommen und gehen, liegt es nahe, daß er einen Erfolg der Kauterisation zuschreibt.

Dieser 45jährige Polizist hatte Rückenschmerzen im Bereich der Lendenwirbel (**807**) und wurde mit einer Kombination von Kauterisation und therapeutischer Tätowierung behandelt. Der Sitz des Schmerzes ist klar. Beim Husten und Pressen strahlte der Schmerz in das Bein aus im Sinne des Segmentes von L 5 (**806**). Am Knöchel bestand eine Beeinträchtigung der Sensibilität gegenüber Nadelstichen, wahrscheinlich ein Zeichen für den Schweregrad der Verbrennungswunde.

803

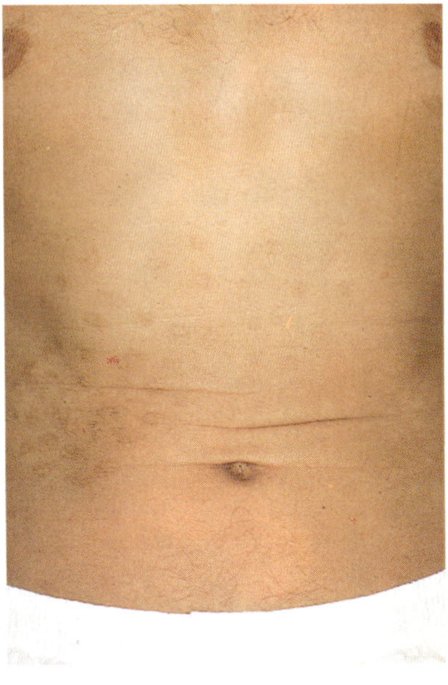

804

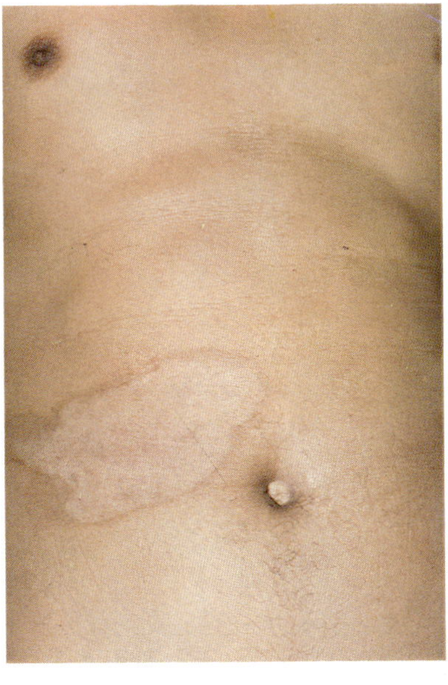

805

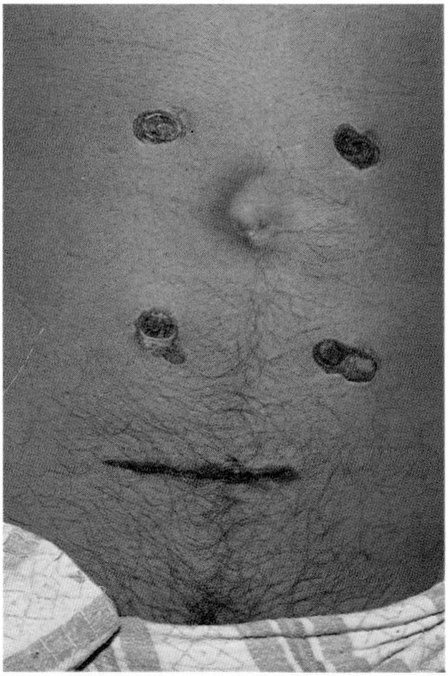

806

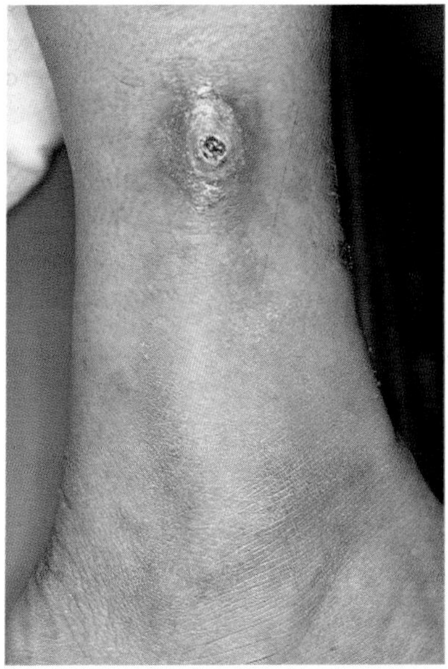

807

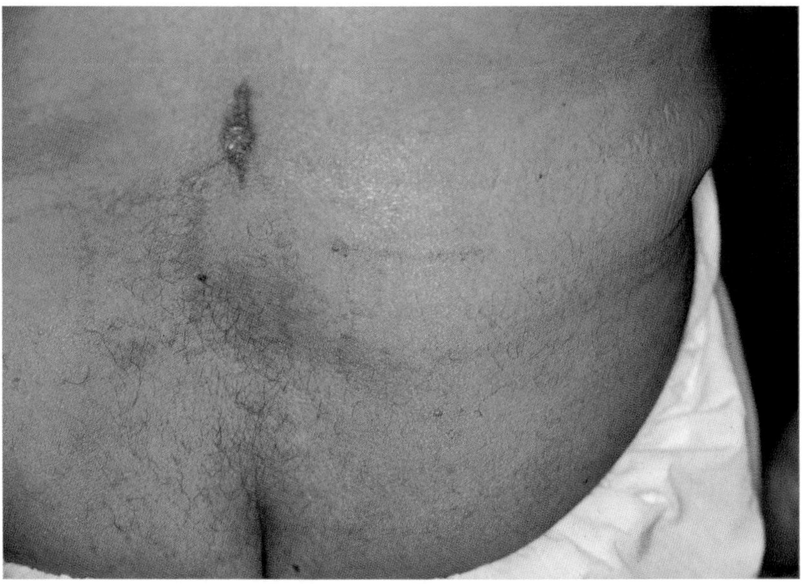

Abb. 808. Die Anwendung von Hitze bei Fieberkrämpfen. In Westafrika glaubt man manchmal, daß ein Kind, das einen Fieberkrampf erleidet, einen bösen Geist im Körper habe. Um den Dämon zu entfernen und den Krampfanfall zu stoppen, steckt man die Füße des Kindes in einen Topf mit kochendem Öl. Dies beendet zwar den Krampfanfall, hinterläßt aber starke Verbrennungen. Das vorliegende Bild ist pathognomonisch für einen Krampfanfall, der aber häufig von den Eltern in Abrede gestellt wird. Es genügt nicht, die Füße zu behandeln; die Ursache des Krampfleidens muß gefunden und behandelt werden.

Abb. 809. Osteoarthritis. Die Lokalisation des Schmerzes über dem vorderen Ansatz des medialen Meniskus erkennt man an der Einritzung und Tätowierung.

Abb. 810. Schröpfen. Häufig in Europa und im Nahen Osten praktiziert, dagegen nicht in Afrika. Die runden Quetschmarken am Rücken wurden durch Schröpfköpfe hervorgerufen. Diese werden innen mit einer Wachskerze erhitzt und dann auf den Rücken appliziert. Beim Abkühlen wird der Schröpfkopf fest an die Haut gepreßt und saugt Blut an die Oberfläche. Dieses Verfahren kann kombiniert werden mit vorherigem Einritzen der Haut; der Sog saugt dann Blut in die Tasse. Man glaubt, daß dieses schwarze Blut Giftstoffe enthält, welche die Erkrankung – sei es Grippe, Bronchitis oder Pneumonie – hervorgerufen haben. Diese Therapie wird am häufigsten bei akuten fieberhaften Erkrankungen angewendet. Man sieht Patienten, die solche Hautmarken, aber eine unbehandelte Pneumonie haben.

808

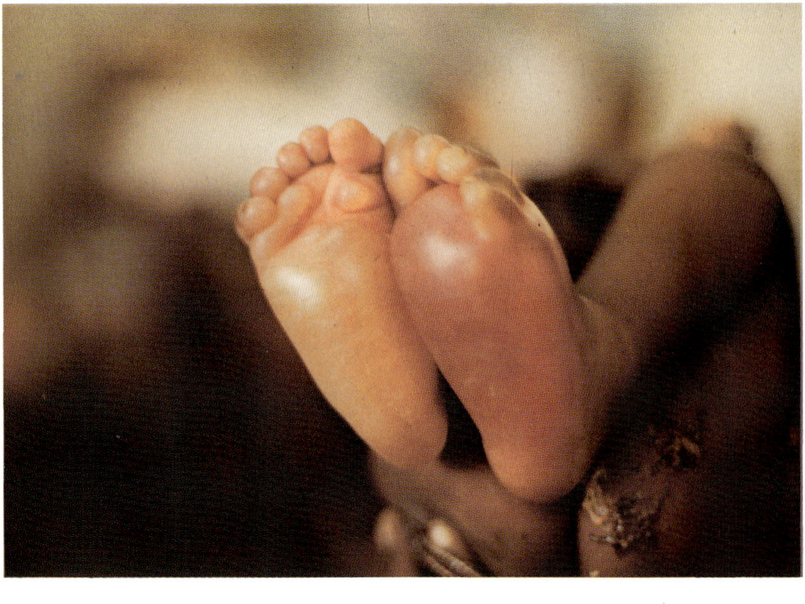

809

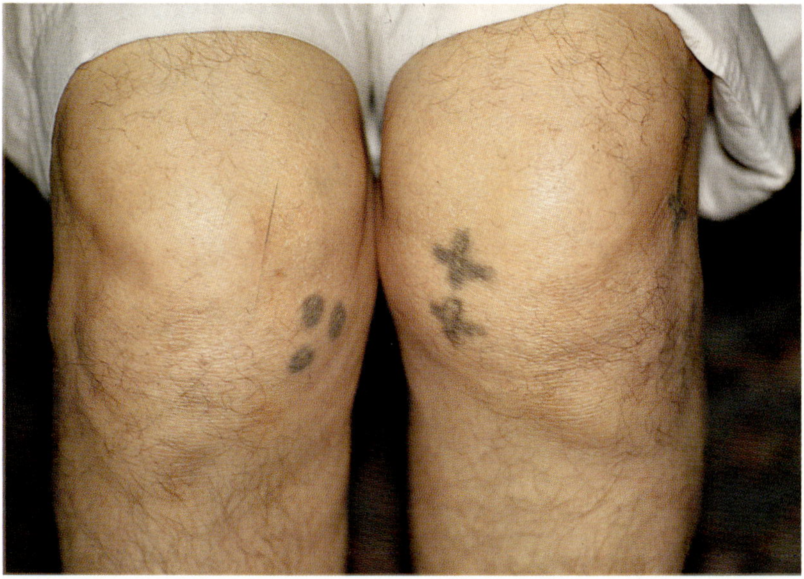

810

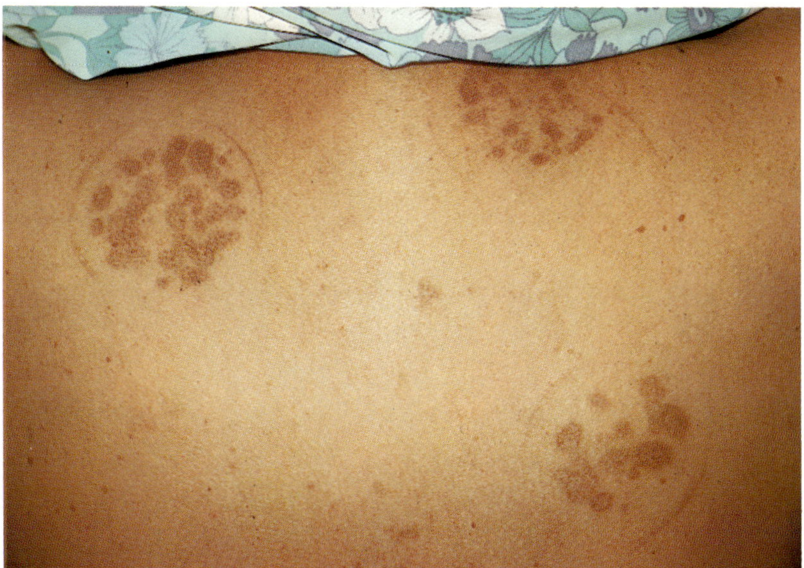

Abb. 811. Uvulektomie. Medizinmänner der Haussa in Nord-Nigeria entfernen die Uvula bei einer Vielzahl von entzündlichen Rachenerkrankungen. Dies sollte nicht verwechselt werden mit **812**.

Abb. 812. Narbiger Gaumen. Die Uvulektomie sollte nicht verwechselt werden mit einer Vernarbung des weichen Gaumens, die auf eine sekundäre Syphilis oder eine Gumma zurückzuführen ist.

811

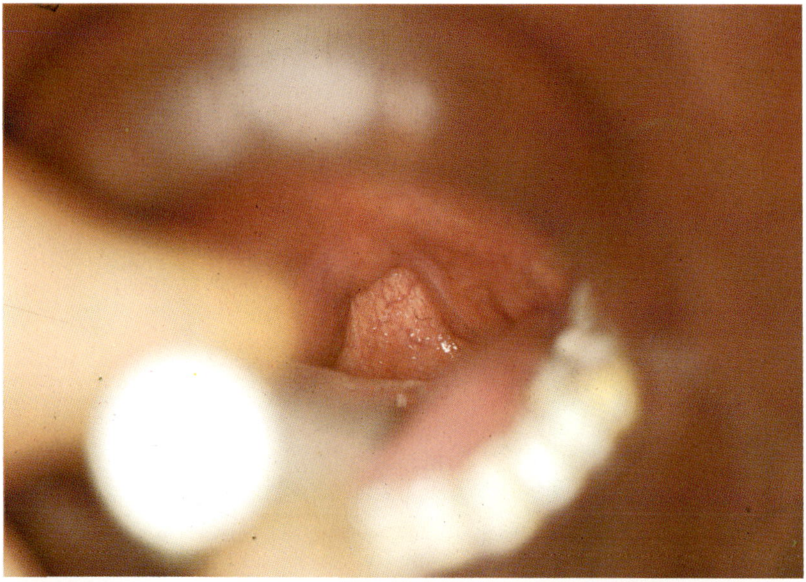

812

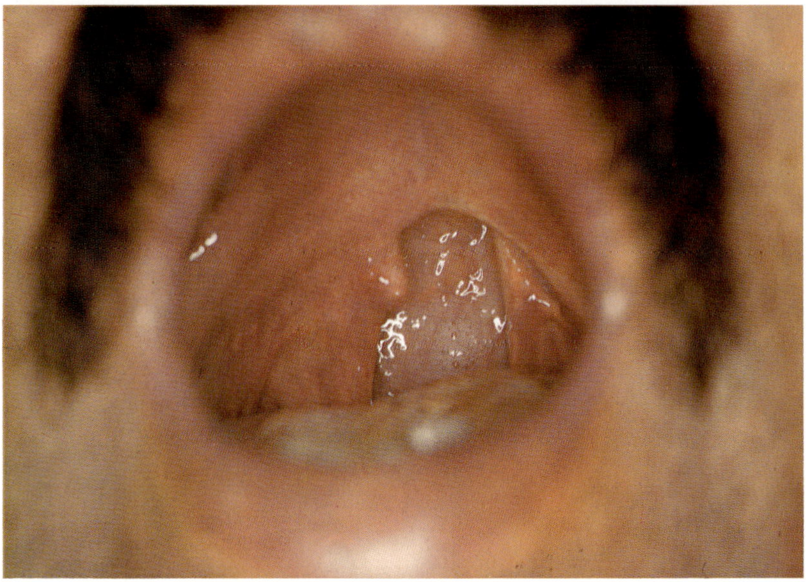

Sachverzeichnis
(Seitenzahlen normal, Abbildungsnummern fett gedruckt)